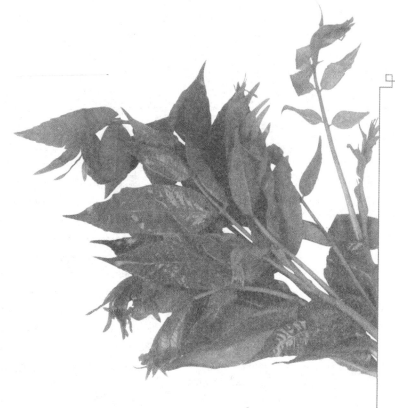

U0321634

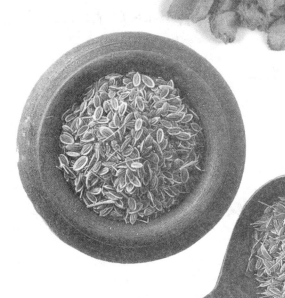

# 中老年食疗养生

常学辉 编著

一本全

天津出版传媒集团

天津科学技术出版社

**图书在版编目（CIP）数据**

中老年食疗养生一本全 / 常学辉编著 . —天津：天津科学技术出版社，2013.8（2018.12 重印）
ISBN 978-7-5308-8104-0

I.①中… Ⅱ.①常… Ⅲ.①中年人—食物疗法②老年人—食物疗法③中年人—食物养生
④老年人—食物养生 Ⅳ.① R247.1

中国版本图书馆 CIP 数据核字（2013）第 165004 号

责任编辑：孟祥刚
责任印制：兰　毅

天津出版传媒集团
天津科学技术出版社 出版

出版人：蔡　颢
天津市西康路 35 号　　邮编 300051
电话（022）23332490
网址：www.tjkjcbs.com.cn
新华书店经销
北京德富泰印务有限公司印刷

开本 1 020×1 200　1/10　印张 36　字数 700 000
2018 年 12 月第 1 版第 4 次印刷
定价：59.80 元

随着社会的发展，人们生活水平的提高，人均寿命不断延长，中老年人口逐年增加，人口老龄化已成为一个重要的世界性问题。每个中老年人都希望自己拥有一个健康的身体，因为只有拥有健康的体魄，才能拥有一个幸福快乐的晚年。老年人历经生活的艰辛，劳累几十载，需要有一个平静幸福的晚年来安享。而疾病就像一位不速之客，随时随地都有可能降临。既有因为不良的生活方式导致的高血压、高血脂、冠心病、脑卒中、糖尿病等慢性病，也有感冒、头疼、腹泻、失眠、中暑等各种急病。这些疾病不仅影响中老年人的身体健康，更对人们的生活质量造成了一定的影响。

许多中老年人生病后都希望有最好的医生、用最好的药物来治疗。但是，健康绝非仅靠医生和药物来维持。想要获得健康的身体，人们不仅要在生病的时候去寻医问药，更要在平时的日常生活中，学会科学利用食物，注意合理饮食和健康生活。

食物是人们营养的主要来源，也是人们生存的物质基础。事实证明，食物在一定程度上可以治疗和预防各种疾病，可以改变人们的健康状况。疾病治疗除了依靠药物和临床医疗技术手段外，还需要最基本的饮食营养作为一切临床治疗手段的基础。所谓"三分治，七分养"。如传统医学饮食保健方法中的"谨和五味"，不但对于生理状况下人的五脏和气血等有益，而且在疾病状态下也有治疗作用。因此，中老年为了延缓衰老过程，应以食养为主，尽量以食代药。现代营养学的调查研究也证实，高血压、高血脂、冠心病、脑卒中、糖尿病和肿瘤等与营养相关的慢性病，通过合理的膳食调养，可以起到很好的治疗作用。

俗话说"药补不如食补"，食物在人们的生活中，充当着重要的角色，吃对食物有助于人们的日常保健以及促进疾病的康复。生活中常见的小食材，往往对人们的健康有着大功效。新鲜的蔬菜提供人体所必需的多种维生素和矿物质，对人们的日常饮食非常重要；畜肉、禽蛋不仅美味，而且营养丰富，能增强人体抵抗力；各种水产品高蛋白、低脂肪，含有大量人体所必须的微量元素，营养价值极高。而食疗则是将不同类型的食材，依据其自身的性味、功效巧妙地搭配起来，同时加入各种对症中药材，用科学合理的方式进行烹制，充分发挥食物和药材的祛病养生功效，制作出一道道滋补营养、防病祛病的食疗药膳，达到祛病养生的目的。

食疗既方便又实惠，人们乐于接受，而且可以起药物起不到的作用。食疗药膳对中老年人的健康长寿具有十分重要的意义，正确合理的食疗与药膳可以使人长寿。老年人要想获得健康，就一定要懂得一些食疗保健的知识，掌握健康科学的饮食原则，了解常见食物的药用功效。

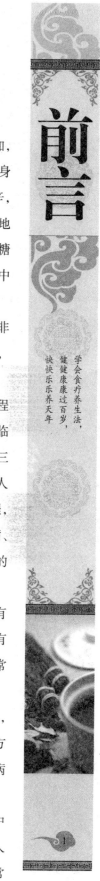

前言

学会食疗养生法，
健健康康过百岁，
快快乐乐养天年。

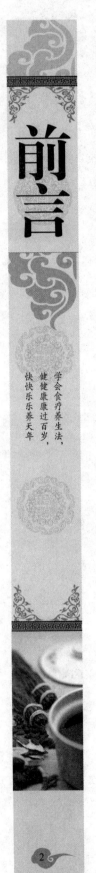

本书系统介绍了中老年食疗养生的知识、技巧以及日常食疗养生的具体做法，从而引导中老年人养成科学的饮食习惯。书中除详细介绍中老年饮食营养方面的基础知识、家常营养药膳和各种中老年常见疾病的食疗养生方法之外，还具体介绍了各种常见食物的养生保健功效和治病养生药膳。同时，针对中老年人日常生活中遇到的饮食营养与保健、防衰老和防治疾病等问题，书中还给出了一些具体而实用建议。本书是一本专为中老年朋友量身定制的中老年合理饮食、营养保健与防治疾病的食疗养生百科全书，所选用食材均是日常生活常见的食材，语言通俗易懂，既适合普通大众随用随查，也可作为家庭护理和日常保健的食疗宝典。

老年人应尽量减少对药物的依赖，多多利用食物来进行祛病养生，重建对身体的自信。求医不如求己，获得不生病的智慧，把健康的基点放在日常饮食上面。这样才能享受生活，享受幸福，享受晚年，享受不生病的快乐人生。

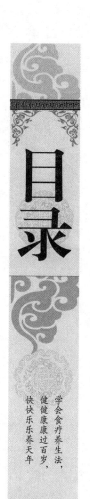

# 第一篇　中老年食疗养生基础知识

## 第一章　中老年人要注重食疗养生 ………………………………… 2
中老年人的营养素要求 ……………………………………… 2
中老年人的营养侧重点 ……………………………………… 3
中老年人的膳食平衡 ………………………………………… 3
中老年人饮食宜注意的要点 ………………………………… 4

## 第二章　中老年人日常饮食与长寿的关系 …………………………… 5
缺钙对寿命的影响 …………………………………………… 5
吃糖与长寿的关系 …………………………………………… 6
吃盐与长寿的关系 …………………………………………… 6
饮茶、饮水与长寿的关系 …………………………………… 7
肥胖与长寿的关系 …………………………………………… 7

## 第三章　中老年人要学会四季养生 …………………………………… 8
中老年人春季饮食宜养肝 …………………………………… 8
中老年人夏季饮食宜养心、脾 ……………………………… 9
中老年人秋季饮食宜养肺 …………………………………… 10
中老年人冬季饮食宜养肾 …………………………………… 11

# 第二篇　最适合中老年人的养生药膳

## 第一章　防治贫血的药膳 …………………………………………… 14
粥类药膳 14 道 ……………………………………………… 14
汤类药膳 17 道 ……………………………………………… 18
羹类药膳 14 道 ……………………………………………… 22
茶类药膳 4 道 ………………………………………………… 26
酒类药膳 1 道 ………………………………………………… 27
蜂产品药膳 2 道 ……………………………………………… 28

## 第二章　调治肾虚的药膳 …………………………………………… 28
粥类药膳 17 道 ……………………………………………… 29
汤类药膳 18 道 ……………………………………………… 33
羹类药膳 10 道 ……………………………………………… 38

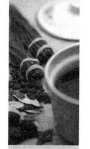

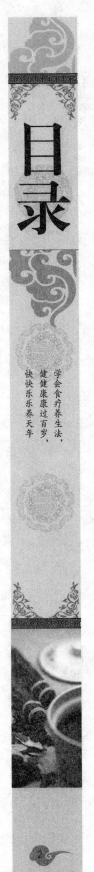

茶类药膳 4 道 …………………………………………………………… 41

酒类药膳 2 道 …………………………………………………………… 42

蜂产品药膳 13 道 ………………………………………………………… 43

## 第三章 增加食欲的药膳 ……………………………………………… 46

粥类药膳 13 道 ………………………………………………………… 46

汤类药膳 23 道 ………………………………………………………… 49

羹类药膳 10 道 ………………………………………………………… 55

茶类药膳 3 道 …………………………………………………………… 58

酒类药膳 3 道 …………………………………………………………… 59

蜂产品药膳 5 道 ………………………………………………………… 60

## 第四章 改善睡眠的药膳 ……………………………………………… 61

粥类药膳 10 道 ………………………………………………………… 61

汤类药膳 14 道 ………………………………………………………… 64

羹类药膳 10 道 ………………………………………………………… 67

酒类药膳 1 道 …………………………………………………………… 70

蜂产品药膳 3 道 ………………………………………………………… 70

## 第五章 抗疲劳的药膳 ………………………………………………… 71

粥类药膳 14 道 ………………………………………………………… 71

汤类药膳 22 道 ………………………………………………………… 75

羹类药膳 13 道 ………………………………………………………… 80

酒类药膳 3 道 …………………………………………………………… 84

蜂产品药膳 4 道 ………………………………………………………… 85

## 第六章 防治骨质疏松的药膳 ………………………………………… 86

粥类药膳 9 道 …………………………………………………………… 87

汤类药膳 18 道 ………………………………………………………… 89

羹类药膳 4 道 …………………………………………………………… 93

酒类药膳 5 道 …………………………………………………………… 94

蜂类产品 9 道 …………………………………………………………… 96

## 第七章 促进消化的药膳 ……………………………………………… 98

粥类药膳 14 道 ………………………………………………………… 98

汤类药膳 20 道 ………………………………………………………… 102

羹类药膳 2 道 …………………………………………………………… 107

茶类药膳 8 道 …………………………………………………………… 107

蜂产品药膳 9 道 ………………………………………………………… 109

## 第八章 润肠通便的药膳 ……………………………………………… 111

粥类药膳 12 道 ………………………………………………………… 112

汤类药膳 19 道 ………………………………………………………… 115

茶类药膳 2 道 …………………………………………………………… 120

蜂产品药膳 4 道 ………………………………………………………… 120

目录

学会食疗养生法，
健健康康过百岁，
快快乐乐养天年

**第九章　防治视力障翳的药膳**·········121

粥类药膳12道·········122

汤类药膳14道·········125

茶类药膳2道·········128

酒类药膳2道·········129

蜂产品药膳4道·········129

**第十章　降压降脂的药膳**·········130

粥类药膳14道·········131

汤类药膳28道·········135

羹类药膳2道·········141

茶类药膳9道·········142

蜂产品药膳10道·········144

**第十一章　降低血糖的药膳**·········146

粥类药膳10道·········147

汤类药膳12道·········149

羹类药膳2道·········152

酒类药膳3道·········153

# 第三篇　中老年常见疾病食疗方

**第一章　内科病偏方大全**·········156

22种食疗方治疗高血压病·········156

14种食疗方治疗高脂血症·········159

27种食疗方治疗糖尿病·········161

13种食疗方治疗肝硬化·········164

22种食疗方治疗冠心病·········167

24种食疗方治疗感冒·········170

24种食疗方治疗咳嗽·········173

8种食疗方治疗肺炎·········177

19种食疗方治疗支气管炎·········178

19种食疗方治疗慢性胃炎·········181

21种食疗方治疗呃逆（打嗝）·········183

11种食疗方治疗胆、肾结石·········186

13种食疗方治疗腹痛·········188

9种食疗方治疗消化不良·········190

24种食疗方治疗便秘·········191

23种食疗方治疗便血·········194

20种食疗方治疗疟疾·········197

21种食疗方治疗中风·········200

18种食疗方治疗失眠·········203

24种食疗方治疗神经衰弱·········206

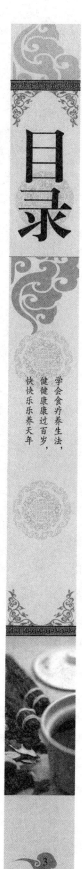

目录

学会食疗养生法，
健健康康过百岁，
快快乐乐养天年

3

13 种食疗方治疗自汗、盗汗 ‧‧‧‧‧‧‧‧‧‧‧‧‧‧‧‧‧‧‧‧‧‧‧‧‧‧‧‧‧‧‧‧‧‧‧ 209
13 种食疗方治疗中暑 ‧‧‧‧‧‧‧‧‧‧‧‧‧‧‧‧‧‧‧‧‧‧‧‧‧‧‧‧‧‧‧‧‧‧‧‧‧‧‧‧‧‧‧‧‧ 211
21 种食疗方治疗眩晕 ‧‧‧‧‧‧‧‧‧‧‧‧‧‧‧‧‧‧‧‧‧‧‧‧‧‧‧‧‧‧‧‧‧‧‧‧‧‧‧‧‧‧‧‧‧ 213

## 第二章 外科病食疗方大全 ‧‧‧‧‧‧‧‧‧‧‧‧‧‧‧‧‧‧‧‧‧‧ 216

5 种食疗方治疗踝关节扭伤 ‧‧‧‧‧‧‧‧‧‧‧‧‧‧‧‧‧‧‧‧‧‧‧‧‧‧‧‧‧‧‧‧ 216
15 种食疗方治疗腰扭伤 ‧‧‧‧‧‧‧‧‧‧‧‧‧‧‧‧‧‧‧‧‧‧‧‧‧‧‧‧‧‧‧‧‧‧‧‧‧‧ 217
24 种食疗方治疗骨折 ‧‧‧‧‧‧‧‧‧‧‧‧‧‧‧‧‧‧‧‧‧‧‧‧‧‧‧‧‧‧‧‧‧‧‧‧‧‧‧‧‧ 219
6 种食疗方治疗骨结核 ‧‧‧‧‧‧‧‧‧‧‧‧‧‧‧‧‧‧‧‧‧‧‧‧‧‧‧‧‧‧‧‧‧‧‧‧‧‧‧ 222
9 种食疗方治疗肠梗阻 ‧‧‧‧‧‧‧‧‧‧‧‧‧‧‧‧‧‧‧‧‧‧‧‧‧‧‧‧‧‧‧‧‧‧‧‧‧‧‧ 223
21 种食疗方治疗痔疮 ‧‧‧‧‧‧‧‧‧‧‧‧‧‧‧‧‧‧‧‧‧‧‧‧‧‧‧‧‧‧‧‧‧‧‧‧‧‧‧‧‧ 224

## 第三章 皮肤科病食疗方大全 ‧‧‧‧‧‧‧‧‧‧‧‧‧‧‧‧‧‧ 227

4 种食疗方治疗斑秃 ‧‧‧‧‧‧‧‧‧‧‧‧‧‧‧‧‧‧‧‧‧‧‧‧‧‧‧‧‧‧‧‧‧‧‧‧‧‧‧‧‧ 227
13 种食疗方治疗皮炎 ‧‧‧‧‧‧‧‧‧‧‧‧‧‧‧‧‧‧‧‧‧‧‧‧‧‧‧‧‧‧‧‧‧‧‧‧‧‧‧‧‧ 228
11 种食疗方治疗疥疮 ‧‧‧‧‧‧‧‧‧‧‧‧‧‧‧‧‧‧‧‧‧‧‧‧‧‧‧‧‧‧‧‧‧‧‧‧‧‧‧‧‧ 230
6 种食疗方治疗皮肤瘙痒 ‧‧‧‧‧‧‧‧‧‧‧‧‧‧‧‧‧‧‧‧‧‧‧‧‧‧‧‧‧‧‧‧‧‧ 232
25 种食疗方治疗湿疹 ‧‧‧‧‧‧‧‧‧‧‧‧‧‧‧‧‧‧‧‧‧‧‧‧‧‧‧‧‧‧‧‧‧‧‧‧‧‧‧‧‧ 233
10 种食疗方治疗荨麻疹 ‧‧‧‧‧‧‧‧‧‧‧‧‧‧‧‧‧‧‧‧‧‧‧‧‧‧‧‧‧‧‧‧‧‧‧‧‧ 237
14 种食疗方治疗冻疮 ‧‧‧‧‧‧‧‧‧‧‧‧‧‧‧‧‧‧‧‧‧‧‧‧‧‧‧‧‧‧‧‧‧‧‧‧‧‧‧‧‧ 238

## 第四章 五官科病食疗方大全 ‧‧‧‧‧‧‧‧‧‧‧‧‧‧‧‧‧‧ 240

4 种食疗方治疗结膜炎 ‧‧‧‧‧‧‧‧‧‧‧‧‧‧‧‧‧‧‧‧‧‧‧‧‧‧‧‧‧‧‧‧‧‧‧‧‧‧‧ 240
11 种食疗方治疗鼻炎 ‧‧‧‧‧‧‧‧‧‧‧‧‧‧‧‧‧‧‧‧‧‧‧‧‧‧‧‧‧‧‧‧‧‧‧‧‧‧‧‧‧ 241
26 种食疗方治疗鼻出血 ‧‧‧‧‧‧‧‧‧‧‧‧‧‧‧‧‧‧‧‧‧‧‧‧‧‧‧‧‧‧‧‧‧‧‧‧‧ 243
21 种食疗方治疗牙痛 ‧‧‧‧‧‧‧‧‧‧‧‧‧‧‧‧‧‧‧‧‧‧‧‧‧‧‧‧‧‧‧‧‧‧‧‧‧‧‧‧‧ 246
3 种食疗方治疗牙周炎 ‧‧‧‧‧‧‧‧‧‧‧‧‧‧‧‧‧‧‧‧‧‧‧‧‧‧‧‧‧‧‧‧‧‧‧‧‧‧‧ 249
16 种食疗方治疗口疮 ‧‧‧‧‧‧‧‧‧‧‧‧‧‧‧‧‧‧‧‧‧‧‧‧‧‧‧‧‧‧‧‧‧‧‧‧‧‧‧‧‧ 250
16 种食疗方治疗咽炎 ‧‧‧‧‧‧‧‧‧‧‧‧‧‧‧‧‧‧‧‧‧‧‧‧‧‧‧‧‧‧‧‧‧‧‧‧‧‧‧‧‧ 252
15 种食疗方治疗耳鸣、耳聋 ‧‧‧‧‧‧‧‧‧‧‧‧‧‧‧‧‧‧‧‧‧‧‧‧‧‧‧‧‧‧‧ 254

# 第四篇 食物是最好的医药

## 第一章 最能清热的十种营养食物 ‧‧‧‧‧‧‧‧‧‧‧‧ 258

小米——粥为"代参汤",饭为"黄金粉" ‧‧‧‧‧‧‧‧‧‧‧‧ 258
　清心养血,治疗失眠 ‧‧‧‧‧‧‧‧‧‧‧‧‧‧‧‧‧‧‧‧‧‧‧‧‧‧‧‧‧‧‧‧‧‧‧‧‧‧‧‧ 258
　清热泻火,治胃病,防呕吐 ‧‧‧‧‧‧‧‧‧‧‧‧‧‧‧‧‧‧‧‧‧‧‧‧‧‧‧ 259
　利水消肿,治疗肾病 ‧‧‧‧‧‧‧‧‧‧‧‧‧‧‧‧‧‧‧‧‧‧‧‧‧‧‧‧‧‧‧‧‧‧‧‧ 259
绿豆——济世长谷 ‧‧‧‧‧‧‧‧‧‧‧‧‧‧‧‧‧‧‧‧‧‧‧‧‧‧‧‧‧‧‧‧‧‧‧‧‧‧‧‧‧‧ 260
　清热利湿,降脂降压 ‧‧‧‧‧‧‧‧‧‧‧‧‧‧‧‧‧‧‧‧‧‧‧‧‧‧‧‧‧‧‧‧‧‧‧‧ 260
　清热生津,防治中暑 ‧‧‧‧‧‧‧‧‧‧‧‧‧‧‧‧‧‧‧‧‧‧‧‧‧‧‧‧‧‧‧‧‧‧‧‧ 261
　清热解毒,防止中毒 ‧‧‧‧‧‧‧‧‧‧‧‧‧‧‧‧‧‧‧‧‧‧‧‧‧‧‧‧‧‧‧‧‧‧‧‧ 261
　增强肝功能,防治肝炎和癌症 ‧‧‧‧‧‧‧‧‧‧‧‧‧‧‧‧‧‧‧‧‧ 262
　保护肾脏,防治小便不利、水肿 ‧‧‧‧‧‧‧‧‧‧‧‧‧‧‧‧‧ 262

黄豆（豆腐）——治病的“植物肉” ———————————— 263

  清热解毒，治疗癌症 ———————— 263

  敛阴润燥，防治高血压 ———————— 264

  滋阴补肾，治疗更年期综合征 ———— 264

  健脾开胃，治疗骨质疏松 ———————— 265

冬瓜——食疗减肥佳品 ———————————————— 265

  清热利湿，防治高血压 ———————— 266

  止渴生津，治疗糖尿病 ———————— 266

  利水消肿，治疗肝硬化 ———————— 267

  化痰减肥，预防脂肪肝 ———————— 267

芹菜——延年益寿菜 ———————————————— 268

  清热祛风，防癌抗癌 ———————— 268

  养阴生津，防治糖尿病 ———————— 269

  清热利水，防治高血压 ———————— 269

  甘凉润燥，改善便秘 ———————— 270

苦瓜——蔬菜中的药王 ———————————————— 270

  清热解毒，防治中暑 ———————— 271

  平衡水火，防治高血压 ———————— 271

  培元固本，防癌抗癌 ———————— 272

  解毒排毒，养颜美容 ———————— 272

萝卜——大众人参 ———————————————————— 273

  清热利湿，治疗高血压 ———————— 273

  通气解毒，预防癌症 ———————— 274

  益肾利水，治疗小便不利 ———————— 274

  清热杀菌，预防便秘 ———————— 275

牛蒡——蔬菜小霸王 ———————————————— 275

  清热利尿，降低血压 ———————— 276

  凉血祛湿，消除炎症 ———————— 276

  滋阴壮阳，调节内分泌 ———————— 277

  清热解毒，消除便秘 ———————— 277

银耳——长生不老药 ———————————————— 278

  润肺止咳，治疗慢性支气管炎 ———— 279

  生津止渴，治疗糖尿病 ———————— 279

  清热润燥，治疗便秘 ———————— 279

  益气和血，润泽肌肤 ———————— 280

猕猴桃——水果金矿 ———————————————— 281

  清热排毒，保护肝肾 ———————— 281

  生津养阴，降脂降压 ———————— 282

  清热通淋，预防结石 ———————— 282

  润燥通便，治疗肥胖 ———————— 283

**第二章　最能补气的六种营养食物** ———————————— 283

栗子——山中药，树上饭 ———————————————— 283

  补虚益气，预防癌症 ———————— 284

  温肺平喘，治疗慢性支气管炎 ———— 284

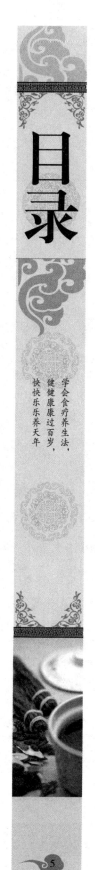

目录

学会食疗养生法，
健健康康过百岁，
快快乐乐养天年

5

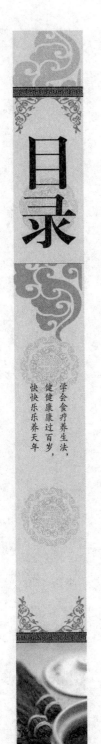

补肾强筋，治疗前列腺炎 …………………………………………… 285
滋阴补气，治疗高血压 ……………………………………………… 285
红薯——抗癌冠军菜 ………………………………………………… 286
　　补中生津，防癌抗癌 ……………………………………………… 286
　　益气补肾，治疗肾虚腰痛 ………………………………………… 287
　　益气理肠，治疗习惯性便秘 ……………………………………… 287
山药——白人参 ……………………………………………………… 288
　　补脾益胃，治疗慢性胃炎 ………………………………………… 288
　　补益气血，治疗低血压 …………………………………………… 289
　　整肠理气，治疗腹泻、痢疾 ……………………………………… 289
　　健脾利尿，缓解肥胖 ……………………………………………… 289
红枣——天然维生素丸 ……………………………………………… 290
　　补益脾胃，改善肠胃功能 ………………………………………… 290
　　补中益气，治疗贫血 ……………………………………………… 291
　　养血柔肝，预防肝病 ……………………………………………… 291
　　滋阴益气，治疗心血管疾病 ……………………………………… 292
牛肉——肉中骄子 …………………………………………………… 292
　　补气血，化瘀阻，预防冠心病 …………………………………… 293
　　健脾安中，治疗糖尿病 …………………………………………… 293
　　活血养气，预防癌症 ……………………………………………… 294
　　补中益气，治疗胃痛 ……………………………………………… 294
人参——百草之王 …………………………………………………… 295
　　益气养阴，治疗糖尿病 …………………………………………… 296
　　补肺益气，治疗肺病 ……………………………………………… 296
　　益气养心，治疗神经衰弱 ………………………………………… 297
　　补气生血，治疗贫血症 …………………………………………… 297

第三章　最能补血的五种营养食物 …………………………… 298
花生——长生果 ……………………………………………………… 298
　　补血益气，防治血友病 …………………………………………… 298
　　活血润燥，预防癌症 ……………………………………………… 299
　　补血止血，预防心脑血管疾病 …………………………………… 299
胡萝卜——人体的保护神 …………………………………………… 300
　　补气血，益肠胃，预防癌症 ……………………………………… 300
　　补虚健胃，治疗消化不良 ………………………………………… 301
　　活血益中，治疗高血压 …………………………………………… 302
　　补气润肺，预防感冒 ……………………………………………… 302
葡萄——水果皇后 …………………………………………………… 303
　　益气活血，预防肝病 ……………………………………………… 303
　　补血补气，治疗恶性贫血 ………………………………………… 304
　　健脾开胃，治疗胃病 ……………………………………………… 304
　　补血安神，治疗神经衰弱 ………………………………………… 305
猪血——养血之玉 …………………………………………………… 305
　　益气活血，治疗癌症 ……………………………………………… 306
　　补血益气，防治贫血 ……………………………………………… 306

补血益智，防治老年痴呆症 ……………………………… 307

清热解毒，预防便秘 ………………………………………… 307

当归——血家圣药 ……………………………………………… 308

活血化瘀，防治脑缺血损伤 ……………………………… 309

补血生肌，消除外科炎症 ………………………………… 309

补血活血，预防血栓 ……………………………………… 309

养血润肠，缓解便秘 ……………………………………… 310

## 第四章　最能理气的四种营养食物 ……………………… 310

荞麦——净肠草 ……………………………………………… 310

疏肝理气，抑制高血压 …………………………………… 311

理气宽胸，预防糖尿病并发症 …………………………… 311

活血理气，预防脑中风 …………………………………… 312

健脾利水，治疗肾炎 ……………………………………… 312

豌豆——养生豆 ……………………………………………… 313

破气散结，治疗高脂血症 ………………………………… 313

行气通肠，缓解便秘 ……………………………………… 314

疏肝解郁，消除疲劳 ……………………………………… 315

甘蓝——紫色良蔬 …………………………………………… 315

理气益中，防癌抗癌 ……………………………………… 316

理气通络，治疗高血压 …………………………………… 316

舒肝理气，预防骨质疏松 ………………………………… 316

理气健脾，治疗胃及十二指肠溃疡 ……………………… 317

陈皮——百年沉香 …………………………………………… 317

理气宽胸，治疗呼吸道疾病 ……………………………… 318

理气燥湿，防治乳腺疾病 ………………………………… 318

行气健脾，改善肠胃功能 ………………………………… 319

疏肝解郁，预防酒精肝 …………………………………… 320

## 第五章　最能滋阴的五种营养食物 ……………………… 320

苹果——治病第一药 ………………………………………… 320

滋阴利尿，治疗高血压 …………………………………… 321

润肠通便，治疗大肠癌 …………………………………… 321

健胃消食，改善消化功能 ………………………………… 322

滋阴养血，治疗贫血 ……………………………………… 322

乌鸡——禽中黑宝 …………………………………………… 323

润肠通便，防治癌症 ……………………………………… 323

滋阴补虚，防治老年痴呆症 ……………………………… 324

补血益阴，预防贫血 ……………………………………… 324

鸡蛋——蛋白质的营养库 …………………………………… 325

滋阴补肾，预防动脉硬化 ………………………………… 325

滋阴养气，防治癌症 ……………………………………… 326

清热解毒，保护肝脏 ……………………………………… 326

滋阴润燥，缓解感冒症状 ………………………………… 327

滋阴清肝，治疗痤疮 ……………………………………… 327

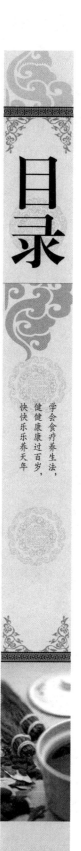

目录

学会食疗养生法，健健康康过百岁，快快乐乐养天年

7

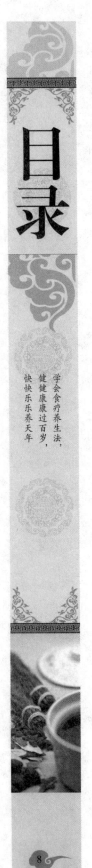

　　滋阴养血，延缓衰老 ……………………………………… 328

　牡蛎——海洋牛奶 ……………………………………………… 328

　　益胃生津，治疗胃溃疡 …………………………………… 329

　　宁心安神，治疗失眠 ……………………………………… 329

　　强筋健骨，治疗骨质疏松 ………………………………… 330

　　益智健脑，治疗记忆力减退 ……………………………… 330

　　润肺补肾，保护男性生殖系统 …………………………… 331

　牛奶——白色的血液 …………………………………………… 331

　　滋阴清热，抑制癌症 ……………………………………… 332

　　养液熄风，防治心血管疾病 ……………………………… 332

　　生津润肠，治疗老年性便秘 ……………………………… 333

　　滋阴养血，改善贫血症 …………………………………… 333

　　清心安神，治疗失眠 ……………………………………… 334

　　养阴润燥，治疗骨质疏松 ………………………………… 334

　　滋阴润肺，防治气管炎 …………………………………… 335

## 第六章　最能祛湿的五种营养食物 ……………………………… 335

　玉米——黄金谷物 ……………………………………………… 335

　　健脾利湿，治疗慢性肾炎 ………………………………… 336

　　健脑提神，预防老年痴呆症 ……………………………… 336

　　利水渗湿，治疗高血压 …………………………………… 337

　　清肝益心，防止眼睛老化 ………………………………… 337

　薏米——生命健康之禾 ………………………………………… 338

　　清热祛湿，抑制癌症 ……………………………………… 338

　　健脾除湿，调节血糖 ……………………………………… 339

　　除湿消肿，镇静止痛 ……………………………………… 339

　　开胃健脾，改善肠胃功能 ………………………………… 340

　赤豆——心之谷 ………………………………………………… 340

　　健脾益胃，治疗糖尿病 …………………………………… 341

　　健脾利水，治疗各种水肿 ………………………………… 341

　　利尿消肿，防治高血压 …………………………………… 342

　　清热解毒，治疗痔疮 ……………………………………… 342

　南瓜——特效保健"金瓜" ……………………………………… 343

　　消肿利尿，防治高血压 …………………………………… 343

　　益气平燥，治疗糖尿病 …………………………………… 344

　　开胃健脾，治疗胃溃疡 …………………………………… 344

　　除湿退热，防治夜盲症 …………………………………… 345

　鲫鱼——"美"妇之河鲜 ………………………………………… 345

　　醒脾化湿，治疗糖尿病 …………………………………… 346

　　平肝利湿，治疗心血管疾病 ……………………………… 346

　　健脑益智，预防记忆力减退 ……………………………… 347

　　开胃消食，防治骨质疏松症 ……………………………… 347

# 第一篇

# 中老年食疗养生基础知识

# 第一章
# 中老年人要注重食疗养生

## 中老年人的营养素要求

进入中老年后，人体肌肉组织开始趋向萎缩，基础代谢变低，因此对能量的需求相对有所减少，但对多数营养素需要量并不降低。总的来说，人到中老年，食物的数量由多变少，而质量要求却并不因此降低。

**蛋白质**

蛋白质是中老年人很重要的营养素，但"量"不宜过多，因中老年人消化力减弱，肾功能降低，主要应注意蛋白质的"质"。优质蛋白质，如肉、蛋、奶、豆制品等，有利于体内蛋白质的合成代谢。中老年人每日可喝 250 克牛奶，并经常吃点豆腐、豆浆、蛋类、瘦肉等食物，以保证一定的优质蛋白的摄入。

**脂肪**

我们摄入的油脂有两种，一种为动物性油脂，如猪、牛、羊油（含饱和脂肪酸较多）；另一种为植物性油脂，如花生油、豆油、菜籽油等（含不饱和脂肪酸较多）。实验证明，在热量不变的前提下，前者可使血清胆固醇含量增加，后者可使血清胆固醇、甘油三酯下降，因此，中老年人应多吃植物油，少吃动物油。中老年人脂肪摄入过多会造成高脂血症，目前有不少中老年人饮食脂肪摄入过高，约占总热量的 30%，应适当减少。应该使中老年人食物中的脂肪含量控制在占总热量的 20%~25%，而其食物中的胆固醇含量则应限制在每天 150~300 毫克。

**碳水化合物**

随着年龄增长，中老年人对糖代谢耐受力减弱。因此，其摄入的碳水合化物应以谷物为主，要尽量减少甜点心、食品和饮料。总的来说，中老年人摄入的碳水化合物宜占总热量的 50%~55%，最高不能超过 60%。

**维生素**

维生素是中老年人十分需要的，因为很多维生素以辅酶形式参与代谢过程的催化反应。中老年人的代谢能力下降，而机体老化的种种表现与维生素缺乏有密切的联系。事实上中老年人体内维生素的饱和度也较差。所以，中老年人要注意补充维生素。

维生素 A 对维持上皮组织结构的完整有很大作用；维生素 E 能防止不饱和脂肪酸的过氧化，又能降低血浆胆固醇，改善皮肤弹性，推迟性腺萎缩；维生素 C 可延缓血管硬化过程，增强抵抗力等。此外，维生素 $B_1$、维生素 $B_2$ 等 B 族维生素也应注意摄取。新鲜绿叶蔬菜、肝、蛋、奶、豆制品等，可提供各种维生素和无机盐。

**无机盐**

无机盐中最容易缺乏的是钙。由于中老年人钙的吸收率低，对钙的利用及贮存能力差，容易发生钙代谢负平衡。中老年人的多发病——骨质疏松就是饮食中钙供给不足，也是缺乏体育运动的结果。所以，应采取综合防治措施。饮食应注意选用钙高且易吸收利用的食品，如大豆制品、牛奶、绿叶蔬菜、虾皮等，同时要晒太阳，以促进体内维生素 D 的合成。此外，中老年人也常因铁摄入不足导致贫血。同时，中老年人宜保持清淡饮食，应限制食盐的摄入量，最好保持在每天摄入量为 5~6 克，否则会引起体内水和钠潴留，增加心、肾负担。

### 纤维素

食物纤维是指植物性食物中不能被消化吸收的那部分物质。如谷皮、麸皮等主要都是由纤维组成的。食物纤维不是人类的必需营养品，但是有些疾病，尤其是中老年人的常见病中很多与饮食中长期缺乏纤维有关。如冠心病、糖尿病、结肠癌、直肠癌、痔疮、便秘等。

中老年人由于咀嚼和消化功能下降，一般膳食较精细，食物纤维的含量很低。因此，中老年人应多吃些纤维食物中的纤维可使摄入的热能减少，在肠道内的营养消化吸收下降，因而减肥；纤维中的果胶结合胆固醇木质素可结合胆酸，因此降低了胆固酸，可预防冠心病；纤维中的果胶还可延长食物在肠内停留的时间，降低葡萄糖的吸收速度，有利于糖尿病的改善；纤维素还可促肠胃蠕动，从而防止便秘、预防痔疮和减少致癌物在肠道内停留时间。当然，吃纤维食物也不是多多益善，过多食入可造成肠胀气、腹泻和一些微量元素吸收的降低。

### 水

人体内水的摄入和排出保持动态平衡。中老年人体内的体液逐步减少，70岁时约比25岁时减少30%。但中老年人对缺水耐受性差，应注意保持充足的水分。

## 中老年人的营养侧重点

人到中老年，无论是机体的抵抗力和消化能力均有所下降。这样更加速了人的衰老过程。而营养物质的缺乏已引起人们的关注。在日常饮食中，应侧重摄入以下营养元素：

### 蛋白质

一般来说，在人体衰老过程中，蛋白质以分解为主、合成减慢。中老年人需要素食，但过度素食也会加速肌肉等组织的衰老退化，中老年人需要加大蛋白质的摄入。中老年人的蛋白质供给量，每日每千克体重1~1.5克为宜。尽管中老年人需要较多的蛋白质，但其消化能力弱、肝肾功能差，所以饮食中植物性蛋白质和动物性蛋白质最好持平。

### 维生素类

一般中老年人白细胞中的维生素E的浓度几乎是年轻人的1/2，需每天补充80毫克才能持平。而维生素$B_6$的浓度就更低了。当这两种维生素浓度降低时，就预示着人的衰老过程加速了。此外，中老年人对于维生素D的摄入量也不足。而维生素$B_1$、叶酸、维生素$B_{12}$和其他脂溶性维生素等也易引起缺乏。平日可多吃些胡萝卜、鱼肝油、鲜果、猪肝等补充。

### 无机盐类

中老年人常有骨质疏松症，因此饮食中应增加钙，以保持骨骼强健。营养学家建议，老人应保证每日必需的1000毫克钙量。由于中老年人细胞摄取营养物质的能力降低，表现在摄取锌的能力降低达40%，也可适当地补些锌。

### 纤维素

在60~90岁的常食肉类中老年人群中，有30%的人患有骨质疏松症。而常食素者仅有18%。所以，在中老年人的膳食中适当增加些素食，对增加健康、延缓衰老均是有益无害的。

## 中老年人的膳食平衡

人到中老年，应充分考虑其生理特殊性，采取相应的对策，保持中老年人的膳食平衡，才能为其健康长寿打下坚实的基础。

### 调整热能供给

众所周知，中老年人的活动量大大减少，因此已不需要过多的热能供应，否则容易引起肥胖而给机体带来一系列的慢性病，给健康带来隐患。一般来说，中老年人日常饮食所需总热量在1500~2400千卡之间。中老年人的饮食需要加以调整，以防热量摄入过多，反倒不益健康。

**各类食物应占有的比例平衡**

（1）粮谷类、薯类，是碳水化合物的主要来源。中老年人需要充足的碳水化合物，以维持正常的血糖水平，保证中枢神经系统和身体对能量的需要。

（2）中老年人膳食中应注意补充足够的蛋白质食物，每日可食用一定量的豆制品、肉、蛋、鱼、禽、牛奶或豆浆，但应注意不宜过多，否则会增加体内胆固醇的合成。

（3）蔬菜、水果类含有大量的维生素、无机盐和纤维素，对中老年人的健康有重要作用。如维生素A能增加中老年人对传染病的抵抗力；维生素D可防治中老年人骨质软化和骨质疏松；维生素E能防治动脉粥样硬化和心脏病变，促进血液循环，并抗衰老。

（4）油类可延缓胃的排空，增加饱腹感，促进脂溶性的维生素吸收。因此，中老年人吃适量的油是必要的，但不宜过多。

（5）水和盐不宜多食用，多了容易引起水肿、高血压及加重肾脏的负担。每日吃盐不宜超过5克；饮水（包括饮料）量为1500~2000毫升即可。

**酸碱要平衡**

人体的各类营养物质中除含有蛋白质、脂肪、糖和水分以外，还含有各种成分的矿物质。当人体吸收后，由于矿物质的性质不同，在生理上有酸性和碱性的区别。含钠、钾、钙、镁的食物，在生理上称为碱性食物；含磷、硫、氯的食物，在生理上称为酸性食物。一般说，绝大多数绿叶蔬菜、水果、豆类、奶类都属碱性食物；大部分肉、鱼、禽、蛋等动物性食品以及米面及其制品均属酸性食物。如果我们在饮食时，不注意搭配，容易引起人体生理上的酸碱平衡失调。此外，中老年人易患高血压、动脉硬化、胃溃疡、便秘、龋齿等疾病，更应注意饮食中的酸碱合理搭配，保持饮食中的酸碱平衡。这样，对于预防各种疾病和防止衰老有着积极的作用。

# 中老年人饮食宜注意的要点

由于各器官的衰退、消化功能减弱，抵抗力下降，因此，中老年人的日常膳食应着重注意以下几点：

**粗细搭配**

中老年人日常的膳食应以碳水化合物淀粉为主，主食调配应以细为主，粗细搭配。某些粗粮比细粮营养价值还高，粗粮要细做，既可提高营养价值，又可调节口味，增进食欲，提高消化率。小米、玉米面、荞麦面、高粱等应经常调配，充分发挥蛋白质的互补作用，同时要采用好烹调方法，减少营养素损失。

**荤素搭配**

这是副食调配的重要原则。中老年人每千克体重需1~1.5克蛋白质量。一般来说，在平衡膳食中，豆类和动物性蛋白质含量占全部蛋白质供给量的1/3。中老年人应多吃素食少吃荤食。如果中老年人嗜好食动物性脂肪或动物内脏，如猪肥肉、脑、肝、肾及羊脑、牛脑等势必使人体摄取的胆固醇增多，从而引起高血压、冠心病、动脉硬化等疾病。所以，少吃荤食，就可降低这些病的发生，最好多吃大豆及豆制品，如豆浆、豆腐、香干、豆酱、豆腐乳等。大豆类食品其蛋白质量按同等重量计算均超过肉类和鸡蛋，是名副其实的高蛋白质营养品。其次鱼类、瘦牛肉、鸡肉等也是摄取蛋白质较好的食品，所含胆固醇低。猪油、羊油等动物油含胆固醇较多，应少食用，最好吃含不饱和脂肪酸多的油，如菜籽油、香油、豆油、花生油等。

**糖、脂肪、蛋白质搭配**

老年人还应适当吃些食糖、蜂蜜或葡萄糖粉。但不宜过多，每天最多不能超过100克。否则会产生胃酸过多，影响食欲，出现腹胀，还可能引起糖尿病。蛋白质是构成机体各种组织的基本成分，是供给热量、维持机体生长发育及修补创伤不可缺少的物质，特别对肝本身的修补和肝细胞的再生尤为重要。

**干稀搭配**

主、副食最好有干又有稀，避免生硬，应以稀为主。如馒头、锅盔、花卷配玉米粥，凉拌黄瓜配鸡蛋、西红柿等。这样可增加营养，蛋白质可互相补充，易于消化。

**适度茶水**

中老年人每日饮水量不宜过多，以免增强心脏、肾脏的负担。有的中老年人有大量喝茶的习惯，应有所节制。茶叶中含有单宁、咖啡因、维生素C和鞣酸、芳香油，而单宁味涩，具有收敛和杀菌作用，伤寒菌、霍乱菌和赤痢菌，在茶叶中浸数分钟即失去活动力；咖啡碱可做兴奋剂、强心剂和利尿剂，绿茶中还含有维生素C，叶酸有防御坏血症的作用，甚至对减少胃癌发生有益，并有一定的帮助消化和医疗效果。但饮茶要适量、适时。如果浓茶喝得太多，会妨碍胃液的分泌，影响消化机能的正常活动。临睡之前最好不喝茶，以免神经中枢因受刺激而失眠。尤其是心脏病和高血压患者更不宜喝茶，以免刺激脑血管扩张而致心跳加速，使病情加剧。

**饮食宜忌**

（1）宜清淡、忌油腻。多吃些蔬菜、水果、豆制品、奶制品、鱼等。少吃动物油、油炸食品、动物内脏。

（2）宜稀软、忌生硬。多吃粥和发酵的面制品。少吃烤饼，坚硬食品。

（3）宜少食、忌过饱。宜少食多餐，过饱易增加肠胃负担，容易发胖，影响睡眠。

（4）宜杂食、忌偏食。注意全面营养，多吃五谷杂粮、蔬菜瓜果。切忌只吃精米精面、高蛋白、高脂肪食品。

（5）宜温热、忌冰冷。一年四季，饮食宜温热；忌凉冷，夏季更应注意，不宜满头大汗时吃冷饮，以防病变。

# 第二章
# 中老年人日常饮食与长寿的关系

## 缺钙对寿命的影响

人到中老年，骨骼系统也发生了变化。随着年龄的增长，组织继续脱水，骨质疏松，强度及韧性减低，脊柱弯曲度增加，逐渐变得弯腰驼背。

这种体态的变化，很重要的一个原因就是缺钙。儿童生长发育时需要补充钙，老人防衰益寿也需要补充钙。中老年人活动量少，进食少，加之胃肠道功能减弱，从食物中摄取的钙不能被完全吸收，势必引起钙的缺乏。随着年龄增长，身体各器官的代谢机能降低，骨骼中的大量钙质离开骨组织进入血液中，通过肾脏排泄到尿里，随小便排出体外，致使骨内钙质减少，骨的脆性增加，也就容易弯曲和断裂。如何延缓这种现象的发生呢？

（1）注意营养，增加食物中钙质的含量

高蛋白食物有利于基质的形成，因此，老人要吃高蛋白、高钙食品。有专家建议，每天应摄取1000毫克的钙。最好的办法是从食物中而不是从补品中摄取。可以补充钙的食物有：奶制品（脱脂奶、酸奶和无脂奶酪）、鱼和贝、水果、蔬菜、谷物和豆类。尤其是牛奶，蛋白质和钙的含量很高，是老人不可缺少的食品。

下述每种食物可补充大约300毫克的钙：2杯松软干白酪；2杯牛奶；100克鲑鱼；1杯脱脂牛奶；1杯酸奶。通常每天喝上几杯脱脂奶或无脂酸奶，吃上一些豆子、全麦麦片和鱼肉等，就可以保持身体的柔韧性。

如果出于某种原因，你需要摄入钙补品。有可咀嚼和不可咀嚼的两类。服用钙补品，最好是

吃饭前或睡觉前服，以保证吸收。有一点需注意，钙补品不能和铁补品或含铁的多维片（多种维生素片）同时服用，因为钙能干扰身体对铁的吸收。

（2）参加体育锻炼

"生命在于运动"，健康的体魄、旺盛的精力来源于适度的持之以恒的劳动或体育锻炼。肌肉的收缩对骨骼中生骨细胞的活动有着良好的刺激作用；适度的肌肉运动，还能促进血液循环和胃肠道的消化吸收，有利于钙质的吸收。

（3）补充维生素

缺少维生素 C 会影响细胞间质的发育，使骨的皮质变薄。维生素 D 和维生素 A 可促进肠道对钙质的吸收，所以，老人服用钙剂时，应同时服用维生素，特别是维生素 D。

（4）日光浴

中老年人每天晒晒太阳，对防止骨质疏松有一定的作用。经过紫外线照射，皮肤内的 7- 脱氢胆固醇即转变为胆固化醇（维生素 D），这种人体自身的维生素 D 的转变，可以改善肠道对钙质的吸收功能，从而延缓骨骼系统的老化。

## 吃糖与长寿的关系

人体需要的营养物质很多，但也不是越多越好，要适时、适量，否则，就会造成营养过剩，对人体的生命活动不利。所谓营养物质的适时、适量，就是指蛋白质、脂肪、碳水化合物、维生素、无机盐和水这 6 种营养素在体内的代谢作用恰好能满足人体正常生命活动的需要，即达到营养上的平衡。糖类食物属于碳水化合物，是人体不可缺少的营养物质之一。美国学者认为，中老年人的碳水化合物应占总热量的 55%~60%。这里说的糖，并不单指甜味食品。糖有 3 种形式：葡萄糖、果糖为单糖，蔗糖、麦芽糖为双糖，淀粉、纤维素为多糖。麦芽糖和蔗糖有甜味，葡萄糖和果糖次之，淀粉和纤维素则感觉不出甜味。糖在人体内最容易被吸收利用，它的代谢作用和消化作用也比其他营养迅速。我国人民历来习惯于以多糖类的淀粉做主食，如大米、小麦、玉米、高粱等。以大米为例，0.5 千克大米能提供的热量，足够一人一天能量的消耗。但对老人来说，果糖更适宜，因为果糖在机体内更容易被吸收，又能经过氨基化和转氨基作用合成氨基酸。通常过量的糖类食物进入人体后，除了供血糖正常消耗外，还会在细胞内转化为脂肪积存起来，使人发胖，而果糖转化成脂肪的可能性要小一些。

有些人平时虽然很少吃脂肪食物，但由于过多食用糖类食物，结果也长胖了，原因就在于糖向脂肪的转化。过多的蛋白质除了氧化释放能量、构成人体组织蛋白外，也会转变成糖类或脂肪。多食糖类食物会诱发胰腺分泌大量的胰腺素，胰腺素能促进糖类转变为脂肪，并在皮下、腹腔内的大网膜和肠系膜上沉积起来，会使腹部肥胖，其结果是造成腹压增高，腹壁肌肉松弛。这些都不是健康的象征，还会使人的寿命缩短。

总之，中老年人切不可认为营养素多多益善，须知物极必反，中老年人更应该控制糖和脂肪的摄取量。

## 吃盐与长寿的关系

食盐的化学名称叫氯化钠或钠盐，其中氯的含量占 60.66%，钠占 39.34%。人们常用食盐做调味品，盐能刺激味觉，促进食欲和增加唾液的分泌。人们吃盐主要是吸收其中的钠离子，以及钾、镁、钙离子，以维持人体内的盐代谢平衡、水平衡、渗透压和酸碱度的平衡，即人体的"内环境"平衡。多余的钠离子，通过尿液、汗液、粪便排出体外。据测定，一人一天只需 3~10 克食盐，就足以满足其生理功能的需要。在炎热的天气或大量活动后，因排汗较多，体内的盐含量大大减少，这时需要有适当的补充，否则，如肌肉的钠离子减少过多却未及时补充，会引起肌肉痉挛。

人的味觉主要由舌组织的味蕾产生。味蕾在出生后 11 个月形成，70 岁以后味蕾数量急速减少。

高龄老人的甜、咸、酸、苦四种味觉发生了改变，其中以甜味和咸味下降最明显，这使老人不自觉地增加糖和盐的摄入量。如果食盐超出人体的正常需要，就会造成"内平衡"失调，细胞外渗透压增高，细胞内的水分被吸到细胞外，或细胞外的水分排不出去，导致水肿。

另外因食盐中的钠离子主要分布在血浆和组织液中，而血液中的钠离子增多会把组织液中的水分吸收过来，形成血管内血容量增加。同时，由于小动脉血管壁内钠离子及水分潴留，引起小动脉收缩而增加血管压力，造成血压升高。长期过多地进食咸味重的食品，血压上升后不下降，就变成高血压病。如果再不注意调整饮食，则肾脏排泄钠离子和水的功能就会明显减退，血压继续升高还会引起心力衰竭。

不少营养学家通过调查发现，在食盐摄入量每日不超过 3 克的地区，其居民平均血压较低，而且随着年龄的增长，血压升高的趋势也不明显。然而，这些地区的居民一旦迁到摄盐量较高的地区，其血压也会相应升高。临床上，许多高血压病人，多配以低钠膳食，效果很好。这说明，食盐摄入量对血压有明显的影响。为此，中老年人的膳食要以清淡少盐为宜。

## 饮茶、饮水与长寿的关系

水是构成人体组织的重要成分，占整个体重的 65%。我们吃的食物，包括糖、蛋白质、维生素、无机盐等，都要先溶于水，才能被消化吸收。新陈代谢后的废物，也要溶解在水中，才能排出体外。由于体内水分的分布及循环才能使身体保持恒温。

近年来，科学家还发现，到了中老年期，人体细胞内的水分一般会减少 30%~40%，因而影响了身体对各种营养的吸收，皮肤逐渐老化干燥，失去弹性，皱纹增加。有些中老年人则表现为"津液不足"，易患慢性便秘等。由此可见，中老年人必须注意及时补充水分。

中老年人因生理上的变化，往往对口渴不敏感，加之体内容易缺水，所以要养成每天不渴也要适当饮水的习惯。如果觉得白开水淡而无味，可以喝茶。茶叶中含有大量的氟，喝茶可增加氟的摄取量，减少骨质疏松症的发生。每天喝上两三杯茶对身体是有益的。

中老年人不宜喝浓茶，因为茶叶里的咖啡因会导致兴奋过度、心动过速、心律不齐或失眠等。中老年人宜饮绿茶，因为绿茶中的咖啡因含量比红茶要少。

中老年人补充水分的最好方法是喝汤。把肉、鱼、瓜菜等煮成汤，既有营养，又味美可口。

清晨起床后先饮一杯水对身体大有益处。因为经过一夜的睡眠，胃和小肠食物基本上都已排空，喝了水，就等于给排空的肠胃来一次清洗，既有助于当天食物的消化吸收，又可防治便秘。

据专家研究发现，冠心病所致的心绞痛和心肌梗死多发生在上午，其原因之一是经过一夜的睡眠，水分已从汗液、尿液和呼吸中排出体外，使血液变得黏稠，血管腔也因血流量减少而变窄。这就增加了患粥样硬化的冠状动脉发生急性供血不足的概率，甚至闭塞的危险。若起床后能喝上一杯水，即可达到补充水分、降低血液黏稠度和使血管扩张复原的目的。

应该注意的是，摄水过多、过快对机体也不利，对老人尤其有害。因为突然大量地补充水分会增加心脏和肾脏的负担。中老年人饮水的方法以少量多次为宜。

## 肥胖与长寿的关系

年纪大了，体力活动少了，如果所吃食物含脂肪和胆固醇（如肥肉、蛋黄、鱼子、动物内脏等）过多，脂肪类物质会沉积到动脉血管壁上，形成动脉粥样硬化，成为冠状动脉心脏病（心绞痛、心肌梗死、心律失常）和脑动脉硬化、中风等的发病基础。

据国内有关统计数字显示，冠心病患者中肥胖者发病率为体重正常者的 5 倍，特别是超过标准体重 20% 以上者。因此，肥胖是导致冠心病的危险因素。在血脂中有一种高密度脂蛋白，这种脂蛋白在血液中含量越高，患冠心病的机会就越少。脂肪越多，超出标准体重越多者，其体内含有的高密度脂蛋白就越少，患冠心病的机会也就越多。

原发性高血压与肥胖及饮食密切相关，体重增加越多，血压就越高。因此，控制饮食，食用低盐、低脂肪、低热量食品，防止肥胖，是当前大家公认的防治高血压病的有效措施。同时，高血压是冠心病的主要诱因之一，中老年人控制血压即可预防冠心病的发生。

另外，医学专家认为，过重或肥胖的人比体重正常或体重轻的人更容易患癌症，而且病死率也更高。流行病学研究证明，肥胖与小肠癌、肝癌、泌尿系统癌有关，肥胖者与直肠癌关系密切。在脂肪食用较多的西欧和大洋洲，结肠癌发病率较高。动物实验表明，当饲料中的脂肪含量由2%或5%增至20%或27%时，动物肿瘤发病率明显升高。动物实验还表明，限食可以降低小鼠肿瘤的发生率。

过胖缩短寿命。单纯性肥胖者，虽无任何疾病，也比正常人寿命要短。俗语说，"有钱难买老来瘦"，是有一定道理的。

人是不是越瘦越好呢？也不是。过瘦和过胖都是不正常的，但相比来说，肥胖危害更大。因此，最好把体重控制在标准范围之内。

减肥必须采取有效而不伤身体的措施。尤其要注意循序渐进，最好是在中年，甚至一生都要控制体重增长的趋势。中老年人减肥时，必须在全面检查身体后，对症治疗疾病，同时，在医生的指导下采取减肥措施。

# 第三章
# 中老年人要学会四季养生

## 中老年人春季饮食宜养肝

春季是从传统二十四节气的立春开始，经过雨水、惊蛰、春分、清明、谷雨，到立夏的前一天为止。春季，冰雪消融，阳光柔和，万物复苏。然而，春天又是气候多变的季节，环境变化大，许多病毒、细菌繁殖滋生，容易使肝受侵袭而致病。春季是肝炎的高发季节，中老年人在饮食上要特别注意养肝。

（1）宜"增甘减酸"。春天是肝旺之时，多吃酸性食物会使肝火偏亢，所以春季宜"增甘减酸"，还应少吃辛辣，多吃些青菜、水果等，可酌情选食蜂蜜、大枣、山药、木瓜、枇杷、洋葱、芹菜、大蒜、莲子等。春季的时令蔬菜有香椿、马兰头、荠菜、春笋等，吃些这类食物，可以养阳敛阴，养肝健脾。绿茶也有保护肝脏的作用，可养肝清头目、化痰除烦渴的功效。但肝病病人不宜饮过多过浓的茶。

（2）补宜清与平。到了晚春时，气温渐升高，这时饮食更要注意清淡，不宜吃羊肉、狗肉、麻辣火锅以及辣椒、花椒、胡椒等大辛大热之物。更不可使用温补药物，即使是体质虚弱的病人，也以清补、平补为原则。

**养肝食谱**

1.海棠花炒猪肝

材料：海棠花100克，猪肝500克，鸡蛋2只，黄酒50克，葱花20克，生姜15克，酱油、白糖各25克，味精2克，淀粉10克，精制植物油、精盐、胡椒粉各适量。

做法：先将鲜海棠花取瓣洗净。猪肝去筋膜，洗净，切薄片，放入盆里加黄酒、精盐、胡椒粉、味精、葱花、生姜末渍入味。取碗打入鸡蛋，加淀粉调成蛋糊。炒锅上火，放油烧热，将挂糊的肝片下锅炸成金黄色，捞出控油。炒锅上火，放油烧热，下葱花、生姜末偏香，倒入猪肝，加入黄酒、酱油、白糖、精盐、胡椒粉、味精，炒匀后撒上海棠花片，稍炒即成。

功效：芳香怡人，鲜嫩爽口，解毒生津，养肝明目。

2. 枸杞粥

材料：枸杞一份、米三份。

做法：用枸杞一份，入米三份，煮粥。早晚服食，常食甚佳。

功效：补肾益精，养肝明目。治肝肾阴虚、腰膝酸软、头目眩晕、视力减退、遗精，能消渴。

3. 腐竹炒面

材料：面条 200 克，水发腐竹 150 克，黄瓜 100 克，精盐、味精、酱油、醋、葱花、生姜丝、蒜茸、精制植物油各适量。

做法：先将面条下入沸水锅内，煮热捞出过冷开水，沥水备用。腐竹洗净切段。黄瓜洗净切片。油锅烧热，下入葱、生姜、蒜煸香，投入腐竹，加入清水、精盐、酱油、味精、醋，烧至入味，下入面条炒熟，撒上黄瓜片炒几下，出锅即成。

功效：口味鲜香，补心养肝，除热止渴，清肺消痰。

4. 首乌肝片

材料：首乌 20 克，鲜猪肝 250 克，水发木耳 25 克。

做法：首乌洗净煎取浓汁备用。猪肝洗净切薄片，和首乌汁、食盐、淀粉搅拌均匀，另把首乌汁、酱油、绍酒、食盐、醋、湿淀粉和汤汁调和成浓汁。炒锅放油，烧至七八成热，放入拌好的肝片滑透，用漏勺沥去余油，锅内剩油约 50 克，下入蒜片、姜末和木耳，略炒后下入肝片，同时将少许青菜叶下入锅内翻炒几下，倒入已备浓汁炒匀，淋入明油少许，下入葱丝，起锅即成。

功效：补肝肾，益精血，明目乌发。适用于肝肾亏虚，精血不足。症见头昏眼花，视力减迟，须发早白，腰腿酸软等。本方可做慢性肝炎、冠心病、高血压、高血脂症、神经衰弱患者之膳食。健康人常食，可补肝明目乌发，减缓衰老进程。

5. 芝麻糊

材料：黑芝麻 120 克，粳米 60 克，山药 15 克，鲜牛奶 200 克，玫瑰糖 6 克，冰糖 120 克。

做法：芝麻炒香，粳米水泡沥干后炒香，山药洗净切成小粒。然后将芝麻、粳米、山药和牛奶（适当加点清水）拌匀，石磨磨细。滤出细茸。冰糖熔化，纱布滤汁，烧沸后，将芝麻茸慢慢倒入锅内，不断搅动，再加玫瑰糖，搅成芝麻糊后，起锅装盆。每日服一小碗。

功效：滋养肝肾，大补气血。适用于肝肾虚衰，气血不足。症见体弱消瘦，须发早白，肌肤不泽，头晕目眩等。常人服食可增强元气。

## 中老年人夏季饮食宜养心、脾

夏至之后，我国大部分地区进入盛夏酷暑季节，遍地流火，热浪袭人。此时昼长夜短，暑气灼人，中老年人由于耐受力弱，适应性差，生活活动与外界环境平衡易遭破坏，容易中暑而诱发多种疾病，产生不测，故更要安全度夏。

"长夏宜养脾胃"是中医的传统观点。这是因为，夏季是人体新陈代谢最为活跃的时期，活动量也相对增加和增大，加之夏天昼长夜短，因而体内消耗的能量多，血液循环加快，汗出亦多。在这个季节，心脏的负担是很重的，倘若不注意对心脏的保养，很容易使心脏受到伤害。因此，夏季应多注意对心脏的保养。同时，此时肠道传染病发病率最高，所以，也应注重对脾胃的保护。

夏季饮食宜清淡营养。夏令人们消化功能较弱，尤其是中老年人消化功能更差。因此，中老年人的饮食应有规律，定时定量，以湿软易消化、清淡富营养为宜，适当多吃些新鲜瓜果、蔬菜及鱼、虾、瘦肉、豆制品等，还可经常吃些绿豆、莲子、藕粉、薏苡仁、荷叶粥等，对夏季风热感冒、高血压患者均有益。少吃油条、烧饼、肥肉等厚味之物，以防生痰、生热、生湿。最好戒烟酒，忌过食生冷食物，如冷饮、冰制品、凉粉、冷菜等，以免损伤脾胃，诱发疾病。此外，夏季食物易腐败变质，故必须注意饮食卫生，严防病从口入。

**养心脾食谱**

1. 人参粥

材料：人参 3 克。

做法：煮汁放砂锅内加粳米适量，煮烂即可。

功效：养心脾之气。心慌气短、大便稀溏、少气懒言、身体虚弱之人均可食用。

2. 荔枝酒

材料：鲜荔枝、糯米各 2 千克，酒曲 250 克。

做法：先将糯米洗净，蒸熟，沥半干，待冷后倒入酒坛。然后将酒曲研成细末，加入坛中拌匀，密封置保暖处，酿 21 天后，启封榨去酒渣，即可饮用。每日 3 次，早午晚各 1 盅。

功效：补肝益肾，滋养心脾，益气生血。阴虚火旺者不宜用。

3. 地黄甜鸡

材料：生地黄 100 克，当年嫩母鸡 1 只（约 1 千克），饴糖 100 克，桂圆肉 30 克，大枣 5 枚。

做法：鸡宰杀去净毛爪内脏，将地黄等物纳入鸡腹内，隔水清蒸，至鸡肉烂，加少许白糖调味，即可服食。每次尽量，不必多服。

功效：补养心脾肾，补益气血。适用于心脾肾俱亏，气血不足。对心悸自汗头晕、气乏，腹背痛不能久立，精神恍惚，睡眠欠佳，面色萎黄无华或头发黄燥无泽等症有效。常人亦可服用。

4. 黄芪蒸鸡

材料：嫩母鸡 1 只（约 1 千克），黄芪 30 克。

做法：鸡宰杀去净毛爪内脏，纳黄花于鸡腹内，加上生姜、葱、花椒、绍酒、盐若干，隔水蒸，至鸡肉熟烂，去黄芪姜葱，食鸡肉与汤，每次适量，不可多食。

功效：补脾益气。适用于脾虚气衰。可治体质虚弱、少气懒言、自汗易感冒、头目眩晕、肢体发麻、食少便溏，或久泻脱水、内脏下垂等症。无病常食，强体健身。

5. 八宝饭

材料：核桃肉 50 克，桂圆肉 50 克，莲实 50 克，白扁豆 50 克，薏仁米 50 克，红枣 20 枚，糖青梅 25 克，糯米 500 克，白糖 100 克。

做法：薏仁米、扁豆、莲实温水泡发洗净，莲实去皮除心，红枣洗净泡发，核桃肉炒熟。糯米蒸熟。大碗内涂上猪油，将青梅、桂圆肉、红枣、核桃仁、莲实、白扁豆、薏仁米，在碗底中摆成喜欢的图案。然后把糯米饭加在上面，上笼蒸 25 分钟，取出，把八宝饭扣入大圆盘内即成，食时加糖调味。每次以适量为限，不可过多。

功效：补元气，健脾胃。适用于体质虚弱，元气不足，脾胃运化功能减弱。症见食少便溏，浮肿少气，精神倦怠等。

6. 猪脾粥

材料：猪脾 1 条，熟猪肚 50 克，粳米 100 克，白萝卜 100 克，胡椒粉 1 克，精盐 3 克，味精 1 克，料酒 3 克，麻油 15 克，姜葱末 3 克，清水 1000 克。

做法：将粳米洗净，沥干水。猪脾清洗后，切成豆粒丁。猪肚、白萝卜也切成豆粒大小的丁。麻油下锅，放入猪脾、猪肚、萝卜炒散，烹入料酒并加上精盐、清水、粳米、葱姜末烧开，煮成粥。调入味精，胡椒粉即可。每日 1 次，佐餐食用。

功效：益气健脾，除烦渴。主治神疲乏力，气短懒言，纳少，腹胀，大便稀溏；脾胃阴伤，胃气不足，口干渴烦闷等症。

## 中老年人秋季饮食宜养肺

秋季一到，天气渐渐变凉，发生咳嗽痰喘的病人较多。一些有咳嗽老病的中老年患者，也容易在秋季犯病。中医根据季节的变化对人体影响的规律，总结出了秋季易损伤肺气的理论。

因此，秋季饮食要注意养肺。饮食宜温和清润为宜。秋天，气候干燥，饮食调理以防燥护阴、滋肾润肺为准。食品应尽量少用椒、葱、韭、蒜之辛辣热燥之物，多用芝麻、糯米、粳米、蜂蜜、甘蔗、乳品等柔润食物，强调暖食，禁忌生冷，多饮开水、淡茶、豆浆等，以益肺胃而生津液，抵御秋燥之侵袭。很多中老年人经过夏日疏泄之后，身体渐虚，为适应冬季的潜藏，宜进补而培其本，可选用龙眼、黑枣、莲子、核桃、银耳之类进行食补。

**养肺食谱**

1. 沙参心肺汤

材料：猪心肺 1 副，南沙参、北沙参、山药各 100 克，玉竹 30 克，葱 25 克。

做法：心肺洗净，上述药材清水漂洗装入纱布袋内，扎好口，一同下入砂锅内，加葱注入清水，武火烧沸，去沫，改用文火炖至心肺熟透，去药，加食盐少许。吃心肺喝汤，每次适量，不必多服。

功效：补养肺胃。适用于肺胃阴虚。症见燥咳咽干，少津，食少，气乏无力，大便燥结，皮肤干燥不润等。

2. 虫草全鸭

材料：冬虫夏草 10~20 克，老鸭 1 只，绍酒 15 克，生姜 5 克，葱 10 克。

做法：老鸭宰杀去净毛爪内脏，冲洗干净。虫草纳入鸭腹内，加入酒、姜葱，隔水清蒸，至鸭熟烂，除去药和姜葱，加食盐少许。食鸭与汤，每次适量，不必多服。

功效：补肺补肾。适用于肺肾两虚。症见咳嗽气喘，短气乏力，自汗盗汗，阳痿遗精。一般体质虚弱的人亦可服食。

3. 水晶桃

材料：核桃仁 500 克，柿饼 500 克。

做法：将核桃仁、柿饼放入瓷盆内，上笼武火蒸透，时时搅拌，使桃柿融化为一体，然后取出晾冷成冻，用刀切片，装入容器内。每次服 3~4 块，日服 3 次。

功效：补益肺肾，止咳平喘。适用于肺肾两虚。症见咳嗽气喘，腰膝酸痛。

4. 鹿茸虫冬酒

材料：鹿茸 15 克，冬虫夏草 10 克，天冬 6 克，低度白酒 750 克。

做法：先将鹿茸、冬虫夏草、天冬加工成粗末，置容器中，加入白酒，密封，每日振摇数下，浸泡 15 天后去渣即成。

功效：酒香味厚，补肾壮阳，养肺填精。

5. 猪胰粥

材料：猪胰 1 具，大米 100 克，绍酒 10 克，葱花 5 克，盐 5 克。

做法：把猪胰（或用羊胰）洗净，切成 3 厘米见方的块；大米淘洗干净。把大米、猪胰放入锅内，加水约 60 毫升，加入葱、盐、绍酒。把盛有原料、调料的锅置武火上烧沸后，再改用文火煮 30 分钟至米烂即成。此粥可每日早餐食用 1 次，每次吃猪胰 30~50 克即可。经常食用。

功效：猪胰味甘，性平。有健脾胃、助消化、养肺润燥之功，此粥有清肺热、止消渴之功效，糖尿病患者宜多食。

## 中老年人冬季饮食宜养肾

冬季 3 个月是万物"闭藏"的季节，河水结冰，田地冻裂，到处是阴盛阳衰的现象。中医认为：人体内的阳气发源于肾。因为肾是主管生殖机能的，同时，肾又是贮藏营养精华的脏器，所谓"肾藏精"，就是说肾是机体营养的供给者。当寒冬到来之时，人体需要足够的能量和热量以御寒，倘若肾功能虚弱，自然就会出现"阳气"虚弱的现象。所以，冬季养肾，是中医养生保健的传统思想。

饮食宜进补。冬季寒冷，肌体处于封藏状态，是进补的大好时机，中医学素有"虚则补之""寒则温之""药补不如食补"之说。因此，中老年人的日常膳食要注意温补肾阳，多吃些瘦肉、禽蛋、鱼类、豆类等高蛋白质食品；多食用牛、羊、狗肉等温热食物。驱寒保暖；多食用含多种维生素的食物，如新鲜蔬菜、水果等，以增加食欲，滋润脏腑和皮肤。但冬季中老年人应特别注意忌食生、冷、硬食等。

**养肾食谱**

**1. 杜仲腰花**

材料：川杜仲 10 克、猪肾 1 对。

做法：杜仲洗净，加清水熬成浓汁，加湿淀粉、绍酒、酱油、食盐、白砂糖和味精若干，烧沸备用。猪腰洗净剖开，去筋膜，切成腰花。炒锅在武火上烧热，倒入混合油（猪油、豆油均可），烧油至八成热，放入花椒，投入腰花和葱姜，快速炒散，沿锅边倾下杜仲浓液和醋少许，翻炒均匀，起锅即成。

功效：补肝肾，壮筋骨，降血压。适用于肾虚。症见腰痛，腰肌劳损，尿频而清长、高血压、肾炎以及性功能低下等。正常人服之，强腰肾，健筋骨。

**2. 人参枸杞酒**

材料：人参 15 克，枸杞子 100 克，熟地 100 克，糖 100 克，白酒 2 千克。

做法：白酒装入酒瓶内（大量可用酒坛），将人参（切片）、枸杞子、熟地放入酒中，加盖密闭浸泡（夏秋高温季节 5~7 天，冬春低温季节 15~30 天；或隔水加温至 30℃），每日摇晃 1 次，泡至药味尽淡，过滤后，加入冰糖，搅拌令溶化，再过滤，至澄清为红黄溶液，静置 10~30 日即可服用。如浸泡 3 个月后服，则效果更佳。每次 10~15 毫升，最大剂量不得超过 20 毫升，每日 1~2 次，一天最大剂量不得超过 30 毫升。

功效：补元气，益肝肾，明目乌发，强体健身。适用于各种虚衰劳损。症见病后体虚，贫血，营养不良，神经衰弱，以及食少气乏，腰酸痛，自汗眩晕等。

**3. 补肾地黄酒**

材料：生地黄 100 克，大豆 200 克，生牛蒡根 100 克。

做法：上述药材装入绢袋，放入酒坛，加酒 2.5 升，密封浸 6 天即成。每日 2 次，每次 1 杯。

功效：补益肾水，祛风利湿，滋养皮肤。

**4. 地黄花粥**

材料：地黄花 80 克，粟米 100 克。

做法：将地黄花阴干，捣碎为末，每次用 50 克粟米煮粥候熟，将地黄花末加入，搅匀，再煮至沸即可。每日 1 次，每次服用 30 克。

功效：益脾胃，养肾气，除烦热。主治脾胃虚热，反胃呕吐或脾虚泄泻；烦热消渴，口干等症。

**5. 荔枝烧葱**

材料：荔枝 15 克，葱白 150 克，羊肉 30 克，海米、白糖、酱油、蒜、鲜汤、精盐、醋、精制植物油各适量。

做法：先将葱白洗净切段，入油锅中炸至金黄色捞出，再入开水中烫一下。羊肉洗净切丝，荔枝去皮核洗净。炒锅上火，放油烧热，下入葱丝、蒜煸香，再放入羊肉丝煸熟，下酱油、精盐、醋、白糖、葱段，翻炒几下，盛出。取碗，葱垫底，放入荔枝、肉丝，上笼蒸 10 分钟取出。炒锅上火，放鲜汤、海米，烧沸后浇葱上即成。

功效：鲜嫩可口，健脾养肾。

第二篇

最适合中老年人的养生药膳

# 第一章

# 防治贫血的药膳

贫血症一般表现为发色黯淡、头昏眼花、心悸失眠等症状。此症长期不治，将形成恶性循环，引起机体免疫力下降，许多疾病也会乘虚而入，人的健康将受到严重威胁。与男性相比，中老年女性更容易患贫血症，这主要是由于女性特殊的生理特点决定的。如生产、引产、流产、刮产、放环、月经过多及崩漏等，均可能使女性出现血虚状况，从而出现面色苍白干黄、头昏眼花、心慌少寐、四肢麻木、大便干燥、脱发白发、耳鸣耳聋、足后跟痛、皱纹过多、面部色斑、月经后期量少色淡、乳汁不足等一系列症状。因此，中老年女性应十分注意日常的饮食保养，有效防止贫血症状的发生。

若进行药膳食疗，可在药膳中搭配以下食物：富含优质蛋白质的食物，如蛋类、乳类、鱼虾类、瘦肉类、豆类等；富含维生素C的食物，新鲜的水果和绿色蔬菜，如酸枣、杏、橘子、山楂、西红柿、苦瓜、青柿椒、生菜、青笋等；富含铁的食物，如鸡肝、猪肝、牛羊肾脏、海带、黑芝麻、芝麻酱、黑木耳、蘑菇、红糖、油菜、芹菜等；富含铜的食物，如畜肉、动物肝脏、鱼虾、草菇、花生、橄榄、蜂蜜、全麦食品、坚果、豆类等。

上述食物日常饮食中应注意调配，尽量做到食物的多样化。另外注意，在贫血期间如服用铁剂时，不要喝茶，以免影响铁的吸收。

## 粥类药膳 14 道

### 荔枝红枣粥

**药膳配方**

粳米 100 克，荔枝 7 枚，红枣 10 颗，冰糖 10 克，冷水 1000 毫升。

**制作程序**

1. 荔枝去皮；红枣洗净，去核。

2. 粳米淘洗干净，用冷水浸泡半小时，捞出，沥干水分。

3. 锅中加入约 1000 毫升冷水，将荔枝肉和粳米放入，用旺火烧沸后放入红枣，再改用小火熬煮成粥，下入冰糖拌匀，再稍焖片刻，即可食用。

**药膳功效**

益气补血，促进血液循环，防治贫血。

### 红枣黑豆粥

**药膳配方**

糯米 150 克，黑豆 40 克，红枣 10 颗，红糖 30 克，冷水 1500 毫升。

**制作程序**

1. 将黑豆、糯米淘洗干净，用冷水浸泡 3 小时，捞起，沥干水分。

2. 红枣洗净，去核。

3. 锅中加入约 1500 毫升冷水，将黑豆、糯米放入，用旺火烧沸，然后改用小火熬煮 10 分钟。

4. 将红枣加入粥中，继续熬煮约半小时，待米烂豆熟时，调入红糖，再稍焖片刻，即可盛起食用。

**药膳功效**

生血乌发，补肾强身，除湿利水，抗老延年，防治贫血症。

猪红鱼片粥

**药膳配方**

粳米 100 克，熟猪红（猪血）300 克，鲩鱼肉 100 克，瑶柱 15 克，腐竹 20 克，酱油 10 克，姜丝 2 克，葱末 3 克，胡椒粉 1 克，盐 1.5 克，冷水适量。

**制作程序**

1. 粳米洗净，用少许盐、酱油拌匀，与腐竹、瑶柱一起放入沸水锅中，用小火同煮。

2. 熟猪红洗净，用刀削去上层浮沫和下层的沉淀，切成小方块。

3. 鲩鱼肉切成薄片，用酱油、姜丝拌匀。

4. 粥约煮 40 分钟后，将猪红块、姜丝放入，用盐调味，烧沸时放入鲩鱼片，待再烧沸时即可盛起，食用时加入胡椒粉、葱末等调味即可。

**药膳功效**

补血、明目、润燥，防治贫血症。

## 鲤鱼阿胶粥

**药膳配方**

糯米 100 克，鲤鱼 200 克，阿胶 20 克，葱末、姜丝各 3 克，桂皮 2 克，盐 1 克，冷水 1000 毫升。

**制作程序**

1. 糯米淘洗干净，用冷水浸泡 3 小时，捞出，沥干水分。

2. 鲤鱼刮鳞去鳃，去除内脏，洗净后切块，放入锅中，加入适量冷水煎汤。

3. 糯米放入锅中，加入冷水约 1000 毫升，用旺火烧沸，放入阿胶、鱼汤和桂皮，用小火慢煮，等糯米熟烂、汤汁浓稠时，放入葱末、姜丝、盐调味，即可盛起食用。

**药膳功效**

补血止血，滋阴润肺，常用于治疗贫血、吐衄崩漏、阴虚燥咳等症。

## 阿胶白皮粥

**药膳配方**

糯米 100 克，阿胶、桑白皮各 15 克，红糖 10 克，冷水 1000 毫升。

**制作程序**

1. 将桑白皮用冷水洗净，放入砂锅，加冷水适量，煎浓汁，取汁两次，备用。

2. 糯米洗净，用冷水浸泡 3 小时后沥干水分，放入锅中，加入约 1000 毫升冷水，先用旺火烧沸后，再改用小火慢煮。

3. 粥将成时倒入药汁、阿胶，继续熬煮至糯米软烂，以红糖调味，即可盛起食用。

**药膳功效**

补血止血，滋阴润肺，常用于治疗血虚证、阴虚证及吐衄崩漏等出血证。

## 芝麻小米粥

**药膳配方**

小米 150 克，黑芝麻粉 30 克，白糖 20 克，冷水 1000 毫升。

**制作程序**

1. 小米淘洗干净，用冷水浸泡半小时，捞起，沥干水分。

2. 将小米放入锅内，加入约 1000 毫升冷水，先用旺火烧沸，然后转小火熬煮。

3. 小米烂熟以后加入白糖调味，缓缓下入黑芝麻粉，搅拌均匀，即可盛起食用。

**药膳功效**

补血养心，补中养神，可以帮助大脑获得充分休息。

黑芝麻红枣粥

**药膳配方**

粳米 150 克，黑芝麻粉 20 克，红枣 8 颗，白糖 30 克，冷水 1500 毫升。

**制作程序**

1. 黑芝麻下入锅中，用小火炒香，研成粉末，备用。

2. 粳米淘洗干净，用冷水浸泡半小时，捞出，沥干水分；红枣洗净去核。

3. 锅中加入约 1500 毫升冷水，放入粳米和红枣，先用旺火烧沸，然后改用小火熬煮，待米粥烂熟时，调入黑芝麻粉及白糖，再稍煮片刻，即可盛起食用。

**药膳功效**

养肤、乌发、补血、明目、补肝肾、祛风、润肠、生津。

## 芝麻蜂蜜粥

**药膳配方**

粳米 100 克，黑芝麻 30 克，蜂蜜 20 克，冷水 1000 毫升。

**制作程序**

1. 黑芝麻下入锅中，用小火炒香，出锅后趁热研成粗末。

2. 粳米淘洗干净，用冷水浸泡半小时，捞起，沥干水分。

3. 锅中加入约 1000 毫升冷水，放入粳米，先用旺火烧沸，然后转小火熬煮至八成熟时，放入黑芝麻末和蜂蜜，再煮至粳米烂熟，即可盛起食用。

**药膳功效**

护肝排毒，补血养心。

## 黑芝麻甜奶粥

**药膳配方**

粳米 100 克，鲜牛奶 250 克，熟黑芝麻 30 克，白糖 10 克，冷水 1000 毫升。

**制作程序**

1. 粳米洗净，用冷水浸泡半小时，捞出放入锅中，加入约 1000 毫升冷水，先用旺火烧沸后，再改用小火慢慢熬煮。

2. 粥将成时加入鲜牛奶，上中火烧沸，再加入白糖搅匀，最后撒上熟黑芝麻，出锅装碗即可。

**药膳功效**

补血补钙，润肺益胃，安神益智，生津润肠。

## 乌鸡糯米粥

**药膳配方**

净乌鸡 1 只，糯米 150 克，葱段 5 克，姜 2 片，盐 2 克，味精 1.5 克，料酒 10 克，冷水适量。

**制作程序**

1. 糯米淘洗干净，用冷水浸泡 2~3 小时，捞出，沥干水分。

2. 将乌鸡冲洗干净，放入开水锅内氽一下捞出。

3. 取锅放入冷水、乌鸡，加入葱段、姜片、料酒，先用旺火煮沸，再改用小火煨煮至汤浓鸡烂，捞出乌鸡，拣去葱段、姜片，加入糯米，用旺火煮开后改小火，续煮至粥成。

4. 把鸡肉拆下撕碎，再放入粥内，用盐、味精调好味，即可盛起食用。

**药膳功效**

滋阴壮阳，养气补气，养血补血，可用于治疗贫血症。

## 黄芪红糖粥

**药膳配方**

粳米 100 克，黄芪 30 克，红糖 30 克，陈皮 6 克，冷水适量。

**制作程序**

1. 将黄芪洗净切片，放入锅中，加入适量冷水煎煮，去渣取汁。

2. 陈皮用冷水润透，切丝。

3. 将粳米淘洗干净，浸泡半小时后捞出，与陈皮丝一起放入锅中，再倒入黄芪汁，加冷水适量，煮至粳米烂熟，下入红糖拌匀即成。

**药膳功效**

补血调经，行气益血，适用于贫血症。

## 大蓟粥

**药膳配方**

粳米、大蓟各 100 克，葱末 3 克，盐 2 克，味精 1 克，香油 2 克，冷水适量。

**制作程序**

1. 将大蓟摘洗干净，入沸水锅焯一下水，再用冷水浸去苦味，捞出切细。

2. 粳米淘洗干净，用冷水浸泡半小时，捞出。

3. 取砂锅加入冷水、粳米，先用旺火煮沸，再改用小火煮，至粥将成时加入大蓟，待滚，用盐、味精调味，撒上葱末、淋上香油，即可食用。

**药膳功效**

清热解毒，活血散瘀，止血治带，适用于血热出血，如吐血、呕血、尿血及贫血症等。

### 石榴花粥

**药膳配方**

粳米 100 克，石榴花 5 朵，白糖 60 克，冷水适量。

**制作程序**

1. 粳米淘洗干净，用冷水浸泡半小时，捞出。

2. 将石榴花脱下花瓣，择洗干净。

3. 取锅放入冷水、粳米，先用旺火煮开，然后改用小火熬煮，至粥将成时加入石榴花、白糖，再略煮片刻，即可盛起食用。

**药膳功效**

生血乌发，可防治贫血、便血、脱肛、带下、崩漏、滑精、肠炎、细菌性痢疾。

## 益母草粥

**药膳配方**

粳米、益母草嫩茎叶各 100 克，葱末 5 克，盐 2 克，味精 1 克，香油 6 克，冷水适量。

**制作程序**

1. 将益母草择洗干净，入沸水锅内焯过，再用冷水漂洗干净，细切。

2. 粳米淘洗干净，用冷水浸泡半小时，捞出，沥干水分。

3. 取炒锅上火，放入香油烧热，下葱末煸香，再放入益母草煸炒，起锅待用。

4. 取锅放入冷水、粳米，先用旺火煮开，然后改用小火熬煮，至粥将成时加入益母草，候再沸，用盐、味精调味即可。

**药膳功效**

补血调经，活血祛瘀，可用于防治贫血。

### 黑芝麻当归汤

**药膳配方**

黑芝麻、当归各 250 克,红糖少许。

**制作程序**

黑芝麻、当归分别炒熟,研成细末,加红糖拌匀,贮存备用。每次取 1 匙,用沸水冲成汤汁服用。

**药膳功效**

益气补血,促进血液循环,防治贫血。

### 莲藕枣栗鸭架汤

**药膳配方**

鸭肉 125 克,红枣 10 克,莲子 10 克,莲藕 50 克,栗子 20 克,香菇 3 个,鸭骨架高汤 500 克,姜、盐、料酒各少许。

**制作程序**

1. 将莲藕洗干净,切成片状;莲子若买干的,要先泡水 2 小时;干香菇和栗子先泡水 30 分钟。

2. 先以鸭骨架熬煮出高汤,加热至滚沸,加入其他配料一起煮。待再次滚沸后调文火继续煲煮 1 小时。

3. 鸭肉熟软后,加入盐和料酒来提香调味即可。

**药膳功效**

生血乌发,补肾强身,除湿利水,抗老延年,防治贫血症。

### 甘蔗梢红花汤

**药膳配方**

甘蔗梢 1 把,红花 5 克,料酒适量。

**制作程序**

1. 将甘蔗梢洗净切碎,与红花一起放入锅内,加水以文火熬汤。

2. 汤成后去药渣留汤,将料酒调入汤内即可。

**药膳功效**

滋阴凉血,调经祛瘀,防治贫血。

### 红枣归圆猪皮汤

**药膳配方**

红枣 15 颗,猪皮 500 克,当归 20 克,桂圆肉 30 克,盐少许,冷水 2000 毫升。

**制作程序**

1. 红枣去核,洗净;当归、桂圆肉洗净。

2. 尽量剔除黏附在猪皮上的脂肪,切块,洗净,飞水。

3. 瓦煲内注入冷水 2000 毫升,煮沸后加入以上用料,煲滚后改用文火煲 3 小时,加盐调味即可。

**药膳功效**

补血、明目、润燥,防治贫血症。

**注意事项**

高脂血症、高血压、冠心病患者不宜多用。

## 节瓜小豆煲鸭汤

**药膳配方**

鸭肉 600 克, 鱿鱼干 50 克, 节瓜 1000 克, 赤小豆 100 克, 白果 50 克, 蜜枣 5 颗, 香油、盐适量, 冷水 3000 毫升。

**制作程序**

1. 鸭子宰杀干净, 取其肉, 斩成大块, 用开水烫煮后漂净; 鱿鱼干浸透洗净, 切成中块。

2. 节瓜刮皮后洗净, 切成中块; 白果去壳、去衣、去心后和赤豆、蜜枣分别淘洗干净。

3. 煲内放进 3000 毫升冷水, 置于炉火上, 待水开后将所有用料倒进煲内。先用武火煲 30 分钟, 再用中火煲 60 分钟, 后用文火煲 90 分钟即可。

4. 煲好后, 取出药渣, 放香油、盐调味, 咸淡随意。

**药膳功效**

补血止血, 滋阴润肺, 常用于治疗贫血、吐衄崩漏、阴虚燥咳、浮肿等症。

## 金针鸡丝汤

**药膳配方**

鸡肉 150 克, 金针菜 60 克, 冬菇 3 个, 木耳 30 克, 葱白 1 根, 植物油、盐少许。

**制作程序**

1. 金针菜、木耳、冬菇用清水浸软, 洗净, 冬菇切成丝。

2. 鸡肉洗净, 切丝, 用油拌过; 葱洗净, 切葱花。

3. 把金针菜、冬菇、木耳放入开水锅内, 文火煲沸几分钟, 再放入鸡肉丝煲至熟, 放葱花调味食用。

**药膳功效**

养肤乌发, 补血明目, 补肝肾, 祛风润肠, 生津通乳。

## 沙参玉竹节瓜汤

**药膳配方**

沙参 10 克, 玉竹 10 克, 节瓜 250 克, 猪骨 200 克, 花生 30 克, 红枣 4 颗, 姜 2 片, 盐适量, 冷水适量。

**制作程序**

1. 洗干净沙参、玉竹和花生; 红枣去核后洗干净; 节瓜去皮洗干净, 切厚块。

2. 洗干净猪骨, 汆烫后再冲洗干净。

3. 煲滚适量水, 放入沙参、玉竹、节瓜、猪骨、花生、红枣和姜片, 水滚后改文火煲约 2 小时, 下盐调味即成。

**药膳功效**

补血补钙, 润肺益胃, 安神益智, 生津润肠。

## 白果冬瓜汤

**药膳配方**

白果 50 克, 冬瓜 500 克, 猪棒骨 500 克, 料酒 10 克, 姜 5 克, 葱 10 克, 盐 3 克, 味精 2 克, 胡椒粉 2 克, 冷水 2500 毫升。

**制作程序**

1. 将白果去壳、去心, 洗净; 猪棒骨洗净, 敲破; 冬瓜洗净, 连皮切 2 厘米宽、4 厘米长的块; 姜切片, 葱切段。

2. 将白果仁、猪棒骨、冬瓜、料酒、姜、葱同放炖锅内, 加水 2500 毫升, 武火烧沸, 再用文火炖煮 35 分钟，加入盐、味精、胡椒粉调味即成。

**药膳功效**

补血养心、补中养神，可以帮助大脑获得充分休息。

### 橘皮鹌鹑汤

**药膳配方**

橘皮 6 克，白瓜子 6 克，桃花（鲜品）30 克，鹌鹑 2 只，料酒 10 克，姜 5 克，葱 10 克，盐 3 克，味精 2 克，胡椒粉 2 克，香油 20 克，冷水 1800 毫升。

**制作程序**

1. 将橘皮去白，洗净，切成细丝；白瓜子洗净，去杂质；桃花洗净，用水泡 1 小时，捞起，沥干水分；鹌鹑宰杀后，去毛、内脏及爪；姜切片，葱切段。

2. 将橘皮、白瓜子、桃花、鹌鹑、料酒、姜、葱同放炖锅内，加水 1800 毫升，置武火上烧沸，再用文火炖煮 35 分钟，加入盐、味精、胡椒粉、香油调味即成。

**药膳功效**

益气补血，促进血液循环，防治贫血。

### 赤小豆驴胫骨汤

**药膳配方**

赤小豆 230 克，驴胫骨 300 克，料酒 10 克，姜 3 克，葱 10 克，盐 3 克，鸡精 3 克，鸡油 30 克，胡椒粉 3 克，冷水 2800 毫升。

**制作程序**

1. 将赤小豆去泥沙，洗净；驴胫骨洗净，敲破；姜切片，葱切段。

2. 将赤小豆、驴胫骨、料酒、姜、葱同放炖锅内，加入冷水 2800 毫升，置武火烧沸，再用文火炖煮 43 分钟，加入盐、鸡精、鸡油、胡椒粉即成。

**药膳功效**

滋阴壮阳，养气补气，养血补血，可用于治疗贫血症。

### 红枣百合凤翅汤

**药膳配方**

鸡翅 4 只，百合 30 克，红枣 10 颗，鸡高汤、姜、葱、料酒、盐各适量。

**制作程序**

1. 将鸡翅洗干净，每只剁成 2~3 节。

2. 将预先准备好的鸡高汤加热煮沸，加入鸡翅百合、红枣、姜片等。汤再度滚沸后，调成文火继续煲煮 1 小时。待鸡翅熟软后，加进盐、料酒和葱花即可。

**药膳功效**

补血悦色，适用于治疗贫血、妇女月经过多及功能性子宫出血等症。

### 红枣莲子鸡腿汤

**药膳配方**

红枣 10 颗，鸡腿 2 只，薏仁 20 克，莲子 15 克，姜、盐少许，开水适量。

**制作程序**

1. 将薏仁泡水 4 小时，备用；若用干的莲子，也需先泡水 2 小时（新鲜莲子则不必泡水），莲心应去除，避免苦涩。

2. 鸡腿洗净，剁成块状。

3. 以汤锅将开水煮沸，加进薏仁、莲子、红枣、鸡腿、姜片，炖煮 30 分钟至 1 小时。待鸡肉熟软后，在汤里加进适量盐调味即可。

**药膳功效**

补血调经，行气益血，适用于贫血症。

## 猪肋骨天门冬汤

**药膳配方**

带肉的猪肋骨（或排骨）250 克，老豆腐 50 克，天门冬 15 克，葱、盐、胡椒粉少许，冷水适量。

**制作程序**

1. 将天门冬切成薄片。

2. 将带肉的猪肋骨冲洗干净，去掉凝结的油脂块，豆腐切块。

3. 以汤锅烧煮开水，沸腾后加入天门冬、猪肋骨。水再度滚沸后，调文火煲煮约 1 小时。先将天门冬的残渣捞除，查看猪肋外肉是否已熟软，待熟软再加入豆腐块、盐，继续炖煮 30 分钟后加葱花和胡椒粉即可。

**药膳功效**

补血调经，行气益血，适用于贫血症。

## 白及红枣炖猪肚

**药膳配方**

白及 15 克，红枣 6 颗，猪肚 1 副（1000 克），料酒 10 克，姜 5 克，葱 10 克，盐 3 克，味精 2 克，胡椒粉 2 克，香油 20 克，冷水 2800 毫升。

**制作程序**

1. 将红枣洗净，去枣核；猪肚洗净，切成 2 厘米宽、4 厘米长的块；白及洗净，润透，切成薄片；姜切片，葱切段。

2. 将白及、红枣、猪肚、姜、葱、料酒同放炖锅内，加水 2800 毫升，武火烧沸，再用文火炖煮 45 分钟，加入盐、味精、胡椒粉、香油调味即成。

**药膳功效**

补血调经，活血祛瘀，可用于防治贫血。

## 女贞首乌汤

**药膳配方**

女贞子 12 克，旱莲草 15 克，何首乌 25 克，熟地黄 5 克，山萸肉 10 克，炙甘草 5 克，当归、白芍、细辛各 6 克，黑芝麻 30 克，黑豆 20 克，羊头 1 只，羊肉 500 克，羊骨 1000 克，姜、葱各 10 克，料酒 15 克，盐、味精各 5 克，冷水适量。

**制作程序**

1. 将贞子、旱莲草等 9 味中药用纱布袋装好扎紧口；羊肉洗净，切 4 厘米见方的块；羊头、羊骨打破；黑豆炒熟，黑芝麻炒香；姜切片，葱切段。

2. 将羊肉、羊骨、羊头、药包、黑豆、黑芝麻、姜、葱、料酒同时放入炖锅内，加水适量，置武火上烧沸，再用文火炖煮 50 分钟，加入盐、味精即成。

**药膳功效**

本方具有滋补肝肾、生精止血的功效，可用于治疗贫血、崩漏带下等症。

## 枸杞天麻肉片汤

**药膳配方**

枸杞 25 克，天麻 25 克，猪瘦肉 300 克，生姜 2 片，红枣 4 颗，植物油、盐、姜汁、料酒、生抽、白砂糖、生粉少许，冷水适量。

**制作程序**

1. 将盐、姜汁、料酒、生抽、白砂糖各少许和适量生粉拌匀，调成腌料，备用。

2. 拣选新鲜猪瘦肉，用清水洗干净，抹干水，切成薄片，加入腌料拌匀，腌透入味，备用。生姜和红枣分别用清水洗干净，红枣去核。在中药店选购已经炮制好的天麻，用清水稍冲洗。

3. 姜、植物油起锅，爆炒肉片，加入适量冷水、生姜片、红枣、枸杞和天麻，先用文火煲开，然后改用中火继续煲30分钟左右，以少许盐调味即成。

**药膳功效**

生血乌发，可防治贫血、便血、脱肛、带下、崩漏、滑精、肠炎、细菌性痢疾。

## 鸡蛋首乌汤

**药膳配方**

何首乌70克，桑寄生50克，鸡蛋3只，白糖20克，冷水适量。

**制作程序**

1. 将何首乌、桑寄生、鸡蛋洗净后一同放入砂锅内，加冷水适量。

2. 武火煮沸后，文火煲煮40分钟，捞起鸡蛋去壳，再放入锅内煲40分钟，加白糖，煲沸即可饮汤食蛋。

**药膳功效**

滋补肝肾、精止血，可治疗贫血、肾虚遗精、崩漏带下等症。

# 羹类药膳 14 道

## 核桃豆腐羹

**药膳配方**

核桃仁100克，豆腐2块，酱油6克，香油2克，高汤200克，开水适量。

**制作程序**

1. 核桃仁洗净，下入锅内，用小火干炒，炒熟后用汤匙压碎。

2. 豆腐切小丁，放入开水中焯一下水，入锅，加高汤炖煮约15分钟，然后加入酱油，再煮约5分钟。

3. 起锅前淋入香油，撒下核桃屑，拌匀即可。

**药膳功效**

本方具有益气、补血、壮骨之功效，可防治贫血和骨质疏松。

## 鸭血荠菜羹

**药膳配方**

鸭血100克，荠菜30克，熟冬笋10克，熟火腿10克，胡椒粉2克，鸡蛋清2个，盐3克，鸡精2克，香油5克，水淀粉20克，高汤1000克，冷水适量。

**制作程序**

1. 荠菜洗净泥沙，入沸水锅余至断生，捞起沥干水分后切成颗粒；鸭血切成5厘米长、2毫米宽的丝；熟冬笋、熟火腿均切成4厘米长、2毫米宽的丝，入沸水锅余一下去腥味，捞起沥干水分。

2. 炒锅置火上，注入高汤，下熟火腿丝、冬笋丝、鸭血丝，烧沸去尽浮沫后调入盐、鸡精、胡椒粉，下荠菜粒、鸡蛋清，拌匀后用水淀粉勾芡，淋上香油，起锅装汤碗内即可。

**药膳功效**

补血、明目、润燥，防治贫血症。

## 白发齐眉羹

**药膳配方**

水发发菜100克，水发粉丝50克，熟冬笋丝25克，韭黄段20克，鸡蛋清50克，猪瘦肉丝80克，水发香菇丝20克，味精1克，盐4克，料酒6克，胡椒粉1克，葱花、姜末各3克，水淀粉10克，熟大油15克，鸡汤500克，冷水适量。

**制作程序**

1. 炒锅置旺火上，下入适量熟大油烧热，加入葱花、姜末煸炒出香味，加入适量冷水、盐，烧沸后去掉葱、姜，加入发菜和少许料酒稍煮片刻，取出发菜沥干水分。

2. 笋丝、香菇丝、粉丝放入沸水锅中煮1分钟，取出沥干。

3. 猪肉丝用少许水淀粉拌匀。炒锅洗净，重新置旺火上，加入熟大油烧至六成热，加入猪肉丝划散，取出沥干油分。

4. 炒锅内留少许油烧热，加入料酒、鸡汤、发菜、笋丝、香菇丝、粉丝、猪肉丝，烧沸后用水淀粉勾芡，加入鸡蛋清、盐、味精、胡椒粉、韭黄，再稍焖片刻，即可盛起食用。

**药膳功效**

生血乌发，补肾强身，除湿利水，抗老延年，防治贫血症。

## 猪血归蓉羹

**药膳配方**

猪血150克，当归6克，肉苁蓉15克，熟大油4克，葱白5克，盐2克，味精1.5克，香油3克，冷水适量。

**制作程序**

1. 将当归、肉苁蓉洗净，放入锅内，注入适量冷水，煮取药液。

2. 将猪血整理干净，切成块，加入药液中煮熟，放入熟大油、葱白、盐、味精拌匀，食用时淋上香油即可。

**药膳功效**

补血止血，滋阴润肺，常用于治疗贫血、吐衄崩漏、阴虚燥咳、浮肿等症。

## 肉末鸭血羹

**药膳配方**

鸭血400克，猪里脊肉60克，姜末2克，蒜末1克，葱末2克，盐1克，酱油4克，胡椒粉1克，料酒8克，味精2克，沙拉油40克，湿淀粉25克，高汤800克。

**制作程序**

1. 鸭血洗净，切成3厘米见方的块，入沸水锅余一下去腥味，捞起沥干水分。

2. 猪里脊肉去筋膜，洗净，剁成肉末待用。

3. 炒锅置火上，加沙拉油烧至五成热，下肉末、姜末、蒜末煸炒至香并呈金黄色后，加入高汤，放入鸭血块，下盐、酱油、胡椒粉、味精、料酒调味，烧熟入味后用湿淀粉勾芡收汁，起锅装煲，撒上葱末即可。

**药膳功效**

养肤、乌发、补血、明目、补肝肾、祛风、润肠、生津。

## 百合花鸡蛋羹

**药膳配方**

鲜百合花25克，鸡蛋4只，菠菜叶30克，水发玉兰片、水发银耳、水发黑木耳各20克，香油3克，沙拉油8克，湿淀粉30克，料酒10克，盐4克，味精2克，葱末3克，胡椒粉2克，素高汤200克，

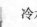

冷水适量。

**制作程序**

1. 鲜百合花择洗干净,用开水烫一下捞出;蛋清、蛋黄分别打入两个碗里,每个碗内放入适量盐、味精、胡椒粉,腌拌均匀。

2. 炒锅上火,放入适量冷水烧沸,下入鸡蛋清,待浮起时捞出控水,再放入鸡蛋黄,待熟后也捞出控水。

3. 坐锅点火,下沙拉油烧至五成热时,放葱末炒香,加入素高汤、玉兰片、银耳、黑木耳、百合花烧沸,加入料酒、盐、味精调味,放入蛋清、蛋黄、菠菜叶,用湿淀粉勾芡,最后淋上香油,出锅即成。

**药膳功效**

滋阴润燥,补气养血,健脑益智,可用于治疗贫血症。

## 南瓜花瘦肉羹

**药膳配方**

南瓜花100克,猪瘦肉150克,生姜2片,淀粉5克,料酒4克,味精2克,酱油6克,盐1.5克,香油3克,冷水适量。

**制作程序**

1. 将雄蕊南瓜花连柄一起采摘,去花萼,花柄,洗净。

2. 猪瘦肉切片,加入淀粉、料酒、味精腌渍15分钟。

3. 锅内加入适量冷水,置于火上,下入猪瘦肉片与姜片,共煮至熟烂。

4. 南瓜花入锅,再煮20分钟,加入盐、香油、酱油调匀,即可盛起食用。

**药膳功效**

补血养心,补中养神,可以帮助大脑获得充分休息。

## 银耳瘦肉羹

**药膳配方**

银耳25克,猪瘦肉150克,冬菇10克,鸡蛋1只,香菜1棵,姜1片,盐2克,生抽6克,白糖3克,湿淀粉25克,沙拉油10克,高汤1000克,冷水适量。

**制作程序**

1. 将银耳用温水浸泡1小时,去蒂,撕成小朵,放入开水中煮2分钟,捞起,沥干水分;猪瘦肉洗净剁碎;鸡蛋打入碗内,用筷子搅匀;冬菇浸软洗净,切粒;香菜择洗干净,切末。

2. 锅置火上,下沙拉油烧热,放入姜片爆香,加入高汤煮开,下银耳、冬菇粒煮10分钟,放入猪瘦肉,下盐、生抽、白糖调味,然后用湿淀粉勾芡,加入打好的鸡蛋液拌匀,盛入汤碗中,撒上香菜末即成。

**药膳功效**

清热润燥,补血止血,能够防治贫血。

## 紫菜竹荪羹

**药膳配方**

紫菜20克,竹荪6棵,水发香菇8个,盐1.5克,白糖2.5克,鸡精1克,淀粉5克,白醋2克,沙拉油6克,胡椒粉1克,香油3克,鸡汤400克,冷水适量。

**制作程序**

1. 紫菜洗净,用冷水浸泡去腥,捞起备用;香菇用冷水浸软,去蒂,切丝;竹荪洗净,放入滚水中氽烫,过一下冷水,捞起,放入稀释的白醋中浸泡约半小时,然后用冷水冲去醋味,再捞起切碎。

2.炒锅入沙拉油烧热,放入竹荪碎、香菇丝及紫菜,加入鸡汤煮滚,再加入盐、白糖、鸡精等调味,倒入煲内再煨约 10 分钟。

3.将淀粉加适量冷水调匀,入锅勾稀芡,然后撒上胡椒粉、淋入香油即成。

**药膳功效**

补血悦色,适用于贫血、妇女月经过多及功能性子宫出血。

## 芡实蒸蛋羹

**药膳配方**

芡实 50 克,鸡蛋 4 只,鸡肉 100 克,青虾 10 只,香菇 5 个,柚子 1 个、芹菜各 20 克,料酒 5 克,盐 2 克,酱油 6 克,鸡汤 300 克,冷水适量。

**制作程序**

1.芡实洗净,用温水浸泡 2 小时,放入锅中,加入鸡汤,再用小火煎煮约 1 小时,离火备用。

2.青虾剥壳,去泥肠,鸡肉切成细丁,共放入一只大碗内,用料酒、柚子汁、少许盐浸渍备用;香菇泡发回软,去蒂,洗净切丁,也放同一碗内。

3.芹菜切成 3 厘米的长条,下入沸水锅中烫熟。

4.鸡蛋打入另一碗内,搅散后与芡实汤混合均匀,加盐、酱油等调好味,将其中八成倒入大碗内,留下两成备用。

5.将大碗放入蒸笼内,用小火蒸至蛋液有凝结现象时,将留下的两成蛋汁浇在上面,并放上芹菜条,继续蒸 5 分钟即成。

**药膳功效**

生血乌发,可防治贫血、便血、脱肛、带下、崩漏、滑精、肠炎、细菌性痢疾。

## 草原牛奶羹

**药膳配方**

嫩玉米粒 50 克,麦片 40 克,葡萄 30 克,西瓜 50 克,猕猴桃 1 个,橙子 1 个,鲜牛奶 250 克,白糖 15 克,湿淀粉 30 克,蜂蜜 10 克,冷水适量。

**制作程序**

1.猕猴桃、葡萄、西瓜、橙子分别切成丁备用。

2.把鲜牛奶倒入锅中,加白糖搅拌,置于火上,放入玉米粒和麦片,边搅动边用湿淀粉勾芡,调成羹状。

3.出锅后将切好的水果丁摆在上面,滴几滴蜂蜜,即可盛起食用。

**药膳功效**

滋补肝肾,添精止血,清热补钙,可治疗贫血、肾虚等症。

## 虾仁节瓜蓉羹

**药膳配方**

节瓜 200 克,草菇 40 克,虾仁 80 克,净蟹肉 20 克,蛋清 15 克,姜 1 片,葱 1 根,盐 1.5 克,白糖 3 克,粟粉 5 克,料酒 2 克,胡椒粉 1 克,高汤 200 克,冷水适量。

**制作程序**

1.节瓜洗净去皮,切成块,用搅拌器搅成蓉状;草菇、葱洗净切粒;虾仁去泥肠,洗净。

2.将高汤、节瓜蓉、草菇粒、虾仁、蟹肉、姜片同放深碗内,盖上盖子,放入微波炉中,用高火煮 5 分钟后取出。

3.碗内加入盐、白糖、料酒、胡椒粉、水溶粟粉,搅拌均匀,高火再煮 3 分钟,取出搅入蛋清,撒上葱粒,即可食用。

**药膳功效**

补肝肾，滋阴，润肠通便，防贫血，抗早衰。

## 望月羹

**药膳配方**

袋装日本豆腐4袋，鸡蛋2只，黑木耳、银耳各20克。鸡肉末蘑菇汤料1包，盐1.5克，冷水适量。

**制作程序**

1.黑木耳、银耳分别放温水中泡发，择去蒂，除去杂质，切成丝；鸡蛋打入碗中，用筷子搅散；日本豆腐切成圆片。

2.锅内加入约200毫升冷水，倒入鸡肉末蘑菇汤料，搅拌均匀，先用旺火煮沸，放入黑木耳丝和银耳丝，再改用中火煮约3分钟。

3.把日本豆腐片放入锅中，不要搅拌，待再度煮滚时将鸡蛋液均匀倒入羹中，鸡蛋成形后加入盐调味，即可盛起食用。

**药膳功效**

补血、明目、润燥，防治贫血症。

## 田七薏枣肚羹

**药膳配方**

猪小肚6个，田七片15克，薏仁75克，蜜枣5颗，腐竹50克，白果100克，盐4克，冷水适量。

**制作程序**

1.薏仁洗净，用冷水浸泡半小时，捞起沥干。

2.把田七片清洗干净；腐竹、蜜枣分别洗净；白果去壳，用滚水稍煮，去衣，去心。

3.小肚清洗去异味，放入以上滚水中煮10分钟，出水过冷后沥干水分。

4.锅中加入适量冷水煮滚，放入全部材料，再改小火炖煮3小时，下盐调味即可。

**药膳功效**

补血止血，滋阴润肺。

# 茶类药膳 4 道

## 慈禧珍珠茶

**药膳配方**

珍珠、茶叶各适量，沸水适量。

**制作程序**

珍珠研细粉，沸水冲泡茶叶，以茶汤送服珍珠粉。

**服食方法**

每日1剂。

**药膳功效**

润肌泽肤，益气，补血，健脾。

## 芝麻养血茶

**药膳配方**

黑芝麻6克，茶叶3克，冷水适量。

**制作程序**

前味炒黄，与茶加水煎煮 10 分钟。饮茶并食芝麻与茶叶。

**药膳功效**

滋补肝肾，养血润肺。治肝肾亏虚、皮肤粗糙、毛发黄枯或早白、耳鸣等。

## 当归玫瑰茶

**药膳配方**

当归、桂圆、枸杞各 2 克，小枣 5 颗，绿茶 3 克，玫瑰花适量，沸水适量。

**服食方法**

以沸水冲泡代茶服饮，每日 1 剂。

**药膳功效**

补血益气，润肤美白。

## 首乌松针茶

**药膳配方**

何首乌 18 克，松针（花更佳）30 克，乌龙茶 5 克，冷水适量。

**制作程序**

先将首乌、松针或松花用冷水煎沸 20 分钟左右，去渣，以沸烫药汁冲泡乌龙茶 5 分钟即可。

**服食方法**

每日 1 剂，不拘时饮服。

**药膳功效**

补精益血，扶正祛邪。适用于肝肾亏虚者，从事农药制造、核技术工作及矿下作业等人员以及放疗、化疗后白细胞减少病人。

# 酒类药膳 1 道

## 八珍酒

**药膳配方**

全当归 26 克，炒白芍 18 克，生地黄 15 克，云茯苓 20 克，炙甘草 20 克，五加皮 25 克，红枣 36 克，胡桃肉 36 克，白术 26 克，川芎 10 克，人参 15 克，白酒 1500 毫升。

**制作程序**

1.将所有的药用水洗净后研成粗末，装进用三层纱布缝制的袋中，将口系紧。

2.将纱布袋浸泡在白酒坛中，封口，在火上煮 1 小时。

3.药冷却后，埋入净土中，五天后取出来。

4.再静置 3~7 天，开启酒坛，去掉药渣包，将酒装入瓶中备用。

**服食方法**

每次 10~30 毫升，每日服 3 次，饭前将酒温热服用。

**药膳功效**

此酒有气血双补的功效，用以治疗因气血亏损而引起的面黄肌瘦、心悸怔忡、精神萎靡、脾虚食欲不振、气短懒言、劳累倦怠、头晕目眩等症。

### 养颜蜂王浆

**药膳配方**

鲜蜂王浆 100 克，蜂花粉 250 克，蜂蜜 500 克。

**制作程序**

将蜂王浆研碎后兑入蜂蜜中，拌匀使其充分软化，15 日后加入蜂花粉搅匀，并装入深色瓶中。

**服食方法**

日服 2 次，早晚空腹服 1 汤匙，长期坚持服用。

**药膳功效**

具有补血养颜的作用，能够防治贫血、润泽肌肤。

### 蜂蜜枸杞膏

**药膳配方**

蜂蜜、枸杞各 500 克，60 度白酒 750 毫升。

**制作程序**

将枸杞捣烂，用白酒浸泡提取，浸提中注意定时搅拌，之后取其滤液，回收白酒并小火熬成膏状，加入蜂蜜调和成膏即可。

**服食方法**

早晚空腹温开水冲服，每次 20 克。

**药膳功效**

本方具有平肝潜阳、补血益气的作用，能够防治贫血。

# 第二章
# 调治肾虚的药膳

现实生活中，中老年人无论男女，都极易肾虚。肾的精、气虚衰不足，即可称为肾虚。肾虚又可分为肾阴虚和肾阳虚。肾阴指的是肾的本质，肾阳指的是肾的功能。肾阴虚的主症是腰膝酸软、五心烦热，更会有以下诸症：眩晕耳鸣，形体消瘦，失眠多梦，颧红潮热，盗汗，咽干，尿短黄，男子阳强易举、遗精早泄，妇女经少、经闭、崩漏、不孕。肾阳虚的主症为腰膝酸软，畏寒肢冷，诸症为：精神不振，头晕目眩，耳鸣耳聋，小便清长，夜间多尿，小便点滴不爽，小便不通，下利清谷，男子阳痿早泄、遗精、精冷不育，妇女宫寒不孕，带下清冷。

无论阴虚还是阳虚，都会导致人免疫能力的下降。肾虚发生时，肾脏的微循环系统亦会出现阻塞，即肾络会呈现不通。因此，肾虚是肾病及性功能障碍发生的病理基础。

预防和治疗肾虚，要常吃一些有效补肾的食物，如动物肾脏、海参、虾、芡实等。此外，肉类、鸡蛋、骨髓、黑芝麻、樱桃、桑葚、山药等也有不同程度的补肾功效。中医补肾要求做到"善补阴者，阳中求阴；善补阳者，阴中求阳"。补肾阳的食物有狗肉、鹿肉、牛尾、韭菜；补肾阴的食物有乌鸡、鳖甲、龟板、枸杞等。要想肾功能正常，身体强壮，更重要的是要坚持不懈地做到生活有规律、心情舒畅。此外，还要多活动、多锻炼。

## 韭菜子粥

**药膳配方**

韭菜子 20 克，粳米 100 克，盐 1.5 克，冷水 1000 毫升。

**制作程序**

1. 将韭菜子洗净，研为细末。
2. 粳米淘洗干净，用冷水浸泡半小时，捞出，沥干水分。
3. 锅中注入约 1000 毫升冷水，将粳米放入，用旺火煮沸后加入韭菜子，改用小火熬煮成粥。
4. 粥内调入盐，搅拌均匀，再稍焖片刻，即可盛起食用。

**药膳功效**

本方具有固精、助阳、补肾、治带的功能，适用于阳痿、早泄、遗精、多尿等症。

## 猪髓粥

**药膳配方**

粳米 100 克，猪脊髓 150 克，盐 2 克，味精 1 克，料酒 5 克，胡椒粉 1 克，冷水 1000 毫升。

**制作程序**

1. 将猪脊髓放入冷水中，撕去外层筋膜，漂洗干净，用料酒、盐拌腌。
2. 粳米淘洗干净，用冷水浸泡半小时，捞出，沥干水分。
3. 取锅加入约 1000 毫升冷水，将粳米放入，用旺火烧沸，搅拌几下，改用小火熬煮至半熟时，加入猪脊髓，再续煮至粥成，然后加入盐、味精、胡椒粉调好味，即可盛起食用。

**药膳功效**

本方可治疗肾虚腰痛、骨髓败伤、腰膝酸痛、阳痿遗精等症。

## 鳝丝油菜粥

**药膳配方**

粳米、小油菜各 100 克，活鳝鱼 1 条（约 200 克），料酒 6 克，醋 3 克，葱、姜、香菜各 5 克，盐 2 克，味精、胡椒粉各 1 克，沙拉油 5 克，冷水 1000 毫升。

**制作程序**

1. 将小油菜择去老叶，洗净，切成碎末；葱、姜洗净，拍松，用适量冷水浸泡出葱姜汁；香菜洗净，切成小段。
2. 粳米淘洗干净，用冷水浸泡半小时，捞起沥干备用。
3. 将活鳝鱼摔昏，剖腹，去掉内脏，剔去骨，切成细丝，放进冷水中漂去血水，捞出鳝丝，沥掉水分，加料酒、盐、姜葱汁、醋拌匀。
4. 粳米放入锅中，加入约 1000 毫升冷水，用旺火烧沸，再用小火煮至米烂粥成，下鳝丝与油菜末，煮沸后加盐、味精、香菜和沙拉油调好味，撒上胡椒粉，即可盛起食用。

**药膳功效**

本方具有补五肠、疗虚损、除风湿、强筋骨的功效，可治气血两亏、体弱消瘦、肾虚腰痛、虚痨咳嗽、湿热身痒等症。

## 牛髓地黄粥

**药膳配方**

粳米 100 克，牛骨髓 20 克，地黄汁 15 克，蜂蜜 30 克，料酒 5 克，味精 2 克，鲜姜 3 片，冷水 1000 毫升。

**制作程序**

1. 用牛棒骨 8 根，捶破后入锅，加入冷水熬取牛骨髓，再加入姜片、料酒，待水分熬去后，将牛骨髓装入瓷罐内保存。

2. 粳米淘洗干净，用冷水浸泡半小时，捞出沥干。

3. 粳米放入锅内，加入约 1000 毫升冷水，先用旺火烧沸，加入牛骨髓、地黄汁，再改用小火煎煮成粥，再加入味精、蜂蜜调匀，即可盛起食用。

**药膳功效**

温补肾阳、壮腰益精，用于治疗肾虚腰酸、阳痿遗精、阳虚泄泻等症。

## 豆苗猪肾粥

**药膳配方**

粳米 100 克，猪肾 1 副，猪肝 60 克，瑶柱 60 克，豆苗 150 克，葱末 3 克，盐 2 克，沙拉油 5 克，冷水适量。

**制作程序**

1. 猪肾洗净切开，去白膜，切薄片；猪肝洗净，切薄片；把猪肾和猪肝一起用葱末、沙拉油、盐拌匀。

2. 粳米洗净，用冷水浸泡半小时，捞出，沥干水分。

3. 豆苗洗净，切短段；瑶柱浸软，撕细丝。

4. 把粳米和瑶柱放入沸水锅内，用旺火煮沸后，改用小火煮至粳米熟烂，放入猪肾、猪肝，再煮沸 5 分钟，最后放入豆苗煮沸，加入盐，即可盛起食用。

**药膳功效**

本方可用以治疗肾虚腰痛，遗精盗汗，精子量少、存活率低、活动力差，耳鸣耳聋等症。

## 泥鳅黑豆粥

**药膳配方**

黑豆、黑芝麻各 60 克，泥鳅 200 克，料酒 10 克，葱末 5 克，姜末 3 克，味精、盐各 1 克，冷水 1000 毫升。

**制作程序**

1. 黑豆淘洗干净，用冷水浸泡 2 小时以上，捞出，沥干水分；黑芝麻淘洗干净。

2. 泥鳅洗净，放入碗内，加入料酒、葱末、姜末、味精、盐，上笼蒸至熟透，去骨刺备用。

3. 锅中加入约 1000 毫升冷水，将黑豆、黑芝麻放入，先用旺火烧沸，搅拌几下，然后改用小火熬煮，粥熟时放入泥鳅肉，再稍煮片刻，加入葱末、姜末调味即可。

**药膳功效**

补中益气，补肾壮阳，利湿。适宜脾胃虚弱，消瘦乏力，消渴多饮及肾虚阳痿者服用。

## 黄狗肾粥

**药膳配方**

粳米 100 克，干品黄狗肾 1 副，葱段 10 克，姜片 5 克，料酒 8 克，盐 2 克，味精 1 克，冷水适量。

**制作程序**

1. 将干品黄狗肾洗净，放入水锅，加入葱段、姜片、料酒，煮至熟透后捞出，撕去外皮，剖开扯去尿管，冲洗干净，再改刀切成块。

2. 粳米淘洗干净，用冷水浸泡半小时，捞出，沥干水分。

3. 取锅加入冷水、粳米，用旺火煮沸后，加入黄狗肾，再熬煮至粥成，用盐、味精调味后食用。

**药膳功效**

温补肾阳，壮腰益精，用于治疗肾虚腰酸、阳痿遗精、阳虚泄泻等症。

## 山药芡实瘦肉粥

**药膳配方**

粳米100克，山药100克，芡实50克，猪瘦肉150克，葱末5克，盐2克，冷水2000毫升。

**制作程序**

1. 芡实洗净，用冷水浸泡回软；粳米淘洗干净，用冷水浸泡半小时后沥干水分，备用。

2. 将山药冲洗干净，削去外皮，切成丁块。

3. 猪肉漂洗干净，切成丁块。

4. 取锅加入约2000毫升冷水，下入粳米、芡实，用旺火烧沸，搅拌几下，改用小火熬煮至半熟时，加入山药丁和肉丁，续煮至粥成，最后加入盐调味，即可盛起食用。

**药膳功效**

补脾养胃、生津益肺、补肾涩精，用于治疗脾虚食少、久泻不止、肺虚喘咳、肾虚遗精、带下、尿频、虚热消渴等症。

## 羊肉淡菜粥

**药膳配方**

粳米100克，干淡菜45克，羊肉150克，酱油、料酒各5克，味精、胡椒粉各1克，盐2克，姜丝3克，冷水1000毫升。

**制作程序**

1. 将干淡菜用热水泡软，剪洗干净，备用。

2. 羊肉洗净，放入沸水锅中汆一下，捞出，用冷水冲洗，切成小块，盛入盆内，加料酒、胡椒粉、酱油、姜丝拌匀，腌制入味，备用。

3. 粳米用冷水淘洗干净，浸泡半小时后捞出，放入锅内，加入约1000毫升冷水，置旺火上煮沸，倒入羊肉块、干淡菜等，再改用小火熬煮至粥熟，加入盐、味精调味，即可盛起食用。

**药膳功效**

益气补虚、温中暖下，治虚劳赢瘦、腰膝疲软、腹痛寒疝、中虚反胃。

## 羊杂粥

**药膳配方**

粳米150克，羊杂1副，荸荠3个，陈皮1片，大头菜粒15克，香菜10克，盐1.5克，胡椒粉1克，葱末3克，冷水适量。

**制作程序**

1. 粳米洗净，用冷水浸泡半小时，捞起，沥干水分。

2. 羊杂洗净，焯水备用。

3. 荸荠去皮切粒。

4. 锅中加入约2000毫升冷水，放入粳米烧沸后，将荸荠粒、陈皮、羊肚、羊肠等一起放入，继续用旺火烧沸，然后改用小火熬煮。

5. 羊肝、腰、胰切成小片，待粥将好时放入，等再沸后加入大头菜粒、胡椒粉、香菜、盐、葱末等调好味，即可盛起食用。

**药膳功效**

补肾气、益精髓，治肾虚劳损、腰脊疼痛、足膝瘦弱、耳聋、消渴、阳痿尿频。

## 苁蓉羊腿粥

**药膳配方**

粳米 100 克，肉苁蓉 30 克，羊后腿肉 150 克，葱末 5 克，姜末 3 克，盐 2 克，胡椒粉 1.5 克，冷水 1000 毫升。

**制作程序**

1. 将肉苁蓉洗净，用冷水浸泡片刻，捞出细切。

2. 羊后腿肉剔净筋膜，漂洗干净，横丝切成薄片。

3. 粳米淘洗干净，用冷水浸泡半小时，捞出，沥干水分。

4. 取砂锅加入冷水、肉苁蓉、粳米，先用旺火烧沸，然后改用小火煮至粥成，再加入羊肉片、葱末、姜末、盐，用旺火滚几滚，待米烂肉熟，撒上胡椒粉，即可盛起食用。

**药膳功效**

益气补虚、温中暖下，治虚劳羸瘦、腰膝疲软、产后虚冷、腹痛寒疝、中虚反胃。

## 海参粥

**药膳配方**

糯米 100 克，水发海参 200 克，盐、冷水各适量。

**制作程序**

1. 糯米淘洗干净，用冷水浸泡 6~8 小时，捞出沥干水分。

2. 将在冷水中涨发好的海参剖开洗净，切成片，放入锅中加水煮烂后备用。

3. 糯米入锅，加入适量冷水，用大火烧开，加入海参片，转小火煮至米烂汤稠，下盐调味即可。

**药膳功效**

本方具有补肾阳、益精血、润肠燥之功效，治虚劳羸瘦、腰膝酸痛、肾虚遗精等症。

## 金樱子粥

**药膳配方**

糯米 100 克，金樱子 30 克，蜂蜜 10 克，冷水适量。

**制作程序**

1. 糯米淘洗干净，用冷水浸泡 2~3 小时，捞出，沥干水分。

2. 将金樱子剖开取仁，洗净捣碎。

3. 取锅放入冷水、金樱子，煮沸约 20 分钟，过滤去渣，加入糯米，先用旺火煮沸，再改用小火熬煮至粥成，以蜂蜜调好味，即可盛起食用。

**药膳功效**

补肝肾、益筋髓、壮筋骨。可治阳痿、遗精、滑精以及肝肾两虚引起的腰膝冷痛、软弱无力等症。

## 银鱼苋菜粥

**药膳配方**

粳米 200 克，小银鱼 100 克，苋菜 25 克，高汤 200 克，盐、料酒、胡椒粉、冷水适量。

**制作程序**

1. 粳米洗净，用冷水浸泡半小时，捞出沥干水分，放入锅中，加入高汤和适量冷水煮沸后，再转入小火熬煮。

2. 苋菜洗净，焯水烫透，捞出，立即浸入冷开水中泡凉，再捞出沥干水分，切小段。

3. 小银鱼泡水，洗净备用。

4. 粥煮至软烂黏稠之后，放入苋菜及小银鱼煮熟，加入盐、料酒、胡椒粉，调拌均匀，出锅即可。

**药膳功效**

本方具有补肾益气、清热解毒、滋阴润肺之功效。

## 牛腩板栗粥

**药膳配方**

粳米 100 克, 牛腩 200 克, 熟板栗 (罐装) 50 克, 牛肉卤料 1 包, 沙拉油 15 克, 冰糖 2 克, 酱油 6 克, 料酒 5 克, 盐 1.5 克, 鸡粉 3 克, 冷水 1000 毫升。

**制作程序**

1. 粳米洗净, 用冷水浸泡半小时, 捞出沥干, 放入锅中, 加入约 1000 毫升冷水, 先用旺火烧沸后, 再改用小火慢煮成粥底。

2. 牛腩洗净, 放入砂锅中, 加入沙拉油、冰糖、酱油、料酒、牛肉卤料, 熬煮约 2 小时至熟透, 取出, 切厚片。

3. 锅中倒入粥底及牛腩片、熟板栗, 旺火烧沸, 再加入盐、鸡粉调好味, 即可盛起食用。

**药膳功效**

养胃健脾, 壮腰补肾, 活血止血。

## 菟丝子粥

**药膳配方**

粳米 100 克, 菟丝子 30 克, 白糖 20 克, 冷水适量。

**制作程序**

1. 粳米淘洗干净, 用冷水浸泡半小时, 捞出, 沥干水分。

2. 将菟丝子洗净研碎。

3. 取锅放入冷水、菟丝子, 煮沸后约 15 分钟, 滤去药渣, 加入粳米, 用旺火煮开后改小火, 续煮至粥成, 然后加入白糖调味, 即可盛起食用。

**药膳功效**

补肾养肝, 温脾助胃, 具有益精髓、坚筋骨、止遗泄之作用。

## 首乌粥

**药膳配方**

粳米 100 克, 何首乌 30 克, 红枣 5 颗, 冰糖 10 克, 冷水 1000 毫升。

**制作程序**

1. 粳米淘洗干净, 用冷水浸泡半小时, 捞出, 沥干水分。

2. 红枣洗净, 去核, 切片; 何首乌洗净, 烘干捣成细粉。

3. 粳米放入锅内, 加入约 1000 毫升冷水, 用旺火烧沸后加入何首乌粉、红枣片, 转用小火煮约 45 分钟。

4. 待米烂粥熟时, 下入冰糖调好味, 再稍焖片刻, 即可盛起食用。

**药膳功效**

本方具有补肝肾、滋阴、润肠通便、益精血、抗早衰的功效。

# 汤类药膳 18 道

## 党参黄芪炖鸡汤

**药膳配方**

党参、黄芪各 15 克, 母鸡半只, 红枣 5 颗, 姜 1 片, 料酒、味精、盐少许, 冷水适量。

**制作程序**

1. 将母鸡下沸水锅中焯去血水，捞出洗净；将红枣洗净去核；将党参、黄芪用清水洗净切段。

2. 将鸡放入炖盅内，加适量水，放入党参、黄芪、红枣、料酒、味精、盐、姜片，放入笼内蒸至鸡肉熟烂入味，取出即成。

**药膳功效**

本方可治肾虚腰痛、遗精盗汗、耳鸣耳聋。

## 小麦石膏竹叶汤

**药膳配方**

小麦、生石膏各 50 克，竹叶 20 克，冷水 1200 毫升。

**制作程序**

1. 将生石膏置于 1200 毫升水内，以文火熬半小时。

2. 投入淘净的小麦及切细的竹叶，熬至汤浓缩为 700 毫升，去渣取汤饮用。

**药膳功效**

温补肾阳，壮腰益精，用于治疗肾虚腰酸、阳痿遗精、阳虚泄泻等症。

## 黑豆花生羊肉汤

**药膳配方**

羊肉 750 克，黑豆 50 克，花生仁 50 克，木耳 25 克，南枣 10 颗，生姜 2 片，香油、盐适量，冷水 3000 毫升。

**制作程序**

1. 将羊肉洗净，斩成大块，用开水煮约 5 分钟，漂净。

将黑豆、花生仁、木耳、南枣用温水稍浸后淘洗干净，南枣去核，花生仁不用去衣。

2. 煲内倒入 3000 毫升冷水烧至水开，放入以上用料和姜用小火煲 3 小时。

3. 煲好后，把药渣捞出，用香油、盐调味，喝汤吃肉。

**药膳功效**

本方具有补肾益气、祛虚活血、益脾润肺等功效。

## 荸荠双根汤

**药膳配方**

鲜荸荠、芦根、白茅根各 100 克，冷水适量。

**制作程序**

1. 将荸荠洗干净，切碎；芦根洗净，切段；白茅根去杂质，洗净，切段。

2. 将上述食材一同放入砂锅内，加适量水，以文火煎 30 分钟即成。

**药膳功效**

补脾养胃，生津益肺，补肾固精。治脾虚久泻、肺虚喘咳、肾虚遗精、带下。

## 紫河红枣炖鸡汤

**药膳配方**

紫河车 1 副，红枣 10 颗，鸡腿 2 只，盐少许，冷水适量。

**制作程序**

1. 先将紫河车轻轻冲洗干净，剥碎备用。

2. 将鸡肉冲洗干净，除去结块的脂肪组织，切成块状备用。

3. 将水烧至滚沸，锅内放进鸡肉、紫河车、红枣，滚煮 30 分钟。调文火，继续煲煮 1 小时。熄火前，加入适量盐调味即可。

**药膳功效**

本方具有滋补肝肾、添精止血的功效，可用于治疗虚劳羸弱、腰膝酸痛、肾虚遗精、崩漏带下等症。

## 乌梅红枣汤

**药膳配方**

乌梅 7 颗，蚕茧壳 1 个，红枣 5 颗，冷水适量。

**制作程序**

将上述食材放入锅中，加水共煎，即可。

**药膳功效**

滋补肝肾，生精止血，可治疗腰膝酸痛、肾虚遗精、崩漏带下等症。

**注意事项**

尿黄、尿痛者不宜服用。

## 猪腰荸荠汤

**药膳配方**

猪腰 1 副，荸荠 100 克，冰糖 30 克，冷水适量。

**制作程序**

1. 将荸荠洗净，去皮切成两半。

2. 将猪腰剖开洗净，去白色臊腺，切成腰花。

3. 将上述两料同放入一锅内，加适量水用武火烧沸。

4. 投入打碎的冰糖，转文火煮 30 分钟即成。

**药膳功效**

补肝肾，益筋髓，壮筋骨。可治阳痿、遗精、滑精以及肝肾两虚引起的腰膝冷痛、软弱无力等症。

## 鹌鹑枸杞杜仲汤

**药膳配方**

鹌鹑 1 只，枸杞 30 克，杜仲 15 克，冷水适量。

**制作程序**

1. 将鹌鹑去毛及内脏，洗净；枸杞、杜仲洗净。

2. 将上述食材一同放入砂锅内加适量水以武火煮，沸后转用文火煨熟即可。

**药膳功效**

温补肾阳、壮腰益精，用于治疗肾虚腰酸、阳痿遗精、阳虚泄泻等症。

## 泽泻益肾乌发汤

**药膳配方**

泽泻 10 克，熟地黄 15 克，淮山药 15 克，牡丹皮 6 克，山茱萸 15 克，何首乌 20 克，当归 6 克，红花 6 克，菟丝子 50 克，天麻 15 克，侧柏叶 6 克，黑豆 60 克，黑芝麻 50 克，核桃肉 5 个，羊肉 500 克，羊头 1 个，羊骨 500 克，生姜 10 克，葱白 20 克，胡椒粉 6 克，味精 3 克，盐 4 克，料酒 15 克，冷水 3000 毫升。

**制作程序**

1. 将羊肉、羊头（敲破）、羊骨（敲破）用清水洗净；羊肉片去筋膜，入沸水锅内汆去血水，同羊头、羊骨一起放入锅中（羊骨垫底）。

2. 将熟地黄、泽泻等 11 味中药用纱布袋装好，扎紧口放锅中；生姜拍松，葱切段，二者同时下锅，加入冷水 3000 毫升；再放入料酒。

3.将炖锅置武火上烧沸，打去浮沫，捞出羊肉，切2厘米宽、4厘米长的块，再放入锅中，用文火炖1小时。捞出药袋不用，在汤内加入盐、味精、胡椒粉，搅匀即成。

**药膳功效**

温补肾阳，壮腰益精，用于治疗肾虚腰酸、阳痿遗精、阳虚泄泻等症。

## 银耳鸽蛋汤

**药膳配方**

银耳50克，鸽蛋20个，冰糖250克，大油少许，冷水适量。

**制作程序**

1.将银耳放入冷水中浸泡后，去蒂、洗净、撕成小朵，放入锅内加适量水熬烂。

2.将鸽蛋分别打入抹过大油的酒盅内，上笼蒸熟。取出蒸熟的鸽蛋，倒在清水内洗干净。

3.再将银耳汤烧沸，放入冰糖煮至溶化，随即投入鸽蛋一同煮滚即可。

**药膳功效**

益气补虚，温中暖下，治虚劳羸瘦、腰膝疲软、中虚反胃。

## 冬莲荷叶鹌鹑汤

**药膳配方**

鹌鹑4只，猪瘦肉150克，冬瓜1000克，莲子50克，赤小豆50克，嫩荷叶2块，蜜枣5颗，香油、盐适量，冷水3000毫升。

**制作程序**

1.将鹌鹑宰杀后洗干净，去其头、爪、内脏，每只斩成两半，连同猪瘦肉一起用开水烫煮，漂净。

2.冬瓜洗净，连皮切成大块；莲子、赤小豆、嫩荷叶分别淘洗干净，莲子去莲心，荷叶最好清早摘取未展开的嫩荷叶。

3.煲内倒入3000毫升清水烧至水开，放入以上用料及蜜枣。先用武火煲30分钟，再用中火煲60分钟，后用小火煲90分钟即可。

4.煲好后，放香油、盐调味，咸淡随意。

**药膳功效**

补五肠、疗虚损、除风湿、强筋骨，可治气血两亏、肾虚腰痛、虚痨咳嗽等症。

## 猪腰刀豆汤

**药膳配方**

猪腰1副，刀豆250克。

**制作程序**

1.将猪腰剖开洗净，去臊腺后切成腰花。

2.刀豆淘净稍浸，捞出与腰花同放一锅内，加适量水用文火煮熟即可。

**药膳功效**

补中益气，补肾壮阳，利湿，可治脾胃虚弱、消瘦乏力、消渴多饮、肾虚阳痿等症。

## 泥鳅河虾汤

**药膳配方**

活泥鳅、活河虾各100克，盐少许冷水适量。

**制作程序**

1.将泥鳅去内脏洗净；河虾清洗干净。

2.将泥鳅、河虾一同放入锅内，加适量水以文火煮熟，加盐调味即成。

**药膳功效**

本方可治疗肾虚腰痛、骨髓败伤、腰膝酸痛、阳痿遗精等症。

## 胡萝卜淡菜猪腰汤

**药膳配方**

猪腰2副，淡菜50克，胡萝卜350克，冬菇50克，花生仁50克，香油、盐适量，冷水3000毫升。

**制作程序**

1. 将猪腰剖开，去除臊腺，洗净，切成大块，用开水烫煮后漂净。

2. 胡萝卜刮皮，洗净，斜向切成大块三角形状；淡菜、冬菇、花生仁浸后洗净，冬菇择去菇蒂。

3. 煲内倒入3000毫升冷水烧至水开，放入所有汤品。先用武火煲30分钟，再用中火煲60分钟，后用小火煲90分钟即可。

4. 煲好后，加入适量油、盐后便可服用。

**药膳功效**

补肾气，益精髓，治肾虚劳损、腰脊疼痛、足膝瘦弱、耳聋、阳痿、尿频等症。

## 杜仲猪瘦肉蹄筋汤

**药膳配方**

（猪、牛）蹄筋100克，猪瘦肉300克，杜仲25克，肉苁蓉15克，花生仁50克，红枣12颗，香油、盐适量，冷水3000毫升。

**制作程序**

1. 将蹄筋浸后洗净，切成中段；猪瘦肉洗净，切成大块，用开水烫煮一下。

2. 杜仲、肉苁蓉、花生仁、红枣浸后洗净，杜仲刮去粗皮，红枣剔去枣核。

3. 煲内倒入3000毫升冷水烧至水开，放入以上用料。先用中火煲90分钟，再用小火煲90分钟即可。

4. 煲好后，隔除药渣，加入适量香油、盐后便可服用。

**药膳功效**

本方具有补肾益气、补虚活血、益脾润肺等功效。

## 黄鳝金针菜汤

**药膳配方**

黄鳝250克，金针菜15克，植物油60克，盐少许，冷水适量。

**制作程序**

1. 将黄鳝去内脏，洗净切段。

2. 将黄鳝入热油锅内稍煸，投入已清理好的金针菜，加水以文火煮熟，以盐调味即可。

**药膳功效**

补肾养肝，温脾助胃，具有益精髓、坚筋骨、止遗泄之作用。

## 黑鱼葛菜汤

**药膳配方**

黑鱼1条（约200克），塘葛菜50克，冷水适量。

**制作程序**

1. 将黑鱼刮鳞去内脏，洗净；塘葛菜洗净，切段。

2. 以上两料一同放入锅内，加水煨汤约1小时即可。

**药膳功效**

补五肠、疗虚损、除风湿、强筋骨，可治气血两亏、肾虚腰痛、虚痨咳嗽等症。

## 清润响螺汤

**药膳配方**

（连壳）响螺1个（约1000克），淮山药25克，枸杞15克，猪骨250克，姜、料酒、盐适量。

**制作程序**

1. 新鲜响螺用开水浸泡，去壳取肉后将螺肉拖至热水，使之坚实后切块待用。

2. 猪骨置煲内加水1500毫升，待煲开后下螺肉、淮山药、枸杞，再煲2小时后加入适量姜、料酒、盐即成。

**药膳功效**

滋补肝肾，生精止血，可治疗腰膝酸痛、肾虚遗精、崩漏带下等症。

# 羹类药膳10道

## 青豆萝卜豆腐羹

**药膳配方**

嫩白豆腐150克，胡萝卜50克，青豆粒、白萝卜各10克，盐1.5克，味精1克，白糖2克，湿淀粉25克，熟鸡油3克，清汤200克，冷水适量。

**制作程序**

1. 嫩白豆腐切成块，放入开水中余烫一下；青豆粒焯水烫透，捞出，沥干水分备用；胡萝卜去皮，切成豆腐块大小的块；白萝卜去皮，切成青豆粒大小的粒。

2. 锅内加入适量冷水，烧沸后投入胡萝卜块，煮至熟透时，加入嫩豆腐块稍煮片刻，倒入碟中。

3. 另取一锅，加入清汤烧沸，加入嫩豆腐块、胡萝卜块、白萝卜粒、青豆粒，调入盐、味精、白糖，烧透入味，用湿淀粉勾芡，淋入熟鸡油即可。

**药膳功效**

温补肾阳，壮腰益精，用于治疗肾虚腰酸、阳痿遗精、阳虚泄泻等症。

## 平菇莲子鸭羹

**药膳配方**

鸭肉250克，平菇50克，鲜莲子100克，丝瓜30克，火腿20克，料酒6克，味精2克，盐3克，大油10克，葱段12克，姜片6克，胡椒粉2克，淀粉15克，蛋清25克，鸡汤500克，冷水适量。

**制作程序**

1. 将鸭肉洗净，切成粒，放入碗内加入蛋清、淀粉拌匀，下沸水锅略余一下捞起（不宜过熟），放入炖锅内，加入鸡汤、盐、料酒、姜片、葱段，上笼蒸半小时后取出，撇去浮沫备用。

2. 鲜莲子去壳，下沸水锅中焯一下，去莲衣，捅去莲心；丝瓜刮去外衣，洗净切成粒；平菇去杂质，洗净切成粒；火腿切成粒。

3. 炒锅放大油烧热，烹入料酒，加入鸡汤、鸭肉、火腿、莲子、平菇、盐、味精、胡椒粉烧沸，再入丝瓜烧至入味，即可出锅装碗。

**药膳功效**

本方可治肾虚腰痛、遗精盗汗、精子量少、耳鸣耳聋等症。

## 鱼蓉银耳羹

**药膳配方**

净鱼肉150克，银耳25克，蛋清1个，盐2克，味精1克，香油3克，料酒8克，沙拉油8克，胡椒粉1克，荸荠粉10克，高汤1500克，冷水适量。

**制作程序**

1. 将净鱼肉上笼蒸熟，去除骨刺，用刀背砸成鱼蓉备用。

2. 银耳用温水浸发，洗净，用煮沸的淡盐水滚过，捞起切碎。

3. 坐锅点火，下入沙拉油、料酒，加入高汤 1500 克，将鱼蓉烧滚，放入银耳，然后加入盐、味精调味，用荸荠粉加水勾芡，再推入蛋清拌匀，最后淋入香油，撒上胡椒粉，即可盛起食用。

**药膳功效**

本方具有补肾、益气力、降血压、强心、防龋齿、防辐射损伤、抗癌、抗衰老之功效。

## 银鱼笋丝羹

**药膳配方**

太湖银鱼 100 克，莴笋 50 克，香菜 10 克，料酒 8 克，盐 3 克，味精 1.5 克，胡椒粉 1 克，高汤 800 克，湿淀粉 40 克，大油 15 克，冷水适量。

**制作程序**

1. 太湖银鱼用冷水稍加浸泡，洗净备用。

2. 莴笋去皮，洗净，切成丝，放入沸水锅中烫熟。

3. 香菜择洗干净，切段备用。

4. 炒锅置旺火上，下高汤、料酒、盐、味精烧沸，放入银鱼、莴笋丝，再沸后下湿淀粉推匀，淋入大油，盛入大汤碗里，撒入香菜及各种调料即可。

**药膳功效**

本方具有补肾益气、补虚活血、益脾润肺等功效。

## 韭菜虾羹

**药膳配方**

小虾 300 克，韭菜 40 克，嫩豆腐 2 块，叉烧 80 克，姜 1 片，盐 4 克，淀粉、香油各 5 克，白糖 1 克，粟粉 20 克，沙拉油 10 克，料酒 3 克，冷水适量。

**制作程序**

1. 韭菜洗净，切 1.5 厘米长的段；叉烧切小薄片；嫩豆腐洗净切粒，放入沸水锅中烫 3 分钟，捞起，沥干水分。

2. 小虾去头（虾头留用），去壳，挑除泥肠，加淀粉和适量盐、香油腌渍 10 分钟，放入沸水锅中余熟。

3. 坐锅点火，入沙拉油烧热，爆香姜片，下虾头爆炒片刻，烹入料酒，加入适量冷水，煮滚约 15 分钟，捞起虾头不要，撇去浮沫。

4. 将叉烧片、小虾、豆腐粒放入虾头汤内煮滚，用水溶粟粉勾稀芡，用盐、香油、白糖调好味，放入韭菜段拌匀，即可盛起食用。

**药膳功效**

本方具有固精、助阳、补肾、治带的功能。适用于阳痿、早泄、遗精、多尿等症。

## 油菜鸽子羹

**药膳配方**

鸽子 1 只，鸡肉 100 克，油菜 50 克，盐 1.5 克，胡椒粉 1 克，葱末 3 克，湿淀粉 25 克，鸡汤 350 克，冷水适量。

**制作程序**

1. 将鸽子宰杀，去毛、内脏及脚爪，洗净，放入沸水锅中余一下，捞出剔骨切丁。

2. 鸡肉洗净，入沸水锅中余一下，切丁。

3. 油菜洗净，放入沸水锅中烫熟。

4. 锅中加入鸡汤，放入鸽肉丁、鸡肉丁、盐，煮至肉熟烂，用湿淀粉勾稀芡，加入油菜，撒上胡椒粉、葱末即成。

**药膳功效**

温补肾阳，壮腰益精，用于治疗肾虚腰酸、阳痿遗精、阳虚泄泻等症。

## 芦荟白果鸡肉羹

**药膳配方**

白果 20 克，鸡肉 50 克，芹菜 20 克，鸡蛋 3 个，鱼丸 4 个，香菇 2 个，芦荟汁 30 克，米酒 10 克，酱油 10 克，盐 3 克，高汤 500 克，冷水适量。

**制作程序**

1. 白果去壳，洗净，去除果心；香菇去蒂，用温水浸泡后洗净、切片；芹菜洗净，切末。
2. 鸡肉切块，加入酱油、米酒、香菇片，盛于蒸碗中，将高汤、鱼丸、白果、盐加入碗中拌匀。
3. 鸡蛋打入碗中，用筷子搅散。
4. 将蛋液与芦荟汁混合，倒入蒸碗中，上笼蒸 25 分钟左右，熄火前加入芹菜末即可。

**药膳功效**

本方具有补肾益气、补虚活血、益脾润肺等功效。

## 白果小肚羹

**药膳配方**

白果 150 克，枝竹 100 克，熟薏仁 25 克，猪小肚 4 个，荸荠 5 个，猪骨 350 克。盐 3 克，冷水适量。

**制作程序**

1. 白果去壳，用滚水稍煮，去衣，去心；枝竹洗净，切段；荸荠洗净，去皮备用；生熟薏仁洗净，用滚水煮 5 分钟，捞起过凉。
2. 小肚清洗去异味，放入滚水中煮 10 分钟，取出过凉，滴干水，白锅煎至两面皆呈微黄色，取出洗净；猪骨放入滚水中煮 5 分钟，取出洗净。
3. 锅中倒入适量冷水，放入以上全部材料煮滚，改用小火炖煮 3 小时，下盐调味即可。

**药膳功效**

养胃健脾，壮腰补肾，活血止血。

## 羊脏羹

**药膳配方**

羊肝、羊肚、羊肾、羊心、羊肺各 1 副，荜拨 50 克，草果 2 个，陈皮 10 克，胡椒 50 克，姜 10 克，大油 50 克，葱 10 克，豆豉 150 克，盐 5 克，料酒 10 克，味精 2 克，冷水适量。

**制作程序**

1. 将羊肝、羊心、羊肺、羊肾洗净，除去血水，切成 2 厘米见方的小块，放入羊肚内。
2. 将荜拨、草果、陈皮、葱、胡椒、姜、豆豉装入干净纱布袋内，扎紧袋口，也装入羊肚内，用线将羊肚缝合。
3. 将装有药物、羊杂的羊肚放入锅内，加入冷水适量，置旺火上烧沸，放入大油、盐、料酒、味精，然后移小火上炖熬至烂熟。
4. 捞起羊肚，拆去缝线，取出药包和羊杂，将羊肚也切成小块，再放入汤中烧沸，即可盛起食用。

**药膳功效**

本方可治肾虚腰痛、遗精盗汗、精子量少、耳鸣耳聋等症。

## 雪梗珍珠羹

**药膳配方**

大虾 400 克，火腿 50 克，雪菜梗 30 克，盐 3 克，味精 1.5 克，胡椒粉 1 克，料酒 5 克，湿淀粉 30 克，香油 2 克，香菜末 5 克，高汤 800 克，冷水适量。

**制作程序**

1. 大虾去壳，挑除沙线，洗净后切丁；雪菜梗、火腿均切丁，备用。

2. 坐锅点火，加入高汤烧沸，投入虾仁、雪菜梗丁稍煮，下盐、味精、胡椒粉、料酒调味，候再沸，用湿淀粉勾稀芡，撒上火腿丁、香菜末，淋上香油即成。

**药膳功效**

本方有固精、助阳、补肾、治带的功能。适用于阳痿、早泄、遗精、多尿等症。

# 茶类药膳 4 道

## 白术甘草茶

**药膳配方**

白术 15 克，甘草、绿茶各 3 克，冷水 600 毫升。

**制作程序**

将白术、甘草加水 600 毫升，煮沸 10 分钟，加入绿茶即可。

**服食方法**

分 3 次温饮，再泡再服，日服 1 剂。

**药膳功效**

健脾补肾，益气生血。

## 人参茶

**药膳配方**

茶叶 15 克，五味子 20 克，人参 10 克，桂圆肉 30 克，沸水适量。

**制作程序**

五味子、人参捣烂，桂圆肉切细丝，共茶叶拌匀，用沸水冲泡 5 分钟。

**服食方法**

随意饮。

**药膳功效**

健脑强身，补中益气，强肾壮腰。

## 菟丝茶

**药膳配方**

菟丝子 50 克，红糖 60 克，冷水适量。

**制作程序**

将菟丝子捣碎，加红糖 60 克，加水煎服。

**药膳功效**

适宜于肾虚所致精液异常、精液量不足、早泄、腰膝酸软等症。

### 硫黄茶

**药膳配方**

硫黄、诃子皮、紫笋茶各9克，冷水适量。

**制作程序**

将硫黄研为细末，用净布袋包，与诃子皮、紫笋茶共加水适量，煎沸10~15分钟，过滤取汁用。

**药膳功效**

温肾壮阳，敛涩止泻。适用于肾阳虚衰（命门火衰）、五更泄泻、腹部冷痛、四肢不温、久泻不止等症。

**注意事项**

阴虚阳亢者忌用。

## 酒类药膳2道

### 人参固本酒

**药膳配方**

何首乌、枸杞、生地黄、熟地黄、麦门冬、天门冬、人参、当归各60克，茯苓30克，白酒6000毫升。

**制作程序**

1. 将所有药材捣成碎末，装入纱布袋，放进干净的坛子里。
2. 倒入白酒浸泡，加盖再放在文火上煮沸，约1小时后离火，冷却后将坛子密封。
3. 7天后开启，将药渣除去，装瓶备用。

**服食方法**

每次10~20毫升，每日早晚2次，将酒温热空腹服用。

**药膳功效**

补肝肾，填精髓，益气血。适用于中老年腰膝酸软、体乏无力、精神萎靡等症。

### 乌须酒

**药膳配方**

何首乌、白首乌各500克，胡桃肉、莲子肉、蜂蜜各90克，枸杞、全当归各60克，生姜汁20克，细曲300克，生地120克，麦冬30克，糯米5千克，白酒适量。

**制作程序**

1. 先将两种首乌洗净，用水煮过，捣烂。
2. 除生姜汁、蜂蜜外，其余药材捣为粗末与首乌一起装入白布袋，封口备用。
3. 将细曲捣成细末，备用。
4. 生地用白酒洗净，放入煮首乌的水中去煮，等水渐干时，再用文火煨，待水汁尽后，取出捣烂备用。
5. 将糯米放入锅中，加水3000毫升，放在文火上熬成粥状，然后倒入干净的坛子里。冷后加入细曲末，用柳枝拌匀，加盖密封，放在保温处酿制，待有酒浆时开封。
6. 将生地黄倒入酒糟中，用柳枝拌匀，加盖密封，3~5日后开封。
7. 压榨去糟渣，贮入干净的坛子里，再将药袋悬入酒中，加盖。
8. 将坛放入锅中，隔水加热约80分钟后取出，埋入土中。
9. 过5日将酒坛取出，开封，去掉药袋，将蜂蜜炼过，倒入药酒中，再细滤一遍，装瓶备用。

**服食方法**

每次 10~20 毫升，每日 3 次，将酒温热空腹服用。

**药膳功效**

补肾养肝，益精血。主治中老年腰膝酸软、体乏无力、精神萎靡等症。

## 蜂产品药膳 13 道

### 蜂蜜洋葱汁

**药膳配方**

蜂蜜 45 克，洋葱 150 克。

**制作程序**

榨取洋葱汁，兑入蜂蜜搅匀。

**服食方法**

早晚空腹温开水送服。

**药膳功效**

滋阴壮阳，调治肾虚，对性功能障碍有一定的治疗效果。

### 参姜蜜汁

**药膳配方**

蜂蜜 30 克，姜汁 30 克，人参片 10 克。

**制作程序**

将蜂蜜、人参片放入杯中，用沸水冲泡，调入姜汁即可。

**服食方法**

代茶饮，每日 1~2 次。

**药膳功效**

本方具有补肾益气的作用，能够调治肾虚所致的腰背疼痛。

### 蜜制花粉

**药膳配方**

蜂花粉 100 克，蜂蜜 200 克，白糖 50 克。

**制作程序**

将蜂花粉去杂，磨碎，与白糖拌和均匀，然后再加蜂蜜搅拌均匀，放入锅内隔水快速加热到 95℃，半分钟左右取出装瓶即成。

**服食方法**

日服 2 次，每次 20 克，可直接食用或放在点心上食用。

**药膳功效**

具有滋阴补肾、调虚壮阳的作用，能够调治肾虚。

### 蜂蜜参芪益气膏

**药膳配方**

蜂蜜、党参、黄芪各 100 克，冷水适量。

**制作程序**

党参、黄芪切片，煎取浓汁，用蜂蜜收膏。

**服食方法**

每日早晚空腹各服 1 次，每次 15 克，温开水送服。

**药膳功效**

本方具有补肾益气的作用，能够强身健体。

### 蜂蜜核桃羹

**药膳配方**

蜂蜜、核桃肉各 1000 克。

**制作程序**

核桃肉捣烂，调入蜂蜜，和匀。

**服食方法**

每次服食 1 匙，每日 2 次，温开水送服。

**药膳功效**

本方具有提神醒脑、调治肾虚的作用。

### 蜂蜜参地膏

**药膳配方**

蜂蜜、人参各 100 克，熟地 125 克，冷水适量。

**制作程序**

人参、熟地煎煮浓缩汁至 200 毫升，加蜂蜜收膏。

**服食方法**

日服 3 次，每次 20 克，温开水冲服。

**药膳功效**

本方能够强身健体、提高免疫力，可调治肾虚。

### 蜂蜜甘草膏

**药膳配方**

蜂蜜 80 克，陈皮 100 克，甘草 100 克，冷水适量。

**制作程序**

将陈皮、甘草放锅中加适量水煎三次，滤除残渣，用文火或减压浓缩器浓缩成膏状，加蜂蜜调匀。

**服食方法**

每日早晚空腹服用，每次 10~15 克。

**药膳功效**

本方具有滋阴润肺、益气健脾的作用，能够化痰止咳、调治肾虚。

### 车前草蜜汁

**药膳配方**

蜂蜜 100 克，车前草、荔枝草各 50 克，冷水 500 毫升。

**制作程序**

将后 2 味加水 500 毫升，煎汤去渣取汁，加入蜂蜜调匀。

**服食方法**

日服 3 次，每次 10 克。

**药膳功效**

本方益肾健脾，可调治肾虚。

### 蜂蜜黄芪膏

**药膳配方**

蜂蜜适量，黄芪 100 克，冷水适量。

**制作程序**

将黄芪切片，煎汁浓缩，以蜂蜜调匀为膏状。

**服食方法**

早晚空腹服用，每次 10~15 克，温开水送服。

**药膳功效**

本方具有强身健体、提高免疫力的作用，可调治肾虚。

### 蜂王浆补肾单方

**药膳配方**

蜂王浆。

**制作程序**

购买成品蜂王浆。

**服食方法**

早晚各服蜂王浆 10~15 克。

**药膳功效**

本方益肾健脾，可调治肾虚。

### 蜂花粉补肾单方

**药膳配方**

蜂花粉（如蒲公英花粉、欧石南花粉等）。

**制作程序**

购买成品蜂花粉。

**服食方法**

口服，1 日 2 次，每次 5~8 克，温开水送服或拌入蜂蜜中服用。

**药膳功效**

本方益肾保肝，可调治肾虚。

### 熟地山药蜜饮

**药膳配方**

蜂蜜 100 克，熟地、山药各 15 克，冷水适量。

**制作程序**

将后 2 味加冷水 1000 毫升，文火煎煮滤取药液 2 次，合并 2 次药液，倒入盆中，加入蜂蜜，加盖不让水蒸气进入，用旺火隔水蒸 2 小时，离火待冷装瓶。

**服食方法**

日服 2 次，每次服 10 克，饭后温开水送服。

**药膳功效**

本方具有益气补肾的作用。

### 金樱子补肾蜜膏

**药膳配方**

蜂蜜、金樱子各 200 克。

**制作程序**

金樱子剖开去核，洗净，煎煮后去渣，煎液小火浓缩后加入蜂蜜。

**服食方法**

日服 2 次，每次 10~15 克，温开水冲服。

**药膳功效**

本方能够补益肝肾，调治肾虚。

# 第三章
# 增加食欲的药膳

　　所谓的"食欲"，是一种想要进食的生理需求。一旦这种需求低落，甚至消失，即称为食欲不振。一般中年人由于身体疲劳、精神紧张、运动量不足等许多因素的叠加，就会出现食欲不振的症状。经常食欲不振会造成营养不良、体重逐渐下降等后果。

　　治疗食欲不振，可用酸性食品（如山楂、酸梅等）或辛辣食物（如辣椒、胡椒、葱、蒜等）配制药膳，这样，能够有效增进胃口。

## 粥类药膳 13 道

### 山楂红糖粥

**药膳配方**

粳米 100 克，山楂 6 颗，红糖 50 克，冷水适量。

**制作程序**

1. 粳米淘洗干净，用冷水浸泡半小时，捞出，沥干水分。

2. 将山楂冲洗干净，去核切碎。

3. 取锅放入冷水、山楂、粳米，先用旺火煮开，然后改用小火熬煮，至粥成时加入红糖调味，即可盛起食用。

**药膳功效**

开胃消食，补血益血。

### 黑米党参山楂粥

**药膳配方**

黑米 100 克，党参 15 克，山楂 10 克，冰糖 10 克，冷水 1200 毫升。

**制作程序**

1. 黑米淘洗干净，用冷水浸泡 3 小时，捞起，沥干水分。

2. 党参洗净、切片；山楂洗净，去核切片。

3. 锅内加入约 1200 毫升冷水，将黑米、山楂片、党参片放入，先用旺火烧沸，然后转小火煮45 分钟，待米粥熟烂，调入冰糖，即可盛起食用。

**药膳功效**

增食欲，消食积，散瘀血，驱绦虫，止痢疾。

## 山楂丹参粥

**药膳配方**

粳米 100 克，干山楂片 30 克，丹参 15 克，白糖 15 克，冷水适量。

**制作程序**

1. 粳米淘洗干净，用冷水浸泡半小时，捞出，沥干水分。

2. 将干山楂片用温水浸泡，洗净；丹参洗净。

3. 取锅放入冷水、山楂片、丹参，煮沸后约 15 分钟，滤去渣滓，加入粳米，用旺火煮开后改小火，续煮至粥成，再加入白糖调好味，即可盛起食用。

**药膳功效**

增食欲，消食积，益气健脾。

## 乌梅粥

**药膳配方**

粳米 100 克，乌梅 30 克，冰糖 15 克，冷水适量。

**制作程序**

1. 乌梅洗净，去核。

2. 粳米淘洗干净，用冷水浸泡半小时，捞出，沥干水分。

3. 锅中加入适量冷水，放入乌梅，煮沸约 15 分钟。

4. 将粳米放入乌梅汤中，先用旺火烧沸，再改用小火熬煮成粥，加入冰糖拌匀，即可盛起食用。

**药膳功效**

本方具有增加食欲，促进消化，消除炎症，杀菌止痢的功效。

## 木瓜胡萝卜玉米粥

**药膳配方**

粳米 60 克，木瓜、胡萝卜各 50 克，熟玉米 80 克，盐 2 克，冷水 600 毫升。

**制作程序**

1. 粳米淘洗干净，浸泡半小时后捞出，沥干水分。

2. 粳米放入锅中，加入约 600 毫升冷水，用小火慢慢熬煮。

3. 木瓜去皮、子，胡萝卜洗净去皮，放入锅内蒸熟，两者一同放入搅拌器内，搅成蓉备用。

4. 将木瓜、胡萝卜蓉加入粥内，并放入熟玉米，煮沸后加入盐搅匀，即可盛起食用。

**药膳功效**

增进食欲，提高免疫力，可以显著减轻溃疡症状。

## 姜茶乌梅粥

**药膳配方**

绿茶 5 克，生姜 10 克，乌梅肉 30 克，粳米 100 克，红糖 15 克，冷水适量。

**制作程序**

1. 粳米淘洗干净，用冷水浸泡半小时，捞出，沥干水分。

2. 将绿茶、生姜、乌梅肉放入锅中，加入适量冷水煎煮，去渣取汁。

3. 将粳米放入汁中，用旺火烧沸，搅拌几下，改用小火熬煮，待粥将熟时调入红糖，搅拌均匀，即可盛起食用。

**药膳功效**

暖胃止痛，促进肠蠕动，消除炎症，增加食欲。

### 西米酸梅粥

**药膳配方**

西米 100 克，酸梅粉 50 克，白糖 50 克，冷水 1000 毫升。

**制作程序**

1. 将西米淘洗干净，用冷水浸泡 2 小时，捞出，沥干水分。

2. 取锅加入约 1000 毫升冷水，加入西米，先用旺火烧沸，然后改用小火熬煮。

3. 见西米浮起、呈稀粥状时，加入酸梅粉、白糖，待再次烧沸后稍焖片刻，即可盛起食用。

**药膳功效**

生津止渴，促进胃液分泌，增强食欲，防暑降温。

### 芡实薏仁粥

**药膳配方**

芡实、薏仁各 100 克，素肉、槟榔干各 75 克，盐 3 克，冷水 2000 毫升。

**制作程序**

1. 芡实、薏仁均洗净，泡水 3 小时，捞出，沥干水分。

2. 槟榔干洗净，切片；素肉泡软备用。

3. 锅中注入约 2000 毫升冷水，放入芡实及薏仁，先用旺火烧沸，然后改小火煮至软烂，加入素肉及槟榔干，继续煮 5 分钟，最后加入盐拌匀，出锅装碗即可。

**药膳功效**

补气、健脾、固肾，适合于脾胃弱、食欲不振者日常食用。

### 蔷薇花粥

**药膳配方**

粳米 100 克，干蔷薇花 5 朵，绿豆 50 克，白糖 60 克，冷水适量。

**制作程序**

1. 绿豆淘洗干净，用冷水浸泡 2~3 小时，粳米淘洗干净，浸泡半小时。

2. 取锅加入冷水、干蔷薇花，煮沸约 15 分钟，过滤去渣。

3. 将绿豆、粳米捞出，沥干水分，然后将净锅上火，加入冷水、绿豆、粳米，先用旺火煮开，然后改用小火熬煮，至粥将成时兑入蔷薇花汤汁，下白糖调匀，再略煮片刻，即可盛起食用。

**药膳功效**

祛风，活血，解毒，清热利湿，增进食欲。

### 鸡内金粉粥

**药膳配方**

鸡内金 6 克，干橘皮 3 克，砂仁 1.5 克，粳米 30 克，白糖少许，冷水适量。

**制作程序**

1. 将鸡内金、干橘皮、砂仁共研成细末，待用。

2. 将粳米淘洗干净放入锅内，加鸡内金、干橘皮、砂仁细末，加水搅匀，置武火上烧沸，再用文火熬熟，加入白糖即成。

**药膳功效**

消食和胃，用于治疗脾虚湿滞食停所致的脘腹胀闷、食欲不振、体困便溏等病症。

## 紫米红枣粥

**药膳配方**

粳米 30 克，紫米 50 克，红枣 8 颗，冰糖 50 克，鲜奶油 40 克，冷水适量。

**制作程序**

1. 紫米、粳米淘洗干净，紫米用冷水浸泡 2 小时，粳米浸泡半小时。

2. 红枣洗净去核，浸泡 20 分钟备用。

3. 将紫米、粳米、红枣放入锅中，加适量冷水，以旺火煮沸，再转小火慢熬 45 分钟，加入冰糖，继续煮 2 分钟至冰糖溶化，最后加入鲜奶油，即可盛起食用。

**药膳功效**

发汗解表，温中止呕，增加食欲。

## 荸荠萝卜粥

**药膳配方**

粳米 100 克，荸荠 30 克，萝卜 50 克，白糖 10 克，冷水 1000 毫升。

**制作程序**

1. 荸荠洗净、去皮，一切两半；萝卜洗净，切成 3 厘米见方的块。

2. 粳米淘洗干净，用冷水浸泡半小时，捞出，沥干水分。

3. 锅中加入约 1000 毫升冷水，将粳米放入，用旺火烧沸，放入荸荠、萝卜块，改用小火熬煮成粥。

4. 白糖入锅拌匀，再稍焖片刻，即可盛起食用。

**药膳功效**

生津止渴、健胃消食，适用于食欲不振者。

## 鸭梨粥

**药膳配方**

粳米 100 克，鸭梨 3 个，冰糖 50 克，冷水适量。

**制作程序**

1. 将鸭梨冲洗干净，剔去梨核，切成小块。

2. 粳米淘洗干净，用冷水浸泡半小时，捞出，沥干水分。

3. 锅中加冷水，将鸭梨块放入，煮约半小时，滤去梨渣，然后加入粳米，用旺火烧沸后，再改用小火熬煮成粥，最后加入冰糖调味即可。

**药膳功效**

生津止渴、健胃消食，宜于食欲不振者服用。

# 汤类药膳 23 道

## 鸡骨草猪肉汤

**药膳配方**

鸡骨草 30 克，猪瘦肉 150 克，蜜枣 5 颗，盐 5 克，冷水 1800 毫升。

**制作程序**

1. 鸡骨草洗净，浸泡 30 分钟；蜜枣洗净。

2. 猪瘦肉洗净，飞水。

3. 将冷水 1800 毫升放入瓦煲内，煮沸后加入以上用料，武火煲滚后改用文火煲 2 小时，加盐调味即可。

**药膳功效**

清肝泻火，适用于肝功能异常，胆囊炎，烟酒过多或频繁熬夜引起的胁肋不适、倦怠口苦、烦躁易怒、食欲欠佳等症。

**注意事项**

本方寒凉，脾胃虚寒者慎用。

## 醋煮鲤鱼汤

**药膳配方**

鲤鱼 1 条（约 500 克），醋 50 毫升，茶叶 30 克，冷水适量。

**制作程序**

1. 将鲤鱼刮鳞去内脏，洗净切段。
2. 鲤鱼与醋、茶叶共入一锅内，加适量水以文火煨至鱼熟即成。

**药膳功效**

增食欲，消食积，散瘀血。

## 荷叶冬瓜薏仁汤

**药膳配方**

鲜荷叶半张，冬瓜 500 克，薏仁 30 克，盐、味精各 3 克，冷水适量。

**制作程序**

1. 荷叶洗干净；冬瓜去皮，洗净，切 4 厘米长、2 厘米宽的块；薏仁去泥沙，淘洗干净。
2. 薏仁、荷叶、冬瓜同放炖锅内，加水适量，置武火上烧沸，再用文火炖 35 分钟，除去荷叶，加入盐、味精即成。

**药膳功效**

增食欲，消食积，益气健脾。

## 鸭舌笋菇汤

**药膳配方**

鸭舌 50 克，冬笋、香菇各 30 克，胡椒、米醋、酱油各少许，冷水适量。

**制作程序**

1. 将鸭舌洗净；冬笋剥壳洗净；香菇泡后洗净。3 料分别切成细丝。
2. 以上食材共入一锅加适量水煮熟，投入米醋、胡椒、酱油，调匀后续煮沸即停火。

**药膳功效**

开胃消食，补血益血。

## 老菜脯油菜炖鸡汤

**药膳配方**

鸡腿 2 只，老菜脯（陈年黑色萝卜干）、油菜各 100 克，姜、盐少许，冷水适量。

**制作程序**

1. 先将老菜脯切成小段或丁块状；将油菜洗净，茎叶切成易入口的段状；鸡腿冲洗干净后切成适当大小的块状。
2. 以汤锅烧煮开水，煮沸后放进老菜脯、鸡肉、老姜片。
3. 汤汁再次滚沸后，调文火继续煲煮 1 小时。鸡肉熟软后，放进油菜滚煮 5 分钟，再加适量盐调味即可。

中老年食疗养生 一本全

**药膳功效**

能提高食欲和免疫力，可以显著减轻溃疡症状。

## 笋鸡银芽汤

**药膳配方**

鸡胸骨架 1 副，竹笋 50 克，绿豆芽 125 克，老姜、葱花、盐、香油少许，冷水适量。

**制作程序**

1. 将鸡胸骨架洗干净；绿豆芽洗净；竹笋切丝。

2. 煲适量水，待锅里水煮沸后将姜片和鸡胸骨架整块投入。煮 20 分钟左右，见鸡胸肉变得熟白时，捞起骨架将上面的肉剥撕成一条条鸡丝肉。

3. 把鸡骨架放回汤里，以文火继续炖煮约 30 分钟，此时高汤香味逐渐释出，加入切好的笋丝和绿豆芽炖煮约 10 分钟。加少许盐调味，把鸡丝肉加入汤里，再撒上葱花，淋些许香油即可。

**药膳功效**

本方可增加食欲，促进消化。

## 豆腐鱼尾汤

**药膳配方**

豆腐 2 块，榨菜 25 克，鲩鱼尾 250 克，香油、盐适量，冷水 800 毫升。

**制作程序**

1. 前 3 种用料洗净待用。

2. 用油将榨菜在锅内爆一爆。

3. 放水 800 毫升，稍候片刻下豆腐、鱼尾，煲 1 小时，加香油、盐调味后即可食用。

**药膳功效**

促进食欲，润肠通便，降低血脂。

## 西红柿豆腐鱼丸汤

**药膳配方**

鱼肉、西红柿各 250 克，豆腐 2 块，葱 1 根，香油、盐少许，冷水适量。

**制作程序**

1. 西红柿洗净切块；豆腐 1 块切成 4 小块；发菜洗净，沥干，切短；葱洗净，切葱花。

2. 将鱼肉洗净，抹干水，剁烂，加盐调味，加入适量水，搅至起胶，放入葱花搅匀，做成鱼丸。

3. 豆腐放入开水煲内，武火煲开放入西红柿，再煲开后放入鱼丸煮熟，加盐、香油调味即可。

**药膳功效**

清润生津，适用于胃津不足、咽干、口渴多饮、不思饮食、暑热烦渴等症。

**注意事项**

平时胃寒、胃酸过多者不宜食用。

## 胡椒姜蛋汤

**药膳配方**

胡椒 10 克，鸡蛋 3 只，生姜 30 克，花生油 5 克，盐 3 克，沸水 800 毫升。

**制作程序**

1. 胡椒洗净，用刀背拍碎；生姜去皮，洗净，用刀背拍烂。

2. 烧锅下花生油和生姜；鸡蛋去壳，将两面煎至金黄色，注入沸水 800 毫升，加入胡椒，煮沸 20 分钟左右，加盐调味即可。

**药膳功效**

暖胃止痛，促进肠蠕动，增加食欲，消除炎症。

**注意事项**

本方温燥，外感发热、胃热、有虚火者慎用。

## 胡椒根羊肚汤

**药膳配方**

胡椒根、党参、淮山药各30克，羊肚1副，蜜枣3颗，盐5克，花生油、生粉少许，冷水2000毫升。

**制作程序**

1. 胡椒根、党参、淮山药洗净，浸泡。

2. 将羊肚翻转，用清水冲洗后，用花生油、生粉、盐反复搓擦，直至将黏液和异味去除干净，飞水，刮去羊肚内的粘垢，洗净。

3. 将冷水2000毫升放入瓦煲内，煮沸后加入以上用料，武火煲滚后改用文火煲3小时，加盐即可。

**药膳功效**

暖胃止痛，促进肠蠕动，增加食欲。

**注意事项**

外感热燥、肠胃湿热者慎用。

## 荔枝干砂仁猪瘦肉汤

**药膳配方**

荔枝干30克，砂仁15克，猪瘦肉400克，盐5克，冷水800毫升。

**制作程序**

1. 荔枝干去核，充分浸泡；砂仁洗净，打碎。

2. 猪瘦肉洗净，与经充分浸泡的荔枝干一同剁烂。

3. 将冷水800毫升放入瓦煲内，煮沸后放入剁好的荔枝干、猪瘦肉和砂仁，煲滚10分钟，加盐调味即可。

**药膳功效**

能提高食欲和免疫力，可以显著减轻溃疡症状。

**注意事项**

外感发热、胃热、湿热泄泻者慎用。

## 香菇鱼头汤

**药膳配方**

香菇30克，鱼头1个（500克），料酒10克，盐3克，味精2克，姜5克，葱10克，香油15克，冷水1800毫升。

**制作程序**

1. 将香菇洗净，一切两半；鱼头洗净，去鳃，剁成4块；姜切片，葱切段。

2. 将香菇、鱼头、料酒、姜、葱同放炖锅内，加水1800毫升，置武火上烧沸，再用文火煮30分钟，加入盐、味精、香油即成。

**药膳功效**

发汗解表，温中止呕，增加食欲。

## 大麦羊肉汤

**药膳配方**

大麦仁、羊肉各 500 克，草果 5 只，盐少许，冷水适量。

**制作程序**

1. 羊肉洗净切块，与草果共煮汤，去渣留汤。

2. 大麦仁淘净，入水煮至半熟，捞出再以羊肉、草果熬成的汤煮熟大麦仁，加盐调味即可。

**药膳功效**

补气、健脾、固肾。适合于脾胃弱、食欲不振者日常食用。

## 羊肉萝卜荷兰豆汤

**药膳配方**

羊髀（羊大腿）肉、白萝卜各 500 克，荷兰豆 150 克，草果 10 克，生姜 4 片，盐少许，冷水适量。

**制作程序**

1. 将羊髀肉斩件，放入开水中滚 5 分钟左右，捞起，洗净沥干。

2. 白萝卜去皮洗净，切厚件；荷兰豆择去蒂、筋，洗干净；草果洗净，切碎。

3. 瓦煲内加入适量冷水，先用文火煲至水开，然后放入以上全部材料，候水再滚起改用中火继续煲 3 小时左右，以少许盐调味即可。

**药膳功效**

补气、健脾、固肾。适合于脾胃弱、食欲不振者日常食用。

## 白胡椒猪肚汤

**药膳配方**

猪肚 1 副，白胡椒 15 克，盐少许，冷水适量。

**制作程序**

1. 白胡椒打碎，装入洗净的猪肚内，且肚内留少许水分，然后用棉线扎紧肚口。2. 放入锅内加水，以文火煨熟，加盐调味即可。

**药膳功效**

促进胃液分泌，增强食欲。

## 牡蛎猪爪汤

**药膳配方**

牡蛎壳 10 克，猪爪 1 只，料酒 10 克，姜 3 克，葱 6 克，盐 3 克，味精 2 克，胡椒粉 2 克，冷水 1800 毫升。

**制作程序**

1. 牡蛎壳煅后，研成细粉；猪爪去毛、洗净，剁成 4 块；姜切片，葱切段。

2. 将猪爪、牡蛎粉、料酒、姜、葱同放炖锅内，加水 1800 毫升，置武火上烧沸，再用文火炖煮 50 分钟，加入盐、味精、胡椒粉即成。

**药膳功效**

补气、健脾、固肾。适合于脾胃弱、食欲不振者日常食用。

## 莼菜豆腐汤

**药膳配方**

莼菜 200 克，嫩豆腐 250 克，香油、盐少许，沸水适量。

**制作程序**

1. 莼菜洗净切碎；豆腐漂净切片。
2. 共入沸水锅内，续煮沸，以盐、香油调味即可。

**药膳功效**

补气、健脾，适合于脾胃弱、食欲不振者日常食用。

## 鸭肉腌瓜汤

**药膳配方**

鸭肉 250 克，腌酱瓜 50 克，姜、葱花、胡椒粉少许，冷水适量。

**制作程序**

1. 将鸭肉洗干净，切块；嫩姜切成丝；酱瓜切成丁块。
2. 以汤锅烧煮开水，滚沸后将鸭肉和姜丝下锅，煮 10 分钟。
3. 将炉火调成文火，加入酱瓜丁和一部分酱汁，继续煲煮 40 分钟，熄火前加入胡椒粉和葱花即可。

**药膳功效**

补脾开胃。

## 谷芽汤

**药膳配方**

稻谷 250 克，冷水适量。

**制作程序**

1. 将稻谷浸泡在清水中，3 日后取出，用纱布盖好放竹器内，每日洒水保持湿润。
2. 数日后可见嫩芽从纱布孔中伸出，待芽长至寸许时即可取出，晒干备用。
3. 每次取 30 克，以文火熬汤。

**药膳功效**

祛风，活血，解毒，清热利湿，增进食欲。

## 土豆汤

**药膳配方**

土豆 200 克，白糖或红糖少许，冷水适量。

**制作程序**

1. 将土豆切丝，放入锅内，加水适量，以文火煮熟。
2. 胃热者加白糖，胃寒者用红糖，调匀即可。

**药膳功效**

和胃、调中、健脾、益气，对食欲不振、胃溃疡、习惯性便秘、热咳及皮肤湿疹有治疗功效。

## 猴头菇汤

**药膳配方**

鲜猴头菇 60 克，冷水适量。

**制作程序**

猴头菇洗净，切片，放入锅内加适量水，以文火煮熟即成。

**药膳功效**

生津止渴，健胃消食，补脑益智，可治疗食欲不振。

## 白芷鱼肚汤

**药膳配方**

白芷15克，鱼肚（水发）300克，料酒10克，姜5克，葱10克，盐3克，味精2克，胡椒粉2克，香油20克，冷水1500毫升。

**制作程序**

1. 将白芷润透，切片；鱼肚洗净，切2厘米宽、4厘米长的块；姜切片，葱切段。

2. 将白芷、鱼肚、料酒、姜、葱同放炖锅内，加水1500毫升，置武火上烧沸，再用文火炖煮30分钟，加入盐、味精、胡椒粉、香油即成。

**药膳功效**

消食和胃。用于治疗脾虚湿滞食停所致的脘腹胀闷、食欲不振、体困便溏等症。

## 胡椒咸菜老鸭汤

**药膳配方**

白胡椒粒25克，咸酸菜50克，老鸭半只，腊鸭肾2个，盐少许，冷水适量。

**制作程序**

1. 将老鸭去毛、内脏、脂肪，放入开水中稍滚，取出，用清水洗干净。

2. 白胡椒粒洗干净；咸酸菜浸洗干净，切成片状；腊鸭肾用温水浸透，洗干净。

3. 瓦煲内加入适量冷水，先用文火煲至水开，然后放入以上全部材料，候水再滚改用中火继续煲3小时左右，熄火前加盐调味即可。

**药膳功效**

开胃消食，补血益血。

# 羹类药膳10道

## 玉米酱西红柿羹

**药膳配方**

西红柿500克，玉米酱罐头1个，奶油30克，盐1.5克，味精1克，湿淀粉15克，香菜3克，冷水适量。

**制作程序**

1. 西红柿洗净，去皮切丁。

2. 坐锅点火，加入适量冷水烧沸，先下入玉米酱稍煮一下，再倒入西红柿丁，续烧至沸。

3. 改小火，将奶油徐徐下入锅中，调入盐、味精，最后用湿淀粉勾稀芡，起锅盛入汤碗中，撒上香菜即成。

**药膳功效**

开胃消食，补血益血。

## 银丝香羹

**药膳配方**

玉米笋30克，毛豆25克，粉丝150克，胡萝卜半根，红尖椒1个，香菇3个，芹菜1棵，沙拉油5克，生抽6克，香油3克，盐1.5克，湿淀粉25克，姜末2克，胡椒粉、味精各1克，冷水适量。

**制作程序**

1. 胡萝卜、玉米笋、红尖椒、香菇均洗净切丁；芹菜洗净切末；粉丝放沸水中烫熟，捞出用冷水冲凉，切断备用。

2.沙拉油入锅烧热，放入胡萝卜丁、红尖椒丁、香菇丁、玉米笋丁、毛豆爆炒2分钟，加入盐、生抽、姜末和适量冷水，放入粉丝同煮至滚。

3.下入胡椒粉和味精调味，以湿淀粉勾稀芡，淋上香油，撒入芹菜末，即可盛起食用。

**药膳功效**

增食欲，消食积，益气健脾。

## 一品开胃羹

**药膳配方**

皮蛋2个，豆腐、蜇头、榨菜各50克，盐2克，味精1克，沙拉油5克，白醋3克，湿淀粉10克，葱末4克，清汤300克，冷水适量。

**制作程序**

1.皮蛋煮熟切瓣；豆腐、蜇头、榨菜切丝，一同焯水备用。

2.热锅入沙拉油，下葱末爆香，加入清汤烧沸，放入皮蛋瓣、豆腐丝、蜇头丝、榨菜丝煮5分钟，加入盐、味精、白醋调味，用湿淀粉勾芡，撒上葱末，即可盛起食用。

**药膳功效**

本方具有增加食欲、促进消化的作用。

## 肉丝豆腐羹

**药膳配方**

豆腐2块，猪瘦肉100克，水发木耳20克，水发冬笋15克，盐1.5克，味精1克，料酒3克，沙拉油5克，湿淀粉10克，高汤400克。

**制作程序**

1.把豆腐冲洗干净，切成条块；猪瘦肉洗净，切成丝；木耳、冬笋均切成丝。

2.锅内入沙拉油烧热，将肉丝放入，煸炒几下，加入高汤，加料酒、盐、豆腐、木耳丝及冬笋丝，烧沸后加入味精，用湿淀粉勾芡，即可盛起食用。

**药膳功效**

增加食欲，提高免疫力，可显著减轻溃疡症状。

## 橘子山楂桂花羹

**药膳配方**

橘子、山楂各50克，桂花20克，白糖10克，冷水适量。

**制作程序**

1.橘子剥皮、去核，切成小丁；山楂去核，洗净，切片；桂花洗净。

2.将橘子、山楂、桂花放入炖锅内，加入适量冷水，置旺火上烧沸，改用小火煮25分钟，加入白糖，搅拌均匀，即可盛起食用。

**药膳功效**

增食欲，消食积，散瘀血。

## 蟹味菇羹

**药膳配方**

蟹味菇300克，葱末10克，沙拉油6克，盐1.5克，面粉30克，胡椒粉、味精各1克，冷水适量。

**制作程序**

1.将蟹味菇去蒂，洗净，切成薄片。

2.面粉放入碗内，加入适量冷水调成糊。

3. 坐锅点火，入沙拉油烧热，投入葱末爆香，加入蟹味菇片、盐、味精、胡椒粉和适量冷水，烧沸后加入面粉糊，搅拌成稀糊状即可。

**药膳功效**

促进食欲，润肠通便，降低血脂。

## 子姜牛柳羹

**药膳配方**

鲜嫩子姜50克，瑶柱4粒，嫩牛柳150克，香菇2个，青豆仁30克，鸡蛋1只，盐2克，沙拉油3克，粟粉10克，姜丝3克，冷水适量。

**制作程序**

1. 鲜嫩子姜洗净，切成细丝；瑶柱洗净，浸软，撕开；香菇洗净，用冷水浸软，切丝备用。

2. 嫩牛柳洗净切丝，然后再剁碎，用少许沙拉油拌匀；鸡蛋打入碗内，用筷子搅匀备用。

3. 锅内加入适量冷水，下瑶柱、香菇丝和青豆仁，用旺火烧滚，改小火煲约半小时。

4. 姜丝下锅，待滚起时将牛肉末放入，徐徐搅动使之散开，倒入鸡蛋使成蛋花，以水溶粟粉勾芡，下盐调好味，即可盛起食用。

**药膳功效**

发汗解表，温中止呕，增加食欲。

## 酸辣脑羹

**药膳配方**

猪脑花2副（约300克），猪瘦肉50克，盐4克，醋20克，姜25克，胡椒粉2克，酱油8克，葱15克，味精1克，大油25克，香油6克，水豆粉30克，高汤500克，冷水适量。

**制作程序**

1. 将猪脑花泡入冷水内，用左手托起，右手指轻轻拍打数下后撕下薄膜血筋，放入烧沸的淡盐水中煮透，捞起滴干水分，切成1厘米的小块。

2. 猪瘦肉洗净，用刀剁成细颗粒；姜去皮，切成末；葱切成葱末。

3. 锅置旺火上，放入大油烧热，下肉末划散，再加入姜末炒出香味，加酱油上色，加入高汤，加盐、胡椒粉和脑花丁，烧沸后撇去浮沫。

4. 汤内加入味精、水豆粉，勾成流汁芡，最后加入醋、香油和葱末，起锅装入荷叶碗内即可。

**药膳功效**

益智安神，开胃健脾。

## 清汤鲈鱼羹

**药膳配方**

鲈鱼肉150克，莼菜200克，熟鸡丝25克，熟火腿丝10克，陈皮丝2克，料酒15克，味精2.5克，猪油250克（约耗50克），葱段4克，葱丝5克，胡椒粉1克，姜汁水5克，盐4克，湿淀粉25克，熟鸡油10克，鸡蛋清1个，清汤200克，冷水适量。

**制作程序**

1. 鲈鱼肉洗净，切成丝，加入蛋清和少量盐、料酒、味精、湿淀粉，拌匀上浆。

2. 莼菜放入沸水锅中焯一下，沥干水分，盛入碗中待用。

3. 炒锅置中火上烧热，下入猪油，至四成热时，把浆好的鲈鱼丝倒入锅内，用筷子轻轻划散，呈玉白色时倒入漏勺。

4. 原锅留油25克，放入葱段略煸，加入清汤、冷水和剩余料酒、盐，沸起后取出葱段，放入剩余味精及姜汁水，用湿淀粉勾稀芡。

5. 放入鱼丝和莼菜，转动炒锅，加入火腿丝、鸡丝、葱丝推匀，淋上鸡油，起锅盛入汤碗，撒上陈皮丝、胡椒粉即可。

**药膳功效**

开胃健脾，补脑健体。

## 酸辣素羹

**药膳配方**

大白菜 200 克，香菇 6 个，胡萝卜半根，笋 1 根，香菜 2 棵，沙拉油 6 克，盐 1.5 克，淀粉 5 克，醋 1 克，胡椒粉 1.5 克，香油 3 克，素高汤 300 克，冷水适量。

**制作程序**

1. 大白菜洗净，切丝；香菇用温水泡软，去蒂、切丝；胡萝卜去皮，切丝；笋先煮熟再切丝；香菜洗净，切碎。

2. 锅内入沙拉油烧热，放入香菇丝煸炒，再放入胡萝卜丝、笋丝同炒，加盐调味后加入高汤烧沸，放入白菜丝，改用小火将所有材料煮至软烂。

3. 将淀粉加适量冷水调成稀芡汁，下入锅内勾芡，再淋入醋、胡椒粉和香油，搅拌均匀，撒入香菜末即成。

**药膳功效**

健脾养胃，润肠通便。

# 茶类药膳 3 道

## 佛手柑饮

**药膳配方**

佛手柑 15 克，白糖、开水适量。

**服食方法**

开水泡茶，每日服数次。

**药膳功效**

可增进食欲。适用于肝胃气滞之脘腹胀痛等症。

## 荸荠茶

**药膳配方**

荸荠、海蜇皮、茶叶、开水各适量。

**制作程序**

将洗净的荸荠浸泡数分钟，削去荸荠的主茎芽部及根须，再洗净切片；海蜇皮洗净后，切成细丝，攥干水分，将其与荸荠、茶叶一起放入杯中冲泡，即可饮用。

**药膳功效**

安中益气，开胃消食，清热止渴，醒酒解毒，对阴虚火旺、咽干喉痛有防治效果。

## 党参红枣茶

**药膳配方**

党参 20 克，红枣 10~20 颗，茶叶 3 克，冷水适量。

**制作程序**

将党参、红枣洗净，同煮茶饮用。

**药膳功效**

补脾和胃，益气生津。适用于体虚、病后饮食减少、体困神疲、心悸怔忡、妇女脏燥等症。

## 酒类药膳 3 道

### 十二红药酒

**药膳配方**

甘草、红花各 100 克，山药、桂圆肉、当归各 300 克，红枣 800 克，茯苓、制首乌、党参、杜仲各 400 克，黄芪、牛膝各 500 克，续断、地黄各 600 克，白酒 80 升，砂糖 5 千克。

**制作程序**

1. 以上 14 味，以白酒 45 升、35 升分 2 次浸渍，每浸 14 日，取上清液，滤过，合并滤液。

2. 取砂糖 5 千克，用少量白酒加热溶化后，加入药酒搅匀，静置沉淀 15~20 日，取上清液，滤过药渣，即可饮用。

**服食方法**

每日 2 次，20~30 毫升 / 次，每日早晨及临睡前各饮 1 次。

**药膳功效**

补气养血，开胃健脾。适用于神经衰弱、耳鸣目眩、惊悸健忘、胃口欠佳等症。

### 归脾养心酒

**药膳配方**

酸枣仁、桂圆肉各 30 克，党参、黄芪、当归、白术、茯苓各 20 克，木香、远志各 10 克，炙甘草 5 克，白酒 1.5 升。

**制作程序**

将诸药共研为粗末，纱布袋装之，扎口，白酒浸泡。14 日后取出药袋，压榨取液，将榨取液与药酒混合，静置，过滤后即可服用。

**服食方法**

每次服 20 毫升，日服 2 次。

**药膳功效**

开胃健脾，补中益气，生精补血，养心安神。适用于心悸怔忡、倦怠乏力、面色不华、烦躁、失眠、多梦易醒等症。

### 人参七味酒

**药膳配方**

人参 40 克，桂圆肉、生地黄各 20 克，当归 25 克，酸枣仁 10 克，远志 15 克，冰糖 40 克，白酒 1500 毫升。

**制作程序**

1. 将前 6 味共制为粗末，入布袋，置容器中，加入白酒，密封，浸泡 14 日后，去药袋。

2. 另将冰糖置锅中，加水适量，文火煮沸，色微黄之际趁热过滤，倒入药酒中，搅匀，即成。

**服食方法**

每次服 10~20 毫升，每日早、晚各服 1 次。

**药膳功效**

补气血，安心神。适用于体倦无力、面色不华、食欲不振、失眠健忘。

## 蜂产品药膳5道

### 蜂蜜山楂汤

**药膳配方**

蜂蜜50克，山楂果、山楂叶各15克，冷水适量。

**制作程序**

将山楂果与山楂叶一同水煮，滤除渣取汁调入蜂蜜服下。

**服食方法**

每日早晚空腹各服1剂。

**药膳功效**

本方和胃养阴，可治各种病症引起的食欲不振。

### 杂花蜜浆

**药膳配方**

鲜蜂王浆500克，杂花蜜200克。

**制作程序**

将上述2味混合拌匀。

**服食方法**

日服2次，每次10克，以温开水送服。

**药膳功效**

本方开胃健脾、补充精力，可治食欲不振。

### 蜜醋浸藕

**药膳配方**

鲜藕200克，白醋及蜂蜜各50克，凉开水适量。

**制作程序**

将藕去皮切片，用开水焯过后让其迅速冷却。用白醋、蜂蜜及适量水浸泡藕片，置冰箱内冷藏两天即可吃藕。

**服食方法**

当日分2次服下。

**药膳功效**

本方清热消暑、开胃健脾，可治食欲不振。

### 菠萝蜜

**药膳配方**

蜂蜜30克，菠萝肉120克，冷水适量。

**制作程序**

菠萝肉切小丁，加蜂蜜，入水煎服。

**服食方法**

每日1剂，症状好转即可。

**药膳功效**

本方提神醒脑、开胃健脾，可治食欲不振。

## 蜜拌西红柿

**药膳配方**

浅色蜂蜜 50 克，西红柿 250 克。

**制作程序**

将西红柿洗净切成片，加入蜂蜜，拌匀后食用。

**服食方法**

每日 1 剂，症状好转即可。

**药膳功效**

本方开胃健脾，可治食欲不振。

<br>

### 第四章

# 改善睡眠的药膳

失眠就是睡眠不足，或睡得不深、不熟。偶尔失眠关系不大，但连续长期无法成眠就是患有失眠症了。中年人患有失眠症的人数较多。一旦"失眠"上身，可能久治不愈，反复发作，这给事务繁多的中年人带来极大的痛苦。

长期靠安眠药来维持睡眠，不仅对身体有害，而且还会产生依赖性。其实有许多天然食物都具有安神催眠的功效，如含糖、磷、谷氨酸的食物，经常在睡前食用即可有效改善睡眠。

## 粥类药膳 10 道

### 葵花子粥

**药膳配方**

粳米、生葵花子各 100 克，盐 1.5 克，冷水适量。

**制作程序**

1.粳米淘洗干净，用冷水浸泡半小时，捞出，沥干水分。

2.将生葵花子去壳，得葵花子仁。

3.取锅放入冷水、葵花子仁、粳米，先用旺火煮沸，再改用小火煮约 15 分钟，加入盐调味，即可盛起食用。

**药膳功效**

调节脑细胞代谢，安眠健脑。

### 玉竹冰糖粥

**药膳配方**

粳米 100 克，鲜玉竹 60 克，冰糖 50 克，冷水适量。

**制作程序**

1.鲜玉竹洗净，去掉根须后切碎，加水煎煮，取浓汁去渣。

2.粳米淘洗干净，用冷水浸泡半小时，捞出，沥干水分。

3.粳米与玉竹汁一同入锅，先用旺火烧沸，搅拌几下，再改用小火熬煮成粥，然后放入冰糖，再稍煮片刻，即可盛起食用。

**药膳功效**

滋阴润肺，生津止渴，养心安神，可改善睡眠。

## 鸡丝枸杞养心粥

**药膳配方**

粳米 100 克，鸡肉 150 克，草果 15 克，枸杞 10 克，盐 1.5 克，冷水适量。

**制作程序**

1. 粳米淘洗干净，用冷水浸泡半小时，捞出。

2. 鸡肉洗净切丝。

3. 枸杞洗净，用温开水泡软备用。

4. 将粳米与草果放入锅中，加入约 1000 毫升冷水，先用旺火煮沸，搅拌几下，然后加入鸡丝，用小火慢煮，待粥再滚时，加入枸杞、盐，再稍焖片刻，即可盛起食用。

**药膳功效**

降低血脂、血压、血液黏稠度，润肠通便，改善睡眠，美颜润肤。

## 猪杂及第粥

**药膳配方**

猪心、猪腰各 1 个，猪肝 100 克，猪肥肠 150 克，干贝 25 克，半肥猪瘦肉 100 克，粳米 150 克，淀粉 10 克，盐 5 克，味精 2 克，葱末 5 克，冷水适量。

**制作程序**

1. 粳米淘洗干净，加入少许盐稍腌。

2. 将干贝用温水浸发，洗净撕碎。

3. 猪肝冲洗干净，切成片；猪肥肠洗净；猪腰、猪心剖开，片去筋膜，冲洗干净，切成片；猪肉洗净，切碎剁烂，加入淀粉拌匀，捏成小肉丸。

4. 取锅放入适量冷水，用旺火烧沸后加入粳米、干贝、猪肥肠，再用小火续煮至粥成。

5. 捞出猪肥肠切片，连同其他生料一起放入粥内，再滚熟后，加入盐、味精、葱末调味即成。

**药膳功效**

适用于心脾不足之精神衰疲、虚烦心悸、睡眠不足、健忘等症。

## 太子参乌鸡粥

**药膳配方**

粳米 100 克，乌鸡 200 克，猪瘦肉 50 克，太子参 30 克，百合 20 克，青豆 10 克，葱末 5 克，盐 2 克，香油 3 克，淀粉 6 克，料酒 5 克，味精 1 克，冷水适量。

**制作程序**

1. 粳米洗净，用冷水浸泡半小时，捞出，沥干水分。

2. 乌鸡收拾干净后斩件。

3. 猪瘦肉洗净，切片，加入淀粉、料酒、味精腌渍 15 分钟。

4. 百合撕成瓣状；太子参洗净切段；青豆洗净。

5. 将粳米放入沸水锅内，烧沸后放入太子参、百合、青豆，再以旺火烧沸，放入猪瘦肉、乌鸡，以小火熬煮至粥成，撒上葱末、盐、味精，淋入香油，即可盛起食用。

**药膳功效**

补心健脾、养心安神，适用于心脾不足之精神衰疲、心悸、睡眠不足、健忘等症。

## 红豆莲藕粥

**药膳配方**

糯米 50 克，莲藕 80 克，红豆 40 克，莲子 20 克，果糖 15 克，冷水适量。

**制作程序**

1. 糯米、红豆分别淘洗干净，用冷水浸泡 2~3 小时，捞出，沥干水分。

2. 莲子洗净，用冷水浸泡回软；莲藕洗净，切片。

3. 锅中加入约 1500 毫升冷水煮沸，将红豆、糯米、莲子、莲藕片依次放入，再次煮滚后转小火慢熬约 2 小时。

4. 见粥稠以后，加入果糖拌匀，即可盛起食用。

**药膳功效**

健脾和胃、养心安神，对于睡眠障碍、痔疮、脱肛、恶疮有治疗功效。

## 白果雪莲粥

**药膳配方**

白果仁 60 克，天山雪莲子 50 克，麦片、芡实、桂圆肉各 30 克，红枣 5 颗，果糖 15 克，温水适量，冷水 2000 毫升。

**制作程序**

1. 天山雪莲子以温水泡开；白果仁洗净，浸泡回软，去除白果心。

2. 芡实、桂圆肉、红枣均洗净备用。

3. 锅中注入约 2000 毫升冷水，将麦片、白果、芡实、桂圆肉、红枣放入，先用旺火烧沸，然后改用小火继续熬煮 15 分钟，加入天山雪莲子，再煮 10 分钟，最后加入果糖调匀，即可盛起食用。

**药膳功效**

养心安神，有助于睡眠。

## 柏子仁粥

**药膳配方**

粳米 100 克，柏子仁 25 克，蜂蜜 15 克，冷水适量。

**制作程序**

1. 粳米淘洗干净，用冷水浸泡半小时，捞出，沥干水分。

2. 将柏子仁拣净，拍碎。

3. 取锅放入冷水、粳米、柏子仁，先用旺火煮沸，再用小火熬煮至粥成，调入蜂蜜搅匀，再沸即可。

**药膳功效**

改善睡眠，提高精神，调经止痛。

## 芡实茯苓粥

**药膳配方**

粳米 100 克，芡实粉、茯苓粉各 50 克，桂圆肉 20 克，盐 1.5 克，温水、冷水各适量。

**制作程序**

1. 将芡实粉、茯苓粉一同放碗内，用温水调成糊。

2. 粳米淘洗干净，用冷水浸泡半小时，捞起，沥干水分。

3. 锅中加入约 1200 毫升冷水，将粳米、桂圆肉放入，用旺火烧沸，缓缓倒入芡实茯苓糊，搅拌均匀，改用小火熬煮。

4. 见米烂粥成时，下入盐调好味，稍焖片刻，即可盛起食用。

**药膳功效**

消毒解热、利尿通乳、消渴、安神助眠。

## 莲花粥

**药膳配方**

糯米 100 克，莲子 50 克，莲花 5 朵，冰糖 80 克，冷水 1500 毫升。

**制作程序**

1. 将初开的莲花瓣下，用水漂洗干净，撕成小片。

2. 莲子洗净，去心，用冷水浸透。

3. 糯米洗净，用冷水浸泡发胀，捞出，沥干水分。

4. 锅中注入约 1500 毫升冷水，将糯米和莲子放入，先用旺火烧沸，然后改用小火熬煮，待粥将成时，放入冰糖和莲花瓣，再稍焖片刻，即可食用。

**药膳功效**

养心益肾，适用于心肾不交，心悸失眠等症。

# 汤类药膳 14 道

## 核桃桑葚芝麻汤

**药膳配方**

核桃肉、桑葚、黑芝麻各 100 克。

**制作程序**

1. 将核桃肉、黑芝麻分别炒熟，捣碎研细。

2. 将桑葚研细，与黑芝麻、核桃肉末混合，以沸水冲糊即成。

**药膳功效**

滋阴润肺、生津止渴、养心安神，可改善睡眠。

## 莲子猪心汤

**药膳配方**

猪心 1 副，莲子 20 克，太子参、桂圆肉各 10 克，盐少许，冷水适量。

**制作程序**

1. 将猪心洗净切；莲子去心洗净；太子参、桂圆肉分别洗净。

2. 把以上用料放入锅内，加冷水适量，武火煮沸后改文火煲 2 小时（或以莲子煲绵为度），调味即可。

**药膳功效**

调节脑细胞代谢，安眠健脑。

**注意事项**

感冒发热者不宜服用本方。

## 赤小豆莲子清鸡汤

**药膳配方**

赤小豆 100 克，莲子 50 克，陈皮 1 块，嫩鸡 1 只，盐少许，冷水适量。

**制作程序**

1. 将鸡去毛、去内脏、去肥膏，洗净，放滚水煮 5 分钟；赤小豆、莲子肉和陈皮洗干净，莲子肉保留莲子衣、去莲子心。

2. 瓦煲加冷水，用文火煲至水滚，放入以上食材料，改用中火继续煲 3 小时，加少许盐调味即可饮用。

**药膳功效**

养心安神，有助睡眠。

**注意事项**

伤风感冒、咳嗽未愈者不宜饮用。

## 黑木耳猪脑汤

**药膳配方**

黑木耳 20 克，猪脑 1 副，植物油、料酒、盐各少许，冷水适量。

**制作程序**

1. 将黑木耳入水泡浸后，择洗干净，放入热油锅内煸炒一下，烹上料酒。
2. 将猪脑洗净，与黑木耳一同入锅，加适量水，用文火煮熟，加盐调味即可。

**药膳功效**

养心安神，有助睡眠。

**注意事项**

若因痛风引起的失眠，切不可食用猪脑，否则会加重病情。

## 百合红枣甲鱼汤

**药膳配方**

甲鱼 1 只，百合 30 克，红枣 10 颗，冷水适量。

**制作程序**

1. 将甲鱼去甲和内脏，切成块。
2. 用冷水先将甲鱼煮一下，再放入百合、红枣一起煮，至龟肉烂熟即成。

**药膳功效**

补心健脾，养血安神。适用于心脾不足之精神衰疲、心悸、睡眠不足、健忘等症。

**注意事项**

脾胃寒湿、大便溏泄、舌苔白腻者不宜服用本方。

## 金针合欢汤

**药膳配方**

干金针菜 20 克，合欢花 10 克，盐、香油、味精各少许，冷水适量。

**制作程序**

1. 将金针菜浸泡后，择洗干净。
2. 将合欢花洗净，与金针菜一同放入锅内，加适量水用文火煮熟。
3. 调入盐、味精、香油，续煮沸滚即成。

**药膳功效**

改善睡眠，提高精神，调经止痛。

## 荸荠荔枝排骨汤

**药膳配方**

荸荠 100 克，荔枝肉 50 克，红枣 10 颗，排骨 250 克，老姜、盐少许。

**制作程序**

1. 将排骨洗干净，待锅中开水煮沸后将排骨投入，并将老姜切片，投入 5~6 片，转文火炖煮。
2. 荸荠削皮、对切成半。

3. 排骨汤煮 1 小时后，加进荸荠、荔枝肉和红枣，调文火继续熬煮 30 分钟，食用前添加少许盐调味即可。

**药膳功效**

补钙健脑，养心安神，可改善睡眠。

## 人参枣仁汤

**药膳配方**

人参 5 克（或党参 30 克），茯神 15 克，酸枣仁 10 克，砂糖 30 克，冷水适量。

**制作程序**

1. 将人参、茯神、酸枣仁煎汤。（人参可用纱布包煎，可连续煎用 3 次）
2. 调入砂糖，代茶服。

**药膳功效**

滋补强身，补血益气，促进睡眠。

## 牛奶蜂蜜汤

**药膳配方**

牛奶 1 杯，蜂蜜适量。

**制作程序**

牛奶入锅内煮沸，调入蜂蜜搅匀即成。

**药膳功效**

补血补钙，润肠通便，促进睡眠。

## 淮山药玉竹白鳝汤

**药膳配方**

白鳝 500 克，淮山药、玉竹各 60 克，香油、盐少许，开水适量。

**制作程序**

1. 将白鳝去肠脏，洗净，切短段；淮山药、玉竹洗净。
2. 将全部用料放入炖盅内，加开水适量，炖盅加盖，文火隔水炖 3 小时，调味后即可食用。

**药膳功效**

健脾和胃，养心安神，对于睡眠障碍、痔疮、脱肛、恶疮有治疗功效。

## 甜菊灵芝汤

**药膳配方**

甜菊 60 克，合欢花 15 克，酸枣仁、灵芝、柏子仁各 30 克，冷水适量。

**制作程序**

1. 把全部用料洗净。
2. 所有用料放入锅内，加冷水适量，文火煲 2 小时。汤成即为甜香微酸之品，不用加糖。

**药膳功效**

对于中枢神经系统有较强的调节作用，具有镇静安神的功效。

## 黑豆柏子枣仁汤

**药膳配方**

黑豆 50 克，柏子仁 20 克，酸枣仁 10 克，冷水适量。

**制作程序**

1. 黑豆、柏子仁、酸枣仁分别洗净。

2. 以上三料同放入一锅内，加水用文火煮至酥透即可。

**药膳功效**

补血安神，促进睡眠。

## 核桃牛奶煮豆浆

**药膳配方**

核桃肉 30 克，牛奶、豆浆各 100 毫升，白糖、冷水各适量。

**制作程序**

将核桃肉与牛奶、豆浆同入一锅内，加适量冷水，以文火煮沸，调入白糖即成。

**药膳功效**

补血补钙，促进脑循环，增强记忆力，改善睡眠。

## 虾仁韭菜豆腐汤

**药膳配方**

虾 100 克，韭菜 50 克，豆腐 75 克，淀粉、香油、盐各少许，沸水适量。

**制作程序**

1. 将虾洗净剥壳取肉；韭菜洗净切碎；豆腐以清水漂净切片。

2. 将上述食材一同放入沸水锅内煮片刻，调入湿淀粉续滚，加盐、香油调味即成。

**药膳功效**

滋阴润肺，生津止渴，养心安神，可改善睡眠。

# 羹类药膳 10 道

## 银耳参枣羹

**药膳配方**

银耳 15 克，高丽参 20 克，枸杞 30 克，红枣 10 颗，冰糖 15 克，鸡汤 200 克，冷水适量。

**制作程序**

1. 银耳放入冷水中浸软，去杂质，改用温水浸至发透；红枣洗净，去核；高丽参洗净、切片；枸杞用温水泡软，洗净。

2. 砂锅内放入银耳、红枣、枸杞、高丽参片，加入鸡汤和适量冷水，用小火炖煮至熟，调入冰糖即可盛起食用。

**药膳功效**

滋阴润肺，生津止渴，养心安神，可改善睡眠。

## 银耳冬蓉羹

**药膳配方**

银耳 40 克，冬瓜 150 克，熟火腿 80 克，盐 1.5 克，胡椒粉 1 克，水淀粉 25 克，高汤 400 克，冷水适量。

**制作程序**

1. 银耳用冷水浸软，沥干水分，切去底部硬块；冬瓜洗净，切碎；火腿剁成蓉备用。

2. 锅中注入高汤，用旺火煮滚，将冬瓜、银耳放入，加上盖子，用小火煮约 10 分钟。

3. 下入盐、胡椒粉调好味，用水淀粉勾稀芡，将火腿蓉撒在羹面即可。

**药膳功效**

养心安神，有助睡眠。

## 琥珀莲子羹

**药膳配方**

莲子 200 克，桂圆肉 100 克，冰糖 20 克，糖桂花 10 克，温水、冷水各适量。

**制作程序**

1. 莲子剥去硬皮，捅去心，用温水浸泡后洗净。

2. 将莲子放入砂锅内，加入适量冷水，先用旺火烧沸，再改用小火炖约半小时后，捞出备用。

3. 用一颗桂圆肉包一粒莲子仁，颗颗包好，放入砂锅内，加冰糖和适量冷水烧沸，撇去浮沫，再改用小火炖至熟烂，倒入糖桂花即成。

**药膳功效**

调节脑细胞代谢，安眠健脑。

## 什锦水果羹

**药膳配方**

白兰瓜 100 克，鲜百合 300 克，鲜桃、草莓各 30 克，西米 40 克，黄河蜜瓜 20 克，冰糖 200 克，冷水适量。

**制作程序**

1. 将白兰瓜、黄河蜜瓜、鲜桃分别洗净，去皮去子去核，切成约 1.5 厘米的方丁。

2. 鲜百合去根，洗净撕成瓣状；草莓除去根叶，洗净备用；西米淘洗干净，浸泡备用。

3. 将百合放入沸水锅内略煮片刻，黄河蜜瓜丁、鲜桃丁、白兰瓜丁略微氽水即可。

4. 锅内加入适量冷水，放入冰糖，待水开后倒入百合，再改用小火约煮半小时后，放入白兰瓜丁、黄河蜜瓜丁、鲜桃丁和西米，再煮约 20 分钟，放入草莓即可。

**药膳功效**

滋补强身，补血益气，有助睡眠。

## 芭蕉羹

**药膳配方**

芭蕉 2 个，山楂 10 克，冰糖 20 克，冷水适量。

**制作程序**

1. 芭蕉洗净，去皮，捣成泥；山楂洗净，去核切片。

2. 把山楂片放入炖锅内，加入冷水 300 毫升，用中火煎煮 15 分钟，把芭蕉泥放入拌匀，烧沸后下入冰糖调味，即可盛起食用。

**药膳功效**

补血补钙，润肠通便，促进睡眠。

## 猕猴桃鲜藕羹

**药膳配方**

猕猴桃 100 克，鲜藕 50 克，水淀粉 10 克，白糖 15 克，冷水适量。

**制作程序**

1. 猕猴桃冲洗干净，去皮取瓤，用搅汁机搅成汁，放入碗中。

2. 鲜藕洗净，切成小丁，放入碗内备用。

3. 锅内注入适量冷水，上火烧沸，放入猕猴桃汁、鲜藕丁，再开锅时下入水淀粉勾芡，最后加入白糖调匀，盛入碗中即可。

**药膳功效**

补心健脾，养血安神。适用于心脾不足之精神衰疲、心悸、睡眠不足、健忘等症。

## 小麦生地百合羹

**药膳配方**

小麦40克，鲜百合200克，生地15克，桂圆、青梅、山楂糕各10克，冰糖100克，冷水适量。

**制作程序**

1.将小麦、生地去浮灰，装入纱布袋内，扎紧袋口，放入锅内，加适量冷水烧沸，改用小火煎煮，取汁去药袋。

2.鲜百合瓣开，去掉筋，用冷水洗净，放入沸水锅内煮熟捞出；青梅瓣成块；山楂糕切成小片。

3.冰糖研碎，放入锅内加药汁、冷水，用小火溶化，撇去浮沫，加入百合、青梅块、山楂糕片、桂圆肉搅匀，即可盛起食用。

**药膳功效**

对于中枢神经系统有较强的调节作用，具有镇静安神的功效。

## 灵芝双仁羹

**药膳配方**

灵芝15克，核桃仁15克，甜杏仁12克，冰糖20克，冷水适量。

**制作程序**

1.将灵芝切成薄片，加水煎煮两次，每次保持沸腾半小时，取汁备用。

2.核桃仁、甜杏仁洗净，放锅内，倒入灵芝煎液，用小火炖煮25分钟，调入冰糖煮溶，即可食用。

**药膳功效**

补血补钙，促进脑循环，增强记忆力，改善睡眠。

## 桂圆莲子羹

**药膳配方**

桂圆肉100克，鲜莲子200克。冰糖100克，白糖50克，湿淀粉40克，冷水适量。

**制作程序**

1.将桂圆肉加入冷水中洗净，块大的撕成两半，捞出，沥干水分。

2.鲜莲子剥去绿皮、嫩皮，去莲心，洗净，放在沸水锅中余透，捞出倒入冷水中。

3.锅内加入适量冷水，加入白糖和冰糖，烧沸后撇去浮沫，把桂圆肉和莲子放入锅内，用湿淀粉勾稀芡，烧沸以后盛入大碗中即成。

**药膳功效**

补钙健脑，养心安神，可改善睡眠。

## 香菇豆腐羹

**药膳配方**

豆腐200克，水发香菇50克，火腿30克，冬笋30克，青豆20克，姜2片，香菜5克，盐4克，味精1.5克，胡椒粉1克，淀粉10克，香油、沙拉油各6克，高汤500克，冷水适量。

**制作程序**

1.豆腐切成大块，入煮沸的盐水中稍煮，捞出沥干水分，改切粗条。

2.水发香菇、冬笋洗净，切成丝；火腿切成丝；香菜洗净，切成细末；姜洗净，剁碎成蓉。

3.坐锅点火，下沙拉油烧至五成热时，下姜蓉炒香，随即锅中注入高汤，加盐、味精、胡椒粉烧沸，下香菇、冬笋、火腿、豆腐、青豆仁烧熟入味。

4.淀粉用适量冷水调匀，下锅中勾芡，最后撒入香菜末，淋香油拌匀即成。

**药膳功效**

养心安神，有助睡眠。

## 酒类药膳 1 道

### 徐国公仙酒

**药膳配方**

桂圆肉 500 克，醇酒 1 升。

**制作程序**

1. 将桂圆肉浸于料酒中，加盖密封，置阴凉干燥处。

2. 经常摇动，15 日后开封，取服。

**药膳功效**

补心血，壮元阳，悦颜色，助精神。主治怔忡、惊悸之失眠。

## 蜂产品药膳 3 道

### 蜂蜜百合膏

**药膳配方**

蜂蜜 30 克，生百合 50 克。

**制作程序**

将生百合与蜂蜜拌和后放笼内蒸熟。

**服食方法**

临睡前一次服用，坚持服用 20~30 天可有明显效果。

**药膳功效**

本方能够清热安神，可治失眠、多梦。

### 蜂花粉催眠单方

**药膳配方**

蜂花粉（如南瓜花粉、椴树花粉、刺槐花粉、虞美人花粉、柑橘花粉等）。

**制作程序**

购买成品蜂花粉即可。

**服食方法**

日服花粉 2~3 次，每次 5~10 克，以温开水送服。

**药膳功效**

本方可治失眠。

### 仙人掌蜜

**药膳配方**

蜂蜜 10 克，仙人掌 40~50 克。

**制作程序**

仙人掌去刺，捣烂取汁，加蜂蜜，清水服下。

**服食方法**

隔日 1 剂，连服一个月。

**药膳功效**

本方能够排毒养颜、清热安神，可改善睡眠。

# 第五章

# 抗疲劳的药膳

疲劳是由于工作、生活压力繁重，生活节奏紧张所致。疲劳包括生理和心理两方面。生理疲劳主要表现为肌肉酸痛、全身疲乏等；心理疲劳主要表现为心情烦躁、注意力不集中、思维迟钝等。20世纪80年代中期，医学界提出了"慢性疲劳综合征"这一概念，指出疲劳也是一种病。慢性疲劳综合征主要临床表现有：以躯体性疲劳为主，常伴有头疼、咽喉痛、肌肉及关节疼痛、记忆力下降、低热、情绪低落等。病程持续数月至数年不等，许多人虽能继续工作，但工作能力和效率明显下降，疲劳症状并不因休息而缓解。最易处于疲劳状态的人群是中年人、白领和教师，另外，出租车司机，喜欢过夜生活或爱在晚上工作的人，也极易疲劳。

医学专家建议，容易处于疲劳状态的人除了要养成良好的生活习惯，加强体育锻炼外，还要学会饮食调节。若进行药膳食疗，则要经常搭配以下五种食物：一、碱性食物，如水果、蔬菜。疲劳由环境偏酸造成，多食碱性食物能中和酸性环境，降低血液肌肉的酸度，增加耐受力，消除疲劳。二、含咖啡因食物，如茶叶、咖啡、巧克力。咖啡因能增加呼吸频率和深度，促进肾上腺分泌，振奋神经系统，能增强抗疲能力。三、高蛋白食物，如豆腐、牛奶、猪牛羊肉、家禽肉、鱼类等。热量消耗过大会使人疲劳，高蛋白食物能及时补充热量，可帮助您消除疲劳。四、富含维生素的食物，如鲜枣、橘柑、西红柿、土豆、肉类、动物肝肾、乳制品、豌豆、红薯、禽蛋、燕麦片、菠菜、莴苣等。这些食物也有出色的抗疲功效。五、其他滋补品和谷类食品。如人参、银耳可补气活血、改善神经系统、减轻疲劳；麦芽可增强耐力和条件反射能力，使人反应灵敏。

## 粥类药膳 14 道

### 花椰菜绿豆粥

**药膳配方**

花椰菜30朵，粳米100克，绿豆40克，白糖20克，冷水1500毫升。

**制作程序**

1. 绿豆洗净，以温水浸泡2小时；粳米洗净，以冷水浸泡半小时，沥干水分备用。

2. 花椰菜去梗，去花柄和杂质，花瓣洗净。

3. 锅中注入约1500毫升冷水，将绿豆放入，用旺火煮至豆开花时，下入粳米，再用旺火煮沸，转用小火熬煮，待绿豆和粳米熟烂时，加入花椰菜，翻拌几下，加入白糖调味，即可盛起食用。

**药膳功效**

清热解毒，缓解疲劳，防癌治癌。

### 糯米花生麦粥

**药膳配方**

糯米100克，花生仁50克，小麦米50克，冰糖75克，冷水1000毫升。

**制作程序**

1. 糯米、小麦米洗净，用冷水浸泡2~3小时，捞起，沥干水分。

2. 花生仁洗净，用冷水浸泡回软。

3. 锅中注入约 1000 毫升冷水，将小麦米、花生仁放入，用旺火烧沸，然后加入糯米，改用小火熬煮至熟。

4 冰糖下入粥中，搅拌均匀，稍焖片刻，即可盛起食用。

**药膳功效**

减轻疲劳，预防心脏疾病。

## 绿豆海带小米粥

**药膳配方**

绿豆 50 克，海带 30 克，小米 100 克，红糖 15 克，冷水 1000 毫升。

**制作程序**

1. 绿豆洗净，放入冷水中浸泡 3 小时，沥干水分；小米洗净，浸泡半小时后捞起沥干。

2. 海带洗净后浸泡 2 小时，冲洗干净，切成块。

3. 锅中注入约 1000 毫升冷水，将绿豆、海带放入，用旺火烧沸后加入小米，改用小火慢慢熬煮。

4. 待米烂粥熟时下入红糖，调好口味，再稍焖片刻，即可盛起食用。

**药膳功效**

本方对体虚疲劳、肌肉肿胀、小便不畅有很好的治疗功效。

## 红枣银耳粥

**药膳配方**

粳米 100 克，银耳 25 克，红枣 5 颗，莲子、枸杞各 10 克，白糖 10 克，冷水适量。

**制作程序**

1. 银耳用冷水浸泡半天，择洗干净。

2. 红枣洗净，泡软去核；莲子、枸杞分别洗净，泡软备用。

3. 粳米淘洗干净，用冷水浸泡半小时，捞出，沥干水分。

4. 锅中加入约 1000 毫升冷水，将粳米、红枣放入，先用旺火烧沸，转小火熬煮至八成熟时加入银耳、冰糖，稍煮即可。

**药膳功效**

补气活血，改善神经系统，减轻疲劳。

## 香附麦片粥

**药膳配方**

麦片 100 克，花豆 75 克，西芹 50 克，香附 10 克，盐 2 克，冷水适量。

**制作程序**

1. 花豆洗净，泡水 4 小时，捞出，沥干水分。

2. 西芹洗净，撕除老筋，切小段。

3. 香附洗净，放入锅中，倒入适量冷水烧沸，改用小火熬煮至汤汁剩下 3/4，滤出汤汁备用。

4. 花豆、麦片放入锅中，倒入熬好的汤汁，先用旺火烧沸，再改用小火煮至熟烂，加入西芹，继续煮 2 分钟，最后加盐调味即可。

**药膳功效**

理气安神，消除疲劳。

## 角鱼干贝粥

**药膳配方**

粳米 200 克，角鱼 1 条，干贝 20 克，盐 2 克，植物油 8 克，酱油 6 克，姜丝 2 克，葱末 3 克，冷水 2000 毫升。

**制作程序**

1.将粳米洗净，沥干水分，放入少许盐、酱油拌腌。

2.干贝浸开，撕成细条；角鱼洗净，鱼肉切片，加入酱油、植物油拌匀。

3.锅中加入约2000毫升冷水，将粳米、干贝放入，先用旺火烧沸，搅拌几下，再改用小火熬煮成粥。

4.在煮好的白粥里放入角鱼片拌匀，再稍煮片刻，撒上姜丝、葱末，即可盛起食用。

**药膳功效**

可促进机体受损后细胞的再生，还可以提高人体免疫功能、延年益寿、消除疲劳。

## 川贝雪梨粥

**药膳配方**

川贝15克，雪梨1只，粳米100克，白糖10克，冷水1200毫升。

**制作程序**

1.川贝择洗干净，焯水烫透备用。

2.雪梨洗净，去皮和核，切成1厘米见方的小块。

3.粳米淘洗干净，用冷水浸泡半小时，捞出，沥干水分。

4.把粳米、川贝放入锅内，加入约1200毫升冷水，置旺火上烧沸，改用小火煮约45分钟，加入梨块和白糖，再稍焖片刻，即可盛起食用。

**药膳功效**

清热化痰，润肺散结，抵抗疲劳。

## 红枣糯米粥

**药膳配方**

糯米100克，黑米50克，红枣5颗，当归5克，元胡3克，冰糖15克，冷水1500毫升。

**制作程序**

1.糯米、黑米分别洗净，用冷水浸泡3小时，捞出，沥干水分。

2.元胡以小布袋包好；当归、红枣用冷水洗净。

3.锅中注入约1500毫升冷水，将黑米、糯米、当归放入，放上小布袋，先用旺火烧沸，然后改用小火煮约半小时，加入红枣，继续熬煮15分钟。

4.冰糖入锅调好味，再稍焖片刻，即可盛起食用。

**药膳功效**

滋阴补肾，补气养血，抵抗疲劳。

## 杏仁糯米粥

**药膳配方**

糯米100克，杏仁10克，山楂糕10克，冰糖10克，冷水1200毫升。

**制作程序**

1.将杏仁用豆浆机制成杏仁浆；山楂糕切成丁。

2.糯米淘洗干净，提前用冷水浸泡3小时，沥干水分备用。

3.锅中注入约1200毫升冷水，烧沸后将糯米、杏仁浆放入，煮半小时后加入冰糖，盛起食用时撒入山楂糕丁即可。

**药膳功效**

加强细胞带氧功能，消除疲劳。

## 燕窝粥

**药膳配方**

粳米 100 克，干燕窝 15 克，冰糖 10 克，冷水适量。

**制作程序**

1. 将燕窝用开水加盖浸泡，涨发至燕窝松软，用冷水漂洗干净，再放入冷水中，用小镊子钳去毛和其他杂质。

2. 粳米淘洗干净，浸泡半小时后捞出，沥干水分备用。

3. 取锅加入冷水、燕窝、粳米，熬煮至粥将成时加入冰糖，待再沸即可。

**药膳功效**

养阴、润燥、益气、补中，能够抗击疲劳，恢复体力。

## 沙参粥

**药膳配方**

粳米 100 克，沙参 25 克，冰糖 15 克，冷水适量。

**制作程序**

1. 粳米淘洗干净，用冷水浸泡半小时，捞出，沥干水分。

2. 将沙参洗净，用冷水浸软；冰糖打碎。

3. 取锅加入冷水、沙参，煮沸后约 15 分钟，滤去药渣，加入粳米，用旺火煮开后改小火，续煮至粥成，然后加入冰糖，再沸即可。

**药膳功效**

润肺止咳，养胃生津，明目醒脑，抵抗疲劳。

## 荔枝鸭粥

**药膳配方**

粳米 100 克，光鸭 1 只，荔枝肉 50 克，鲜荷叶 1 张，盐 1.5 克，酱油、料酒各 5 克，植物油 20 克，冷水适量。

**制作程序**

1. 粳米淘洗干净，用冷水浸泡半小时，捞出，沥干水分。

2. 光鸭洗净，下沸水锅煮至半熟，捞出晾干，去骨，鸭肉切成薄片，加料酒、酱油拌匀。

3. 炒锅放入植物油烧热，下鸭肉片、荔枝肉，加入煮鸭原汤和盐，用中火煮半小时放入粳米，用荷叶盖在上面，一同煮熟即可。

**药膳功效**

本方有补肾、改善肝功能、加速毒素排除、促进细胞生成、抵抗疲劳的功效。

## 鹌鹑山药粥

**药膳配方**

粳米 100 克，鹌鹑 1 只，山药 50 克，姜丝 3 克，葱末 5 克，盐 2 克，冷水适量。

**制作程序**

1. 山药洗净，去皮，切成丁。

2. 粳米淘洗干净，用冷水浸泡半小时，捞出，沥干水分。

3. 将鹌鹑去毛及内脏，洗净去骨，鹌鹑肉切成小碎块。

4. 将粳米、山药、鹌鹑肉同放锅内，加入冷水，先用旺火烧沸，然后改用小火慢煮，至米烂肉熟时加入姜丝、葱末、盐调味，即可食用。

**药膳功效**

养血益气,补肾壮阳,缓解疲劳。

## 山药车前子粥

**药膳配方**

生山药 30 克,生车前子 12 克,冷水适量。

**制作程序**

1. 将生山药切碎,研成粉;生车前子装入纱布袋内,扎紧口,待用。

2. 将生山药粉末放入小锅内,加水适量,调匀,再放入车前子药袋,置文火上熬煮成粥,除去药袋即可食用。

**药膳功效**

益气滋阴,健美养颜,抵抗疲劳。

## 汤类药膳 22 道

## 白菜奶汤

**药膳配方**

鲜牛奶 250 克,白菜心 300 克,盐 3 克,味精 1 克,食用油 50 克,奶油 20 克。

**制作程序**

将白菜心洗净修剪好,在锅内烧开清水,放进油和白菜心,将白菜心余至软热。把牛奶倒入有底油的锅内,加入盐,味精,小心烧开后放进沥干水分的熟白菜心,略浸后加入奶油即成。

**药膳功效**

安神除烦,抵抗疲劳。

**注意事项**

脾胃虚寒、泄泻及滞痰多者慎用。

## 芡实猪肚汤

**药膳配方**

猪肚 1 副,芡实 15 克,莲子 10 克,红枣 5 颗,冷水适量。

**制作程序**

1. 把猪肚翻转洗净,放入锅内,加冷水适量,煮沸后捞起,去水,用刀刮净。

2. 芡实、红枣(去核)洗净;莲子(去心)用清水浸 1 小时,捞起,与芡实、红枣一齐放入猪肚内。

3. 把猪肚放入锅内,加清水适量,武火煮沸,再改文火煲 2 小时即可。

**药膳功效**

补五肠、疗虚损、除风湿、强筋骨,可治气血两亏、肾虚腰痛、体虚疲劳等症。

**注意事项**

感冒发热者不宜用本方。

## 老鸭芡实汤

**药膳配方**

老鸭 1 只,芡实 50 克,盐少许,冷水适量。

**制作程序**

1. 将老鸭去毛及内脏,清洗干净,将淘净的芡实填入鸭腹内缝口。

2.放入砂锅内加适量水，以文火煨至鸭肉熟烂，加盐调味即成。

**药膳功效**

补中益气，补肾壮阳，利湿，缓解疲劳。适宜脾胃虚弱、消瘦乏力、消渴多饮及肾虚阳痿者服用。

### 珍珠燕窝汤

**药膳配方**

珍珠粉、燕窝各6克，冰糖15克，冷水300毫升。

**制作程序**

1.将燕窝用温水发透，用镊子夹去燕毛，洗净，撕成条状；冰糖打成屑。

2.将燕窝放入炖锅内，加水300毫升，置武火上烧沸，再用文火炖煮28分钟，加入珍珠粉、冰糖屑即成。

**药膳功效**

补气活血，改善神经系统，减轻疲劳。

### 杏仁豆腐汤

**药膳配方**

甜杏仁100克，豆腐250克，盐少许，温水、冷水适量。

**制作程序**

1.将杏仁入温水略浸，剥去外皮剁碎，放入锅内加水煮沸。

2.投入切成小块的豆腐，续煮至杏仁酥透，以盐调味即可。

**药膳功效**

减轻疲劳，预防心脏疾病。

### 胡萝卜鱼肚汤

**药膳配方**

鱼肚150克，胡萝卜100克，料酒6克，姜3克，葱6克，盐3克，味精2克，胡椒粉1克，香油15克，冷水800毫升。

**制作程序**

1.将鱼肚发透，切成2厘米宽、4厘米长的条块；胡萝卜洗净，切成2厘米宽、4厘米长的片，姜切片，葱切段。

2.将鱼肚、胡萝卜、料酒、姜、葱同放炖锅内，加水800毫升，置武火上烧沸，再用文火炖煮35分钟，加入盐、味精、胡椒粉、香油即成。

**药膳功效**

补中益气，缓解疲劳。

### 眉豆鲫鱼汤

**药膳配方**

鲫鱼1条，黑豆、花生各150克，眉豆100克，冷水800毫升。

**制作程序**

1.将鲫鱼剖开洗净，去除内脏；黑豆、花生、眉豆洗净待用。

2.将用料一齐放入煲内，加冷水，武火煮开滚，后改文火煲2~3小时，下盐调味即可。

**药膳功效**

补脾养胃，补肾涩精。治体虚疲劳，脾虚久泻，肾虚遗精，带下。

## 鲫鱼豆芽汤

### 药膳配方

活鲫鱼1条，黄豆芽30克，通草3克，冷水适量。

### 制作程序

1.将鲫鱼刮鳞、去内脏、洗净；黄豆芽、通草洗净。

2.将鲫鱼放入锅内，加适量水炖煮。

3.鲫鱼半熟时加入黄豆芽、通草，煮至鱼熟汤成时捞去通草，饮汤食鱼肉。

### 药膳功效

补肾气，益精髓，缓解疲劳，治肾虚劳损、腰脊疼痛。

## 眉豆排骨汤

### 药膳配方

排骨（或猪尾骨）500克，眉豆30克，莲子30克，栗子（去皮）100克，红枣5颗，冷水适量。

### 制作程序

1.将排骨洗净，切去肥肉，斩切成块；栗子去壳，放入开水锅内煮5分钟，去衣。

2.莲子、眉豆、红枣（去核）洗净，与排骨、栗子一齐放入锅内，加冷水适量，煮沸，后改文火煲3小时，调味即可。

### 药膳功效

益气补虚，温中暖下。治虚劳羸瘦、腰膝疲软、中虚反胃。

## 党参牛排汤

### 药膳配方

牛排100克，党参、桂圆肉各20克，姜1片，盐少许，冷水适量。

### 制作程序

1.将牛排洗净，切块。

2.将党参、桂圆肉、生姜分别洗净。

3.将上述材料一齐放入锅内，加适量水，武火煮沸后，文火煲3小时，调味即可。

### 药膳功效

温补肾阳，壮腰益精，缓解疲劳，用于治疗肾虚腰酸、阳痿遗精等症。

## 花生芪枣牛腱汤

### 药膳配方

牛腱肉600克，花生仁50克，北芪25克，红枣12颗，莲子25克，香油、盐少许，冷水3000毫升。

### 制作程序

1.牛腱肉洗净，切成大块，用开水烫煮后用冷水漂净，沥干。

2.花生仁、北芪、红枣、莲子分别用温水稍浸后淘洗干净；红枣剥去枣核，莲子去掉莲心。

3.煲内倒入3000毫升冷水烧至水开，将以上用料放入。先用武火煲30分钟，再用中火煲60分钟，后用小火煲90分钟即可。

4.煲好后，隔除药渣，加入适量油、盐后便可服用。

### 药膳功效

本方具有补肝肾、滋阴、润肠通便、益精血、抗疲劳、防早衰的功效。

### 野鸭山药汤

**药膳配方**

野鸭1只,山药250克,料酒、姜、葱、盐各少许,冷水适量。

**制作程序**

1. 将野鸭去毛及内脏,洗净,加水煮熟,捞出待凉,去骨切丁。

2. 将山药去皮,洗净切碎,入锅加水煮熟后倒入鸭丁,添适量水,加酒、姜、葱、盐,续煮沸滚即可。

**药膳功效**

本方有固精、助阳、补肾、治带的功能。适用于遗精、多尿、疲劳腰痛等症。

### 西洋参冬瓜野鸭汤

**药膳配方**

野鸭500克,西洋参25克,冬瓜(连皮)500克,石斛60克,眉豆90克,荷梗(鲜)40克,生姜3片,红枣5颗,开水适量。

**制作程序**

1. 西洋参略洗,切片;冬瓜、石斛、眉豆、荷梗、生姜、红枣(去核)洗净;野鸭洗净,去内脏,切块。

2. 把全部用料放入开水锅内,武火煮沸后文火煲2小时,调味供用。

**药膳功效**

清暑益气。适用于夏月感冒伤及津气、口渴心烦、体倦乏力、自汗者。

### 莲藕牛腩汤

**药膳配方**

牛腩250克,莲藕250克,赤小豆25克,生姜2片,蜜枣4颗,盐少许,冷水适量。

**制作程序**

1. 选鲜牛腩,洗净,切大块,割去肥脂,用开水烫后过冷水,漂洗干净,滴干水;莲藕洗净,刮皮去节,拍成大块;赤小豆、生姜、蜜枣洗净。

2. 将以上用料放入冷水煲内,武火煲开后,改文火煲3小时,加盐调味即可。

**药膳功效**

补五肠、疗虚损、除风湿、强筋骨,可治气血两亏、肾虚腰痛、体虚疲劳等症。

### 黄豆瑶柱兔肉汤

**药膳配方**

黄豆30克,荸荠、江瑶柱各15克,兔肉100克,盐少许,冷水适量。

**制作程序**

1. 把黄豆、荸荠(去皮)洗净;江瑶柱用清水浸软;兔肉洗净,切块。

2. 把黄豆、荸荠、江瑶柱放入锅内,加冷水适量,武火煮沸后放入兔肉,再煮沸后改文火煲3小时,调味供用。

**药膳功效**

本方可治疗肾虚腰痛、骨髓败伤、阳痿遗精、疲劳腿痛等症。

### 清润猪瘦肉汤

**药膳配方**

猪瘦肉500克,淮山药、薏仁、莲子各25克,百合、芡实、玉竹各20克,芡实20克,香油、盐适量,冷水 3000 毫升。

**制作程序**

1. 猪瘦肉洗净,切成大块,用开水烫煮后再漂净。

2. 淮山药、芡实等 6 味药材分别用温水浸泡后淘洗干净。莲子去掉莲心;淮山药如果是大块,则须斜向切成厚片。

3. 将 3000 毫升(约 12 碗)冷水倒进洗净的煲内,将煲置于炉火上,待煲内水开后将以上用料倒进煲内。煲内水再开后,用文火煲 3 小时即可。

4. 煲好后,把药渣捞出,用香油、盐调味,喝汤吃肉。

**药膳功效**

理气安神,消除疲劳。

### 白果腐竹猪肚汤

**药膳配方**

猪肚 1 副,白果、淡菜、腐竹各 50 克,荸荠 150 克,无花果 6 颗,香油、盐适量,冷水 3000 毫升。

**制作程序**

1. 猪肚剖开或反转里外洗净,用开水煎后再刮洗干净,切成大块。

2. 白果去壳、去衣、去心;荸荠削皮去蒂,洗净或拍裂亦可;腐竹、淡菜、无花果分别淘洗干净。

3. 洗净煲后,放进 3000 毫升冷水,再将煲置于炉火上,水烧开后把以上汤品全部倒进煲内,煲内水再开后用文火煲 3 小时即可。

4. 煲好后隔除药渣,加入适量香油、盐后便可服用。

**药膳功效**

加强细胞带氧功能,消除疲劳。

### 节瓜花生鲮鱼汤

**药膳配方**

鲮鱼 350 克,猪瘦肉 200 克,节瓜 750 克,花生仁 50 克,赤小豆 50 克,无花果 8 颗,香油、盐适量,冷水 3000 毫升。

**制作程序**

1. 鲮鱼宰杀干净,用油锅煎至微黄;猪瘦肉洗净后切成大块,飞水。

2. 节瓜刮皮后洗净,切成中段;花生仁、赤小豆、无花果分别淘洗干净。

3. 将煲洗净,注入 3000 毫升冷水后,置于炉火上。待煲内水开后将所有用料倒进煲内,先用武火煲 30 分钟,再用中火煲 60 分钟,后用文火煲 90 分钟即可。

4. 煲好后,取出药渣,放油、盐调味,咸淡随意。

**药膳功效**

养阴润燥、益气补中,能够恢复体力、抗击疲劳。

### 枸杞炖羊肉汤

**药膳配方**

枸杞 50 克,羊髀(羊大腿)肉 500 克,桂圆肉 25 克,生姜 2 片,红枣 2 颗,料酒 1 汤匙,盐少许,凉开水适量。

**制作程序**

1. 将羊髀肉斩件,放入开水中煮 5 分钟左右,捞起,用清水洗干净,沥干。

2. 将枸杞、桂圆肉、生姜和红枣分别用清水浸透,洗净备用。

3. 将以上用料全部放入炖盅内,加入适量凉开水和 1 汤匙料酒,盖上炖盅盖放入锅内,隔水炖 4 小时左右,以少许盐调味,即可以佐膳饮用。

**药膳功效**

养血益气，补肾壮阳，清肝明目，缓解疲劳。

## 火腿脚爪汤

**药膳配方**

陈火腿脚爪 1 只，生姜、盐少许，冷水适量。

**制作程序**

1. 取火腿中的脚爪一段，刮洗干净，放入砂锅内加水及生姜，用武火烧滚，撇去浮沫。

2. 煨至肉烂汤浓，拣去骨头块，加盐调味即可。

**药膳功效**

益气滋阴，健美养颜，抵抗疲劳。

## 芝麻红枣水鱼汤

**药膳配方**

黑芝麻 50 克，红枣 10 颗，黑豆 100 克，水鱼 1 只，生姜 1 片，盐少许，冷水适量。

**制作程序**

1. 水鱼洗净，去内脏；黑芝麻、黑豆放入锅中，不加油炒至豆衣裂开、黑芝麻炒香；红枣、生姜洗净，红枣去核，生姜去皮，切片。

2. 瓦煲加入冷水，用文火煲至水滚，放入全部材料，改用中火继续煲 3 小时，加少许盐调味，即可饮用。

**药膳功效**

本方有补肾、加速毒素排除、促进细胞生成、抵抗疲劳的功效。

## 佛手瓜核桃猪瘦肉汤

**药膳配方**

佛手瓜 150 克，核桃肉 30 克，猪瘦肉 100 克，莲子 30 克，红枣 3 颗，姜 1 片，盐适量，冷水适量。

**制作程序**

1. 洗干净佛手瓜，去皮，切厚块；洗干净核桃肉和莲子；红枣去核洗干净。

2. 洗干净猪瘦肉，汆烫后再冲洗干净。

3. 烧滚适量水，下佛手瓜、核桃肉、莲子、猪瘦肉、红枣和姜片，水滚后改文火煲约 2 小时，下盐调味即成。

**药膳功效**

可促进机体细胞的再生和机体受损后的修复，还可以提高人体免疫功能，延年益寿，消除疲劳。

## 羹类药膳 13 道

### 蟹肉虾仁羹

**药膳配方**

虾仁、蟹肉各 100 克，鸡蛋 1 只，熟火腿 5 克，姜末 2 克，葱段、料酒各 15 克，醋 10 克，酱油 8 克，盐 1 克，味精 1.5 克，湿淀粉 25 克，大油 200 克（约耗 60 克），冷水 200 毫升。

**制作程序**

1. 炒锅置中火上，下大油烧至四成热时，放入洗净的虾仁划散，呈玉白色时倒入漏勺内沥干水分。

2. 鸡蛋打入碗中，用筷子搅拌均匀；熟火腿切末备用。

3. 原锅留油 20 克,下葱段和少许姜末略加煸炒,放入蟹肉,用中火烹透,下料酒、酱油、盐和冷水 200 毫升,烧沸后加味精,用湿淀粉勾芡。

4. 锅内加入适量醋,淋入鸡蛋液,倒入虾仁,用手勺推一下,淋上大油 20 克,起锅盛入汤盘,撒上味精、火腿末和姜末即可。

**药膳功效**

安神除烦,抵抗疲劳。

## 丝瓜银耳虾羹

**药膳配方**

丝瓜 300 克,虾仁 150 克,叉烧肉 60 克,银耳 15 克,冷水适量,姜 1 片,沙拉油 6 克,香油 5 克,胡椒粉 2 克,淀粉 3 克,盐 1.5 克,白糖 1 克,粟粉 10 克,高汤 1000 克,冷水适量。

**制作程序**

1. 银耳用冷水泡发膨胀后,择洗干净,撕成小朵;叉烧肉洗净,切小薄片。

2. 丝瓜去皮洗净,切粒,放入沸水中焯熟,捞出过凉,沥干水分。

3. 虾仁洗净,抹干水,加淀粉和适量香油、胡椒粉腌渍 10 分钟,然后放入滚水中焯熟,捞出备用。

4. 坐锅点火,加入沙拉油烧热,爆香姜片,加入高汤,放入银耳煮滚片刻,下丝瓜粒、叉烧肉片、虾仁,调入盐、白糖、香油、胡椒粉,用粟粉加冷水勾芡,盛汤碗内即可。

**药膳功效**

本方对治疗体虚疲劳,肾虚水肿有很好的功效。

## 鲜莲子青蟹羹

**药膳配方**

鲜莲子、青蟹各 200 克,盐 5 克,料酒 10 克,菱粉 20 克,鸡汤 300 克,冷水适量。

**制作程序**

1. 将青蟹挖出蟹黄,加冷水和适量料酒、菱粉拌匀;青蟹带壳上笼蒸熟,挖出蟹肉。

2. 莲子洗净,去掉莲心,用冷水浸泡回软。

3. 坐锅点火,加入鸡汤,将蟹黄糊、蟹肉、莲子一起放入锅内,调入盐、料酒,将剩余的菱粉加水勾芡,即可盛起食用。

**药膳功效**

补气活血,调养神经系统,减轻疲劳。

## 鲫鱼砂仁羹

**药膳配方**

大鲫鱼 500 克,荜拨、缩砂仁、陈皮各 10 克,大蒜 2 瓣,胡椒 20 克,葱末 3 克,盐 2 克,酱油 6 克,泡辣椒 8 克,植物油 15 克,冷水适量。

**制作程序**

1. 将大鲫鱼去鳞、鳃和内脏,清洗干净。

2. 将陈皮、缩砂仁、荜拨、大蒜、胡椒、泡辣椒、葱末、盐、酱油等调料装入鲫鱼腹内备用。

3. 坐锅点火,放入植物油烧沸,将鲫鱼放入锅内煎熟,再加入冷水适量,炖煮成羹即可。

**药膳功效**

补脾养胃,补肾涩精。治体虚疲劳,脾虚久泻,肾虚遗精,带下。

## 鲜蟹冬瓜羹

**药膳配方**

鲜飞蟹200克,冬瓜500克,葱段15克,姜片10克,盐2克,鸡精3克,胡椒粉1克,葱油3克,大油30克,高汤800克,冷水适量。

**制作程序**

1. 将鲜飞蟹洗净,去壳,切成大块。

2. 冬瓜去皮,去瓤,切成大片。

3. 炒锅置火上,入大油烧热,下葱段、姜片煸炒出香味,加入高汤煮沸。

4. 冬瓜片放入高汤内,炖煮约10分钟,再加鲜蟹块炖5分钟,下入盐、鸡精调好口味,撇去浮沫,撒上胡椒粉、淋入葱油,即可出锅装碗。

**药膳功效**

补中益气,补肾壮阳,利湿。适宜脾胃虚弱,消瘦乏力或消渴多饮及肾虚阳痿者服用。

## 蟹肉冬蓉羹

**药膳配方**

花蟹1只,冬瓜500克,鸡蛋2只,盐1克,白糖2克,料酒4克,香油3克,胡椒粉1克,粟粉15克,姜1片,葱末5克,高汤600克。

**制作程序**

1. 花蟹擦洗干净,隔水蒸8分钟,取出拆肉备用;冬瓜去皮、去瓤,切成碎末。

2. 锅内加入适量高汤,放下冬瓜末和姜片,同煲15分钟至烂,取出姜片,捞出冬瓜,放入搅拌机内打成蓉。

3. 鸡蛋打入碗内,捞出蛋黄,留蛋清备用。

4. 锅内加入剩余的高汤,将冬瓜蓉煮滚,加入盐、白糖、料酒调味,将粟粉及蛋清拌匀,盛入锅中,淋入香油,撒上葱末、胡椒粉即可食用。

**药膳功效**

温补肾阳、壮腰益精,用于治疗肾虚腰酸、阳痿遗精、疲劳等症。

## 冬瓜肉末羹

**药膳配方**

冬瓜300克,猪肉100克,青豆30克,胡萝卜20克,湿淀粉30克,盐3克,生抽、香油各5克,胡椒粉1克,鸡汤400克,冷水适量。

**制作程序**

1. 冬瓜洗净,去皮,刨碎后连汁放锅内蒸熟。

2. 胡萝卜洗净,剁碎;青豆洗净。

3. 猪肉洗净切末,拌入盐、生抽腌10分钟左右。

4. 锅中加入鸡汤和适量冷水,将冬瓜碎放入,煲滚,加青豆、胡萝卜及肉末再煮滚,拌入湿淀粉调成羹,最后加入盐、香油、胡椒粉调好味,即可盛起食用。

**药膳功效**

加强细胞带氧功能,消除疲劳。

## 冬瓜杂粮羹

**药膳配方**

冬瓜300克,莲子、百合、薏仁、香菇、面筋各20克,珍珠笋粒、豆腐粒各10克,姜2片,盐1克,沙拉油4克,素高汤350克,冷水适量。

**制作程序**

1.薏仁洗净,用冷水浸泡2小时,捞出,沥干水分;冬瓜去皮,切粒;莲子洗净,用冷水浸泡回软;百合去皮,洗净,撕成瓣状。

2.将薏仁、百合、冬瓜、莲子放入一大碗中,入锅内隔水蒸熟;香菇浸软,洗净切粒;面筋洗净切粒。

3.锅内入沙拉油烧热,爆香姜片,然后加入素高汤,煮滚后放入全部材料,用旺火滚约10分钟,加盐调味即成。

**药膳功效**

补中益气、缓解疲劳。

## 西米苹果羹

**药膳配方**

苹果100克,西米50克,白糖30克,水淀粉30克,糖桂花5克,冷水适量。

**制作程序**

1.将苹果冲洗干净,削去果皮,对剖成两瓣,剔去果核,再改刀切成丁块。

2.西米淘洗干净,用冷水浸泡涨发,捞出,沥干水分。

3.取锅注入适量冷水,烧沸后加入西米、苹果,用旺火再次煮沸,然后改用小火略煮,加入白糖、糖桂花,用水淀粉勾稀芡即成。

**药膳功效**

加强细胞带氧功能,消除疲劳。

## 三瓜瑶柱羹

**药膳配方**

瑶柱15克,冬瓜、西瓜白、南瓜各100克。葱1根,湿淀粉25克,冷水适量。

**制作程序**

1.冬瓜、西瓜白、南瓜均去皮切粒;葱洗净,切成葱末;瑶柱浸软,撕成丝。

2.把瑶柱放入锅内,加入适量冷水,煮沸约15分钟后放入冬瓜粒、西瓜白粒、南瓜粒,再次煮沸,用湿淀粉勾芡,搅拌成羹状,放葱末调味,即可盛起食用。

**药膳功效**

养阴、润燥、益气、补中,能够恢复体力、抗击疲劳。

## 冬瓜菠萝羹

**药膳配方**

冬瓜500克,菠萝肉100克,白糖50克,湿淀粉25克,冷水适量。

**制作程序**

1.冬瓜去皮和子,切成小片,用搅拌器搅烂成冬瓜泥,用汤锅盛着,放进蒸笼蒸20分钟至熟,取出备用;菠萝肉切成小块,也用搅拌器搅成碎粒状。

2.锅内加入适量冷水,将已蒸熟的冬瓜泥和35克白糖放入,用中火烧沸,然后调入15克湿淀粉勾芡,盛在汤碗内。

3.把锅洗净,倒入菠萝碎粒,加入15克白糖煮滚,用10克湿淀粉勾芡,然后倒在冬瓜泥旁即成。

**药膳功效**

益气滋阴,健美养颜,抵抗疲劳。

## 黄瓜猪肉羹

**药膳配方**

黄瓜4根，猪肉200克，豆腐150克，平菇25克，水发香菇5个，鸡蛋2只，葱白50克，辣椒酱、酱油各15克，葱末10克，蒜蓉、姜末各5克，胡椒粉2克，白糖15克，熟芝麻5克，香油10克，盐3克，面粉20克，鸡汤1200克，冷水适量。

**制作程序**

1. 黄瓜洗净，去皮，挖去子瓤，用盐腌渍一下，备用。

2. 猪肉洗净，剁成蓉，加酱油、葱末、姜末、蒜蓉、胡椒粉、白糖、熟芝麻、香油、盐搅拌均匀，备用。

3. 豆腐洗净，碾碎，加盐、胡椒粉、香油、1只鸡蛋，拌上面粉，再倒入猪肉馅，做成丸子，均匀地装入黄瓜心内。

4. 锅内加入鸡汤，加辣椒酱，放入平菇片、水发香菇和葱白丝，烧沸，把备好的黄瓜放入，再次烧沸。

5. 把余下的1只鸡蛋做成蛋饼，切成小块菱形片。

6. 黄瓜煮熟后捞出，晾凉，切小段，排放在碗内，浇原汤，撒蛋片，即可食用。

**药膳功效**

养阴、润燥、益气、补中，能够恢复体力、抗击疲劳。

## 西瓜羹

**药膳配方**

西瓜1个（约重2500克），罐头橘子、罐头菠萝、罐头荔枝各100克，白糖350克，桂花2.5克，冷水1200毫升。

**制作程序**

1. 整个西瓜洗净，在西瓜一端1/4的地方打一圈人字花刀，将顶端取下，挖出瓜瓤。

2. 将西瓜瓤去子，切成小丁，另把菠萝、荔枝也切成小丁。

3. 锅上火，加入冷水1200毫升，加入白糖烧沸，撇去浮沫，加入桂花，将糖水晾凉，放入冰箱冷冻。

4. 将西瓜丁、菠萝丁、荔枝丁和橘子装入西瓜壳内，浇上冰凉的白糖水即成。

**药膳功效**

补中益气，缓解疲劳。

# 酒类药膳3道

## 定志酒

**药膳配方**

远志、石菖蒲各40克，人参30克，茯神、柏子仁各20克，朱砂10克，米酒1000毫升。

**制作程序**

1. 将朱砂研成细末，其余药材加工成粗末，同装入细纱布袋，置于容器中，倒入米酒，密封。

2. 经常晃动，浸泡14日后开封，将药袋绞取汁，混入药酒，过滤去渣，装瓶。

**服食方法**

每日早、晚各服1次，空腹服15毫升/次。

**药膳功效**

补益心脾，安神定志，明目。主治心悸健忘、体倦神疲。

## 桑枝酒

**药膳配方**

桑枝、黑大豆（炒香）、五加皮、木瓜、十大功劳、金银花、薏仁、黄柏、蚕沙、松仁各 10 克，白酒 1000 毫升。

**制作程序**

1. 将前 10 味捣碎，入布袋，置容器中，加入白酒，密封。

2. 浸泡 15 日后，过滤去渣，即成。

**服食方法**

每次服 30 毫升，日服 3 次。

**药膳功效**

祛风除湿，清热通络。适用于湿热痹痛、口渴心烦、筋脉拘急、筋骨疲乏等症。

## 菟丝杜仲酒

**药膳配方**

菟丝子 30 克，牛膝、炒杜仲各 15 克，低度白酒 500 毫升。

**制作程序**

1. 将前 3 味捣碎入布袋，置容器中，加入白酒，密封。

2. 浸泡 7 日后，过滤去渣，即成。

**服食方法**

每次服 30 毫升，日服 2 次。

**药膳功效**

补肝肾，壮腰膝。主治肝肾虚损、腰膝酸痛、神疲乏力等症。

# 蜂产品药膳 4 道

## 双花蜂蜜饮

**药膳配方**

金银花、杭菊花各 10 克，蜂蜜适量。

**制作程序**

先将金银花和菊花洗净，用水煎至沸腾片刻，冷却后冲蜂蜜服用。如冷藏后再冲蜂蜜，口味更佳。

**服食方法**

每日 1 剂。

**药膳功效**

本方具有提神醒脑、清热镇痛的作用，可减轻身体疲劳。

## 柠檬蜜饮

**药膳配方**

蜂蜜 1 匙，柠檬 1 个，矿泉水适量。

**制作程序**

将柠檬榨汁与蜂蜜混合，加入少量矿泉水即可。

**服食方法**

睡前服用。

**药膳功效**

本方具有提神醒脑、润肤的作用，能够迅速消除身体疲劳、改善肌肤缺水状况。

### 蜂蜜菊花饮

**药膳配方**

蜂蜜 25 克，菊花 15 克，绿茶 1 克，冷水 600 毫升。

**制作程序**

菊花加水 600 毫升，煮沸 5 分钟，加入绿茶、蜂蜜即可。

**服食方法**

每日服 1 剂，分 3 次服完。

**药膳功效**

本方具有清热提神、排毒轻身的作用，可迅速减轻身体疲劳状况。

### 丝瓜花蜂蜜饮

**药膳配方**

蜂蜜 20 克，丝瓜花 10 克，沸水适量。

**制作程序**

将丝瓜花洗净，放入瓷杯内，以沸水冲泡，加盖浸泡 10 分钟，调入蜂蜜，趁热饮服。

**服食方法**

每日 3 次。

**药膳功效**

有滋阴润肺、补血止血的作用，能够减轻疲劳状况。

# 第六章
# 防治骨质疏松的药膳

骨质疏松症已成为世界性的多发病。现代医学把骨质疏松症分为两类：其一，原发性骨质疏松症，主要是老年骨质疏松症。其二，继发性骨质疏松症，主要是由一些其他病症引起，如糖尿病、甲状腺机能亢进等。骨质疏松症的主要表现是：四肢麻木，腰背疼痛，全身没有力气，骨疼痛，腿部抽筋等；严重者出现驼背、骨折等。

罹患骨质疏松症的原因很多，但主要是由于体内缺少钙、磷等营养素。众所周知，骨由骨细胞和骨基质组合而成。骨基质是由蛋白质构成的骨胶原纤维，其中分布着大量的羟基磷灰石晶体。可以说，羟基磷灰石是决定人体骨质是否坚硬的关键物质，也就是说，羟基磷灰石成分越多，人体骨质就越坚固，反之则骨质就越疏松。而羟基磷灰石的主要成分是钙和磷，老年人如果在平时有意识地多吃一些含有钙、磷成分的食物，相对来说，就不易患骨质疏松症了。除含钙和磷的食物外，老年人还要多吃一些含锌、镁、锰、铜、铁等微量元素的食物，因为如果身体中这些元素不足，也会引发骨质疏松症。富含这些元素的食物有鱼类、豆制品类、蔬菜类、禽蛋类、奶制品类等。选用一些相关的药膳，将对您预防骨质疏松症有所裨益。

## 磁石粥

**药膳配方**

磁石 40 克，粳米 60 克，猪腰子 1 只，生姜、大葱、盐各少许。

**制作程序**

1. 将磁石捣碎，放入砂锅内，置武火上煎煮 1 小时，滤去渣，留汁备用。

2. 将粳米淘洗净，放入砂锅内，倒入磁石汁，加入生姜、葱和适量的水，用武火烧沸，再用文火熬煮至熟即成。

**药膳功效**

补血生髓，强筋壮骨。

## 薤白粥

**药膳配方**

粳米 100 克，鲜薤白 50 克，葱白 20 克，盐适量，冷水 1200 毫升。

**制作程序**

1. 将鲜薤白、葱白洗净，切成丝备用。

2. 粳米洗净，用冷水浸泡发胀，捞出放锅内，加入约 1200 毫升冷水，用旺火煮沸。

3. 将薤白丝、葱白丝放入粥锅中，改小火慢煮至米烂粥稠，下盐调味即可。

**药膳功效**

舒经活络，强筋健骨。适用于风湿疼痛、虚损、消渴、脾弱不运、痞积、水肿、腰膝酸软等症。

## 青小豆粥

**药膳配方**

青小豆、小麦各 30 克，通草 3 克，白糖少许，冷水适量。

**制作程序**

1. 将通草洗净，放入锅内，加水适量，煎煮 13 分钟，滤去渣，留汁备用。

2. 将小麦淘洗干净，放入锅内，加水适量，放入通草汁、青小豆、白糖，武火烧沸，再用文火煮熟成粥。

**药膳功效**

利水消肿，养血益气，补精填髓，防治骨质疏松。

## 玉米山药粥

**药膳配方**

玉米粉 100 克，山药 50 克，冰糖 10 克，开水适量，冷水 1000 毫升。

**制作程序**

1. 山药洗净，上笼蒸熟后，剥去外皮，切成小丁。

2. 玉米粉用开水调成厚糊。

3. 锅内加入约 1000 毫升冷水，以旺火烧沸，用竹筷缓缓拨入玉米糊，再改用小火熬煮 10 分钟。

4. 山药丁入锅，与玉米糊同煮成粥，加入冰糖调味，即可盛起食用。

**药膳功效**

补肝肾，益精血，抗骨折。适用于虚赢、消渴、骨折、骨质疏松等症。

## 糯米阿胶粥

**药膳配方**

阿胶、糯米各 30 克，红糖少许，冷水适量。

**制作程序**

1. 将阿胶捣碎，放入锅内，炒至黄色，再研成细粉，待用。

2. 将糯米淘洗干净，放入锅内，加水适量，先置武火上烧沸，再用文火熬煮到九成熟，加入阿胶粉和红糖，继续熬煮至熟即成。

**药膳功效**

补益元气，和养脏腑，强筋健骨。适用于元气不足、泻痢、吐血、女子崩中、骨折、骨质疏松等症。

## 红薯小米粥

**药膳配方**

红薯、小米各 30 克，冷水适量。

**制作程序**

1. 将红薯洗净，去皮，切成 2 厘米的小块，待用。

2. 将小米淘洗干净，放入锅内，加入红薯块和适量水，置武火上烧沸，再用文火熬煮至熟即成。

**药膳功效**

补血补钙，益智安神，用于防治骨质疏松。

## 山药半夏粥

**药膳配方**

生山药、半夏各 30 克，白糖适量，冷水适量。

**制作程序**

1. 将半夏用温水（20℃）淘洗 3 次，去矾味，倒入锅内，置文火上煎熬，取汁 2 杯；生山药研成细末，然后将半夏汁倒入山药粉中，拌匀。

2. 将拌匀的山药粉放入锅中，加水适量，置文火上熬煮 2~3 分钟即成。

**药膳功效**

补血填精，强壮筋骨，防治骨质疏松。

## 荔枝山药粥

**药膳配方**

粳米 150 克，干荔枝肉 50 克，山药、莲子各 10 克，白糖 15 克，冷水 1500 毫升。

**制作程序**

1. 粳米淘洗干净，用冷水浸泡半小时，捞出。

2. 山药洗净，去皮，捣成粉末。

3. 莲子洗净，用冷水浸泡回软，除去莲心。

4. 锅中加入约 1500 毫升冷水，将干荔枝肉和粳米放入，用旺火煮沸，下入山药粉和莲子，改用小火熬煮成粥，下入白糖调好味，再稍焖片刻，即可盛起食用。

**药膳功效**

舒经活络，强筋健骨。适用于风湿疼痛、虚损、消渴、脾弱不运、痞积、水肿、腰膝酸软等症。

## 山药扁豆薏仁粥

**药膳配方**

山药 30 克，白扁豆 13 克，薏仁 30 克，粳米 13 克，白糖少许。

**制作程序**

1. 将粳米淘洗干净，山药切片，白扁豆、苡仁洗净。

2. 将粳米、苡仁、白扁豆放入锅内，加水适量，置武火上烧沸，再用文火熬煮至八成熟时，加入山药片、白糖，继续熬煮至熟即成。

**药膳功效**

补气养血，抗骨质疏松。适用于劳损、风眩、心烦、骨折、骨质疏松等症。

## 汤类药膳 18 道

### 红绿豆花生猪手汤

**药膳配方**

赤小豆 30 克，绿豆 50 克，花生 50 克，猪手 500 克，蜜枣 3 颗，盐 3 克，姜 2 片，冷水 2000 毫升。

**制作程序**

1. 将赤小豆、绿豆、花生，浸泡 1 小时；蜜枣洗净。

2. 将猪手刮净，斩件，洗净，飞水。热锅放姜片，爆炒猪手 5 分钟。

3. 将冷水 2000 毫升放入瓦煲内，煮沸后加入以上用料，武火煲滚后改文火煲 3 小时，加盐即可。

**药膳功效**

补血补钙，益智健身，用于防治骨质疏松。

### 桑寄生猪棒骨汤

**药膳配方**

猪棒骨 250 克，接骨木、杜仲各 25 克，当归 20 克，桑寄生 30 克，盐少许，冷水适量。

**制作程序**

1. 猪棒骨洗净，敲破，放入水锅中先煮。

2. 汤滚后放入接骨木、杜仲、当归、桑寄生，小火煮 2~3 小时后加盐调味即可。

**服食方法**

喝汤吃肉，隔日 1 剂。

**药膳功效**

补血生髓、强筋壮骨。

### 黄芪虾皮汤

**药膳配方**

黄芪 20 克，虾皮 50 克，葱、姜、盐各 3 克，冷水 1200 毫升。

**制作程序**

1. 先将黄芪切片，入锅，加水 600 毫升适量，煎煮 40 分钟，去渣，取汁。

2. 黄芪汁中放入洗净的虾皮，加 600 毫升水及葱、姜、盐等调味品，煨炖 20 分钟即成。

**服食方法**

佐餐服食。

**药膳功效**

补血补钙，益智健身，用于防治骨质疏松。

### 萝卜海带排骨汤

**药膳配方**

排骨 250 克，白萝卜 250 克，水发海带 50 克，料酒、姜、盐、味精各 3 克，冷水 2000 毫升。

**制作程序**

1. 将排骨加水煮沸去掉浮沫，加上姜片、料酒，小火炖熟。

2. 熟后加入萝卜丝，再煮 5~10 分钟，调味后放入海带丝、味精，煮沸即起。

**药膳功效**

补血生髓，益气降压，强筋壮骨。

## 鲜奶银耳乌鸡汤

**药膳配方**

乌鸡 1 只，猪瘦肉 225 克，银耳 19 克，百合 38 克，鲜奶 1 杯，姜片、盐 4 克，冷水 2000 毫升。

**制作程序**

1. 银耳用水浸泡 20 分钟，清洗干净；百合洗净；乌鸡宰杀后去毛、内脏，氽烫后再冲洗干净；猪瘦肉洗净。

2. 烧滚适量水，下乌鸡、猪瘦肉、银耳、百合和姜片，水滚后改文火煲约 2 小时，倒入鲜奶拌匀，续煮 5 分钟，下盐调味即成。

**药膳功效**

补血填精，强壮筋骨，防治骨质疏松。

## 冬瓜薏仁猪瘦肉汤

**药膳配方**

冬瓜 500 克，猪瘦肉 200 克，蚝豉 3 粒，薏仁 25 克，果皮少许，盐 3 克，冷水 2000 毫升。

**制作程序**

1. 冬瓜洗净，连皮切大件；猪瘦肉放入开水中，煮 5 分钟，取起洗净。

2. 蚝豉洗净，用清水浸 30 分钟；薏仁洗净，放入开水中煮 5 分钟，捞起将果皮用冷水浸软，刮去瓤洗净。

3. 将 2000 毫升冷水煲开，放冬瓜、猪瘦肉、蚝豉、薏仁、果皮煲滚，改用文火煲 3 小时，下盐调味即可。

**药膳功效**

除湿、止痛。适用于风湿骨痛、骨质疏松等症。

## 北芪党参龙凤汤

**药膳配方**

北芪、党参各 100 克，陈皮 1 块，蛇肉 200 克，嫩鸡 1 只，生姜 2 片，红枣 4 颗，盐少许，冷水适量。

**制作程序**

1. 将嫩鸡去毛、去内脏，洗净切块；蛇肉、北芪、党参、陈皮、生姜、红枣洗净；红枣去核。

2. 瓦煲内加冷水，用文火煲至水滚，加入材料，改用中火煲 3 小时，加盐调味即可。

**药膳功效**

补气养血，强筋健骨。适用于劳损、风眩、心烦、骨折、骨质疏松等症。

**注意事项**

伤风感冒初起不宜饮用。

## 桑枝薏仁水蛇汤

**药膳配方**

桑枝 30 克，薏仁 30 克，水蛇 500 克，蜜枣 3 颗，盐 5 克，冷水 2000 毫升。

**制作程序**

1. 将桑枝、薏仁、蜜枣洗净。

2. 水蛇去头、皮、内脏，洗净，飞水。

3. 将冷水 2000 毫升放入瓦煲内，煮沸后加入以上用料，武火煲滚后改用文火煲 3 小时，加盐调味即可。

**药膳功效**

益气健脾，补血补钙。适用于泄泻、骨质疏松等症。

**注意事项**

本方清热祛风、利湿力强，风寒痹痛、气血不足之关节疼痛者慎用。

## 蚕豆牛肉汤

**药膳配方**

精牛肉 500 克，新鲜蚕豆 250 克，盐、葱、姜各适量，冷水适量。

**制作程序**

1. 精牛肉切 2.5 厘米长、2 厘米厚的块，入炒锅，加盐、葱、姜、冷水适量。

2. 武火烧沸后转文火炖熬至牛肉六成熟，加鲜蚕豆（或水发干蚕豆）续炖熬至熟。

**药膳功效**

补肝肾，益精血，强筋健骨。适用于虚羸、消渴、骨折、骨质疏松等症。

## 赤小豆乌鸡汤

**药膳配方**

赤小豆 30 克，乌鸡 1 只（730 克），料酒 10 克，姜 3 克，葱 10 克，盐 3 克，鸡精 3 克，鸡油 30 克，胡椒粉 3 克，冷水 2800 毫升。

**制作程序**

1. 将赤小豆洗净；乌鸡宰杀后，去毛、爪；姜切片，葱切段。

2. 将赤小豆、乌鸡、姜、葱、料酒同放锅内，加水 2800 毫升，武火烧沸，再用文火炖煮 28 分钟，加入盐、鸡精、鸡油、胡椒粉即成。

**药膳功效**

利水消肿，养血益气，补精填髓，防治骨质疏松。

## 赤小豆绿头鸭汤

**药膳配方**

赤小豆 30 克，绿头鸭 1 只（1000 克），料酒 10 克，姜 3 克，葱 10 克，盐 3 克，鸡精 3 克，鸡油 30 克，胡椒粉 3 克，冷水 2800 毫升。

**制作程序**

1. 将赤小豆去泥沙，洗净；绿头鸭宰杀后，去毛、内脏及爪；姜切片，葱切段。

2. 将赤小豆、鸭肉、料酒、姜、葱同放炖锅内，加水 2800 毫升，置武火上烧沸，再用文火炖煮 43 分钟，加入盐、鸡精、鸡油、胡椒粉即成。

**药膳功效**

补脾开胃，利水祛湿，可用于治疗腰膝酸软、气血不足、骨质疏松等症。

## 赤小豆驴肉汤

**药膳配方**

赤小豆 30 克，驴肉 300 克，料酒 10 克，姜 3 克，葱 10 克，盐 3 克，鸡精 3 克，鸡油 30 克，胡椒粉 3 克，冷水 2800 毫升。

**制作程序**

1. 将赤小豆去泥沙，洗净；驴肉洗净，切 3 厘米见方的块；姜切片，葱切段。

2. 将赤小豆、驴肉、姜、葱、料酒同放炖锅内，加水 2800 毫升，置武火上烧沸，再用文火炖煮 43 分钟，加入盐、鸡精、鸡油、胡椒粉即成。

**药膳功效**

补气养血，强筋健骨。适用于劳损、风眩、心烦、骨折、骨质疏松等症。

## 枸杞鱼头汤

**药膳配方**

鱼头 1 只（500 克），白芷 10 克，枸杞 15 克，料酒 10 克，姜 5 克，葱 10 克，盐 3 克，味精 2 克，胡椒粉 2 克，香油 20 克，冷水 2800 毫升。

**制作程序**

1. 将鱼头去鳃，洗净，剁成 4 块；白芷润透，切薄片；枸杞去果柄、杂质，洗净；姜切片，葱切段。

2. 将鱼头、白芷、枸杞、姜、葱、料酒同放炖锅内，加水 2800 毫升，武火烧沸，再用文火炖煮 30 分钟，加入盐、味精、胡椒粉、香油即成。

**药膳功效**

补肝肾，益精血，强筋健骨。适用于虚羸、消渴、久疟、妇女血虚、经闭、恶疮、疥癣、骨折、骨质疏松等症。

## 赤小豆羊肺汤

**药膳配方**

赤小豆 230 克，羊肺 1 副，料酒 10 克，姜 3 克，葱 10 克，盐 3 克，鸡精 3 克，鸡油 30 克，胡椒粉 3 克，冷水 2300 毫升。

**制作程序**

1. 将赤小豆去泥沙，洗净；羊肺反复冲洗干净；姜切片，葱切段。

2. 将赤小豆、羊肺、料酒、姜、葱同放炖锅内，加水 2300 毫升，武火烧沸，再用文火炖煮 33 分钟，加入盐、鸡精、鸡油、胡椒粉即成。

**药膳功效**

补益元气，和养脏腑，强筋健骨。适用于元气不足、泻痢、吐血、女子崩中、骨折、骨质疏松等症。

## 赤小豆羊肚汤

**药膳配方**

赤小豆 230 克，羊肚 300 克，料酒 10 克，姜 3 克，葱 10 克，盐 3 克，鸡精 3 克，鸡油 30 克，胡椒粉 3 克，冷水 2300 毫升。

**制作程序**

1. 将赤小豆洗净；羊肚反复冲洗干净，切 2 厘米宽、4 厘米长的块；姜切片，葱切段。

2. 将赤小豆、羊肚、料酒、姜、葱同放炖锅内，加水 2300 毫升，置武火烧沸，再用文火炖煮 33 分钟，加入盐、鸡精、鸡油、胡椒粉即成。

**药膳功效**

益气健脾，强筋健骨。适用于泄泻、骨质疏松等症。

## 红枣乌鸡雪蛤汤

**药膳配方**

红枣 10 颗，乌鸡半只，雪蛤 10 克，生姜 3 片，鲜奶、盐少许，沸水 600 毫升。

**制作程序**

1. 雪蛤挑去杂质浸泡 5 小时，待充分膨胀后再剔除深褐色丝筋，洗净。

2. 红枣去核，洗净；乌鸡去毛，内脏洗净，斩件，飞水。

3. 将以上原料置于炖盅内，注入沸水 600 毫升，加盖，隔水炖 4 小时，倒入鲜奶，加盐调味即可。

**药膳功效**

补肝肾，益精血，强筋健骨。适用于虚羸，消渴，久疟，妇女血虚、经闭，恶疮，疥癣，骨折，骨质疏松等症。

## 赤小豆羊肉汤

**药膳配方**

赤小豆 230 克，羊肉 300 克，萝卜 300 克，料酒 10 克，香草 30 克，姜 3 克，葱 10 克，盐 3 克，鸡精 3 克，鸡油 23 克，冷水 2300 毫升。

**制作程序**

1. 将赤小豆洗净；羊肉洗净；切 3 厘米见方的块；白萝卜去皮，切 4 厘米见方的块；香草洗净，切 3 厘米长的段。

2. 将赤小豆、羊肉、料酒、白萝卜、姜、葱同放炖锅内，加水 2300 毫升，武火烧沸，再用文火炖煮 33 分钟，加入盐、鸡精、鸡油、香草、胡椒粉即成。

**药膳功效**

补肝肾，益精血，强筋健骨。适用于虚羸、消渴、骨折、骨质疏松等症。

## 赤小豆牛筋汤

**药膳配方**

赤小豆 230 克，牛筋（发好）300 克，料酒 10 克，姜 3 克，葱 10 克，盐 3 克，鸡精 3 克，鸡油 30 克，胡椒粉 3 克，冷水 2300 毫升。

**制作程序**

1. 将赤小豆去泥沙，洗净；牛筋发好，漂洗干净，切 4 厘米长的条；姜切片，葱切段。

2. 将赤小豆、牛筋、料酒、姜、葱同放炖锅内，加水 2300 毫升，置武火烧沸，再用文火炖煮 33 分钟，加入香草、盐、鸡精、鸡油、胡椒粉即成。

**药膳功效**

舒经活络，强筋健骨。适用于风湿疼痛、虚损、消渴、脾弱不运、痞积、水肿、腰膝酸软等症。

# 羹类药膳 4 道

## 红糖芝麻羹

**药膳配方**

红糖和黑、白芝麻各 25 克，藕粉 100 克。

**制作程序**

1. 将黑、白芝麻分别炒熟。

2. 将藕粉与黑、白芝麻放同一碗中，冲入沸水，再放入红糖，搅匀即可食用。

**服食方法**

每日一次冲饮。

**药膳功效**

补血养心，补钙壮骨。

## 双丝银鱼羹

**药膳配方**

鲜银鱼 250 克，火腿丝、竹笋丝各 50 克，姜丝 10 克，蛋清 2 个，香菜末 20 克，鸡汤 600 克，盐 3 克、味精、胡椒粉各 1 克，沙拉油 50 克，湿淀粉、香油、料酒各适量。

**制作程序**

1. 将鲜银鱼用清水漂清，放在小碗中，加少许盐打散调匀。

2. 炒锅上火，放入沙拉油烧热，投入姜丝煸炒，加鸡汤、竹笋丝、火腿丝，待汤烧开后加入银鱼，下盐、味精、料酒调好味。

3. 待汤再次烧开，用湿淀粉勾薄芡，待芡熟后将蛋清徐徐倒入锅中，边倒边搅拌，使蛋清成蛋花状。

4. 羹上淋入少许香油，起锅装盆，撒上胡椒粉、香菜末即成。

## 鲜红椒鱿鱼羹

**药膳配方**

鲜红椒 15 克，干鱿鱼 200 克，鸡脯肉 100 克，盐 2 克，味精 1.5 克，胡椒粉 1 克，料酒 6 克，食碱 3 克，鸡油 15 克，高汤 750 克。

**制作程序**

1. 鲜红椒洗净，控干水分，切段；鸡脯肉剁成泥。

2. 干鱿鱼放入温水中泡 1 小时，去头尾，切成极薄的片，放入盆内，用热水洗净，然后用食碱拌匀，放入开水，焖泡至水温不烫手时，水倒出一半，再倒入滚开水盖上焖泡，如此重复 3~4 次，使鱿鱼颜色发白，透明，质软，泡入冷水内。

3. 炒锅上火，加入高汤烧沸，鸡泥用汤冲入锅内，待鸡泥凝固，用小眼漏勺捞出鸡泥。倒入鱿鱼片浸 3 分钟后滗去汤，再重复操作一次，将鱿鱼片盛入汤碗中。

4. 汤内加入料酒、盐、胡椒粉、味精，撇去浮沫，倒入鲜红椒段，淋上鸡油，盛入汤碗内即可。

**药膳功效**

补脾开胃，利水祛湿，可用于治疗腰膝酸软、气血不足、骨质疏松等症。

## 芝麻核桃仁粉羹

**药膳配方**

黑芝麻、核桃仁各 250 克，白砂糖 50 克。

**制作程序**

1. 将黑芝麻拣去杂质，晒干，炒熟。

2. 将黑芝麻与核桃仁同研为细末，加入白糖，拌匀后瓶装备用。

**服食方法**

每日两次，每次 25 克，温开水调服。

**药膳功效**

补血生髓，强筋壮骨。

## 酒类药膳 5 道

## 仙灵酒

**药膳配方**

仙灵脾 120 克，菟丝子 60 克，破故纸 60 克，金樱子 500 克，小茴香 30 克，巴戟天 30 克，川芎 30 克，牛膝 30 克，当归 60 克，肉桂 30 克，沉香 15 克，杜仲 30 克，白酒 10 升。

**制作程序**

1. 将上述药材打捣成粗末，装入纱布袋内。

2. 将纱布袋放入器皿中，倒入白酒浸泡，加盖。

3. 将器皿放入锅中，隔水加热约 1 小时，取出器皿，密封。

4.7 日后开封，过滤装瓶备用。

**服食方法**

每次 15~30 毫升，早晚 2 次，将酒温热空腹服用。

**药膳功效**

补肾壮阳，固精，养血，强筋骨。主治腰膝无力、骨质疏松、下元虚冷、行走无力、阳痿、遗精、泄泻等症。

## 人参酒

**药膳配方**

人参 30 克，白酒 1200 毫升。

**制作程序**

1. 人参装入纱布袋，缝口，将纱布袋入酒浸泡数日。

2. 将酒倒入砂锅内，在微火上煮，煮至 500~700 毫升时将酒倒入瓶内。

3. 将瓶密封，冷却，存放备用。

**服食方法**

每次 10~30 毫升，每日 1 次。

**药膳功效**

补益中气，强壮筋骨。

## 地料酒

**药膳配方**

干地黄 60 克，白酒 500 毫升。

**制作程序**

将地黄洗净，泡入白酒罐内，用不透气的塑料皮封严口，浸泡 7 天后即可饮用。

**药膳功效**

舒筋活血。适用于阴血不足、筋脉失养而引起的肢体麻木、疼痛等症。

## 丹参杜仲酒

**药膳配方**

杜仲 30 克，丹参 30 克，川芎 20 克，糯米酒 750 毫升。

**制作程序**

1. 将上述药材一同捣碎细，装入纱布袋内。

2. 将布袋放入干净的器皿中，倒入酒浸泡，密封。

3.5 日后开启，去掉药袋，过滤装瓶备用。

**服食方法**

不限时，将酒温热随量服用。

**药膳功效**

此酒补肝肾、强筋骨、养血活血、祛风通络，主治肝肾虚、精血不足、腰腿酸痛、络脉痹阻。

### 天麻石斛酒

**药膳配方**

石斛、天麻、川芎、仙灵脾、五加皮、牛膝、萆薢、桂心、当归、牛蒡子、杜仲、制附子、乌蛇肉、茵芋、狗脊、丹参各 20 克，川椒 25 克，白酒 1500 毫升。

**制作程序**

将前 17 味捣碎，置容器中，加入白酒，密封，浸泡 7 日后过滤去渣即成。

**服食方法**

每次温服 10~15 毫升，日服 3 次。

**药膳功效**

舒筋活血，强筋壮骨，祛风除湿。

蜂产品药膳 9 道

## 蜂类产品9道

### 月见草花粉饮

**药膳配方**

蜂蜜、月见草花粉各适量。

**制作程序**

将花粉用温开水或蜂蜜水泡后服用。

**服食方法**

日服 2 次，每次 5~10 克。

**药膳功效**

本方具有强筋壮骨、缓解关节疼痛的作用，能够防治骨质疏松。

### 白酒蜜浆

**药膳配方**

鲜蜂王浆 10 克，蜂蜜 100 克，白酒 200 毫升。

**制作程序**

将以上 3 味充分混合。

**服食方法**

每日早晨口服 5~10 毫升。

**药膳功效**

本方具有强筋壮骨、缓解关节疼痛的作用，能够防治骨质疏松和关节炎。

### 蛋黄蜂蜜饮

**药膳配方**

蜂蜜 25 克，鸡蛋黄 1 个，沸水适量。

**制作程序**

鸡蛋黄和蜂蜜搅匀，用沸水冲散热饮即可。

**服食方法**

经常饮用。

**药膳功效**

本方具有补血止血、强身健体的作用，能够防治骨质疏松等症。

## 双草蜜

**药膳配方**

蜂蜜 30 克，制草乌、生甘草各 9 克。

**制作程序**

制草乌、生甘草水煎 1 小时以上，加入蜂蜜，分 2 次温服。

**药膳功效**

本方具有祛湿止痛、化痰止咳、壮骨强身的作用，能够防治骨质疏松。

## 蜜制桑葚

**药膳配方**

蜂蜜、桑葚各 300 克。

**制作程序**

将鲜桑葚微研至碎，用纱布挤汁，以文火熬，至一半时加蜂蜜调匀，再煎片刻即成膏状。

**服食方法**

日服 2~3 次，每次 1~2 汤匙，温开水或少量料酒送服。

**药膳功效**

本方具有强筋壮骨、缓解关节疼痛的作用，能够防治骨质疏松。

## 蜂王浆健骨单方

**药膳配方**

鲜蜂王浆。

**制作程序**

购买成品蜂王浆即可。

**服食方法**

早晚服蜂王浆各 1 次，空腹服用，每次 3~4 克。

**药膳功效**

本方能够防治骨质疏松。

## 蜂胶酊浆饮

**药膳配方**

蜂王浆、15% 蜂胶酊各适量。

**制作程序**

二者放一起加温开水调匀。

**服食方法**

每日起床后和睡觉前各服 1 次，每次服 5 克蜂王浆和 5 毫升蜂胶酊。

**药膳功效**

本方具有强筋壮骨、安神益智的作用，能够防治骨质疏松。

## 白酒姜蜜

**药膳配方**

蜂蜜 500 克，白酒 500 毫升，姜末 20 克。

**制作程序**

将蜂蜜与白酒混合调匀，加入姜末，搅匀，贮存 10 日后即可饮用。

**服食方法**

每日服 1 小杯。

**药膳功效**

本方具有祛湿止痛的作用，能够防治骨质疏松和风湿性关节炎。

### 木瓜蜜

**药膳配方**

蜂蜜 1500 克，木瓜 4 个。

**制作程序**

将木瓜蒸熟，去皮，捣烂如泥，加入蜂蜜混合调匀，装入洁净瓷器中贮存。

**服食方法**

每日早晨空腹服用 10~20 克，温开水冲服。

**药膳功效**

本方具有强筋壮骨的作用，能够防治骨质疏松。

# 第七章
# 促进消化的药膳

进入老年期后，和全身其他系统一样，消化系统器官的生理功能发生衰退性变化，消化和吸收功能都逐渐减弱，故容易发生消化不良。

首先，老年人的牙龈萎缩，牙齿由于长期的磨损引起脱落，咀嚼发生困难，使食物未能被充分咀嚼粉碎，就被吞咽到胃腔中，从而加重胃的负担。

其次，老年人消化道黏膜、腺体均在萎缩。口腔黏膜萎缩使味觉迟钝，导致老人喜欢吃一些难以消化的厚味食物；唾液腺萎缩导致每日唾液的分泌量降为年轻人的 1/3；胃液的分泌也下降为年轻时的 1/5。老年人消化液中不但消化酶含量减少，而且其活性也明显降低，消化食物的能力大大下降，故可引起消化不良。

再次，老年人胃肠道的平滑肌纤维萎缩，弹力减弱，常引起内脏下垂、胃肠缓慢性扩张以及胃肠道蠕动缓慢、无力，所以使得老年人的机械消化能力减弱。研究表明，在非溃疡性消化不良患者中，半数以上患者存在胃排空延迟。

老年人发生消化不良时，有损身体健康。因此老年人进食应以细软，营养丰富，富含蛋白质、维生素、纤维素，少含脂肪最为适宜。进食时应细嚼慢咽，让唾液与食物充分混合，这样既有利于增强食欲，又利于食物的消化吸收，缓解消化不良。

## 粥类药膳 14 道

### 肉豆蔻粥

**药膳配方**

肉豆蔻 10 克，粳米 100 克，姜 2 片，冷水适量。

**制作程序**

1. 粳米淘洗干净，用冷水浸泡半小时，捞出，沥干水分。

2. 将肉豆蔻捣碎，研成细末。

3. 取锅加入冷水、粳米，先用旺火煮开，然后改用小火熬煮，煮至粥将成时加入肉豆蔻末、姜片，搅拌均匀，再略煮片刻，即可盛起食用。

**药膳功效**

宽中行气，生津清热，化积导滞，适用于食积饱胀、胸膈满闷、噎膈反胃等症，尤其有助消食化积。

## 花生杏仁粥

**药膳配方**

粳米 200 克，花生仁 50 克，杏仁 25 克，白糖 20 克，冷水 2500 毫升。

**制作程序**

1. 花生仁洗净，用冷水浸泡回软；杏仁焯水烫透，备用。

2. 粳米淘洗干净，浸泡半小时，沥干水分，放入锅中，加入约 2500 毫升冷水，用旺火煮沸。转小火，下入花生仁，煮约 45 分钟，再下入杏仁及白糖，搅拌均匀，煮 15 分钟，出锅装碗即可。

**药膳功效**

清热解毒，消胀满，化积滞，可治疗食积不化、腹胀、肠炎。

## 莱菔子粥

**药膳配方**

粳米 100 克，莱菔子 15 克，盐 1 克，冷水适量。

**制作程序**

1. 粳米淘洗干净，用冷水浸泡半小时，捞出，沥干水分。

2. 将莱菔子放入碗内，加入适量冷水，研磨滤汁。

3. 取锅加入冷水、粳米，旺火煮沸后加入莱菔子汁，再改用小火续煮至粥成，放入盐调味，即可盛起食用。

**药膳功效**

消食化积，降气化痰。适用于食积不化、中焦气滞、脘腹胀满、嗳腐吞酸、腹痛泄泻等症。

## 芜菁粥

**药膳配方**

粳米 100 克，芜菁（大头菜）200 克，盐 1.5 克，冷水 1000 毫升。

**制作程序**

1. 将芜菁冲洗干净，削去外皮，切细。

2. 粳米淘洗干净，浸泡半小时后捞出，沥干水分。

3. 锅中加入约 1000 毫升冷水，将粳米放入，用旺火煮沸后加入芜菁，改用小火熬煮成粥，然后用盐调好味，再稍焖片刻，即可盛起食用。

**药膳功效**

清肺止咳，强肝利消化，轻便利尿，填精壮阳。

## 萝卜青果粥

**药膳配方**

粳米 100 克，萝卜 50 克，青果 20 克，盐 1 克，冷水 1000 毫升。

**制作程序**

1. 粳米淘洗干净，用冷水浸泡半小时，捞出，沥干水分。

2. 青果洗净；萝卜洗净切块。

3. 锅中加入约 1000 毫升冷水，将粳米放入，置旺火上烧沸，加入青果和萝卜块，改用小火熬煮成粥。

4. 粥内下盐拌匀，再稍焖片刻，即可盛起食用。

**药膳功效**

开胃消滞，下气化积，增强肠胃功能。

## 粳米姜粥

**药膳配方**

粳米 200 克，鲜生姜 15 克，红枣 2 颗，红糖 15 克，冷水 1500 毫升。

**制作程序**

1. 粳米淘洗干净，用冷水浸泡半小时，捞起，沥干水分。

2. 鲜生姜去皮，剁成细末；红枣洗净，去核。

3. 锅中注入约 1500 毫升冷水，将粳米放入，用旺火烧沸，放入姜末、红枣，转小火熬煮成粥，再下入红糖拌匀，稍焖片刻，即可盛起食用。

**药膳功效**

补脾益胃，扶助正气，散寒通阳。

## 茴香菜粥

**药膳配方**

粳米、茴香菜各 100 克，盐 1.5 克，冷水 1000 毫升。

**制作程序**

1. 将茴香菜摘洗干净，切细。

2. 粳米淘洗干净，用冷水浸泡半小时，捞出，沥干水分。

3. 锅中加入约 1000 毫升冷水，将粳米放入，先用旺火烧沸，再改用小火熬煮，待粥将熟时加入茴香菜、盐，再续煮至菜熟粥稠，即可盛起食用。

**药膳功效**

清热解毒，消胀满，化积滞，可治疗食积不化、腹胀、肠炎。

## 荞麦粥

**药膳配方**

荞麦粉 150 克，盐 2 克，冷水 1000 毫升。

**制作程序**

1. 荞麦粉放入碗内，用温水调成稀糊。

2. 锅中加入约 1000 毫升冷水，烧沸，缓缓倒入荞麦粉糊，搅匀，用旺火再次烧沸，然后转小火熬煮。

3. 见粥将成时下入盐调好味，再稍焖片刻，即可盛起食用。

**药膳功效**

促进肠胃蠕动，增进食欲，帮助消化。

## 豆豉薤白粥

**药膳配方**

粳米 100 克，淡豆豉、薤白各 50 克，盐 1.5 克，冷水 1200 毫升。

**制作程序**

1. 粳米淘洗干净，用冷水浸泡半小时，捞出，沥干水分。

2. 淡豆豉洗净；薤白去皮，冲洗干净，切细。

3. 锅中加入约 1200 毫升冷水，倒入粳米，先用旺火煮开，下入淡豆豉，再改小火煮至半熟，加入薤白、盐，再续煮成粥即可。

**药膳功效**

健胃消食。本方适用于肠胃不适、风湿骨痛及小便不利等。

## 锅巴粥

**药膳配方**

粳米 100 克，锅巴 200 克，干山楂片 50 克，白糖 10 克，冷水适量。

**制作程序**

1. 将锅巴掰碎；干山楂片洗净。

2. 粳米淘洗干净，用冷水浸泡半小时，捞出，沥干水分。

3. 取锅放入适量冷水、山楂片、粳米，先用旺火煮开，然后改用小火熬煮，至粥将成时加入锅巴，再略煮片刻，以白糖调味，即可盛起食用。

**药膳功效**

温中健胃，促进肠胃蠕动，帮助消化。

## 罗汉果糙米粥

**药膳配方**

糙米 150 克，罗汉果 2 个，盐 2 克，冷水 1500 毫升。

**制作程序**

1. 糙米淘洗干净，用冷水浸泡 2 小时，捞出，沥干水分。

2. 罗汉果洗净，备用。

3. 锅中加入约 1500 毫升冷水，加入糙米，用旺火烧沸，改用小火煮至软烂，再加入罗汉果继续煮 5 分钟，然后下入盐拌匀，即可盛起食用。

**药膳功效**

补虚益气，健脾和胃，促进消化，适用于胃溃疡、体虚瘦弱者，也用于治疗噎膈、脚气、失眠。

## 肉桂粥

**药膳配方**

粳米 100 克，肉桂 10 克，红糖 15 克，冷水适量。

**制作程序**

1. 粳米淘洗干净，浸泡半小时后捞出，沥干水分，备用。

2. 将肉桂擦洗干净，打碎。

3. 取锅加入适量冷水、肉桂，煮沸后约 20 分钟，滤取浓汁。

4. 将锅洗净，放入冷水、粳米，先用旺火煮开，然后改用小火熬煮，至粥将成时加入肉桂浓汁，续煮至粥成，再加入红糖调味后食用。

**药膳功效**

开胃消滞，下气化积，增强肠胃功能。

## 梅花粥

**药膳配方**

粳米 100 克，白梅花 5 朵，白糖 10 克，冷水适量。

**制作程序**

1. 粳米淘洗干净，用冷水浸泡半小时，捞出，沥干水分。

2. 将白梅花摘下花瓣，用冷水漂洗干净。

3. 取锅放入冷水、粳米，先用旺火煮开，然后改用小火熬煮，至粥将熟时加入白梅花、白糖，再略煮片刻，即可盛起食用。

**药膳功效**

疏肝解郁，消食化积，健脾开胃，美容驻颜。

## 刺儿菜粥

**药膳配方**

粳米、刺儿菜各 100 克，葱末 3 克，盐 1.5 克，味精 1 克，香油 3 克，冷水适量。

**制作程序**

1. 将刺儿菜择洗干净，入沸水锅焯过，冷水过凉，捞出细切。

2. 粳米淘洗干净，用冷水浸泡半小时，捞出。

3. 取砂锅加入冷水、粳米，先用旺火煮沸，再改用小火煮至粥将成时，加入刺儿菜，待滚，用盐、味精调味，撒上葱末、淋上香油，即可食用。

**药膳功效**

滋阴清肺，养胃生津，除虚热，去疾补虚，促进消化。

# 汤类药膳 20 道

## 白芷鲜藕汤

**药膳配方**

白芷 15 克，鲜藕 300 克，料酒 10 克，姜 3 克，葱 5 克，盐 3 克，味精 2 克，香油 20 克，冷水 1800 毫升。

**制作程序**

1. 将白芷润透，切片；鲜藕去皮，洗净，切薄片；姜切片，葱切段。

2. 将鲜藕、白芷、姜、葱、料酒同放炖锅内，加水 1800 毫升，置武火上烧沸，再用文火炖煮 35 分钟，加入盐、味精、香油即成。

**药膳功效**

温中散寒，健脾暖胃。本方主要用于脾胃虚寒引起的脘腹疼痛、遇热痛减、口泛清涎、喉痒作咳、胸闷作呕、大便溏泄者。

**注意事项**

本方温中，加上鸡蛋属发物，胃热、阴虚火旺、便秘、皮肤疮疡及患出血性疾病者慎用。

## 萝卜酸梅汤

**药膳配方**

鲜萝卜 250 克，酸梅 2 颗，盐少许。

**制作程序**

1. 将萝卜洗净切片，与酸梅同放一锅内加适量水煎煮。

2. 沸滚数分钟后，加盐调味，去渣留汤饮用。

**药膳功效**

宽中行气，生津清热，化积导滞，适用于食积饱胀、胸膈满闷、噎膈反胃等症，尤其有助于消食化积。

## 韭姜牛奶汤

**药膳配方**

韭菜 250 克，生姜 25 克，牛奶 250 克。

**制作程序**

1. 将韭菜、生姜分别洗净，切碎捣烂，以洁净纱布包裹绞汁，取汁液倾入锅内。

2. 然后在锅内加牛奶煮沸即可。

**药膳功效**

温胃健脾，降气止逆，适用于胃溃疡、慢性胃炎、胃痛、呕吐、消化不良等症。

## 葱枣汤

**药膳配方**

干红枣 20 颗，葱白 7 根，冷水适量。

**制作程序**

1. 将干红枣洗净，用水泡发；葱白（连须）洗净。

2. 将红枣放入锅内，加水适量，用武火烧沸约 20 分钟，加葱白略滚即成。酌量食枣喝汤，每日 1 料。

**药膳功效**

补脾益胃，扶助正气，散寒通阳，促进消化。

## 大蒜豆腐鱼头汤

**药膳配方**

鲜鱼头 500 克，大蒜（鲜）100 克，豆腐 3 块，开水适量。

**制作程序**

1. 将大蒜洗净，切片；鱼头开边，去鳃，洗净。

2. 豆腐、鱼头分别下油锅煎香，铲起，放入开水煲内，入大蒜片，用武火煮滚，改文火煲 30 分钟，调味即可。

**药膳功效**

健胃消食。本方适用于肠胃不适、风湿骨痛及小便不利等症。

## 塘蒿鱼头汤

**药膳配方**

大鱼头 1 个，塘蒿 250 克，生姜 2 片，胡椒粉 5 克，米酒少许。

**制作程序**

1. 将鲜鱼头洗净去鳃，抹干水，起油锅，用生姜爆至微黄、香气大出，加入少许米酒，添清水适量，武火煲开，改文火煲 40 分钟。

2. 将塘蒿洗净，待鱼头汤煲好后，下塘蒿再煲 10 分钟，加胡椒粉调味即可。

**药膳功效**

温中健胃，促进消化。

## 火炭母猪血汤

**药膳配方**

火炭母 60 克，猪血块 100 克，盐少许，冷水适量。

**制作程序**

1. 将猪血块漂净切小块，火炭母洗净。

2. 将上述二者一同放入锅内，加适量冷水煮汤，熟后以盐调味即可。

**药膳功效**

清热解毒，消胀满，化积滞，可治疗食积不化、腹胀、肠炎。

## 百合藻带汤

**药膳配方**

百合 50 克，海藻、海带各 15 克，葱、姜丝适量，盐、味精少许，冷水适量。

**制作程序**

1. 百合用温水浸泡回软后，洗净切成片；海藻用温水浸泡后洗净，用手撕成碎块。

2. 海带洗净，入笼屉内用武火蒸约 30 分钟，再捞出放入水中浸泡 4 小时，洗净，切成小碎片。

3. 锅内加入冷水适量，倒入百合、海藻、海带，用武火烧沸，撇去浮沫，再改用文火煮 30 分钟，加盐、味精、葱、姜丝调味即成。

**药膳功效**

助消化，强身养颜。

## 沙参玉竹老鸭汤

**药膳配方**

北沙参、玉竹各 20 克，老鸭半只，姜 1 片，盐少许，冷水适量。

**制作程序**

1. 将北沙参、玉竹洗净；老鸭洗净，斩件。

2. 把全部用料放入锅内，加冷水适量，武火煮沸后改文火煲 2 小时，下盐调味即可。

**药膳功效**

滋阴清肺，养胃生津，除虚热，去疾补虚，促进消化。

## 海带鱼头汤

**药膳配方**

海带 200 克，鱼头 1 个，料酒、姜、葱、盐、味精、胡椒粉、香油各少许，冷水适量。

**制作程序**

1. 将海带用清水浸泡，洗去泥沙，切成细丝；姜切片，葱切段。

2. 将鱼头去鳃，剁成小块。

3. 将海带、料酒、鱼头、姜、葱一同放入炖锅内，加水适量，用武火烧沸。

4. 改文火炖煮 35 分钟，加入盐、味精、胡椒粉、香油调味即成。

**药膳功效**

补益虚亏，开胃生津，理气化痰，适用于脾胃虚弱、腰膝酸软、倦怠无力、咳嗽痰多等症。

## 百合冰糖蛋花汤

**药膳配方**

冰糖 50 克，鸡蛋 1 只，百合 30 克。

**制作程序**

1. 将百合洗净，加水 2 碗，煲熟、软后下冰糖。

2. 将鸡蛋去壳放入汤中，打散调匀饮用。

**药膳功效**

治神经性呕吐、肠胃不适、消化不良。

## 无花果冰糖汤

**药膳配方**

无花果 30 克，冰糖适量，冷水适量。

**制作程序**

将无花果洗净，放入锅内加水煎煮，汤成后调入冰糖即可。

**药膳功效**

健脾清热，润肺利咽。

## 虾仁粉皮汤

**药膳配方**

鲜虾 250 克，粉皮 200 克，香油、盐各少许，冷水适量。

**制作程序**

1. 将鲜虾洗净，剥壳取虾仁。

2. 先将虾壳放入锅内加水熬汤，去掉虾壳，再向虾壳汤内投入虾仁、粉皮、盐，煮沸后淋入香油即成。

**药膳功效**

开胃化食，清热解毒。对食欲不振者尤宜。

## 饴糖姜枣汤

**药膳配方**

饴糖 2 匙，生姜 3 片，红枣 5 颗，冷水适量。

**制作程序**

红枣、姜片分别洗净，放入锅内加水煮沸，投入饴糖续煮至糖化即成。

**药膳功效**

温中健脾，益胃补虚。适用于脾胃虚寒、里急腹痛者，对胃及十二指肠溃疡、胃脘痛及泛酸嗳气等症疗效甚佳。

## 海米萝卜汤

**药膳配方**

海米 25 克，白萝卜 1 个，葱（或香菜）2 棵，植物油、盐、香油各适量，冷水适量。

**制作程序**

1. 白萝卜洗净，去皮，切丝。

2. 海米用冷水泡开；葱洗净，切段（香菜切末）。

3. 油锅烧热，爆香海米，放入白萝卜丝和适量清水，水量以盖过萝卜丝为准，煮至萝卜丝软化，加盐调味，淋上少许香油提味，并撒上葱段（或香菜末）即可。

**药膳功效**

促进肠胃蠕动，增进食欲，帮助消化。

## 山楂麦芽鸭肾汤

**药膳配方**

鸭肾 4 只，猪瘦肉 150 克，山楂 30 克，麦芽 50 克，鸡内金 5 只，植物油、盐各适量，冷水 3000 毫升。

**制作程序**

1. 将鸭肾剖开洗净，不要剥去鸭肾衣；猪瘦肉洗净，切成两块，用开水烫煮一下捞起待用。

2. 其余用料用温水浸后洗净，置于煲汤用的纱布袋内，绑好袋口。

3. 煲内注入 3000 毫升冷水烧至水开，放入所有用料，用中火煲 90 分钟后再用小火煲 90 分钟即可。

4. 煲好后，隔除药渣，加入香油、盐调味即可服用。

**药膳功效**

开胃消滞，下气化积，增强肠胃功能。

## 眉豆猪皮汤

**药膳配方**

猪皮 200 克，眉豆 150 克，冷水适量。

**制作程序**

1. 猪皮洗净，去毛，用开水焯过，切短条；眉豆洗净，清水浸 1 小时。

2. 把眉豆放入锅内，加冷水适量，煮沸后文火煲至眉豆将烂，放入猪皮煲半小时，调味后即可食用。

**药膳功效**

补脾健胃，益气通络。可提高胃肠黏膜上皮抵抗力，使新陈代谢正常化，加速溃疡愈合，治胃及十二指肠溃疡效果较好。

## 炒糙米汤

**药膳配方**

糙米适量，冷水 100 毫升。

**制作程序**

1. 将糙米淘净晾干，倒入锅内以文火炒至香脆，粉碎后装入容器内密封。

2. 每次取 25 克放入锅内，加水 100 毫升煮沸片刻，成汤即可。

**药膳功效**

补虚益气，健脾和胃，促进消化，适用于胃溃疡、体虚瘦弱者，也用于治疗噎膈、脚气、失眠。

## 山楂冬瓜薏仁汤

**药膳配方**

山楂 19 克，冬瓜 900 克，薏仁 19 克，蜜枣 8 颗，盐适量，水 2400 毫升。

**制作程序**

1. 冬瓜洗净，切厚块；山楂和薏仁洗净。

2. 用瓦煲烧开 2400 毫升水，下山楂、冬瓜、薏仁、蜜枣，水再开后改文火煲约 1 小时，下盐调味即可。

**药膳功效**

消食、化积、利尿。

## 燕麦米糠汤

**药膳配方**

燕麦 30 克，米糠 15 克，饴糖 1 匙，冷水适量。

**制作程序**

燕麦、米糠共入一锅内，加适量水以文火煎汤，去渣后入饴糖溶化即成。

**药膳功效**

健脾和胃，促进消化，固表止汗。

## 羹类药膳 2 道

### 花胶鸡丝羹

**药膳配方**

发好的花胶 120 克，鸡丝 100 克，湿淀粉 25 克，沙拉油 50 克，料酒 10 克，盐 1.5 克，味精、胡椒粉各 1 克，高汤 1000 克，冷水适量。

**制作程序**

1. 将发好的花胶切为粗条，放入沸水锅中烫一下，捞起，沥干水分。

2. 用一半湿淀粉将鸡丝拌匀，锅内下入 45 克沙拉油烧热，将鸡丝放入烹熟，倒入盘里备用。

3. 利用锅中余油，淋入料酒，加入高汤，用盐、味精调好味，加入花胶、鸡丝，用另一半湿淀粉勾芡，加上余油、胡椒粉和匀，倒入汤碗里即成。

**药膳功效**

宽中行气，生津清热，化积导滞，适用于食积饱胀、胸膈满闷、噎膈反胃等症，尤其有助消食化积。

### 栗子白果羹

**药膳配方**

栗子、白果各 200 克，红瓜、青梅各 40 克，白糖 50 克，菱粉 15 克，糖桂花 5 克，冷水 600 毫升。

**制作程序**

1. 栗子剥壳后用温水浸泡 3 小时，去皮备用；红瓜、青梅洗净。

2. 白果剥去外壳，放入锅中煮熟，剥去外皮，切掉两头，挑出白果心。

3. 将栗子、红瓜、青梅都切成与白果一样大小，然后将栗子和白果上笼蒸约 45 分钟。

4. 将栗子和白果取出，与红瓜、青梅一起放入锅内，加入 600 毫升冷水烧沸后，再下入白糖，用菱粉加水勾芡，调成羹状，然后将糖桂花放入，调匀后即可起锅。

**药膳功效**

补益虚亏，开胃生津，理气化痰，适用于脾胃虚弱、腰膝酸软、倦怠无力、咳嗽痰多等症。

## 茶类药膳 8 道

### 菌母膜茶

**药膳配方**

茶叶 5 克，砂糖 2 克，冷水 500 毫升，菌母膜适量。

**制作程序**

将茶叶、砂糖加水煮滚 10 分钟，过滤，将滤液倒入消过毒的大口瓶中，放入菌母膜，用纱布包扎瓶口，避光放置 7 天，当溶液出现甜酸香气时即可。

**服食方法**

每日服 100 毫升，1 次或分数次饮用。

**药膳功效**

本方具有健脾补瘀、促进消化的作用。

## 甜粥绿茶

**药膳配方**

绿茶花 10 克，粳米 50 克，白糖适量，冷水适量。

**制作程序**

将绿茶花加水煮成浓汁约 100 毫升，去渣；粳米洗净，加入茶汁、白糖及水 400 毫升，文火熬成稠粥。

**服食方法**

每日两次。

**药膳功效**

本方具有祛湿化瘀、健脾的作用，可用于治疗完谷不化。

**注意事项**

凡精神亢奋、不易入眠者，晚餐勿服。

## 芝麻茶

**药膳配方**

茶叶 5 克，白芝麻 30 克，沸水适量。

**制作程序**

白芝麻焙黄，压碎，用茶水冲服。

**服食方法**

每日清晨服 1 剂。

**药膳功效**

本方具有理气补虚的作用，可促进胃肠蠕动。

## 酱油茶

**药膳配方**

茶叶 9 克，酱油 30 毫升，冷水适量。

**制作程序**

将水煮沸，加入茶叶、酱油，继续烧煮，至沸 3 分钟即可。

**服食方法**

每日 1 剂，分 2~3 次服饮。

**药膳功效**

本方具有通气、助消化的作用。

〖BT4#〗〖XC2A.TIF,JZ〗〖KG–10.1mm〗醋茶

**药膳配方**

茶叶 3 克，米醋 15~20 毫升。

**制作程序**

茶、醋混合后用沸水冲泡 5 分钟即成。

**服食方法**

每日 1 剂。分三次服饮。

**药膳功效**

本方健脾开胃，促进消化。

## 三花茶

**药膳配方**

玫瑰花 6 克，茉莉花 3 克，金银花、茶叶各 10 克，陈皮 6 克，甘草 3 克，沸水适量。

**制作程序**

混合后用沸水冲泡 10 分钟后服。

**服食方法**

每日 1 剂，分 3~4 次服饮。

**药膳功效**

本方具有通气、助消化的作用。

## 麦芽茶

**药膳配方**

麦芽 25 克，红茶 1 克，沸水适量。

**制作程序**

麦芽用水煎沸 5 分钟后，趁沸加入红茶即成。

**服食方法**

每日 1 剂，分次煎服。

**药膳功效**

本方能够促进消化、减肥健体、丰乳通乳。

## 枸杞合欢萼梅茶

**药膳配方**

绿茶、绿萼梅各 3 克，合欢花 4 克，枸杞 5 克，沸水适量。

**服食方法**

以沸水冲泡，代茶服饮。每日 1 剂。

**药膳功效**

疏肝理气，和胃止痛。适用于肝胃不和、消化不良、脘腹胀满而痛、呕恶等症。

## 蜂产品药膳 9 道

## 蜂蜜石榴皮膏

**药膳配方**

蜂蜜 300 克，鲜石榴皮 100 克，冷水适量。

**制作程序**

鲜石榴皮切成小块，加适量水，文火煎至黏稠状，兑入蜂蜜即可。

**服食方法**

每日三餐前用温开水冲服，每次 20~30 毫升。

**药膳功效**

本方具有健脾补虚、促进消化的作用。

## 蜂蜜陈皮汁

**药膳配方**

蜂蜜 30 克，陈皮、甘草各 9 克，冷水适量。

**制作程序**

将陈皮、甘草加水放入沙罐中煎汁，剩汁约100毫升，兑入蜂蜜即为1剂。

**服食方法**

每日1剂，分3次饭前服下。

**药膳功效**

本方具有祛湿化瘀、健脾的作用，可用于治疗完谷不化。

## 蜂蜜芹菜汁

**药膳配方**

蜂蜜45克，芹菜150克。

**制作程序**

榨取芹菜汁液，兑入蜂蜜，搅匀。

**服食方法**

早晚空腹分2次温开水冲服。

**药膳功效**

本方具有促进胃肠蠕动的作用，可用于治疗二便不通。

## 蜜胡桃

**药膳配方**

蜂蜜、胡桃（核桃）肉各100克，香油250克。

**制作程序**

1. 将香油放锅内烧至七成热，分次放入胡桃肉炸至黄酥，捞出滤干油。
2. 将炸过的胡桃肉捣成细末，加入蜂蜜，搅成糊状，放干净容器内保存。

**服食方法**

每日1~2次，分5~10日服完。

**药膳功效**

本方具有理气补虚的作用，可促进胃肠蠕动。

## 柏子黄精蜜膏

**药膳配方**

柏子仁、黄精各100克，蜂蜜250克，白酒250毫升。

**制作程序**

将柏子仁放入白酒内浸泡，6~7小时后取出，晒干，与黄精一起捣碎，加清水适量，文火熬至糨糊状，加入蜂蜜，搅熬成膏，凉后盛入玻璃瓶中，密封备用。

**服食方法**

每日1~2次，每次2勺，空腹服，温开水或温料酒送服。

**药膳功效**

可促进胃肠蠕动，本方具有理气补虚、健脑强身的作用。

## 白萝卜蜜汁

**药膳配方**

新鲜白萝卜100克，蜂蜜少许。

**制作程序**

新鲜白萝卜洗净，切碎捣烂，置消毒纱布取汁，加蜂蜜调味。

**服食方法**

空腹服，每天一次。

**药膳功效**

本方具有通气、助消化的作用。

## 槟榔蜜粥

**药膳配方**

槟榔 10~15 克，粳米 100 克，蜂蜜 15~20 克，冷水适量。

**制作程序**

先将槟榔片取汁去渣，与粳米煮粥，熟后放入蜂蜜调食。

**服食方法**

每日两次。

**药膳功效**

本方能够加强胃动力、促进消化。

## 蜂蜜市瓜散

**药膳配方**

蜂蜜 20 克，木瓜粉 10 克。

**制作程序**

将蜂蜜调入木瓜粉中即可。

**服食方法**

用温开水冲服，每天早晚空腹各服 1 剂。

**药膳功效**

本方能够促进消化、减肥健体、丰乳通乳。

## 蜂蜜芝麻膏

**药膳配方**

蜂蜜 180 克，黑芝麻 30 克。

**制作程序**

将黑芝麻烘干，研细成末，加入蜂蜜，调匀，蒸熟。

**服食方法**

每日空腹早晚分 2 次服下。

**药膳功效**

本方能够补血益气、促进消化。

# 第八章

# 润肠通便的药膳

正常情况下，人摄入的食物经肠胃消化、吸收后，余下的残渣便排出体外。然而如果排便时间间隔过长，大便（残渣）中水分在肠道中被过分吸收，大便就会变得干硬，难以排出，即成便秘。由于体内不能及时将残渣排出，蛋白质腐败物通过肠道吸收到体内，就会出现毒性反应。便秘患者就容易产生头痛、头晕、舌苔厚、食欲减退、反酸、嗳气、口臭、口苦、恶心、腹部膨胀以及易疲劳等症状，情况严重时甚至会出现肠道癌症。老年人由于腑脏功能衰弱，便秘患者很多。

为防治便秘，老年人应多注意饮食。膳食纤维能刺激肠蠕动，缩短食物通过肠道的时间，有利于顺利排便。富含膳食纤维的食物有韭菜、芹菜、菠菜、空心菜、竹笋、香蕉、桃子、萝卜、海带、白菜、虾皮、黄豆芽、绿豆芽、四季豆、土豆、甘薯、粗米、麦片、山药以及带皮水果等。B 族维生素可促进消化液分泌，也可预防便秘。富含维生素 $B_1$、维生素 $B_2$ 的食物有玉米、小米、粳米、荞麦面、豆及豆制品、标准面粉、动物肝脏、花生、鸡蛋、酵母、猪肉、猪心、奶粉、鳝鱼、芹菜、荠菜、黄花菜、紫菜等。油脂为肠润滑剂，也可使大便通畅，因此便秘患者还应适当吃些富含油脂的食品。患者可在烹调中多使用花生油、豆油、香油、葵花子油以及花生米、松子仁、核桃、葵花籽等油性食品。此外，多喝豆浆、牛奶、果汁、蜂蜜及汤、粥类食品，多喝开水和饮茶对防治便秘也有较好的效果。

## 粥类药膳 12 道

### 桂心粥

**药膳配方**

桂心 2 克，茯苓 2 克，桑白皮 3 克，粳米 50 克，冷水适量。

**制作程序**

1. 将桂心、茯苓、桑白皮放入锅内，加水适量，置武火上烧沸，再用文火熬煮，滤去药渣，留汁待用。

2. 将粳米淘洗干净，加入锅内，倒入药汁，加水适量，置武火上烧沸，再用文火熬煮至熟即成。

**药膳功效**

补益肝肾，润肠通便，乌须发，更有美颜作用。

### 郁李仁粥

**药膳配方**

粳米 100 克，郁李仁 15 克，姜汁 20 克，蜂蜜 30 克，冷水 1000 毫升。

**制作程序**

1. 粳米淘洗干净，用冷水浸泡半小时，捞出，沥干水分。

2. 郁李仁去皮，捣烂备用。

3. 锅中加入约 1000 毫升冷水，将粳米放入，先用旺火烧沸，再改用小火熬煮，待粥将熟时加入郁李仁、蜂蜜、姜汁，略煮即成。

**药膳功效**

主治津枯肠燥、大便艰难、老年及产后血虚便秘。

### 焦米粥

**药膳配方**

粳米 100 克，白糖 5 克，冷水 1000 毫升。

**制作程序**

1. 粳米淘洗干净，用冷水浸泡半小时，捞出，沥干水分。

2. 坐锅点火，放入粳米，炒至焦黄后取出备用。

3. 另取一锅，加入约 1000 毫升冷水，将焦米放入，先用旺火烧沸，再改用小火熬煮成粥，最后下入白糖拌匀，即可盛起食用。

**药膳功效**

宽中行气，生津清热，化积导滞，促进胃肠蠕动，通便。

## 五谷糙米粥

**药膳配方**

糙米 50 克，黑豆、红豆、黄豆、绿豆、青豆各 30 克，白糖 10 克，冷水 2000 毫升。

**制作程序**

1. 前 6 种食材均淘洗干净，分别用冷水浸泡 2~3 小时，捞出，沥干水分。

2. 锅中加入约 2000 毫升冷水，将所有食材下入，先用旺火烧沸，然后致小火煮 45 分钟，边煮边搅拌。

3. 待所有食材软烂后熄火，加白糖调味，继续焖煮 5 分钟，即可盛起食用。

**药膳功效**

清理肠胃，通便，降血压。

## 白粱米粥

**药膳配方**

白粱米 150 克，荆芥、薄荷叶、豆豉各 30 克，冰糖 10 克，冷水 1500 毫升。

**制作程序**

1. 将白粱米淘洗干净，用冷水浸泡半小时，捞起，沥干水分。

2. 锅中加入约 1500 毫升冷水，放入荆芥、薄荷叶、豆豉煮沸，熄火等待 10 分钟，过滤，取汁。

3. 将白粱米加入汁液中，先用旺火烧沸，然后转小火熬煮成粥，下入冰糖拌匀，即可盛起食用。

**药膳功效**

调理肠胃，治疗便秘，预防暗疮。

## 青粱米粥

**药膳配方**

青粱米 150 克，冰糖 10 克，冷水 1200 毫升。

**制作程序**

1. 将青粱米淘洗干净，用冷水浸泡半小时，捞出，沥干水分。

2. 锅中加入约 1200 毫升冷水，将青粱米放入，先用旺火烧沸，然后转小火熬煮约 45 分钟。

3. 见米粒烂熟时下入冰糖调好味，再稍焖片刻，即可盛起食用。

**药膳功效**

促进胃肠蠕动，治疗便秘，预防暗疮。

## 燕麦粳米粥

**药膳配方**

粳米 100 克，燕麦粉 30 克，白糖 10 克，冷水 1000 毫升、冷开水适量。

**制作程序**

1. 粳米淘洗干净，用冷水浸泡半小时，捞起，沥干水分。

2. 将粳米放入锅内，加入约 1000 毫升冷水，先用旺火烧沸，然后改用小火熬煮。

3. 粥熬至半熟时将燕麦粉用冷开水调匀，放入锅内，搅拌均匀，待粳米烂熟以后加白糖调味，即可盛起食用。

**药膳功效**

清理肠胃，通便，益智健脑，强筋壮骨。

## 千屈菜马齿苋粥

**药膳配方**

粳米 150 克，千屈菜 30 克，马齿苋 20 克，蜂蜜 15 克，冷水 1500 毫升。

**制作程序**

1. 粳米淘洗干净，用冷水浸泡半小时，捞出，沥干水分。

2. 千屈菜择去老黄叶和根茎杂质，洗净，切 2 厘米长的段；马齿苋洗净，切细。

3. 锅中加入约 1500 毫升冷水，将粳米放入，先用旺火烧沸，然后改用小火熬煮约 10 分钟。

4. 锅内放入千屈菜段、马齿苋，继续煮至粳米软烂，然后加蜂蜜拌匀，即可盛起食用。

**药膳功效**

宁心安神，润肠通便。

## 香茗粥

**药膳配方**

粳米 100 克，茶叶 15 克，姜 2 片，冷水 1000 毫升。

**制作程序**

1. 将茶叶用温水浸泡，然后滗去水。

2. 粳米淘洗干净，用冷水浸泡半小时，沥干水分备用。

3. 取锅加入少量冷水，将茶叶倒入煎煮，取浓汁备用。

4. 锅中加入约 1000 毫升冷水，将粳米、姜放入，先用旺火烧沸，再改用小火熬煮，待粥将成时加入浓茶汁，略煮即成。

**药膳功效**

适用于肠胃燥热、便秘或肠风致大便出血等症。

## 山药莲子葡萄粥

**药膳配方**

生山药 30 克，莲子 30 克，葡萄干 30 克，白糖少许。

**制作程序**

1. 将生山药切成薄片，莲子去心，葡萄干洗净，同放入锅内，加水适量。

2. 将锅置武火上烧沸，再用文火熬煮至熟，加入白糖，拌匀即成。

**药膳功效**

健胃清肠，行滞通便。适用于高血压、高血脂或大肠热盛引起的便秘。

## 杏肉粥

**药膳配方**

杏肉 5 枚，粳米 100 克，冰糖 50 克，冷水适量。

**制作程序**

1. 杏肉洗净。

2. 粳米淘洗干净，用冷水浸泡半小时，捞出，沥干水分备用。

3. 取锅放入适量冷水、杏肉，煮至熟烂时加入粳米，用旺火煮开，再用小火续煮。

4. 见米粒软烂时下入冰糖调好味，再略煮片刻，即可盛起食用。

**药膳功效**

止咳定喘，润肠通便。

## 普洱茶菊粥

**药膳配方**

粳米 100 克，普洱茶叶 3 克，甘菊花 10 克，白糖 15 克，冷水适量。

**制作程序**

1. 将普洱茶叶加甘菊花泡茶，滤去茶叶，取茶汤备用。

2. 粳米淘洗干净，用冷水浸泡半小时，捞出，沥干水分。

3. 锅中加入茶汤和适量冷水，将粳米放入，先用旺火烧沸，然后改用小火熬煮，待汤汁黏稠时加白糖拌匀，即可盛起食用。

**药膳功效**

清热、下气、利水、通便。

# 汤类药膳 19 道

## 决明子蔬菜汤

**药膳配方**

大白菜 150 克，萝卜 30 克，干海带芽、紫菜末各 10 克，葱 3 根，味精 15 克，决明子 35 克，枸杞 6 克，冷水适量。

**制作程序**

1. 萝卜（去皮）、大白菜洗净，切块；葱洗净切段；味精加入适量水，轻轻搅动化开。

2. 决明子放入锅中加适量水煮 30 分钟，滤除杂质，汤汁留下备用。

3. 除海带芽外全部材料放入汤汁中煮 10 分钟，关火，再加入海带芽泡至涨开即可。

**药膳功效**

助消化，通气排便。

## 大芥菜红薯汤

**药膳配方**

大芥菜 450 克，红薯 500 克，植物油 5 克，姜 2 片，盐 5 克，沸水 1000 毫升

**制作程序**

1. 大芥菜洗净，切段；红薯去皮，洗净，切成块状。

2. 热锅，加入植物油、姜片，将红薯爆炒 5 分钟，加入沸水 1000 毫升，煮沸后加入大芥菜，煲滚 20 分钟，加盐调味即可。

**药膳功效**

益气生津、宽肠胃、通大便。能保护人体的呼吸道和消化道，并起润滑、消炎的作用。

## 红薯芥菜黄豆汤

**药膳配方**

薯 380 克，芥菜 300 克，黄豆 75 克，猪瘦肉 100 克，姜 2 片，盐适量，冷水适量。

**制作程序**

1. 红薯去皮，洗净，切厚块；芥菜和黄豆洗净；猪瘦肉洗净，余烫后再冲洗干净。

2. 煲滚适量水，放入红薯、芥菜、黄豆、猪瘦肉和姜片，水滚后改文火煲约 90 分钟，下盐调味即成。

**药膳功效**

调理肠胃，治疗便秘，预防暗疮。

## 芦笋玉米西红柿汤

**药膳配方**

鲜芦笋 100 克，玉米棒 2 段，西红柿 2 个，猪瘦肉 100 克，姜 1 片，盐适量，冷水适量。

**制作程序**

1. 将鲜芦笋削去硬节皮，洗干净切段；玉米洗干净；西红柿洗干净，切块去子。

2. 猪瘦肉洗干净，氽烫后再冲洗干净。

3. 煲滚适量水，下鲜芦笋、玉米段、西红柿、猪瘦肉、姜片。煲滚后改文火煲 2 小时，下盐调味即成。

**药膳功效**

清理肠胃，通便，降血压。

## 杏桂银耳冬菇汤

**药膳配方**

杏仁 15 克，银耳 15 克，桂圆肉 10 克，冬菇 8 个，猪腱（猪瘦肉）200 克，红枣 4 颗，姜 2 片，盐少许，冷水 2000 毫升。

**制作程序**

1. 冬菇去蒂，与银耳分别用冷水浸透、泡发，洗净备用。

2. 杏仁、桂圆肉、猪腱、红枣和姜分别用清水洗净；红枣去核备用。

3. 汤锅中倒入 2200 毫升冷水，武火煮滚，放入上述所有材料，改中火继续煲 3 小时左右，加盐调味，即可食用。

**药膳功效**

宁心安神，润肠通便。

## 菠耳汤

**药膳配方**

菠菜根 90 克，银耳 9 克，盐或糖适量，冷水 350 毫升。

**制作程序**

1. 将银耳先用水浸泡 2 小时，洗净；菠菜根洗净。

2. 将银耳放入炖锅中，放 350 毫升水，煮约半小时后加入菠菜根，再煮沸 20 分钟即可，咸甜两食均可。

**药膳功效**

滋阴润燥，解渴通便，主治大肠燥热造成的大便秘结、糖尿病口渴欲饮等症。

## 蜂蜜香油汤

**药膳配方**

蜂蜜 50 克，香油 25 克，温开水 100 毫升。

**制作程序**

1. 蜂蜜放碗内，用筷子不停打搅，使其起泡直至浓密。

2. 继续边搅边将香油慢慢输入蜂蜜内，搅拌均匀。然后将温开水约 100 毫升徐徐加入，搅至开水、香油、蜂蜜三者混为一体即成。

**药膳功效**

润燥滑肠，滋补益寿，杀菌解毒。

## 冬菇花生白菜汤

**药膳配方**

冬菇6个，花生75克，白菜380克，猪瘦肉100克，红枣3颗，姜2片，盐适量，冷水适量。

**制作程序**

1.冬菇用水浸软，去蒂，洗净；洗净花生和白菜；把猪瘦肉洗净，汆烫后再冲洗净；红枣去核，洗净。

2.煲滚适量水，放入冬菇、花生、白菜、猪瘦肉、红枣和姜片，水滚后改文火煲约2小时，下盐调味即成。

**药膳功效**

清热润燥，调理肠胃，治便秘。

## 乳蛋汤

**药膳配方**

牛奶500克，鸡蛋1只，核桃仁1个，冰糖少许。

**制作程序**

1.鸡蛋敲入碗内打散，核桃仁捣烂，冰糖研细，均加入牛奶中调和均匀。

2.上锅隔水蒸熟即可。

**药膳功效**

滋阴化痰、润燥通便。能填精壮肾、补益五脏，对老人肠燥便秘尤宜，也适用于肺虚喘咳或干咳。

## 山楂甘笋汤

**药膳配方**

山楂19克，胡萝卜375克，圆白菜375克，猪瘦肉150克，蜜枣3颗，姜1片，盐适量，冷水适量。

**制作程序**

1.山楂和蜜枣洗净；胡萝卜去皮洗净，切块；圆白菜洗净；猪瘦肉洗净，汆烫再冲洗干净。

2.煲滚适量水，下山楂、胡萝卜、圆白菜、猪瘦肉、蜜枣及姜片，滚后改文火煲2小时，下盐即成。

**药膳功效**

清理肠胃，润肠通便。

## 菜心螺片猪瘦肉汤

**药膳配方**

菜心300克，速冻螺片225克，猪瘦肉225克，胡萝卜188克，姜4片，葱2段，盐适量，冷水适量。

**制作程序**

1.洗干净菜心；螺片解冻后，清洗干净，加入已下葱和2片姜的滚水内煮5分钟，取出洗干净；洗净猪瘦肉，汆烫后再冲洗干净；胡萝卜去皮，洗净后切块。

2.煲滚适量水，放入菜心、螺片、猪瘦肉、胡萝卜和姜片，水滚后改文火煲约90分钟，下盐调味即成。

**药膳功效**

养心安神，润肠通便，驻颜美容。适用于心悸、心烦、失眠、肠燥便秘、面色无华等症。

## 茭白芹菜汤

**药膳配方**

茭白 100 克，旱芹 50 克，冷水适量。

**制作程序**

1. 将茭白剥去外壳，洗净切片；旱芹洗净，切段。

2. 将茭白、旱芹同放汤锅，加水煮 15 分钟即成。

**药膳功效**

除热祛风，散寒破结，降压通便，适于二便不通，亦可用于防治高血压。

**注意事项**

茭白含有一种难溶性草酸钙，肾病及尿路结石患者不宜多食。

## 紫菜荸荠豆腐汤

**药膳配方**

紫菜 75 克，荸荠 15 个，豆腐 1 块，姜 2 片，葱花 1 茶匙，盐适量，冷水 2000 毫升。

**制作程序**

1. 紫菜泡水发透，挤干水分；荸荠去皮，切片；豆腐切丁，均洗净备用。

2. 锅中倒入 2000 毫升冷水或高汤，先以武火煮滚，放入前 4 种材料，改用中火煮 20 分钟，关火前加盐调味，撒上葱花即可。

**药膳功效**

调理肠胃，治疗便秘，预防暗疮。

## 西芹丝瓜萝卜汤

**药膳配方**

西芹 75 克，丝瓜 100 克，胡萝卜 150 克，冬瓜 300 克，冬菇（水发）3 个，莲子 30 克，猪瘦肉 75 克，姜 1 片，盐适量，冷水适量。

**制作程序**

1. 西芹洗净，切段；丝瓜削去外皮，洗净，切块；莲子洗净。

2. 胡萝卜去皮，洗净切块；冬瓜洗净切厚块。

3. 猪瘦肉洗干净，余烫后再冲洗干净。

4. 煲滚适量水，放入以上材料和姜，再滚后改文火煲 2 小时，下盐调味即成。

**药膳功效**

清热解毒，清理肠胃。

## 红萝卜银耳螺头汤

**药膳配方**

红萝卜 250 克，银耳 20 克，螺头 250 克，猪瘦肉 200 克，蜜枣 3 颗，盐 5 克，冷水 1500 毫升。

**制作程序**

1. 将红萝卜去皮，切成块状，洗净；蜜枣洗净，银耳浸泡，去除根蒂部硬结，撕成小朵，洗净；猪瘦肉洗净，飞水；螺头洗净，飞水。

2. 将清水 1500 毫升放入瓦煲内，煮沸后加入以上用料，武火煲滚后改用文火煲 2 小时，加盐调味即可。

**药膳功效**

清热降火，润肠通便。适用于热病伤津或火热内盛引起的便秘。

**注意事项**

肺虚寒咳、脾胃虚寒者慎用。

## 芦荟猪蹄汤

**药膳配方**

芦荟 300 克，猪蹄 600 克，蜜枣 3 颗，盐 3 克，冷水 2000 毫升。

**制作程序**

1. 将芦荟去皮，洗净，切段。

2. 将猪蹄斩件，洗净，飞水。热锅，将猪蹄干爆 5 分钟。

3. 将冷水 2000 毫升放入瓦煲内，煮沸后放入前 3 种用料，武火煲滚后改用文火煲 3 小时，加盐调味即可。

**药膳功效**

清热、润肠、通便。适用于肠热引起的大便不畅或大便秘结者。

**注意事项**

肠胃虚弱、气虚便秘者慎用。

## 无花果市耳猪肠汤

**药膳配方**

无花果 50 克，黑木耳 20 克，荸荠 100 克，猪大肠 400 克，猪瘦肉 150 克，蜜枣 3 颗，花生油 15 克，淀粉 20 克，盐 5 克，冷水 2000 毫升。

**制作程序**

1. 将无花果、黑木耳洗净，浸泡 1 小时；荸荠去皮，洗净。

2. 猪大肠翻转，用花生油、淀粉反复搓擦，以去除秽味及黏液，冲洗干净，飞水。

3. 将冷水 2000 毫升放入瓦煲内，煮沸后加入前 6 种用料，武火煲滚后改用文火煲 3 小时，加盐调味即可。

**药膳功效**

健胃清肠，行滞通便。适用于高血压、高血脂、癌症术后或大肠热盛引起的便秘。

**注意事项**

脾胃虚弱、气虚便秘者慎用。

## 萝卜干蜜枣猪蹄汤

**药膳配方**

萝卜干 30 克，猪蹄 600 克，蜜枣 5 颗，盐 5 克，冷水 2000 毫升。

**制作程序**

1. 将萝卜干浸泡 1 小时，洗净；蜜枣洗净。

2. 将猪蹄斩件，洗净，飞水。热锅，将猪蹄干爆 5 分钟。

3. 将冷水 2000 毫升放入瓦煲内，煮沸后加入以上用料，武火煲滚后改用文火煲 3 小时，加盐调味即可。

**药膳功效**

清肠、润燥、通便。本方适用于热病后或肺燥引起的口干、咳嗽、大便秘结等症。

**注意事项**

胃寒、脾虚泄泻者慎用。

### 赤小豆牛肚汤

**药膳配方**

牛肚 125 克，薏米 30 克，赤小豆 30 克，盐少许，沸水适量。

**制作程序**

1. 将赤小豆预先泡水 12 小时，薏米预先泡水 4 小时，备用。

2. 将牛肚翻出，将两面清洗干净，切成丝条状备用。

3. 锅内注水烧沸，将薏米、赤小豆和牛肚一并放入。待牛肚熟软后，调入适量的盐即可食用。

**药膳功效**

清肠、润燥、通便。本方对热病肠燥之大便不畅或体阴虚火旺而排便困难者最宜。

## 茶类药膳 2 道

### 橘皮茶

**药膳配方**

橘皮 20 克，红茶 3 克，红糖 25 克。

**制作程序**

橘皮加水煎沸，取沸汤泡红茶，5 分钟后再趁热加入红糖，调匀即成。

**服食方法**

每日 1 剂，分 3 次服饮。

**药膳功效**

本方用于治疗便秘。

### 胡椒茶

**药膳配方**

胡椒 10 粒，陈茶 3 克，盐适量。

**制作程序**

胡椒研细，与陈皮、盐一起用沸水冲泡 5 分钟即成。

**服食方法**

每日 1~2 剂。

**药膳功效**

本方具有顺气养胃的功效，能够治疗便秘。

## 蜂产品药膳 4 道

### 蜜制萝卜

**药膳配方**

白萝卜 200 克，蜂蜜 150 克。

**制作程序**

鲜白萝卜洗净，切丁，放入沸水中煮沸，捞出，控干水分，晾晒半日，放锅中，加入蜂蜜，用小火煮沸调匀，晾冷后服食。

**服食方法**

每日睡前取适量服食。

**药膳功效**

本方具有改善肠道功能的作用，能够治疗便秘。

## 蜂蜜葱白奶汁

**药膳配方**

蜂蜜 400 克，牛奶 250 克，葱白 100 克。

**制作程序**

先将葱白洗净绞汁，然后将牛奶与蜂蜜共煮，开锅下葱汁，再煮即成。

**服食方法**

每日早空腹服用。

**药膳功效**

本方具有润肠通便、提高免疫力的作用。

## 姜蜜萝卜汁

**药膳配方**

蜂蜜 150 克、白萝卜 1000 克、生姜汁少许。

**制作程序**

将白萝卜榨汁，加蜂蜜、生姜汁，调匀即可。

**服食方法**

每日早晚空腹食用，每次 30~50 克。

**药膳功效**

本方具有顺气养胃的功效，能够治疗便秘。

## 咸蜜汁

**药膳配方**

蜂蜜 50 克，盐 6 克。

**制作程序**

先将盐用水溶化，加入蜂蜜，搅匀即可。

**服食方法**

每日早晚各服 1 次。

**药膳功效**

本方具有清肠排毒的作用，可治疗便秘、宿便不通。

# 第九章
# 防治视力障翳的药膳

老年人多肝肾功能不足，每见耳目不聪、齿摇脱落等衰老征象。老花眼是老年人的常见病。中医有云："肝开窍于目"，故欲养眼，必先养肝。眼病患者应注意多吃能滋阴润燥、平肝潜阳的食品。

能平肝明目的食物主要有以下几种：含有较多膳食纤维、胡萝卜素、维生素 A、维生素 C 的蔬菜和水果。这些食品能防止眼睛干燥，预防夜盲症。另外，肝与血的关系十分密切，要养肝必须先调节血行。动物肝、豆类、蛋类（包括豆制品——豆浆、豆腐）、奶类食物中含有较丰富的蛋白质，多吃这些食物对于养血、调肝气大有裨益。

## 粥类药膳 12 道

### 枸杞叶羊肾粥

**药膳配方**

粳米 150 克，枸杞叶 200 克，羊肾 1 副，羊肉 100 克，葱白 5 克，冷水 2000 毫升。

**制作程序**

1. 粳米淘洗干净，用冷水浸泡半小时，捞出，沥干水分。
2. 枸杞叶洗净，用纱布装好，扎紧；葱白洗净，切成细节。
3. 将羊肾洗净，去臊腺脂膜，切成细丁；羊肉洗净，焯水备用。
4. 锅中加入约 2000 毫升冷水，将粳米、羊肉、羊肾丁、枸杞叶一同放入，先用旺火烧沸，然后改用小火熬煮，待米烂肉熟时加入葱白节，再稍焖片刻，即可盛起食用。

**药膳功效**

滋阴，润燥，补肝肾，美容驻颜。适用于阴虚火旺、口干、肝肾虚损、视物不清、面色无华等症。

### 兔肝粥

**药膳配方**

粳米 200 克，兔肝 1 副，盐 2 克，冷水 2000 毫升。

**制作程序**

1. 粳米淘洗干净，用冷水浸泡半小时，捞出，沥干水分。
2. 兔肝洗净，切片备用。
3. 锅中加入约 2000 毫升冷水，将粳米放入，用旺火烧沸后加入兔肝片，搅拌几下，然后改用小火熬煮。
4. 粥将成时下入适量盐，搅拌均匀，再继续煮至粥成，即可盛起食用。

**药膳功效**

补肝养血，养阴退热，益精明目。

### 桑葚枸杞猪肝粥

**药膳配方**

粳米 100 克，猪肝 100 克，桑葚 15 克，枸杞 10 克，盐 3 克，冷水 1000 毫升。

**制作程序**

1. 粳米淘洗干净，用冷水浸泡半小时，捞出，沥干水分。
2. 桑葚洗净，去杂质；枸杞洗净，用温水泡至回软，去杂质。
3. 猪肝洗净，切成薄片。
4. 把粳米放锅内，加入约 1000 毫升冷水，置旺火上烧沸，打去浮沫，再加入桑葚、枸杞和猪肝片，改用小火慢慢熬煮。
5. 见粳米熟烂时下入盐拌匀，再稍焖片刻，即可盛起食用。

**药膳功效**

补虚益精，清热明目，对虚劳发热、目赤肿痛、夜盲症患者最宜。

### 猪肝红米粥

**药膳配方**

猪肝 250 克，红米 125 克，豆豉适量，葱白 1 把，盐少许，冷水适量。

**制作程序**

1. 猪肝洗净，去筋膜，切片；红米淘净；葱白切碎。

2. 将红米放入锅内，加水，煮滚。

3. 放入猪肝，煮熟，再加豆豉、葱白、盐，稍煮至粥稠即可。

**药膳功效**

补肝肾，护视力，美容颜，润肺止咳。本汤适用于肝肾虚损、视物不清、肺热咳嗽、面部皱纹密布等症。

## 鳗鱼粥

**药膳配方**

粳米 150 克，活鳗鱼 1 条（约 500 克），葱段 10 克，姜 1 片，料酒 8 克，盐 2 克，味精 1.5 克，冷水适量。

**制作程序**

1. 将鳗鱼切断颈骨，放净鳗血，用热水略烫后，抹去鱼体黏液，剖开去内脏，斩去尾鳍，冲洗干净。

2. 粳米淘洗干净，用冷水浸泡半小时，捞出，沥干水分。

3. 取锅加入冷水、鳗鱼，加入葱段、姜片、料酒，煮至鳗鱼熟烂后捞出鳗鱼，拆肉去骨，放入碗内。鱼汤拣去葱段、姜片待用。

4. 另取一锅加入适量冷水，烧沸后加入粳米、鱼汤，煮至粥将成时加入鱼肉，用盐、味精调味，候沸即可。

**药膳功效**

补中益气，养血平肝，明目，对急慢性肝炎有很好的疗效。

## 枸杞油菜粥

**药膳配方**

粳米 100 克，油菜 50 克，枸杞 30 克，盐 1 克，温水适量，冷水 1000 毫升。

**制作程序**

1. 粳米淘洗干净，用冷水浸泡半小时，沥干水分后放入锅中，加入约 1000 毫升冷水，用旺火煮沸，再改用小火熬煮。

2. 油菜洗净，去根，放在加盐的热水中焯一下，捞出，切成小段。

3. 枸杞用温水泡至回软，洗净捞出，沥干水分备用。

4. 见粥变黏稠后加入油菜段、枸杞和盐，再稍煮片刻，即可盛起食用。

**药膳功效**

养血补肝，润燥消胀，对视力不足者、肝炎患者有益。

## 红枣羊骨米粥

**药膳配方**

红枣 5 颗，羊胫骨 1 条，糯米 100 克，冷水适量。

**制作程序**

1. 将红枣洗净，剔除核。

2. 羊胫骨冲洗干净，敲成碎块。

3. 糯米淘洗干净。

4. 锅内放冷水、羊骨，旺火煮沸后用文火熬煮约 1 小时，滤去骨头，后加糯米、红枣，续煮至粥成。

**药膳功效**

强肝祛毒，清心明目，退火，解疲劳，止痢，治中暑。

## 桂圆栗子粥

**药膳配方**

粳米 100 克，栗子 10 个，桂圆肉 15 克，白糖 10 克，冷水 1000 毫升。

**制作程序**

1. 粳米淘洗干净，用冷水浸泡半小时，捞出，沥干水分。

2. 栗子剥壳后用温水浸泡 3 小时，去皮备用。

3. 锅中加入约 1000 毫升冷水，将粳米和栗子放入，先用旺火烧沸，然后转小火熬煮 45 分钟。

4. 桂圆肉和白糖入锅拌匀，续煮约 10 分钟至粥稠，即可盛起食用。

**药膳功效**

滋阴润燥，明目安神，养血壮阳，益脾开胃，润肤美容。

## 蒲菜粥

**药膳配方**

小米 100 克，蒲菜 150 克，盐 2 克，冷水适量。

**制作程序**

1. 将蒲菜去掉老皮，冲洗干净，放入沸水锅内氽透后捞出，过凉后切细。

2. 小米淘洗干净，用冷水浸泡半小时后捞出，沥干水分。

3. 取锅放入冷水、小米，旺火煮沸后加入蒲菜，再改用小火续煮至粥成，然后加入盐调味即可。

**药膳功效**

清热、凉血、利尿。适用于热痢、热淋、带下、口臭、水肿、瘰疬等症。久食能坚齿、明目、聪耳、尤宜老年人食用。

## 车前子粥

**药膳配方**

粳米 100 克，车前子 25 克，白糖 15 克，冷水适量。

**制作程序**

1. 粳米淘洗干净，用冷水浸泡半小时，捞出，沥干水分。

2. 将车前子用干净纱布包好，扎紧袋口。

3. 取锅加入冷水、车前子，煮沸后约 15 分钟，拣去车前子，加入粳米，用旺火煮开后改小火，续煮至粥成，调入白糖后即可进食。

**药膳功效**

清热利尿，渗湿通淋，明目，祛痰，用于治疗水肿胀满、热淋涩痛、暑湿泄泻、目赤肿痛、痰热咳嗽。

## 菊花核桃粥

**药膳配方**

粳米 100 克，菊花、核桃仁各 15 克，冰糖 20 克，冷水 1000 毫升。

**制作程序**

1. 菊花洗净，去杂质；核桃去壳留仁，洗净。

2. 粳米淘洗干净，用冷水浸泡半小时，捞出，沥干水分。

3. 锅中加入约 1000 毫升冷水，将粳米放入，先用旺火烧沸，加入菊花、核桃仁，然后改用小火慢慢熬煮。

4. 待粥将成时加入冰糖，搅拌均匀，再稍焖片刻，即可盛起食用。

**药膳功效**

清热去肝火，利水消食，止渴去燥，滋阴明目。

## 胚芽红薯粥

**药膳配方**

粳米 100 克，黄心红薯、胚芽米各 50 克，黑芝麻 5 克，白糖 10 克，冷水 1000 毫升。

**制作程序**

1. 粳米、胚芽米淘洗干净，用冷水浸泡半小时，捞出，沥干水分；黑芝麻洗净。

2. 黄心红薯洗净，去皮，切成小块。

3. 锅中加入约 1000 毫升冷水，将粳米、胚芽米放入，用旺火烧沸后放入红薯块，改用小火熬煮成粥，撒入黑芝麻稍滚，下入白糖拌匀，即可盛起食用。

**药膳功效**

缓解眼睛疲劳，防治角膜炎，明目清心。

# 汤类药膳 14 道

## 枸杞叶猪肝汤

**药膳配方**

枸杞叶 50 克，猪肝 100 克，盐少许，热水适量。

**制作程序**

1. 将猪肝洗净切片，放入热水锅内煮至肝熟。

2. 再投入洗净的枸杞叶，续煮沸后，以盐调味即成。

**药膳功效**

补虚益精，清热明目，对虚劳发热、目赤肿痛、夜盲症患者最宜。

## 猪肝豆腐汤

**药膳配方**

猪肝 100 克，豆腐 250 克，盐、葱、姜各少许，冷水适量。

**制作程序**

1. 将猪肝洗净去筋膜，切成薄片。

2. 将豆腐漂净切厚片，放入锅内加适量水及盐、葱、姜，以文火煮沸。

3. 投入猪肝，用武火滚数分钟即成。

**药膳功效**

养血补肝，润燥消胀，对视力不足者及肝炎患者有益。

## 枸杞猪肝瘦肉汤

**药膳配方**

枸杞叶、梗共 30 克，猪肝、猪瘦肉各 50 克，酱油、盐各适量，冷水适量。

**制作程序**

1. 猪肝洗净，切片；猪瘦肉洗净，切片，用酱油、盐腌 10 分钟；枸杞叶洗净；枸杞梗折短（或扎成两小扎），洗净。

2. 把枸杞梗放入锅内，加冷水适量，文火煲至枸杞梗出味，捞起不要。放入枸杞叶煮沸，再投入猪肝、猪瘦肉煮至熟，调味食用。

**药膳功效**

补肝养血，养阴退热，益精明目。

## 菊花猪肝汤

**药膳配方**

鲜菊花 20 克，猪肝 100 克，香油、酒、盐各少许，冷水适量。

**制作程序**

1. 将猪肝洗净，切薄片，用香油、酒腌 10 分钟；鲜菊花洗净，取花瓣。

2. 先将菊花放入冷水锅内煮片刻，再放猪肝，煮 20 分钟，加盐调味即成。

**药膳功效**

滋养肝血，养颜明目。

## 苦瓜荠菜猪肉汤

**药膳配方**

苦瓜 100 克，芥菜 50 克，猪瘦肉 100 克，料酒、盐各少许，冷水适量。

**制作程序**

1. 先将猪瘦肉切成肉片，用料酒、盐腌 10 分钟。

2. 将肉片加水煮沸 3 分钟，加入苦瓜、荠菜煮 10 分钟，调味即成。

**药膳功效**

滋阴润燥，清肝明目。

## 萝卜淮山药瑶柱汤

**药膳配方**

青萝卜 225 克，胡萝卜 300 克，淮山药 38 克，瑶柱 4 粒，猪瘦肉 300 克，枸杞 3 汤匙，姜 2 片，盐适量，冷水适量。

**制作程序**

1. 淮山药用水浸 1 小时，清洗干净；枸杞用水浸 30 分钟，洗干净；青萝卜、胡萝卜分别去皮，洗干净后切厚块；瑶柱洗净；猪瘦肉洗净，氽烫后再清洗干净。

2. 煲滚适量水，放入青萝卜、胡萝卜、淮山药、瑶柱、猪瘦肉和姜片，水滚后改文火煲约 2 小时，放入枸杞再滚约 10 分钟，下盐调味即成。

**药膳功效**

明目，护眼。

## 玉米香菇排骨汤

**药膳配方**

排骨 500 克，玉米 2 个，香菇 5 个，盐少许，冷水适量。

**制作程序**

1. 排骨烫去血水；玉米切段；香菇泡软去蒂。

2. 将排骨、玉米、香菇一同入锅，加入适量冷水煮，武火转文火，慢慢煨炖约 1 小时，加盐调味即可。

**药膳功效**

此汤具有明目、解毒之效。

## 枸杞菠菜豆腐汤

**药膳配方**

枸杞20克，菠菜300克，豆腐200克，料酒、姜、葱、盐、味精、香油各少许，冷水1500毫升。

**制作程序**

1. 将枸杞洗净，去杂质、果柄。

2. 菠菜洗净，切成小细段，用沸水氽透，沥干水分。

3. 豆腐洗净，切成小细条；姜拍松，葱切段。

4. 将豆腐、菠菜、枸杞、料酒、姜、葱同放炖锅内，加入冷水1500毫升，烧沸，煮10分钟，加入盐、味精、香油调味即成。

**药膳功效**

滋阴、润燥、补肝肾、美容驻颜。适用于阴虚火旺、口干、肝肾虚损、视物不清、面色无华等症。

## 枸杞雪梨汤

**药膳配方**

枸杞叶、粳米共300克，胡萝卜225克，雪梨4个，蜜枣3颗，姜1片，盐适量，冷水适量。

**制作程序**

1. 取枸杞叶洗净，把枸杞梗清洗净后捆成一扎。

2. 胡萝卜去皮，洗净后切块；雪梨洗净，切块；蜜枣洗净。

3. 煲滚适量水，放入枸杞梗、胡萝卜、雪梨、蜜枣、姜片，水滚后改文火煲约90分钟，取出枸杞梗，然后再放入枸杞叶续滚约20分钟，下盐调味即成。

**药膳功效**

明目，润肺。

## 菊花乌鸡汤

**药膳配方**

鲜菊花500克，乌鸡1只，姜5克，葱10克，盐4克，味精2克，鸡精3克，芝麻10克，鸡油25克，料酒10克，冷水2800毫升。

**制作程序**

1. 将鲜菊花撕成瓣状，洗净；乌鸡宰杀后去毛、内脏及爪；姜拍松，葱切段。

2. 将乌鸡、姜、葱、料酒同放煲内，加冷水2800毫升，置武火上烧沸，再用文火煲35分钟，加入盐、味精、鸡精、香油、鸡油、菊花即成。

**药膳功效**

清热明目，滋阴美容。

## 鸡肝胡萝卜汤

**药膳配方**

鸡肝1副，胡萝卜适量，盐少许，冷水适量。

**制作程序**

1. 将胡萝卜洗净切片，放入冷水锅内煮沸。

2. 投入洗净的鸡肝煮熟，以盐调味即成。

**药膳功效**

补肝益肾，养血明目，防治夜盲症。

## 枸杞西红柿鸡蛋汤

**药膳配方**

枸杞 20 克，西红柿 150 克，鸡蛋 1 只，姜 3 克，葱 6 克，盐 3 克，味精 2 克，植物油 50 克，冷水 1500 毫升。

**制作程序**

1. 将枸杞洗净，去果柄、杂质；西红柿洗净，去皮，切成薄片；鸡蛋打入碗内，搅散；姜切片，葱切段。

2. 将炒锅置武火上烧热，加入植物油，烧六成热时下入姜葱爆锅，然后除去姜葱，下入鸡蛋，将两面煎成金黄色，加冷水 1500 毫升，武火煮沸，下入西红柿、枸杞、盐、味精搅匀即成。

**药膳功效**

滋补肝肾，润燥，明目，美容。适用于肝肾虚损、近视、衄血、便血、消渴、面色无华等症。

## 银耳鱼肚汤

**药膳配方**

鱼肚 150 克，银耳（水发）50 克，料酒 10 克，姜 5 克，葱 10 克，盐 3 克，味精 2 克，胡椒粉 1 克，香油 15 克，冷水 800 毫升。

**制作程序**

1. 将银耳用水发透，去蒂头、杂质，撕成瓣状；鱼肚发透，切成 2 厘米宽、4 厘米长的段。

2. 将银耳、鱼肚、姜、葱、料酒同放炖锅内，加水 800 毫升，武火烧沸，再用文火炖煮 35 分钟，加入盐、味精、胡椒粉、香油即成。

**药膳功效**

补肝肾，护视力，美容颜，润肺止咳。本汤适用于肝肾虚损、视物不清、肺热咳嗽、面部皱纹密布等症。

## 鲍鱼汤

**药膳配方**

鲍鱼 1~2 个，猪瘦肉 200 克，生姜 2 片冷水 1200 毫升。

**制作程序**

1. 鲍鱼（多用干鲍或罐头鲍鱼）洗净，切片；猪瘦肉原件、姜洗净。

2. 以上材料一起投入煲中，放冷水 1200 毫升，共煲 4~5 小时至鲍鱼熟烂为止。

**药膳功效**

降血压，明目滋阴，降火平肝，祛热养津，防治肺结核。

## 茶类药膳 2 道

## 神清目明茶

**药膳配方**

茶叶适量。

**服食方法**

口嚼茶叶，清茶汤送下。

**药膳功效**

本方用于治疗肝火上升所致的视物不清。

## 槐花绿茶

**药膳配方**

绿茶 5 克，槐花 30 克，冷水 500 毫升。

**制作程序**

1. 将绿茶放入容积 500 毫升的茶杯内，用 90℃开水冲泡。

2. 马上加盖，浸泡片刻，候温，调入蜂蜜搅匀即可饮用。

**服食方法**

每日 3~4 次，15 天为 1 疗程，并可连续服用。

**药膳功效**

本方具有安神益智、养肝明目的作用。

## 酒类药膳 2 道

## 草还丹酒

**药膳配方**

石菖蒲、补骨脂、熟地黄、远志、地骨皮、牛膝各 30 克，白酒 500 毫升。

**制作程序**

将前 6 味共研细末，置容器中，加入白酒，密封，浸泡 5 日后即可饮用。

**服食方法**

每次空腹服 10 毫升，每日早、午各服 1 次。

**药膳功效**

理气活血，聪耳明目，轻身延年，安神益智。主治老年人五脏不足、精神恍惚、耳聋耳鸣、少寐多梦、食欲不振等症。

## 枸杞酒

**药膳配方**

枸杞、生地黄各 300 克，大麻子 500 克，白酒 5000 毫升。

**制作程序**

1. 先将大麻子炒熟，摊去热气；生地黄切片；前 2 味与枸杞相和，共入布袋，置容器中。

2. 加入白酒，密封，浸泡 7~14 日后，即可饮用。

**服食方法**

任意饮之，令体中微有酒力，醺醺为妙。

**药膳功效**

明容驻颜，轻身不老，坚筋骨，耐寒暑。

## 蜂产品药膳 4 道

## 核桃仁蛋奶蜜

**药膳配方**

蜂蜜 30 克，牛奶 250 克，炒核桃仁 20 克，鸡蛋 1 只。

**制作程序**

核桃仁捣烂；将鸡蛋打散，冲入牛奶，加入核桃仁和蜂蜜，煮沸后食用。

**服食方法**

日服 1 次，连服数日。

**药膳功效**

本方具有安神益智、养肝明目的作用。

## 牛黄蜜饮

**药膳配方**

蜂蜜 100 克，牛黄 0.6 克。

**制作程序**

将 2 味混合，兑水服用。

**服食方法**

隔日服 1 次，连服数日。

**药膳功效**

本方可治疗老年性视力衰退、干眼症。

## 菊花蝉蜕蜜饮

**药膳配方**

蜂蜜 25 克，菊花 12 克，蝉蜕 6 克。

**制作程序**

将菊花、蝉蜕共研为末，加蜂蜜调匀，温开水送服。

**服食方法**

隔日服 1 次，连服数日。

**药膳功效**

本方具有平肝潜阳、清热祛火的作用，可治疗老年性视力衰退。

## 芜菁菜子蜜酒

**药膳配方**

蜂蜜 30 克，芜菁菜子（又名大头菜子）、料酒各适量。

**制作程序**

将芜菁菜子用酒浸泡 1 夜，取出后蒸 20 分钟，然后晒干、研末，加蜂蜜混合。

**服食方法**

每日 2 次，每次服 10 克，用米汤送下。

**药膳功效**

本方具有养肝明目的作用，可治疗视力障翳。

# 第十章
# 降压降脂的药膳

高血压是以动脉血压升高为主要特征的一种常见病。它可引起血管、脑、心、肾等器官的病变，常表现为头晕、头痛、眼花、耳鸣、心悸、胸闷、失眠、乏力等症状。高血压是中老年人多发病之一。

对于高血压，除了降压药物治疗外，饮食疗法也是其重要的防治措施之一。高血压患者首先应多食用植物油，如豆油、菜籽油、玉米油等。这些植物油可以促进胆固醇氧化生成胆酸、增加胆固醇排出量，从而降低血中胆固醇含量，同时还能抑制血栓形成、增强微血管的弹性，对预防高血压及脑血管的硬化或破裂有一定好处。同时，高血压患者还应适量摄取蛋白质，如吃一些蛋清、鱼类、猪瘦肉、牛肉、豆腐、豆浆等食物，但不宜过多，以避免肥胖。另外，还应多吃富含维生素C及胡萝卜素的食物如柿子椒、红果、橘柑、红枣、苹果、西红柿、油菜、胡萝卜、柿子、杏仁等。此外，含碘较多的食物如海带、紫菜等，可使血脂及胆固醇降低，也可防治高血压。

# 粥类药膳 14 道

## 玉米须粥

**药膳配方**

粳米 100 克，玉米须 30 克，白糖 10 克，冷水适量。

**制作程序**

1. 将玉米须用温水略泡，漂洗干净。

2. 粳米淘洗干净，用冷水浸泡半小时，捞出，沥干水分。

3. 取锅放入冷水、玉米须，煮沸后约 10 分钟滤去玉米须，加入粳米，再续煮至粥成，用白糖调味即可。

**药膳功效**

本方不仅可以降血压，而且也具有止泻、止血、利尿和养胃之功效。

## 山茱萸肉粥

**药膳配方**

粳米 100 克，山茱萸肉 25 克，白糖 60 克，冷水适量。

**制作程序**

1. 将山茱萸肉用冷水浸泡，冲洗干净。

2. 粳米淘洗干净，用冷水浸泡半小时，捞出，沥干水分。

3. 取锅加入冷水、山茱萸肉、粳米，先用旺火煮沸，再改用小火熬煮至粥成，加入白糖调味，即可盛起食用。

**药膳功效**

补肾肝，涩精气，固虚脱，降血脂，减脂肪。

## 海带瘦肉粥

**药膳配方**

粳米 200 克，海带 30 克，猪瘦肉 50 克，胡萝卜 1 根，盐 3 克，胡椒粉 1.5 克，淀粉 5 克，料酒 3 克，味精 2 克，冷水 2000 毫升。

**制作程序**

1. 海带放冷水中浸泡 2 小时，用自来水冲洗干净，切成小块。

2. 粳米洗净，用冷水浸泡半小时，捞起，沥干水分。

3. 胡萝卜洗净，去皮，切丁。

4. 猪瘦肉洗净，切成片，加入淀粉、料酒、味精腌渍 15 分钟。

5. 锅中加入约 2000 毫升冷水，放入粳米，先用旺火烧沸，下肉片、海带块、胡萝卜丁，再改用小火煮至粳米熟烂，加入盐和胡椒粉拌匀，即可盛起食用。

**药膳功效**

理气开胃，降血压。

### 大蒜粥

**药膳配方**

粳米 100 克，大蒜 50 克，白糖 10 克，冷水 1000 毫升。

**制作程序**

1. 将大蒜剥去外皮，放入开水中略煮后捞出。

2. 粳米淘洗干净，用冷水浸泡半小时，捞出，沥干水分。

3. 锅中加入约 1000 毫升冷水，将粳米放入，先用旺火烧沸，然后改用小火熬煮，粥将成时加入大蒜，再略煮片刻，加入白糖拌匀即可。

**药膳功效**

降脂、降压、抗癌、溶栓。

### 葱白粥

**药膳配方**

粳米 100 克，连根葱白 10 根，醋 5 克，冷水 1000 毫升。

**制作程序**

1. 将葱白择去外皮，冲洗干净，切细。

2. 粳米淘洗干净，用冷水浸泡半小时，捞出，沥干水分。

3. 锅中加入约 1000 毫升冷水，将粳米放入，先用旺火烧沸，加入葱白、醋，再改用小火熬煮成粥，即可食用。

**药膳功效**

降血脂、血糖、血压，还能提高食欲、促进消化、杀菌、消炎。

### 海带粳米粥

**药膳配方**

粳米 100 克，海带 60 克，陈皮 1 片，味精 1 克，盐 1.5 克，香油 3 克，冷水 1000 毫升。

**制作程序**

1. 将海带浸透，洗净，切丝。

2. 粳米淘洗干净，用冷水浸泡半小时，捞出，沥干水分；陈皮浸软，洗净。

3. 锅中加入约 1000 毫升冷水，将海带丝、粳米、陈皮放入，先用旺火烧沸，然后改用小火熬煮成粥。

4. 粥内下入味精、盐，淋上香油，搅拌均匀，再稍焖片刻，即可盛起食用。

**药膳功效**

软坚化痰，可调节钾钠平衡、降低血脂、软化血管、防治高血压。

### 葛根粉粥

**药膳配方**

小米 100 克，葛根粉 50 克，冰糖 20 克，冷水 1000 毫升。

**制作程序**

1. 将小米淘洗干净，用冷水浸泡半小时，沥干备用。

2. 葛根粉用温水调匀。

3. 取锅加入约 1000 毫升冷水，加入小米，用旺火煮沸后，调入葛根粉，搅拌均匀，再改用小火熬煮成粥，然后用冰糖调味，即可盛起食用。

**药膳功效**

具有镇痛、降压、降血糖、清除老年斑和汗斑的功能，可使人关节更灵活、肌肉收缩力更强。

## 白果冬瓜粥

**药膳配方**

粳米 100 克，白果仁 25 克，冬瓜 100 克，姜末 5 克，盐 3 克，胡椒粉 1 克，高汤 200 克，冷水适量。

**制作程序**

1. 粳米淘洗干净，用冷水浸泡半小时，沥干水分，放入锅中，加入冷水煮沸，再改用小火熬煮成稀粥，装碗备用。

2. 白果仁洗净，浸泡回软，焯水烫透，捞出，去心，沥干水分；冬瓜去皮、瓤，切厚片备用。

3. 锅中加入高汤、姜末，用旺火煮沸，下入稀粥、白果及盐、胡椒粉，再沸后下入冬瓜片，搅拌均匀，煮 5 分钟，即可盛起食用。

**药膳功效**

降血压，降胆固醇。

## 荷叶粳米粥

**药膳配方**

粳米 100 克，鲜荷叶 1 张，冰糖 20 克，白矾 2 克，冷水适量。

**制作程序**

1. 粳米淘洗干净，用冷水浸泡半小时，捞出，沥干水分；荷叶洗净，撕为两半；白矾加少许水溶化。

2. 锅内放入粳米和冷水，先用旺火烧沸，然后用小火熬煮 20 分钟左右。

3. 见米粒涨起快熟时，将半张荷叶洒上白矾水（起保护绿色作用），浸入粥内，另外半张荷叶盖在粥上，继续用小火熬煮 15 分钟，去掉荷叶，加冰糖调好味，即可盛起食用。

**药膳功效**

降压，降脂，减肥，明目，抗衰老。

## 黑木耳粥

**药膳配方**

粳米 100 克，黑木耳 30 克，白糖 20 克，冷水 1000 毫升。

**制作程序**

1. 粳米淘洗干净，用冷水浸泡半小时，捞出，沥干水分。

2. 黑木耳用开水泡软，洗净、去蒂，把大朵的木耳撕成小块。

3. 锅中加入约 1000 毫升冷水，倒入粳米，用旺火烧沸后，改小火熬煮约 45 分钟，等米粒涨开以后，下黑木耳拌匀，以小火继续熬煮约 10 分钟，见粳米软烂时调入白糖，即可盛起食用。

**药膳功效**

抗血小板凝结，有降低血脂和防止胆固醇沉积的作用。

## 决明子粥

**药膳配方**

粳米 100 克，决明子 20 克，冰糖 10 克，冷水适量。

**制作程序**

1. 粳米淘洗干净，用冷水浸泡半小时，捞出，沥干水分。

2. 将决明子炒至微有香气，再捣碎研末；冰糖打碎。

3. 取锅加入冷水、粳米，旺火煮沸后，加入决明子末，再改用小火续煮至粥成，最后加入冰糖调匀，待沸即可。

**药膳功效**

具有降压、抗菌、通便和降低胆固醇的作用。

## 芝麻桃仁粥

**药膳配方**

粳米100克，黑芝麻10克，核桃仁8克，冰糖15克，冷水1000毫升。

**制作程序**

1. 粳米淘洗干净，用冷水浸泡半小时，捞起，沥干水分。

2. 黑芝麻放入炒锅，用小火炒香。

3. 核桃仁洗净，去杂质。

4. 粳米放入锅内，加入约1000毫升冷水，置旺火上烧沸，再用小火熬煮至八成熟时，放入核桃仁、黑芝麻、冰糖，搅拌均匀，继续煮至粳米烂熟即成。

**药膳功效**

本方可健脾开胃、补血活血、养心安神、调和血脉、防血压过高和动脉硬化。

## 南瓜粥

**药膳配方**

粳米、糯米各50克，南瓜1个，桂圆肉、红枣、绿豆、鲜莲子各20克，白糖10克，盐2克，冷水适量。

**制作程序**

1. 绿豆淘洗干净，用冷水浸泡3小时，捞出，沥干水分；鲜莲子洗净，用冷水浸泡回软；百合洗净，撕成瓣状；红枣洗净，去皮、核；桂圆肉洗净。

2. 将以上各材料一起放入锅中，加水煮半小时，取出备用。

3. 糯米、粳米洗净，泡好，依次放入锅中，用旺火煮开，再用小火煮45分钟，放入上述材料略煮一下，然后放入白糖和盐调味。

4. 南瓜洗净，去蒂，挖去子瓤，放入蒸锅中，旺火蒸约20分钟，待瓜肉熟后把以上各料放入瓜盅内，再蒸约10分钟即可。

**药膳功效**

利尿泄热，降压消炎，防止体内脂肪堆积。既适用于肥胖症、高血压，也适用于慢性肾炎、糖尿病等症。

## 发菜瘦肉粥

**药膳配方**

粳米100克，发菜25克，猪肉末50克，沙拉油3克，料酒6克，香油3克，盐1.5克，冷水1000毫升。

**制作程序**

1. 将发菜用冷水泡软，择去杂物，洗净切细。

2. 粳米洗净，用冷水浸泡半小时，捞出，沥干水分。

3. 猪肉末加入沙拉油、料酒、香油，入锅煸炒至熟，备用。

4. 锅内加入约1000毫升冷水，放入粳米，用旺火煮至米粒开花，加入发菜、猪肉末、盐，改用小火熬煮成粥，即可盛起食用。

**药膳功效**

本方具有补身益气，治疗高血压病等功效。

# 汤类药膳 28 道

## 绿豆冬瓜汤

**药膳配方**

冬瓜 200 克，绿豆 100 克，高汤 500 克，葱、姜、盐各适量。

**制作程序**

1. 炒锅置旺火上倒入高汤，烧沸后去浮沫；姜洗净拍破，放入锅中；葱去根洗净，打成结放入锅中；绿豆淘洗干净，去掉浮于水面的豆皮，放入汤锅中炖熟。

2. 将冬瓜去皮、去瓤，洗净后切块投入汤锅中，烧至熟而不烂时加入盐，即可食用。

**药膳功效**

健胃，降血压。

## 夏枯草黑豆汤

**药膳配方**

夏枯草 30 克，黑豆 50 克，白糖 10 克，冷水适量。

**制作程序**

1. 夏枯草洗净滤干，黑豆浸片刻，同放入一锅内，加水以文火煮 1 小时。

2. 捞去夏枯草后加白糖，续煮至汤浓豆酥即成。

**药膳功效**

滋阴补肾，清肝降火。可治疗阴虚阳盛引起的冠心病。早期高血压或头目眩晕者服用此汤亦有益。

## 豌豆鱼头汤

**药膳配方**

豌豆、蘑菇、香菜各 50 克，鱼头 1 个，鱼骨头 100 克，料酒、盐、鸡精、生姜水、葱各适量，冷水适量。

**制作程序**

1. 将鱼头、鱼骨洗净备用；香菜、葱洗净切成末。

2. 锅上火放油，油热后放入葱末、鱼头、鱼骨头翻炒，再加入料酒、冷水、生姜水、盐，待锅开后倒入豌豆、蘑菇、鸡精，小火煮至豆软，撒香菜末，即可出锅。

**药膳功效**

降血压，可保护血管的正常生理功能。

## 海带冬瓜薏仁汤

**药膳配方**

海带 20 克，冬瓜 200 克，薏仁、蜂蜜各 30 克，冷水适量。

**制作程序**

1. 将海带入水浸泡后洗净，切细条；将冬瓜洗净，切小块。

2. 将薏仁淘净入锅内，加入适量水，煮至将熟。

3. 投入洗净、切成小块的冬瓜及海带条，改文火煨熟。

4. 冷却后加入蜂蜜调匀即可。

**药膳功效**

软坚化痰，可调节钾钠平衡、降低血脂、软化血管、防治高血压。

## 荷叶冬瓜汤

**药膳配方**

荷叶 1 片，冬瓜 500 克，姜末、盐各少许，冷水适量。

**制作程序**

1. 将荷叶洗净切碎，装在纱布袋内，扎口。

2. 将冬瓜去表层薄皮，洗净切小块，放入砂锅内加水煮沸。

3. 放入纱布袋续煮至冬瓜熟软，取出纱布袋。

4. 加入姜末、盐，煮沸即成。

**药膳功效**

清热开胃，止血固精，清热化浊，利湿降压，最宜调治痰浊内蕴所致的高血压者服用。

## 芦笋荸荠藕粉汤

**药膳配方**

芦笋、荸荠各 100 克，藕粉 50 克，冷水适量。

**制作程序**

1. 将芦笋洗净，切成细粒；荸荠洗净，去皮、切碎；藕粉加适量冷水调匀。

2. 将芦笋、荸荠一同入锅，加适量水煮至沸滚。

3. 片刻后改文火，调入湿藕粉，搅拌即成。

**药膳功效**

健脾益气，滋阴润燥，平肝降压，宜调治痰浊内蕴型高血压、心烦失眠、全身乏力等症。

## 芹菜红枣汤

**药膳配方**

芹菜 200 克，红枣 50 克，冷水适量。

**制作程序**

1. 将芹菜洗净，切碎；红枣洗净。

2. 将切碎的芹菜和红枣一起放入砂锅，加水 4 碗，煮至 2 碗即成。

**药膳功效**

清心火，利小便，清肝火，降血压。本方可调治肝阳上亢、头晕胀痛、急躁易怒、耳鸣如潮、失眠多梦、口苦口干、尿黄便秘等症。

## 竹荪冬菇萝卜汤

**药膳配方**

竹荪 75 克，冬菇 4 个，青萝卜 300 克，胡萝卜 300 克，猪瘦肉 150 克，姜 2 片，盐适量，冷水适量。

**制作程序**

1. 竹荪用水浸软，洗干净后切段；冬菇浸软，洗干净去蒂；青萝卜、胡萝卜去皮，洗干净后切块；猪瘦肉洗干净，氽烫后再冲洗干净。

2. 煲滚适量水，下竹荪、冬菇、青萝卜、胡萝卜、猪瘦肉、姜片，滚后用文火煲 2 小时，下盐调味即成。

**药膳功效**

预防高血压和高胆固醇。

## 玉米牛尾汤

**药膳配方**

玉米 2 个，牛尾 1 条，蜜枣 15 颗，生姜 2 片，盐少许，冷水适量。

**制作程序**

1. 玉米去外衣，用冷水洗干净，每个切开三段；蜜枣洗净。

2. 牛尾斩件，用冷水洗干净。以生姜煲水，将牛尾放入沸水中煮 5 分钟，捞起，沥干水分。

3. 蜜枣及玉米放入煲中，加入适量冷水，武火煲开，转用文火煲 30 分钟，再加入牛尾用中火煲 120 分钟，以少许细盐调味，即可饮用。

**药膳功效**

本方补虚益气、减肥降压，可防治动脉硬化、冠心病、心肌梗塞及血液循环等疾病。

## 双花鲫鱼汤

**药膳配方**

鲫鱼 250 克，槐花 20 克，菊花 10 克，姜末、盐少许，冷水适量。

**制作程序**

1. 将鲫鱼刮鳞去内脏，洗净放入锅内，加水，以武火煮沸。

2. 加入姜末，改文火煨片刻，投入槐花、菊花，续煨 10 分钟，加盐，煮沸即成。

**药膳功效**

本方补虚益气、减肥降压，可防治动脉硬化、冠心病、心肌梗死及血液循环等疾病。

## 猪肋骨豆腐汤

**药膳配方**

带肉的猪肋骨 ( 或排骨 )250 克，老豆腐 50 克，天门冬 15 克，葱、盐、胡椒粉少许，冷水适量。

**制作程序**

1. 将天门冬切成薄片。

2. 将带肉的猪肋骨冲洗干净，并去掉凝结的油脂块，豆腐切块。

3. 以汤锅烧煮开水，沸腾后加入天门冬、猪肋骨。水再度滚沸后，调文火煲煮约 1 小时。可先将天门冬的残渣捞除，查看猪肋外肉是否已熟软，待熟软再加入豆腐块、盐，继续炖煮 30 分钟添加葱花和胡椒粉即可。

**药膳功效**

本方去脂降压、减胆固醇。

## 莼菜冰糖汤

**药膳配方**

莼菜 50 克，冰糖适量，开水适量。

**制作程序**

莼菜洗净切段，入开水煮熟，加冰糖续煮沸即可。

**药膳功效**

清热利尿，平肝降压，消炎解毒，润肺止咳。可治各型高血压及肺虚咳嗽。

## 苦瓜豆腐汤

**药膳配方**

鲜苦瓜、嫩豆腐各 200 克，植物油、香油、盐各少许，冷水适量。

**制作程序**

1. 苦瓜洗净，去瓤子切薄片；豆腐以清水漂净，划成小块。

2. 将豆腐入植物油锅稍煸，加适量水，倒入瓜片煮熟，加香油、盐即成。

**药膳功效**

清热除烦，补钙降压，降血糖。此汤不仅治各型高血压，还用于风热赤眼、小便短赤等症的治疗。

## 莼菜冬笋香菇汤

**药膳配方**

莼菜 200 克，冬笋、香菇各 20 克，淀粉、香油、盐各少许，冷水适量。

**制作程序**

1. 莼菜洗净切碎；冬笋去衣洗净切丝；香菇浸后洗净切丝。

2. 共入一锅加适量水，用武火煮至沸滚，调入盐、香油即成。

**药膳功效**

清热利尿，消肿降压。防治动脉血管硬化及高血压。

## 西芹茄子猪瘦肉汤

**药膳配方**

西芹 100 克，茄子 200 克，猪瘦肉 100 克，红枣 4 颗，姜 1 片，盐适量，冷水适量。

**制作程序**

1. 将西芹洗干净，切段；茄子洗干净，切块；红枣去核，洗干净；猪瘦肉洗干净，切片。

2. 把适量水放入瓦煲内煲滚，下西芹、茄子、红枣、猪瘦肉片、姜片，煲至滚，改中火煮沸约 1 小时，下盐调味即成。

**药膳功效**

预防高血压。

## 荠菜蛋花汤

**药膳配方**

鲜荠菜 200 克，鸡蛋 1 只，香油、盐各少许，冷水适量。

**制作程序**

1. 将荠菜拣净，清洗切段；鸡蛋打入碗中，搅成糊状。

2. 锅内放入冷水煮沸，投入荠菜、蛋糊，改文火煮沸，调入香油、盐即成。

**药膳功效**

健脾利尿，清肝降压。适用于肝火上升所致高血压、前列腺炎、尿路感染、乳糜尿等症。

## 山药豆苗羊肉汤

**药膳配方**

羊肉 125 克，山药 200 克，豌豆苗适量，老姜 2 片，葱花、盐、料酒各少许，冷水适量。

**制作程序**

1. 将羊肉冲洗干净后，切成易入口的块状。

2. 山药切成块；豌豆苗洗净，掐成段状备用。

3. 以汤锅烧开水，煮沸后放进羊肉块、山药和老姜片，待汤再次滚沸，将炉火调成文火炖煮。

4. 羊肉熟软后，在汤里加进豌豆苗和适量盐、料酒，再煮沸 5 分钟，撒上葱花即可。

**药膳功效**

降血压。

## 西红柿芹菜汤

**药膳配方**

西红柿、芹菜各 300 克。

**制作程序**

1. 将西红柿洗净，去皮捣烂绞汁；芹菜连根带叶洗净，切碎捣烂绞汁。

2. 将两汁混合，放入砂锅内，以文火煮至汤滚，冷却即可。

**药膳功效**

清热利湿，平肝降压。可软化血管、减轻外周血管阻力，治疗高血压。

## 鸡冠花蛋汤

**药膳配方**

鸡冠花 20 克，鸡蛋 1 只，盐少许，冷水适量。

**制作程序**

1. 将鸡冠花洗净，切碎，放入锅内加水煮沸。

2. 将鸡蛋破壳置碗内打散，倒入锅内煮熟，以盐调味即可。

**药膳功效**

降血压，防治血管疾病、冠心病。

## 菠菜鱼片汤

**药膳配方**

鲤鱼肉 250 克，火腿片 25 克，菠菜 100 克，沙拉油 100 克，味精、盐、料酒、葱段、姜片各适量，冷水 1500 毫升。

**制作程序**

1. 将鲤鱼肉切成片，用盐、料酒拌匀，腌半个小时；火腿片切末、菠菜洗净切成段。

2. 将锅置于旺火上，放入沙拉油烧热，放入葱段、姜片爆香，再放入鱼片略煎，然后加水煮沸，改用小火焖煮半小时，再加入菠菜段，加入盐、味精、料酒调味，撒上火腿末，煮沸后，盛入汤盆中即可。

**药膳功效**

清热，润肠，降血压。

## 鲩鱼冬瓜汤

**药膳配方**

冬瓜 750 克，鲩鱼尾、猪骨各 250 克，生姜数片，植物油 70 克，盐、酱油各适量，冷水 1500 毫升。

**制作程序**

1. 冬瓜去皮，洗净，切粗块。

2. 鲩鱼尾去鳞，洗净原件先放入锅内，油盐煎至微黄铲起，转入瓦煲加水 1500 毫升，加入其余各料，煲 3 小时即可。

**药膳功效**

平肝风，祛脏风，治虚劳及风湿头痛，对头痛、眼花、高血压有疗效。

## 苦瓜菊花汤

**药膳配方**

苦瓜 250 克，白菊花 10 克，冷水适量。

**制作程序**

1. 苦瓜洗净，去瓤、子，切薄片。

2. 白菊花洗净，放入锅内，加水后倒入苦瓜片，煮片刻即可。

**药膳功效**

清热解毒，平肝降压。尤能治肝火上炎或肝阳上亢引起的高血压以及血压升高所致的头晕心慌。

## 山楂橘皮甜汤

**药膳配方**

山楂 50 克，鲜橘皮 30 克，白糖、红糖各 10 克，桂花 2 克，冷水适量。

**制作程序**

1. 鲜橘皮洗净，切成小丁；山楂洗净，切薄片。

2. 将洗净的桂花、橘皮、山楂一同入砂锅，加水以武火煮沸，改小火煮片刻，调入白糖、红糖，即成。

**药膳功效**

活血化瘀，祛湿降压。

## 银芽白菜汤

**药膳配方**

小白菜 50 克，黄豆芽 50 克，姜丝少许，盐 2 克，味精 1 克，高汤 600 毫升，植物油 15 克，香油 3 克。

**制作程序**

1. 小白菜洗净切段，备用。

2. 锅中倒入植物油，烧至五成热时用姜丝炝锅，倒入高汤，加入豆芽与调料同煮，汤开后，打去浮沫，放入小白菜段，再煮 2 分钟，淋香油即可。

**药膳功效**

健脾益胃，可预防高血压和高胆固醇。

## 冬瓜玉米汤

**药膳配方**

胡萝卜 375 克，冬瓜 600 克，玉米 2 个，冬菇（水发）5 个，猪瘦肉 150 克，姜 2 片，盐适量，冷水适量。

**制作程序**

1. 胡萝卜去皮，洗净，切块；冬瓜洗净，切厚块；玉米洗净，切块；冬菇浸软后去蒂，洗净。

2. 猪瘦肉洗净，氽烫后再洗干净。

3. 煲滚适量水，下胡萝卜、冬瓜、玉米、冬菇、猪瘦肉、姜片，煲滚后以文火煲 2 小时，下盐调味即成。

**药膳功效**

降血压，降胆固醇。

## 海蜇荸荠汤

**药膳配方**

海蜇皮 30 克，荸荠 100 克，冷水适量。

**制作程序**

荸荠去皮，切片，与海蜇皮共放锅内，加水煮沸即可。

**药膳功效**

适宜于阴虚阳亢型高血压患者。

## 山楂桃仁橘皮汤

**药膳配方**

山楂 20 克，桃仁 5 克，橘皮 3 克，冷水适量。

**制作程序**

1. 将山楂、桃仁、橘皮分别洗净。

2. 各味同入砂锅内，加适量水，以文火煎 30 分钟，取汤液即成。

**药膳功效**

活血化瘀，行气止痛，主治气滞血瘀型冠心病，也适用于高脂血症高血压，以及瘀血肿痛等症。

## 萝卜紫菜汤

**药膳配方**

白萝卜 250 克，紫菜 15 克，橘皮 2 片，盐少许，冷水适量。

**制作程序**

1. 将萝卜洗净，切丝，紫菜、橘皮分别洗净，剪碎。

2. 一同放入锅内，加水以文火煮至萝卜熟，加盐调味即可。

**药膳功效**

化痰泄浊，和血养心，主治痰瘀所致冠心病、高血压，亦适用于咳嗽痰稠、胸膈满闷等症。

# 羹类药膳 2 道

## 绿豆银耳杂果羹

**药膳配方**

绿豆 100 克，山楂、莲子、葡萄干各 20 克，银耳 15 克，酸奶 250 克，冰糖 30 克，冷水适量。

**制作程序**

1. 绿豆洗净，用温水浸泡 2 小时，捞出，沥干水分。

2. 银耳用温水泡发，去蒂，撕成片状；莲子去心，浸泡备用；山楂、葡萄干洗净。

3. 绿豆放入锅中，加入适量冷水烧沸，煮约 10 分钟后，将漂浮在水面的绿豆皮捞出，倒入银耳、山楂、莲子，用小火焖 1 小时左右，放入冰糖和葡萄干，搅拌均匀。

4. 将绿豆羹倒入碗内，放入冰箱，冷却后倒入酸奶即可。

**药膳功效**

滋阴补肾，清肝降火，降压。

## 银耳山药羹

**药膳配方**

山药 150 克，银耳 50 克，白糖 20 克，太白粉 10 克，冷水适量。

**制作程序**

1. 山药去皮，洗净，切小丁；银耳洗净，用温水泡软，去硬蒂，切细末备用。

2. 山药丁、银耳末放入锅中，加入适量冷水，先用旺火煮开，然后改用小火熬煮约 15 分钟至熟透。

3. 锅内加入白糖调好味，然后将太白粉用适量冷水调匀，缓缓倒入锅中勾薄芡，即可盛起食用。

**药膳功效**

清热开胃，利湿降压，用于防治高血压。

## 茶类药膳9道

### 西红柿绿茶

**药膳配方**

绿茶 1~1.5 克，西红柿 50~100 克，冷水适量。

**制作程序**

西红柿洗净，切片，加水煮沸，3 分钟后加入绿茶，搅匀服汁。

**服食方法**

每日 1 剂，分 2 次服饮。

**药膳功效**

本方具有降低血压和胆固醇的作用，可用于治疗高血压。

### 杜仲茶

**药膳配方**

杜仲叶、绿茶各 6 克，沸水适量。

**制作程序**

混合后用沸水冲泡 5 分钟即成。

**服食方法**

每日 1 剂。

**药膳功效**

本方具有降低血压和胆固醇的作用，可用于治疗高血压。

### 玉米须茶

**药膳配方**

玉米须 30 克，茶叶 5 克，沸水适量。

**制作程序**

混合后用沸水冲泡 5 分钟即成。

**服食方法**

每日 1 剂，多次服饮。

**药膳功效**

本方用于治疗高血压。

### 莲心茶

**药膳配方**

莲心 3 克，绿茶 1 克，沸水适量。

**制作程序**

混合后用沸水冲泡 5 分钟即成。

**服食方法**

每日 1 剂，多次服饮。

**药膳功效**

本方具有清热安神的作用，可用于治疗高血压。

## 山楂降脂茶

**药膳配方**

山楂 30 克，益母草 10 克，茶叶 5 克，沸水适量。

**制作程序**

将所有茶材放入壶中，注入滚沸的开水，冲泡成茶饮，可回冲数次至味道渐淡。

**药膳功效**

本方具有降压降脂的作用。

## 降压茶

**药膳配方**

罗布麻叶 6 克，山楂 13 克，五味子 3 克，冰糖适量，沸水适量。

**制作程序**

将罗布麻叶、山楂、五味子、冰糖（肥胖病人可不放糖）放入壶中，用沸水冲泡，代茶饮用。

**药膳功效**

本方用于治疗高血压。

## 红茶菌

**药膳配方**

红茶菌 150 毫升。

**服食方法**

每日 3 次。

**药膳功效**

本方用于治疗高血压。

## 菊槐茶

**药膳配方**

菊花、槐花、绿茶各 3 克，沸水适量。

**制作程序**

混合后用沸水冲泡 5 分钟即成。

**服食方法**

每日 1 剂，多次服饮。

**药膳功效**

本方具有降低血压和胆固醇的作用，可用于治疗高血压。

## 红花绿茶

**药膳配方**

绿茶、红花各 5 克，沸水适量。

**服食方法**

以沸水冲泡，代茶频频服饮之。每日 1 剂，一般可冲泡 3~5 次。

**药膳功效**

本方用于治疗高血压。

## 蜂产品药膳 10 道

### 蜂王浆花粉蜜酒

**药膳配方**

鲜蜂王浆 200 克，白酒 50 毫升，蜂蜜 2000 克，蜂花粉 500 克。

**制作程序**

将蜂王浆放入小盆内，倒入白酒，用筷子将蜂王浆朵块打开，再加入蜂蜜调匀。

**服食方法**

日服 2 次，每次 25 克，早晚空腹服用，同时以温开水送服蜂花粉 5 克。

**药膳功效**

本方具有降低血压和胆固醇的作用，可用于治疗高血压。

### 蜂浆粉降压饮

**药膳配方**

蜂王浆、蜂花粉各适量。

**制作程序**

将蜂王浆装入广口瓶中，放入冰箱的保鲜层中待用。

**服食方法**

每日早饭前服蜂王浆、蜂花粉各 5 克，连服数日（单方用蜂王浆早晚空腹含服 15 克，单方用蜂花粉早饭后服 10 克亦可）。

**药膳功效**

本方具有降低血压和胆固醇的作用，可用于治疗高血压。

### 刺槐花粉降压单方

**药膳配方**

刺槐花粉。

**制作程序**

购买成品刺槐花粉即可。

**服食方法**

每日口服蜂花粉 2 次，每次 10 克，温开水送服。

**药膳功效**

本方具有降低血压和胆固醇的作用，可用于治疗高血压。

### 蜂浆蜜降压饮

**药膳配方**

蜂蜜 50 克，蜂王浆 3 克。

**制作程序**

购买成品蜂蜜、蜂王浆即可。

**服食方法**

每日早空腹服用。

**药膳功效**

本方可降压、降脂。

## 冬青子蜜膏

**药膳配方**

蜂蜜 250 克，冬青子 1500 克，冷水适量。

**制作程序**

将冬青子加水煎熬 2 次，合并煎液，继续煎煮浓缩成稠膏，加入蜂蜜，混匀，贮瓶备用。

**服食方法**

每日 3 次空腹服用，每次 15 克左右，1 个月为 1 个疗程。

**药膳功效**

本方可降压、降脂。

## 蜜制山楂糕

**药膳配方**

蜂蜜 50 克，白糖 100 克，山楂糕 300 克，淀粉、精白面粉各 50 克，植物油 500 克，冷水适量。

**制作程序**

1. 先将淀粉、面粉调成糊，山楂糕切成手指粗条放入糊中调匀，将其逐个下入烧五六成热的植物油中，炸至呈金黄色时捞出。

2. 再另取一锅加少许水，入蜂蜜、白糖，以文火熬，至水尽将成丝时把山楂糕条倒入，翻炒匀，待冷装瓶。

**服食方法**

每日服 2~3 次，连服数日。

**药膳功效**

本方可降压、降脂。

## 蜂蜜醋

**药膳配方**

蜂蜜 25 克，米醋 20 克。

**制作程序**

将蜂蜜和米醋混合后。

**服食方法**

每天早晚各 1 次，用温开水冲服。

**药膳功效**

本方可降压、降脂。

## 山楂桃仁蜜露

**药膳配方**

山楂 500 克，桃仁 100 克，蜂蜜 250 克，冷水适量。

**制作程序**

1. 将山楂和桃仁先用清水浸泡 1 小时，再用文火慢煎半小时到 1 小时，取滤液后再加水复煮一次。

2. 两次滤液合并，再加入蜂蜜，隔水蒸 1 小时，冷却，装瓶。

**服食方法**

日服 1 剂。

**药膳功效**

本方可降压、降脂。

### 首乌丹参蜂蜜饮

**药膳配方**

制首乌、丹参、蜂蜜各 15 克，冷水适量。

**制作程序**

制首乌、丹参水煎，去渣取汁，调入蜂蜜。

**服食方法**

每日 1 剂。

**药膳功效**

本方可降低血压、补脑强身。

### 西红柿蜜汁

**药膳配方**

新鲜成熟西红柿 1 个，蜂蜜 20 克。

**制作程序**

先将西红柿切片，加入蜂蜜，腌 1~2 小时即成。

**服食方法**

饭后当水果食用。

**药膳功效**

本方养心安神、降低血压。

# 第十一章
# 降低血糖的药膳

糖尿病是一组病因和发病机理尚未完全阐明的内分泌代谢性疾病，以高血糖为其主要标志，中老年为高发群体。现在医学界大多认为，糖尿病是人体内胰岛素分泌绝对或相对不足以及靶细胞对胰岛素敏感性降低，引起糖、蛋白质、脂肪和继发的水、电解质代谢紊乱而造成的。其病症为口渴、多尿、多饮、多食、疲乏、消瘦等。

对糖尿病人来说，饮食治疗至关重要。它是一切其他疗法的基础。轻症病人单用饮食治疗，病情即可得到控制。重症病人采用药物治疗时，也必须配合饮食治疗。饮食治疗的目的主要是通过饮食控制，促使尿糖消失或减少、降低血糖，以纠正代谢紊乱、防止并发症、同时供给病人足够的营养。

糖尿病人应严格限制所吃主食量，一般认为，休息者每日主食应为 200~250 克；轻体力劳动者 250~300 克；中等体力劳动者 300~400 克；重体力劳动者才可在 400 克以上。

糖尿病人的常用食物有如下几类。瘦肉类：猪、牛、羊、鸡的瘦肉部分，鱼、虾、团鱼、海参、兔肉等；豆制品：黄豆、豆腐、油豆腐等；蔬菜类：油菜、白菜、菠菜、莴笋、芹菜、韭黄、蒜苗、南瓜、西葫芦、冬瓜、黄瓜等，可代替主食食用；烹调油：豆油、花生油、香油、玉米油、葵花子油等；粮食类：大米、白面、小米、玉米等。

# 粥类药膳 10 道

## 菊芋粥

**药膳配方**

粳米 100 克，菊芋（洋姜）100 克，盐 1.5 克，冷水 1000 毫升。

**制作程序**

1.将菊芋冲洗干净，切成细丁。

2.粳米洗净，用冷水浸泡发好，捞出，沥干水分。

3.锅中加入约 1000 毫升冷水，放入粳米，用旺火煮沸后，加入菊芋丁，再改用小火续煮至粥成，用盐调味后食用。

**药膳功效**

利水，消肿，降低血糖。

## 陈皮蚌肉粥

**药膳配方**

粳米 100 克，蚌肉 50 克，皮蛋 1 个，陈皮 6 克，姜末、葱末各 3 克，盐 2 克，冷水 1000 毫升。

**制作程序**

1.把陈皮烘干，研成细粉。

2.蚌肉洗净，剁成颗粒；皮蛋去皮，也剁成颗粒。

3.粳米淘洗干净，用冷水浸泡半小时，捞起。

4.锅中加入约 1000 毫升冷水，将粳米放入，用旺火烧沸加入皮蛋粒、蚌肉粒，再用小火慢慢熬煮。

5.待粳米软烂时，加入姜末、葱末、盐调好味，再稍焖片刻，即可盛起食用。

**药膳功效**

补中益肾，祛湿消渴，平肝清热，利尿祛湿。对糖尿病有较好的治疗功效。

## 槐花粥

**药膳配方**

粳米 100 克，干品槐花 30 克，盐 1 克，冷水适量。

**制作程序**

1.将槐花干炒或焙干后研末。

2.粳米淘洗干净，用冷水浸泡半小时，捞出，沥干水分。

3.取锅放入冷水、粳米，先用旺火煮沸，再改用小火煮，至粥将成时加入槐花末，待沸，用盐调味，即可盛起食用。

**药膳功效**

补中益气，消炎止痛，降低血糖和血压，清热解毒，防治糖尿病。

## 豌豆绿豆粥

**药膳配方**

粳米 100 克，豌豆粒、绿豆各 50 克，白糖 20 克，冷水 1500 毫升。

**制作程序**

1.绿豆、粳米淘洗干净，分别用冷水浸泡发胀，捞出，沥干水分。

2.豌豆粒洗净，焯水烫透备用。

3.锅中加入约1500毫升冷水，先将绿豆放入，用旺火煮沸后，加入豌豆和粳米，改用小火慢煮。

4.待粥将成时下入白糖，搅拌均匀，再稍焖片刻，即可盛起食用。

**药膳功效**

清肝明目，降低血压。可治疗高血压、高脂血症等。

## 天花粉粥

**药膳配方**

粳米100克，天花粉30克，冷水适量。

**制作程序**

1.粳米淘洗干净，用冷水浸泡半小时，捞出，沥干水分。

2.将天花粉用温水略泡，洗净。

3.取锅放入冷水、天花粉，煮沸约15分钟，滤去药渣，加入粳米，先用旺火煮开后改小火，续煮至粥成，即可盛起食用。

**药膳功效**

本方具有降血糖、降血脂、增强人体免疫力的作用，对糖尿病患者的口渴喜饮、内热烦闷、腰膝酸软、乏力盗汗等症状有明显的疗效。

**注意事项**

孕妇禁用。

## 生地黄粥

**药膳配方**

粳米100克，生地黄30克，冷水适量。

**制作程序**

1.粳米淘洗干净，用冷水浸泡半小时，捞出。

2.将生地黄用温水浸泡，漂洗干净。

3.取砂锅放入冷水、生地黄，煮沸约15分钟，滤去药渣，加入粳米，用旺火煮开后改小火，续煮至粥成，即可盛起食用。

**药膳功效**

补益元气，摄血升阳，降低血糖，对治疗阴阳两虚型糖尿病有良好效果。

## 山药南瓜粥

**药膳配方**

粳米50克，山药、南瓜各30克，盐1.5克，冷水600毫升。

**制作程序**

1.粳米淘洗干净，用冷水浸泡半小时，捞出沥干水分。

2.山药去皮洗净，切成小片；南瓜洗净，切成小丁。

3.锅内注入600毫升冷水，将粳米下锅，用旺火煮沸后放入山药、南瓜，然后改小火继续熬煮，待米烂粥稠时下盐调味即可。

**药膳功效**

清热解毒，补虚止渴，养肾益肝，降低血糖，最适用于肾阴亏虚型的糖尿病。

## 桃花粥

**药膳配方**

粳米100克，桃花5朵，蜂蜜20克，冷水1000毫升。

**制作程序**

1. 桃花择洗干净，晾干研末。

2. 粳米洗净，用冷水浸泡半小时，捞出，沥干水分。

3. 锅中加入约 1000 毫升冷水，将粳米放入，先用旺火烧沸，搅拌几下，改用小火熬煮成粥，然后加入桃花末、蜂蜜，略煮片刻，即可盛起食用。

**药膳功效**

健胃，助消化，降血糖，预防胆结石。

## 萝卜汁粥

**药膳配方**

粳米 100 克，白萝卜 150 克，花生油 10 克，盐 1 克，冷水适量。

**制作程序**

1. 粳米淘洗干净，用冷水浸泡半小时，捞出，沥干水分。

2. 白萝卜洗净，去皮，切成长方形厚片，下入沸水锅中煮熟，绞取汁液备用。

3. 将粳米放入萝卜汁中，加入适量冷水，先用旺火烧沸，再改用小火熬煮成粥，加花生油、盐调好味，再焖 5 分钟，即可盛起食用。

**药膳功效**

清热生津，止咳化痰。血糖偏高兼咳嗽痰多者尤为适宜。

## 山药萝卜粥

**药膳配方**

粳米 50 克，白萝卜 100 克，山药 20 克，盐 1.5 克，味精 1 克，冷水 1000 毫升。

**制作程序**

1. 白萝卜洗净，切成小块。

2. 山药洗净，去皮，切片备用。

3. 粳米淘洗干净，用冷水浸泡半小时，捞出，沥干水分。

4. 锅内加入约 1000 毫升冷水，放入粳米，置旺火上烧沸，再放入山药片和萝卜块，改用小火熬煮 45 分钟，加入盐和味精，搅拌均匀，即可盛起食用。

**药膳功效**

理气减肥，降压降血糖。

# 汤类药膳 12 道

## 红薯叶赤豆玉米汤

**药膳配方**

带梗鲜红薯叶 100 克，赤豆、玉米各 50 克，盐少许，冷水适量。

**制作程序**

1. 将红薯连梗带叶择洗干净，切成粗末。赤豆淘净放入砂锅内，加水煮至五成熟。

2. 投入淘净的玉米，共煮至将熟，倒入红薯叶粗末，改文火稍煮即可。

**药膳功效**

清热解毒，益气宽肠，消肿护肝，降低血糖，有利于各型糖尿病的防治。

### 兔肉汤

**药膳配方**

兔1只，生姜10克，小茴香10克，葱、盐、香油各少许，冷水适量。

**制作程序**

1.将兔宰杀，去皮毛、爪、五脏，将肉切成块，加水熬成半黏稠状，去兔肉及骨。

2.加入上述五味调料，煮沸即成。

**药膳功效**

补中益气、健脾、滋阴凉血。适用于阴虚火旺所致失眠、烦躁、口渴、糖尿病人消渴羸瘦、津少口渴等症。

### 南瓜绿豆汤

**药膳配方**

南瓜500克，绿豆250克，冷水适量。

**制作程序**

1.绿豆放水内浸后投入锅内，加水煮至半熟。

2.南瓜削皮去瓤，洗净，切块，倒锅内同绿豆一起煮熟即可。

**药膳功效**

补中益气，消炎止痛，降低血糖和血压，清热解毒，调治糖尿病。

### 银耳豆腐汤

**药膳配方**

银耳50克，豆腐250克，植物油、盐、味精各少许，冷水适量。

**制作程序**

1.将银耳入温水泡后，洗净，撕小朵；豆腐用清水漂洗后，切成小块。

2.将上述两料一起投入热油锅内，轻轻翻炒均匀。

3.加适量水，改文火煮至银耳呈黏糊状，加盐、味精拌匀即成。

**药膳功效**

滋阴补虚，清热生津，润肺止咳。中老年Ⅱ型糖尿病患者常吃此汤，可有效控制病情。对糖尿病并发的高血压、高血脂症也有较好的防治作用。

### 黑木耳豆腐汤

**药膳配方**

黑木耳15克，豆腐400克，花椒2克，植物油、盐少许。

**制作程序**

1.将豆腐用清水漂净，切成小方丁；黑木耳入水浸泡后去蒂洗净。

2.把花椒投入热油锅内，随即放入黑木耳、豆腐稍煸，加水煮片刻，以盐调味即成。

**药膳功效**

补气养血，宽中益阳，调治冠心病，控制糖尿病病情。

### 黄瓜枸杞鸡蛋汤

**药膳配方**

鲜嫩黄瓜250克，枸杞30克，鸡蛋1只，盐适量，冷水适量。

**制作程序**

1.将黄瓜洗净，纵剖两半，连瓤切成薄片，以少许盐腌渍。

2. 将鸡蛋磕入碗中，用筷子打散。

3. 锅内加水以武火煮沸，投入洗净的枸杞，续煮片刻，加黄瓜片，倒入鸡蛋汁，用勺划开，再煮数分钟，加盐调味即成。

**药膳功效**

养阴清热，利咽止渴，减肥降压，降低血糖，尤其宜于非胰岛素依赖型糖尿病患者服用。

## 泥鳅豆腐汤

**药膳配方**

活泥鳅 250 克，豆腐 350 克，东北大酱 50 克，高汤 200 克，大油 30 克，干红椒、姜末、葱末、蒜片、醋、酱油、盐、味精、料酒各适量。

**制作程序**

1. 将活泥鳅放在水盆内养两天，并且换水数次，使其将肚内的泥土、污物吐出；豆腐切成方块。

2. 将锅置于旺火，放入大油烧热，用葱末、姜末、蒜片炝锅，添入高汤，加入酱油、干红椒、盐、料酒、醋，炖半小时后晾凉，再放入泥鳅和豆腐块，盖上锅盖，开锅后焖 20 分钟左右，掀开锅盖放上味精即可。

**药膳功效**

补虚益阳，解毒，既治气虚阳虚引起的冠心病，还对糖尿病、泌尿系统感染等症有一定治疗功效。

## 玉须泥鳅汤

**药膳配方**

泥鳅 100 克，玉米须、猪小排骨各 50 克，鸡胸脯肉丝 50 克，姜、葱、盐、香油少许，沸水适量。

**制作程序**

1. 将泥鳅剪开腹部，洗净，用沸水氽过后捞起沥干。

2. 猪小排骨斩块，装入砂锅，上置泥鳅。

3. 放入姜、葱，加入适量沸水；玉米须用纱布扎紧，也置入砂锅内。

4. 用文火煲至五六成熟，放入鸡胸脯肉丝，继续煲至熟烂即可。食用时除去姜、葱、玉米须，加入盐、香油调味。

**药膳功效**

补中益肾，祛湿消渴，平肝清热，利尿祛湿。对糖尿病、泌尿系统感染、疔疮热毒、高血压、黄疸肝炎等症有一定疗效。

## 玉米须海带汤

**药膳配方**

玉米须 150 克，海带 30 克，冷水适量。

**制作程序**

1. 将海带放水中泡发，洗净，切细丝；玉米须漂洗干净，装入纱布袋内扎口。

2. 将上述两料一同放入砂锅内，加水以武火煮 30 分钟，取出玉米须袋即成。

**药膳功效**

抑制尿酸，利尿，降血糖、血压和血脂，促进胰岛素及肾上腺皮质激素的分泌。

## 芦笋鸡丝汤

**药膳配方**

芦笋 50 克，鸡胸肉 100 克，金针菇 50 克，豆苗 50 克，蛋白 2 个，鸡汤 1000 克，水淀粉 15 克，盐、味精、植物油、香油各适量。

**制作程序**

1. 将鸡胸肉切 12 厘米薄片，再切 2 厘米长的丝，用水淀粉、蛋白、盐拌腌半小时；芦笋洗净去皮，切成长段；金针菇去沙根，冲洗干净；豆苗择取嫩心，洗净。

2. 鸡肉丝先用开水烫熟，见肉丝散开即捞出沥干水分。

3. 鸡汤入锅，加肉丝、芦笋、金针菇同煮，待滚起加盐，味精、豆苗，开锅后淋入香油即可。

**药膳功效**

清热解毒，补虚止渴，养肾益肝，降低血糖，最宜肾阴亏虚型的糖尿病。

### 水鱼炖淮杞汤

**药膳配方**

水鱼 1 只，淮山药 20 克，枸杞 15 克，姜丝、植物油、盐各适量，冷水适量。

**制作程序**

1. 将水鱼宰好，洗净，留血备用；淮山药、枸杞分别洗净。

2. 上述用料及水鱼血，姜丝共置一炖锅，加水 3 碗，油盐调味，隔水炖 3 小时，去药渣及水鱼骨即可。

**药膳功效**

此汤为秋冬补品之一，全家大小均可食用，身体虚弱、常出淡汗、肺弱者可多饮，糖尿病患者可以一星期饮 3 次。本品补而不燥，能收消渴、滋阴补肾之效。

**药膳功效**

补益元气，摄血升阳，降低血糖，对治疗阴阳两虚型糖尿病有良好效果。

### 萝卜羊肾海带汤

**药膳配方**

白萝卜 250 克，羊肾 2 副，海带 15 克，淀粉、料酒、植物油、盐、味精、葱花、姜末各少许，冷水适量。

**制作程序**

1. 将羊肾剖开去臊腺，洗净，切薄片，用淀粉、料酒、味精、盐调汁抓芡；萝卜洗净，切成小块；海带泡发后洗净，切片。

2. 将姜末、葱花入热植物油锅内煸出香味，加水煮沸，放白萝卜煮 20 分钟，然后投入海带，续煮 10 分钟，再加羊肾拌匀，续煮 5 分钟，调味即成。

**药膳功效**

补肾气，益精髓。有助于改善糖尿病患者的骨质状况，纠正细胞内缺钙和对抗糖尿病并发肾病的发展，更适用于治疗阴虚阳浮型糖尿病。

# 羹类药膳 2 道

### 烩鳝羹

**药膳配方**

黄鳝 300 克，笋肉 100 克，猪瘦肉 50 克，香菇 20 克，鸡蛋 1 只，陈皮 5 克，生抽 15 克，湿淀粉 30 克，沙拉油 6 克，香油 3 克，盐 2 克，料酒 3 克，高汤 600 克，冷水适量。

**制作程序**

1. 香菇用温水泡发回软，去蒂，洗净，沥干水切丝；笋肉切丝；陈皮用冷水浸软，刮去瓤，洗净，切丝；鸡蛋打入碗中，用筷子搅匀备用。

2. 黄鳝摔昏，剖腹，去掉内脏，放入滚水中煲 10 分钟至熟，剔去骨，撕成细丝；猪瘦肉洗净，也切成丝。

3.笋丝、肉丝先后放入滚水中汆烫一下，捞出沥干。

4.炒锅热后，下入沙拉油烧热，加入高汤，放入香菇丝、笋丝、陈皮丝、鳝丝煮滚，下入生抽、盐、料酒调味，焖煮片刻后下入肉丝，浇入鸡蛋液拌匀，用湿淀粉勾芡，淋上香油，即可盛起食用。

**药膳功效**

补虚益阳，解毒，既治气虚阳虚引起的冠心病，又治糖尿病、泌尿系统感染等症。

## 蛤蜊黄鱼羹

**药膳配方**

黄鱼肉100克，蛤蜊200克，鸡蛋1只，熟火腿末10克，葱末8克，料酒10克，盐、味精各2克，湿淀粉40克，花生油60克，高汤300克，冷水适量。

**制作程序**

1.黄鱼肉整理干净，切成方丁；蛤蜊放沸水锅里煮开壳，去壳取肉。

2.鸡蛋打入碗中，用筷子搅散备用。

3.炒锅置旺火上，下花生油40克烧热，下葱末爆香，放入黄鱼丁炒一下，加高汤、料酒、盐、味精烧沸。

4.待鱼肉熟后下湿淀粉推匀，再淋入鸡蛋液，边淋边用勺推动呈丝状，加入剩余花生油略推，盛出装大汤盘内。

5.锅内留少许卤汁，放入蛤蜊肉，置火上略煮后搅开，盛出浇在鱼羹面上，撒上火腿末即可。

**药膳功效**

清热解毒，凉血和血，止渴降压，降低血糖。

# 酒类药膳3道

## 黄精酒

**药膳配方**

黄精、苍术各500克，侧柏叶、天门冬各600克，枸杞根400克，糯米1250克，酒曲1200克。

**制作程序**

1.将前5味捣碎，置大砂锅内，加水煎至约1000毫升，待冷备用。（如无大砂锅，亦可分数次煎）

2.将糯米淘净，蒸煮后沥半干，倒入净缸中，待冷药汁倒入缸中，加入酒曲（先研细末），搅拌均匀，加盖密封，置保温处。

3.21日后开封，压去糟，贮瓶备用。

**服食方法**

每次温服10~25毫升，每日早、晚各服1次。

**药膳功效**

益脾祛湿，润血燥，延年益寿。适用于面肢浮肿、发枯变白，肌肤干燥易痒，心烦急躁，少眠等症。

## 延年百岁酒

**药膳配方**

大熟地、紫丹参、北黄芪各50克，当归身、川续断、枸杞、龟板胶、鹿角胶各30克，北丽参（切片）、红花各15克，黑豆（炒香）100克，苏木10克，米双酒1500毫升。

**制作程序**

将前 5 味研成粗粉，与余药（二胶先溶化）同置容器中，加入米双酒，密封，浸泡 1~3 个月后即可取用。

**服食方法**

每次服 10~15 毫升，每日早、晚各服 1 次。

**药膳功效**

滋肝肾，补精髓，延年益寿。主治肝肾不足所致的头晕目眩、须发早白、腰膝酸软等症。

## 人参荔枝酒

**药膳配方**

人参 13 克，荔枝肉 100 克，白酒 500 毫升。

**制作程序**

将前 2 味粗碎，置容器中，加入白酒，密封，浸泡 7 日后即可取用。

**服食方法**

每次服 20 毫升，日服 2 次。

**药膳功效**

大补元气，安神益智，延年益寿，主治体质虚弱、精神萎靡等症。

# 第三篇

# 中老年常见疾病食疗方

# 第一章
# 内科病偏方大全

## 22 种食疗方治疗高血压病

高血压病又称原发性高血压，是以动脉血压升高，尤其是舒张压持续升高为特点的全身性疾病。若成人收缩压 ≥ 21.3 千帕（160 毫米汞柱），舒张压 ≥ 12.7 千帕（95 毫米汞柱），排除继发性高血压，并伴有头痛、头晕、耳鸣、健忘、失眠、心悸等症状即可确诊。本病晚期可导致心、肾、脑等器官病变。现代医学认为，本病与中枢神经系统及内分泌、体液调节功能紊乱有关。另外，年龄、职业、环境及肥胖，高脂质、高钠饮食，嗜酒、吸烟等因素，也可促使高血压病发生。

祖国医学认为，本病属"头痛""眩晕"范畴，其病因病机为情志失调、饮食不节或内伤虚损，使肝阳上亢、肝风上扰所致。

### 中草药方

**偏方 1 桑叶菊花汁**

【配方】霜桑叶 30 克，黄菊花 10 克。

【用法】桑叶、菊花洗净入砂锅，加水适量，文火煎煮，去渣取汁。口服，每日 2 次。

【功效】可治高血压、头昏、头痛。

【来源】民间验方。

**偏方 2 三宝茶**

【配方】普洱茶、菊花、罗汉果各 60 克。

【用法】三药共制成粗末，用纱布袋（最好是滤泡纸袋）分装，每袋 20 克。每日 1 次，用上药 1 袋，以沸水冲泡 10 分钟，候温频频饮服。

【功效】养肝益肾，主治高血压。

【来源】《家用中成茶》。

**偏方 3 栀子茶**

【配方】芽茶 30 克，栀子 30 克。

【用法】上 2 味加水适量（800~1000 毫升），煎浓汁 1 碗（400~500 毫升）。每日 1 剂，分上、下午 2 次温服。

【功效】主治高血压。

【来源】《本草纲目》。

**偏方 4 枸杞汁**

【配方】枸杞的茎、叶 500 克。

【用法】将枸杞茎、叶加适量的水煮，煮好后喝其汁液。

【功效】枸杞既能镇定肝风，又能补精益气，是高血压患者的食疗佳品，尤其是对老年患者更为适用。

【来源】民间验方。

**偏方 5 连壳毛豆茶**

【配方】连壳毛豆适量。

【用法】连壳毛豆煮水，当茶饮用，每日 1 次，常服。

【功效】软化血管，治疗高血压。

【来源】民间验方。

### 偏方 6 葛粉菊花茶

【配方】菊花茶 25 克，葛粉 50 克，蜂蜜适量。

【用法】菊花茶焙干研末加入沸葛粉糊中，再调入蜂蜜，每日 1 次，常服。

【功效】主治高血压。

【来源】民间验方。

### 偏方 7 玉兰花饮

【配方】大花玉兰花干品。

【用法】大花玉兰花每日 3~6 克，以开水冲泡，也可加些白糖，用来代茶饮。若用鲜品，需 12~18 克，以水煎服。

【功效】主治高血压患者因血管痉挛引发的头痛，本方对此颇为有效。

【来源】民间验方。

### 偏方 8 鬼针草汤

【配方】鬼针草适量。

【用法】夏秋季采收全草（连根），洗净泥沙杂质，晾干备用或鲜用。干品每次 20~30 克，砂罐加水浸泡 15~20 分钟，文火煎熬，沸后立即离开炉火，冷却，每日午饭前服一大口（50~70 毫升）。鲜品每次 50~60 克，煎服法同前。每日服 1 次，服至症状消失，血压正常即可停药。

【功效】主治高血压，症见耳鸣、口干口苦、恶心呕吐等。

【来源】《四川中医》1987；（11）。

【说明】鬼针草又名盲肠草、脱力草等，性平味苦，无毒，有清热解毒、散瘀活血、消痈之功。

### 偏方 9 玉米穗决明饮

【配方】玉米穗 60 克，决明子 10 克，甘菊花 6 克。

【用法】上 3 味一起加水煮，将残渣除去，汁液分 2 次喝完。

【功效】利尿消肿，对肾性高血压功效尤佳。

【来源】民间验方。

### 偏方 10 糖醋大蒜

【配方】糖醋大蒜 1~2 球。

【用法】每日早晨空腹食用，连带喝些糖醋汁，连吃 10~15 日。

【功效】该法能使血压比较持久地下降，对于哮喘和慢性气管炎的顽固咳喘也很有效。

【来源】民间验方。

### 偏方 11 夏枯草糖浆

【配方】夏枯草、白糖各 120 克，草决明 100 克。

【用法】先将夏枯草、草决明放入砂锅内，加清水 2000 毫升，文火煎至 1500 毫升时，用纱布过滤，药渣加水再煎，最后将二汁混合在一起，加入白糖，搅拌溶化后即成。1 剂 3 日分次服完，30 日为 1 疗程。

【功效】此方可辅助治疗原发性高血压。

【来源】《四川中医》1989；（7）。

## 食疗药方

### 偏方 12 石决明粥

【配方】石决明 30 克，大米 100 克。

【用法】将石决明打碎，入砂锅中，加清水 500 毫升，武火先煎 1 小时，去渣取汁，入大米，再加清水 400 毫升，文火煮成稀粥。早晚温热服食，7 日为 1 疗程。

【功效】主治高血压。

【来源】《中国药粥谱》。

**偏方 13 旱菜汁**

【配方】旱菜 250 克。

【用法】旱菜磨碎绞汁后，加适量白糖饮用。

【功效】旱菜能镇定肝风，对高血压疗效颇佳。

【来源】民间验方。

**偏方 14 葫芦汁**

【配方】鲜葫芦适量。

【用法】鲜葫芦捣烂绞汁，以蜂蜜调服，每次服用半杯至一杯，每日服 2 次，或煮水服用也可以。

【功效】主治高血压引起的烦热口渴，对尿路结石也很有效。

【来源】民间验方。

**偏方 15 茼蒿汁**

【配方】鲜茼蒿 500 克。

【用法】鲜茼蒿洗净切碎，绞汁，每次服 60 毫升，温开水冲服，每日 2 次，连服 3~5 日。

【功效】主治高血压引起的头痛等症。

【来源】民间验方。

**偏方 16 赤小豆丝瓜汁**

【配方】丝瓜络 20 克，赤小豆 20 克。

【用法】上药放入砂锅中，加水适量，煎 30~40 分钟，滤汁，分早晚 2 次空腹服。

【功效】主治高血压。

【来源】民间验方。

**偏方 17 海蜇马蹄菜汁**

【配方】海蜇皮 30 克，马蹄菜 500 克。

【用法】海蜇皮切片，与马蹄菜一起入锅，加适量水煮，饮其汁液。

【功效】主治高血压引起的头痛头晕。

【来源】民间验方。

**偏方 18 山楂茶**

【配方】山楂 10 克。

【用法】山楂置于大茶杯中，用沸水冲泡，代茶饮用，每日 1 次，长服有效。

【功效】山楂可消积食、降血脂、软化血管，对高血压引起的血管硬化有治疗作用。

【来源】民间验方。

**偏方 19 萝卜荸荠汁**

【配方】白萝卜 750 克，荸荠 500 克，蜂蜜 50 克。

【用法】前 2 味切碎捣烂，置消毒纱布中拧汁，去渣，加入蜂蜜，1 日内分 2~3 次服完。

【功效】主治原发性高血压。

【来源】民间验方。

**偏方 20 苹果皮蜜茶**

【配方】绿茶 1 克，苹果皮 50 克，蜂蜜 25 克。

【用法】苹果皮洗净，加清水至 450 毫升，煮沸 5 分钟，加入蜂蜜绿茶即可。分 3 次温服，每日服 1 剂。

【功效】主治高血压。

【来源】民间验方。

**偏方 21 蓬蒿蛋白饮**

【配方】鲜蓬蒿 250 克，鸡蛋清 3 个，香油、盐、味精各适量。

【用法】鲜蓬蒿洗净，放清水中煎煮，将熟时加入鸡蛋清再煮片刻，加香油、盐、味精调味即可。

【功效】本方清热安神，常服可治高血压头眩少寐。

【注意】泄泻者忌服。

【来源】民间验方。

**偏方22 双耳汤**

【配方】黑木耳10克，银耳10克。

【用法】黑木耳、银耳洗净浸软，加冰糖，放碗内蒸1小时后顿服，每日1次。

【功效】补脑养心，凉血止血，降低胆固醇。常服可治血管硬化、高血压以及高血压引起的眼底出血等。

【注意】木耳润肠，故大便溏薄者忌用。

【来源】民间验方。

# 14种食疗方治疗高脂血症

随着生活质量的提高，高脂肪、高胆固醇饮食的增多，加上运动量减少，血中过多的脂质不能被代谢或消耗，从而导致高脂血症，其症状主要表现为头痛眩晕、胸闷气短、急躁易怒、肢体麻木、精神不振、倦怠乏力、少气懒言等。

高脂血症是动脉粥样硬化产生的原因之一，而全身的重要器官都要依靠动脉供血供氧，所以一旦动脉被粥样斑块堵塞，就会产生连锁反应，导致众多相关疾病，人类的致命性疾病——冠心病心肌梗死就在其中。

## 中草药方

**偏方1 草决明茶**

【配方】草决明20克，绿茶6克。

【用法】绿茶、草决明用开水冲沏，经常饮用。

【功效】主治大便干燥之高脂血症。

【来源】民间验方。

**偏方2 五宝乌龙茶**

【配方】乌龙茶3克，槐角18克，何首乌30克，冬瓜皮18克，山楂肉15克。

【用法】水煎后4味，去渣取汁，以之冲泡乌龙茶，当茶饮。

【功效】本方清热化瘀、通利血脉，可增强血管弹性，主治高脂血症。

【来源】民间验方。

**偏方3 山楂荷叶茶**

【配方】山楂15克，荷叶12克。

【用法】将上2味共切细，加水煎或以沸水冲泡，取浓汁即可。每日1剂，代茶饮，不拘时。

【功效】主治高脂血症。

【来源】《营养世界》。

**偏方4 柿叶山楂茶**

【配方】柿叶10克，山楂12克，茶叶3克。

【用法】上3味以沸水浸泡15分钟即可。每日1剂，频频饮服，不拘时。

【功效】主治高脂血症。

【来源】《食疗本草学》。

**偏方5 花生草茶**

【配方】花生全草（整株干品）50克。

【用法】将花生全草切成小段，泡洗干净，加水煎汤，代茶饮。每日1剂，不拘时饮服。

【功效】本方养肝益肾，主治高脂血症。

159

【来源】《偏方大全》。

### 偏方 6 首乌汤

【配方】制首乌 30 克。

【用法】制首乌加水 300 毫升，煎 20 分钟左右。取汁 150~200 毫升，分 2 次温服。每日 1 剂。

【功效】主治阴虚火旺型高脂血症。

【来源】《浙江中医杂志》，1991（6）。

### 偏方 7 黄精乌杞酒

【配方】黄精 50 克，首乌 30 克，枸杞子 30 克，白酒 1000 毫升。

【用法】将 3 味药浸于酒中，密封，浸泡 7 日后可饮用，每次 1~2 小杯，每日 3 次，空腹服用。

【功效】主治高脂血症。

【来源】民间验方。

### 偏方 8 山楂红枣酒

【配方】山楂片 300 克，红枣、红糖各 30 克，米酒 1000 毫升。

【用法】山楂片、红枣、红糖入酒中浸 10 天，每日摇动 1 次，以利药味浸出。每晚睡前取 30~60 克饮服。

【功效】主治高脂血症。

【来源】民间验方。

【注意】实热便秘者忌用。

## 食疗药方

### 偏方 9 芝麻桑葚粥

【配方】黑芝麻、桑葚各 60 克，大米 30 克，白糖 10 克。

【用法】将黑芝麻、桑葚、大米分别洗净后同放入瓷罐中捣烂。砂锅中先放清水 1000 毫升，煮沸后入白糖，水再沸后，徐徐将捣烂的碎末加入沸汤中，不断搅动，煮至成粥糊样即可。可常服之。

【功效】本方滋阴清热，降血脂，主治高脂血症。

【来源】民间验方。

### 偏方 10 决明菊花粥

【配方】决明子 10~15 克，白菊花 10 克，大米 100 克。

【用法】先将决明子放入锅内炒至微有香气，取出，与白菊花同煎取汁，去渣，放入大米煮粥，加少量调味品，每日服食 1 次，5~7 次为 1 疗程。

【功效】主治高脂血症。

【来源】《验方》。

### 偏方 11 海带绿豆汤

【配方】海带、绿豆、红糖各 150 克。

【用法】将海带发好后洗净，切成条状，绿豆淘洗干净，共入锅内，加水炖煮，至豆烂为止。用红糖调服，每日 2 次。

【功效】本方清热养血，主治高脂血症。

【来源】民间验方。

### 偏方 12 大藕点心

【配方】绿豆 200 克，胡萝卜 120 克，藕 4 节。

【用法】将绿豆洗净水泡半日，滤干；胡萝卜洗净，切碎捣泥，二物加适量白糖调匀待用。将藕洗净，在靠近藕节的一端用刀切下，切下的部分留好。将调匀的绿豆萝卜泥塞入藕洞内，塞满塞实为止。再将切下的部分盖好，用竹签或线绳插牢或绑好，上锅水蒸熟，可当点心吃。

【功效】经常食用，可降低血脂，软化血管，主治高脂血症。

【来源】民间验方。

**偏方 13 米沙肉片**

【配方】荷叶 5 张（如用干荷叶需用水泡软），猪瘦肉 200 克，大米 250 克。

【用法】荷叶洗净，共切 10 块；大米压磨成粗沙大小；猪肉洗净，切成厚片，加酱油 25 克，盐适量，淀粉、食油少许拌匀。再将拌好的肉片和米沙用荷叶包成长条形，入蒸笼蒸 30 分钟即可食用。

【功效】主治高脂血症。

【来源】民间验方。

**偏方 14 猕猴桃汁**

【配方】鲜猕猴桃 2~3 个。

【用法】将鲜猕猴桃洗净剥皮，榨汁饮用。也可洗净剥皮后直接食用。每日 1 次，常服有效。

【功效】本方主治高脂血症，并有防癌作用。

【来源】民间验方。

# 27 种食疗方治疗糖尿病

糖尿病是一种以糖代谢紊乱为主的慢性内分泌疾病。早期可无症状，发展到症状期，可出现多尿、多饮、多食、疲乏消瘦，即"三多一少"症状和空腹血糖高于正常及尿糖阳性，久病可引起多系统损害，导致眼、肾、神经、心脏、血管等组织的慢性进行性病变。病情严重或应激时可出现酮症酸中毒、昏迷，甚至死亡。

中医称本病为"消渴"，因五志过极、偏嗜甘肥酒辛、恣情纵欲等，导致阴伤、燥热而发病，其病变涉及肺、脾、肾三脏，并分别称为上消（多饮）、中消（多食）和下消（多尿）。

## 中草药方

**偏方 1 降糖饮**

【配方】白芍、山药、甘草各等份。

【用法】上药研成末，每次用 3 克，开水送服，每日早、中、晚饭前各吃 1 次，一般一个星期就可见效。

【功效】上消型糖尿病口渴而饮水不止者适用。

【来源】民间验方。

**偏方 2 茅根饮**

【配方】生白茅根 60~90 克。

【用法】白茅根水煎当茶饮，一日内服完。连服 10 余日即可见效。

【功效】消胃泻火，养阴润燥，主治糖尿病。

【来源】民间验方。

**偏方 3 菠菜内金饮**

【配方】鲜菠菜根 100 克，干鸡内金 12 克。

【用法】菠菜根、干鸡内金入砂锅，加水，文火煎服。每日 2~3 次，经常服用。

【功效】本方可稳定糖尿病病情。

【来源】民间验方。

**偏方 4 蛋液醋蜜饮**

【配方】生鸡蛋 5 个（打散），醋 400 毫升，蜂蜜 250 毫升。

【用法】生鸡蛋与醋 150 毫升混合，泡约 36 小时，再用醋、蜜各 250 毫升与之混合，和匀后服，早晚各服 15 毫升。

【功效】主治糖尿病。

【来源】民间验方。

### 偏方 5 红薯藤降糖方

【配方】干红薯藤 30 克，干冬瓜皮 12 克。

【用法】上 2 味放入砂锅，水煎，可经常服用。

【功效】糖尿病。

【来源】民间验方。

### 偏方 6 瓜皮汁

【配方】西瓜皮、冬瓜皮各 15 克，天花粉 10 克。

【用法】上药同入砂锅，加水适量，文火煎煮取汁去渣，口服，每日 2~3 次。

【功效】本方清热养阴润燥，主治口渴多饮、尿液混浊之糖尿病。

【来源】民间验方。

### 偏方 7 猪脾粉

【配方】猪脾数具。

【用法】猪脾洗净，切碎，焙干研成细末，装瓶备用。每次饭前服 3~5 克，每日 3 次，常服见效。

【功效】糖尿病。

【来源】民间验方。

### 偏方 8 泥鳅荷叶散

【配方】泥鳅 10 条，干荷叶适量。

【用法】泥鳅在清水中浸泡 3~5 天，使其吐净肚内泥沙，每日换 1 次水。洗净，去头尾焙干，与干荷叶共为末，每次服 6 克，凉开水送服，每日 3 次。

【功效】糖尿病。

【来源】民间验方。

### 偏方 9 蚕蛹方

【配方】蚕蛹 20 枚。

【用法】将蚕蛹洗净后用植物油翻炒至熟，也可将蚕蛹加水煎煮至熟。炒的可直接食用，煮的可饮用药汁。每日 1 次，可连用数日。

【功效】本方可调节糖代谢，主治糖尿病。

【来源】民间验方。

### 偏方 10 马齿苋汤

【配方】干马齿苋 100 克。

【用法】每日 1 剂，水煎 2 次，早晚分服。

【功效】本方适用于阴虚燥热型糖尿病，特别是对起病不久的患者疗效显著。

【来源】《浙江中医杂志》1990；（11）。

### 偏方 11 山药黄连汁

【配方】山药 30 克，黄连 10 克。

【用法】上药水煎，共 2 次，将 1、2 煎混匀，分早晚 2 次服用，每日 1 剂，连用 10 日。

【功效】本方清热祛湿、补益脾胃，主治糖尿病口渴、尿多、易饥。

【来源】民间验方。

### 偏方 12 姜末鱼胆丸

【配方】干姜末 50 克，鲫鱼胆 3 个。

【用法】把姜末放入碗中，刺破鱼胆，将胆汁与姜末调匀，做成如梧桐子大小的药丸。每次服 5~6 丸，每日 1 次，米汤送下。

【功效】清热平肝，燥湿和中。主治糖尿病。

【来源】民间验方。

## 食疗药方

**偏方 13 玉竹粥**

【配方】鲜玉竹、大米各适量。

【用法】将鲜玉竹洗净切碎，加大米煮成药粥，可常食用。

【功效】本方养阴、生津、止渴，主治糖尿病。

【来源】民间验方。

**偏方 14 五汁饮**

【配方】鲜芦根、雪梨（去皮）、荸荠（去皮）、鲜藕各 500 克，鲜麦冬 1000 克。

【用法】榨汁混合，冷服或温服，每日数次。

【功效】主治烦渴多饮、口干舌燥之糖尿病。

【来源】《17 种顽固病的食疗名方》。

**偏方 15 菠菜银耳汤**

【配方】菠菜（留根）100 克，水发银耳 50 克，味精、盐少许。

【用法】将菠菜洗净，银耳泡发煮烂，放入菠菜、盐、味精煮成汤。

【功效】滋阴润燥，生津止渴。适用于脾胃阴虚为主的糖尿病。

【来源】民间验方。

**偏方 16 枸杞鸡蛋糕**

【配方】枸杞子 10 克，鸡蛋 2 个，味精、盐少许。

【用法】把蛋去壳打入碗内，放入洗净的枸杞子和适量的水及味精、盐少许，用力搅匀，隔水蒸熟。

【功效】补肾滋阴，益肝明目。适用于肾阴虚为主的糖尿病。

【来源】民间验方。

**偏方 17 枸杞百合粥**

【配方】枸杞、百合、糯米各 30 克，红枣 5 枚。

【用法】百合用温水泡发，糯米、枸杞、红枣分别洗净，红枣去核切片；将上述材料下锅，加水，用小火煮熟，每日 3 次食之（以上为 1 日量），连服 1 个月为 1 个疗程。

【功效】养阴润燥，滋补肝肾，用于糖尿病人的饮食调养。

【来源】民间验方。

**偏方 18 田螺汤**

【配方】田螺 10~20 个，黄酒 50 毫升。

【用法】田螺放清水中 3~5 天，使其吐去沙泥，取出田螺肉，加黄酒拌和，用清水炖熟，食肉、饮汤，每日 1 次。

【功效】主治糖尿病。

【来源】民间验方。

**偏方 19 乌龟玉米汤**

【配方】鲜玉米须 60~120 克（干品减半），乌龟 1~2 只。

【用法】用开水烫乌龟，使其排干净尿，去内脏、头、爪，洗净后将龟板、龟肉与玉米须一起放入瓦罐内，加清水适量，慢火熬煮，饮汤吃龟肉。

【功效】主治口渴多饮、形体消瘦之糖尿病。

【来源】民间验方。

**偏方 20 猪脬菠菜蛋汤**

【配方】猪脬 1 具，鸡蛋 3 个，菠菜 60 克。

【用法】先将猪脬切片煮熟，再打鸡蛋加菠菜再煮沸，吃肉喝汤，每日 1 次。

【功效】本方可滋益精气、固摄下元，用于精气亏耗型糖尿病的治疗。

【来源】民间验方。

### 偏方 21 药芪炖母鸡

【配方】生黄芪 30 克，山药 30 克，母鸡 1 只，料酒、酱油少许。

【用法】母鸡洗净，放入黄芪，加酒及酱油，煮到八成烂，再放山药煮烂。去黄芪，吃山药和鸡肉。

【功效】补肾滋阴，益肝明目。适用于肾阴虚为主的糖尿病。

【来源】民间验方。

### 偏方 22 芡实老鸭汤

【配方】老鸭 1 只，芡实 100~200 克。

【用法】老鸭去毛和内脏洗净，将芡实放入鸭腹中，置瓦罐内，加清水适量，文火煮 2 小时左右，加盐少许，调味服食。

【功效】主治精气亏耗、下元失固型糖尿病。

【来源】民间验方。

### 偏方 23 山药炖猪脾

【配方】山药 120 克，猪脾 100 克。

【用法】山药切片，猪脾切成小块。先将山药炖熟，然后将猪脾放入，熟后趁热吃，猪脾和汤须吃完，山药可以不吃，若要吃则须细嚼，始可咽下，此方每日早晨吃 1 次。

【功效】辅助治疗糖尿病。

【来源】民间验方。

### 偏方 24 枸杞蚕茧煮猪脾

【配方】枸杞子 15 克，蚕茧 10 克，猪脾 1 具。

【用法】加水适量，将上物煮熟后服食。每日 1 剂，常食。

【功效】主治小便频多、头晕腰酸之糖尿病。

【来源】民间验方。

### 偏方 25 绿茶蒸鲫鱼

【配方】活鲫鱼 500 克，绿茶 10 克。

【用法】将鱼去内脏洗净，再把绿茶塞入鱼腹内，置盘中上锅清蒸，不加盐。每日 1 次。

【功效】本方可消胃泻火、养阴润燥，主治胃火炽盛型糖尿病。

【来源】民间验方。

### 偏方 26 炒苦瓜

【配方】鲜苦瓜 60 克。

【用法】将苦瓜剖开去子，洗净切丝，加油盐炒，当菜吃，每日 2 次，可经常食用。

【功效】清热生津。主治口干烦渴、小便频数之糖尿病。

【来源】民间验方。

### 偏方 27 猪脾薏苡仁汤

【配方】猪脾 1 具，薏苡仁 30 克。

【用法】猪脾、薏苡仁水煎，连药带汤全服，每日 1 次，10 次即可见效。

【功效】主治糖尿病症见口渴多饮，大便燥结者。

【来源】民间验方。

# 13 种食疗方治疗肝硬化

肝硬化是一种常见的慢性进行性肝病，是由一种或多种病因长期反复损伤肝细胞，引起肝脏弥漫性损害，使肝脏逐渐变形、质地变硬而形成的。目前，在我国以病毒性肝炎所致的肝硬化比较常见，在国外，特别是北美和欧洲，则以酒精性肝硬化为主。我国肝硬化患者多见于中老年男性，这可能与传染性肝炎及某些地区寄生虫感染有关。

肝硬化早期，胃肠道分泌和吸收机能下降，会有食欲不振、腹胀、恶心、呕吐、大便秘结或泄泻等表现。此病后期会出现腹部膨胀、腹壁静脉怒张、下肢浮肿、腹水等症状。

大量临床及实验研究提示，肝硬化患者的饮食应为高热量、高蛋白质、高碳水化合物、高维生素饮食，这类食物能防止肝细胞进一步变性，亦可使损害不太严重的组织得以再生。由于肝硬化病人的食欲下降，消化功能较差，因而食物的品种宜多样化，且要求味美新鲜。绝对禁忌饮酒，不喝一切含酒精成分的饮料，忌用一切辛辣刺激性食品和油炸食品，各种含有铅及其添加剂的罐头食品，应尽量少吃或不吃。

## 中草药方

### 偏方 1 陈皮柚汁饮

【配方】柚子 1 个，陈皮 9 克，红糖适量。

【用法】柚子去皮核绞汁，陈皮洗净，加红糖兑水同煎饮服。每日 1 剂。

【功效】补中缓肝，理气消食，活血化瘀。适用于肝硬化脘闷痞满、食少口臭者。

【来源】民间验方。

【注意】凡内热者红糖宜少放，或改用白糖。

### 偏方 2 李子蜜茶

【配方】鲜李子 100 克，蜂蜜 25 克，绿茶 2 克。

【用法】鲜李子剖开，加水 1 杯煮沸 3 分钟，加入绿茶、蜂蜜即可。每日 1 剂，分早、中、晚 3 次饮服。

【功效】舒肝止痛，健脾生津，消食利水。适用于肝硬化脘闷厌食、肝区隐痛、口渴乏力者。

【来源】民间验方。

【注意】饮茶弃李子，因多食李子易伤脾胃，致腹泻。

### 偏方 3 蜈蚣草煎

【配方】蜈蚣草、青壳鸭蛋适量。

【用法】蜈蚣草、鸭蛋以清水炖煮，将炖好之药汤当茶饮用，次数不拘，蛋吃与不吃均可，约喝 4 日后，尿如茶褐色，表示已有药效，如继续服用，尿色可恢复正常。

【功效】主治肝硬化。

【来源】民间验方。

【说明】蜈蚣草在北方较为常见，匍匐生长，夏天开花结子。有大叶与小叶两种，小叶者方有效。

### 偏方 4 冬瓜皮姜汤

【配方】冬瓜皮 15~30 克，生姜片 20 克。

【用法】将冬瓜皮、生姜片洗净，加适量水煎煮。当汤饮用。

【功效】主治肝硬化。

【来源】《17 种顽固病的食疗名方》。

### 偏方 5 虫笋葫芦汤

【配方】虫笋 60 克，陈葫芦 60 克。

【用法】虫笋、陈葫芦用水煎服。每日 1 剂，连服数日。

【功效】利水消肿。适用于肝硬化腹水、浮肿、尿少者。

【来源】民间验方。

【注意】竹笋内含难溶性草酸钙偏多，凡有尿路或胆道结石者要慎食。脾虚肠滑者也要慎食。

【说明】虫笋即虫蛀过的竹笋，为药用竹笋中之上乘者，性寒味甘，功能消食化痰，透疹解毒，利尿减肥。虫笋及陈葫芦在一般药房即可买到。

## 食疗药方

### 偏方 6 猪肚粥

【配方】猪肚 100 克，大米 100 克，葱花、姜丝、盐适量。

【用法】猪肚洗净，加水适量，煮七成熟，捞出，改刀切成细丝备用。再以大米、猪肚丝、猪肚汤（去油）适量煮成粥，加入调料后食用。

【功效】本方具有健脾解郁、活血化瘀之功，主治肝硬化。

【来源】《医食同源》。

### 偏方 7 药桂甲鱼汤

【配方】山药片 30 克，桂圆肉 20 克，甲鱼 1 只（约 500 克）。

【用法】将甲鱼杀死，洗净去杂肠，与山药、桂圆入锅。加水 1000 毫升，清炖至烂熟，待食。每日早晚，温热吃肉喝汤。

【功效】本方具有滋补肝肾、软坚散结之功，主治肝硬化。

【来源】《饮食疗法》。

### 偏方 8 泥鳅炖豆腐

【配方】泥鳅 500 克，豆腐 250 克。

【用法】泥鳅去鳃及内脏，洗净，加盐少许（腹水明显者不加），加水适量，清炖至五成熟，加入豆腐，再炖至泥鳅熟烂即可，吃泥鳅、豆腐、喝汤，分顿食用。

【功效】主治肝郁脾虚型肝硬化，症见肝区疼痛、食欲不振、倦怠乏力等。

【来源】《泉州本草》。

### 偏方 9 赤小豆肉汤

【配方】猪前小腿肉 250 克，赤小豆 120 克。

【用法】猪小腿去骨，与赤小豆同煮 2 小时，喝汤吃小豆，每日服 1 次。

【功效】主治肝硬化，一般两月之内可见效。

【来源】民间验方。

【注意】如肝硬化腹水已使肚脐凸出，则本方无效。

### 偏方 10 瓜豆鲫鱼汤

【配方】活鲫鱼 1 尾，冬瓜 1 个，赤小豆 30 克，姜、葱、黄酒各适量。

【用法】鲫鱼去肠不去鳞，冬瓜切开一头，去内瓤及子，将鲫鱼放入，略加姜、葱、黄酒，再加入赤豆，用切开之盖盖好，以竹签钉牢，放入砂锅，加水炖 3~5 小时，喝汤，吃鱼及瓜，最好淡吃，或略加糖醋，每日 1 剂，连吃或隔日吃 1 剂，7 剂为 1 疗程。

【功效】主治肝硬化。

【来源】民间验方。

### 偏方 11 槟榔炖甲鱼

【配方】甲鱼 1 只，大蒜 10 瓣，槟榔 120 克。

【用法】甲鱼、大蒜、槟榔均洗净用清水炖熟，去槟榔，少用盐或不加盐（视病情而定）服食。连食数只。

【功效】消食逐水，滋阴散结，补气助阳，杀虫化滞。可治肝硬化腹水、肝脾肿大。

【来源】民间验方。

### 偏方 12 棉花根蒸猪肉

【配方】棉花根 100 克，猪瘦肉 200 克。

【用法】将棉花根刮去黑皮，用瓦焙干研末；猪肉切片，用药末 6 克，与猪肉片拌匀，放碗中隔水蒸熟。每日 1 次，连服 3 次，隔 10 日后，再连服 3 日，可服 9 次。

【功效】主治肝硬化。

【来源】《17 种顽固病的食疗名方》。

##### 偏方 13 枸杞荷包蛋

【配方】枸杞子 30 克，红枣 10 个，鸡蛋 2 个。

【用法】将枸杞子、红枣加水适量，文火炖 1 小时，将鸡蛋敲开放入，候片刻使成荷包蛋。每日 2 次，吃蛋喝汤。

【功效】主治肝硬化。

【来源】《中国食疗学》。

## 22 种食疗方治疗冠心病

冠心病即冠状动脉粥样硬化使血管腔狭窄，导致心肌缺血、缺氧而引起的心脏病，最常见的两种类型为心绞痛和心肌梗死，以心前区疼痛为典型症状，常发生于劳累或情绪激动时。常见致病因素有高血压、高脂血症、肥胖、吸烟、遗传、饮食不当等。

冠心病的患病率一般男性高于女性，男：女 = 2.5~5 ： 1，但女性在 50 岁以后由于绝经后雌激素减少，冠心病的患病率明显上升。吸烟、工作竞争性强、精神紧张、脑力劳动者易患此病。尽管目前在医学上仍把冠心病放在老年病的范畴进行研究，而且的确 40 岁以后冠心病的发病率开始增多，几乎每 10 岁增加 1 倍，但事实上，当病人出现冠心病的临床症状时，其冠状动脉的粥样硬化病变和管腔狭窄的程度已到了中晚期。有资料表明，动脉粥样硬化自幼年即有发生，所以预防必须自幼年开始，常年保养。

冠心病患者应重视精神、情志调养，避免精神刺激和过分的情绪激动，还应尽量戒除烟酒嗜好，少饮浓茶、咖啡。本病与身体状况有一定关系，所以平时应注意劳逸结合，避免过度疲劳，生活有节，起居有时，饮食勿过饥过饱，并坚持身体锻炼，这对冠心病的恢复也有重要意义。

### 中草药方

##### 偏方 1 葱头汁

【配方】大葱头（隔年者佳）7 根，香油适量。

【用法】将大葱头洗净去掉外皮，切碎捣汁，也可略加些凉白开水捣，再入香油调匀灌之。

【功效】本方温阳通脉，主治突然发作心绞痛，疼痛难忍者。

【来源】民间验方。

##### 偏方 2 双仁糊

【配方】核桃仁、桃仁各 250 克，红糖 1000 克。

【用法】先将前 2 味加少量水煎煮至软，然后捣烂，再与红糖混合调匀成稠糊状。每次服 50 克，每日服 3 次，温开水送服。

【功效】本方具有益气养血之功效，主治气血两虚为主的胸闷心痛。

【来源】民间验方。

##### 偏方 3 香蕉蜜茶

【配方】茶叶 10 克，香蕉 50 克，蜂蜜少许。

【用法】先用沸水 1 杯冲泡茶叶，然后将香蕉去皮研碎，加蜜调入茶水中，当茶饮，每日 1 剂。

【功效】主治冠心病。

【来源】民间验方。

##### 偏方 4 山楂香橙露

【配方】山楂肉 30 克，香橙 2 枚，荸荠粉 10 克，白糖 60 克。

【用法】先将山楂肉放入砂锅，加水适量，煎煮 10 分钟，去渣留汁备用。香橙捣烂，用纱布绞汁。两汁调匀，在铁锅内煮沸。加入白糖，待溶化后，用和好的荸荠粉汁打芡成糊状，即成山楂香橙露。饭后适量饮用。

【功效】本方对高脂血症、冠心病均有较好疗效。

【来源】民间验方。

### 偏方 5 茶树根酒

【配方】老茶树根粗壮者 30~60 克，糯米酒适量。

【用法】糯米酒入瓦罐中，加水，用文火煎 2 次，取浓汁于晚睡前服，徐徐服完，30 日为 1 疗程。可连用 4~5 个疗程。

【功效】主治冠心病、心功能不全等。

【来源】民间验方。

【说明】本方切勿加糖，否则疗效不明显。

### 偏方 6 干姜酒

【配方】干姜末 15 克，清酒 100 毫升。

【用法】温酒，酒热后下姜末。每次 30 克，每日 1 次。

【功效】主治胸闷憋气、阵发性心痛心悸、面色苍白、倦怠无力等。

【来源】《食治养老方》。

### 偏方 7 绿豆椒汤

【配方】绿豆 20 粒，胡椒 10 粒，白汤适量。

【用法】绿豆、胡椒共同研碎为末，用白汤调和服下。

【功效】温中散寒。主治心绞痛。

【来源】民间验方。

### 偏方 8 丹参茶

【配方】丹参 9 克，绿茶 3 克。

【用法】将丹参制成粗末，与茶叶以沸水冲泡 10 分钟。每日 1 剂，不拘时饮服。

【功效】主治冠心病，阵发性胸刺痛，胸闷气短等。

【来源】《验方》。

### 偏方 9 灵芝强心酒

【配方】灵芝 30 克，丹参 5 克，田七 5 克，白酒 500 毫升。

【用法】灵芝、丹参、田七洗净，同入坛加白酒，盖上盖。每日搅拌 1 次，再盖好盖。泡 15 日即成。每服适量。

【功效】主治气滞血瘀型冠心病。

【来源】《中国食疗学》。

### 偏方 10 青柿蜜糊

【配方】七成熟青柿子 1000 克，蜂蜜 2000 克。

【用法】柿子去蒂柄，切碎捣烂绞汁，汁液入砂锅先以武火后用文火煎至浓稠，加蜂蜜再熬至稠，停火冷却。每次 1 汤匙，开水冲饮，日服 3 次。

【功效】主治冠心病、动脉硬化。

【来源】民间验方。

### 偏方 11 桃枝酒

【配方】白酒 1000 毫升，鲜桃树枝 300 克（切碎）。

【用法】将桃枝入酒中，煎至 500 毫升。每次饮 30 毫升。

【功效】本方行气活血、化瘀通络，主治气滞血瘀型冠心病。

【来源】《本草纲目》。

### 偏方 12 陈仓米蜜

【配方】陈仓米、蜂蜜各适量。

【用法】陈仓米烧灰，用蜂蜜调匀服下。

【功效】益气止痛。主治心绞痛。

【来源】民间验方。

**偏方 13 醋浸花生仁**

【配方】花生仁、米醋适量。

【用法】将花生仁浸醋里 24 小时，每日起床后取 10~15 粒服用。或每晚醋浸 10~15 粒花生仁，第二天早晨连醋一起服。

【功效】主治冠心病。

【来源】民间验方。

**偏方 14 杏梅枣泥**

【配方】乌梅 1 个，杏仁 7 粒，红枣 2 枚。

【用法】上 3 味洗净，乌梅、红枣去核，同杏仁一起捣烂，男子用黄酒送服，女子用醋送服。

【功效】温中化痰止痛。主治心绞痛。

【来源】民间验方。

## 食疗药方

**偏方 15 湖茶**

【配方】龙井茶 6 克，米醋适量。

【用法】龙井茶加水，煎汤（不宜久煎，以稍沸即止为好），和米醋即成。每日 1~2 次。

【功效】本方调补阴阳、益气养血，主治阴阳两虚型冠心病，症见胸闷心痛、心悸气短、头晕耳鸣、食少倦怠等。

【来源】《本草纲目》。

**偏方 16 芭蕉花煮猪心**

【配方】猪心 1 具，芭蕉花 250 克。

【用法】先将猪心洗净，和芭蕉花共入水中，煎煮至猪心熟透即可。吃猪心饮汤，可经常服用。

【功效】本方调补阴阳，活血化瘀。主治阴阳两虚型心绞痛。

【来源】民间验方。

**偏方 17 淡菜冬瓜汤**

【配方】淡菜 30 克，冬瓜 250 克，盐、味精各适量。

【用法】淡菜洗净，冬瓜洗净切块，二者同煮汤，加入少许盐、味精，1 日分几次喝尽。

【功效】本方具有降脂、降压、利水之功，主治冠心病。

【来源】民间验方。

【说明】淡菜性温味甘咸，功能降血脂、降血压。冬瓜性微寒味甘淡，功能利水解毒、清热消痰，且含钠量较低，是冠心病的食疗佳蔬。

**偏方 18 香蕉糯米粥**

【配方】香蕉 3 只，冰糖 60 克，糯米 60 克。

【用法】糯米淘洗干净，入锅加清水适量烧开，文火煎煮待米熟时，加入去皮、切块的香蕉和冰糖，熬成稀粥。每日 1 次，连续服用。

【功效】防治冠心病。

【来源】民间验方。

**偏方 19 桃仁粥**

【配方】桃仁 10 克，大米 50 克。

【用法】先把桃仁洗净，捣烂如泥，用布包，入大米，加水同煮为粥，少加糖调味。食粥，顿服，每日 1 料。

【功效】本方活血通经、祛瘀止痛，适用于冠心病、心绞痛、心肌梗死恢复期病人。

【来源】民间验方。

【说明】桃仁性平味甘苦，功能破血行瘀、润肠。大米性平味甘，功能益气和胃。

### 偏方 20 海参红枣汤

【配方】泡发海参40克，红枣5枚，冰糖适量。

【用法】先将海参煮烂，再加入红枣、冰糖，炖煮15~20分钟。每日早晨空腹服食。

【功效】主治气阴两虚型冠心病。

【来源】民间验方。

### 偏方 21 山楂双豆粥

【配方】山楂30克，白扁豆20克，韭豆30克，红糖40克。

【用法】诸物分别洗净，同入砂锅，文火煎煮，豆烂后，放红糖调味即可，每日1剂。

【功效】经常服用可防治冠心病。

【来源】民间验方。

## 外敷外用方

### 偏方 22 敷脐部方

【配方】檀香、细辛各等份。

【用法】将上2味研粉，用酒调成糊状敷在脐部。

【功效】主治冠心病、心绞痛。

【来源】民间验方。

# 24 种食疗方治疗感冒

感冒俗称"伤风"，由病毒或细菌感染引起，是最常见的疾病之一。感冒可分为普通感冒和流行性感冒两种，普通感冒是由病毒引起的上呼吸道感染。若感冒病情较重，并在一个时期内广泛流行，症状多相类似者为流行性感冒，是由流感病毒引起的呼吸道传染病，中医人称为"时行感冒"。

感冒的症状为发热、头痛、鼻塞、流涕、咳嗽、打喷嚏、咽部干痒作痛等，伴有四肢倦怠、肌肉酸痛、胸部憋闷、咽痛或有异物感。

感冒患者注意事项：

1. 感冒时独居一室，务使环境安静，空气清新，如此不致将病菌传染给别人，并应充分休息，增强抵抗力。

2. 饮食应以清淡为宜，不吃油腻，可吃生大蒜。这是因为清淡的饮食较容易消化，大蒜又有杀菌功能。

3. 保持身心愉快，有助病情缓解。

## 中草药方

### 偏方 1 薄荷姜汁茶

【配方】细茶叶6克，薄荷叶3克，生姜汁半匙，白糖半匙。

【用法】先用开水大半碗，泡入薄荷叶、茶叶，再放入姜汁、白糖和匀。每日1~2次，连服3日。

【功效】本方有辛温解表之功效，主治风寒感冒。

【来源】民间验方。

### 偏方 2 淡竹叶茶

【配方】绿茶1.5克，淡竹叶50克。

【用法】上2味加水1000毫升，先煮淡竹叶，煮沸5分钟，加绿茶略泡即可。每日1剂，分4次服完。

【功效】主治风热型感冒，症见头痛、自汗、鼻塞无涕、咽喉肿痛、咳嗽等。

【来源】民间验方。

### 偏方 3 菜根红糖饮

【配方】干白菜根 1 块，姜 3 片，红糖 50 克。

【用法】将白菜根、姜洗净，切片，放入锅内，加清水适量，用武火烧沸后，转用文火煮 15~20 分钟，去渣留汁即成。每日饮 1~2 次，连饮 1 周。

【功效】本方能解表散寒，主治发热恶寒较为明显的感冒。

【来源】民间验方。

### 偏方 4 金银花茶

【配方】茶叶 2 克，干金银花 1 克。

【用法】上 2 味同放杯中，用沸水冲泡 6 分钟后饮用。饭后饮 1 杯。

【功效】本方具有辛凉解表之功效，主治风热感冒。

【来源】民间验方。

### 偏方 5 钩藤蜜茶

【配方】绿茶 1 克，钩藤、蜂蜜各 15 克。

【用法】钩藤加水 500 毫升，煮沸 3 分钟，去渣，加入绿茶与蜂蜜即可。分 3 次温服，日服 1 剂。

【功效】防治流行性感冒。

【来源】民间验方。

### 偏方 6 三根汤

【配方】大白菜根 3 个，大葱根 7 个，芦根 1.5 克。

【用法】上料用水煎服，每日 1 次，连服 2~3 日。

【功效】本方具有辛凉解表之功效，主治风热感冒。

【来源】民间验方。

### 偏方 7 藿香饮

【配方】鲜藿香叶 10 克，白糖适量。

【用法】将鲜藿香叶和白糖煎水，经常饮用。

【功效】主治重感冒，症见神疲体倦、心烦口渴、小便短黄等。

【来源】民间验方。

### 偏方 8 梅肉红茶

【配方】梅干 1 粒，红茶 1 大匙。

【用法】先将梅干去核切细，与红茶一起放入杯中，用沸水 200 毫升冲泡 10 分钟，不拘时温服。

【功效】本方散寒、止咳、开胃，用于防治感冒。

【来源】民间验方。

### 偏方 9 五神汤

【配方】荆芥 10 克，苏叶 10 克，茶叶 6 克，生姜 10 克，红糖 30 克。

【用法】将荆芥、苏叶用清水冲洗、过滤，与茶叶、生姜一并放入锅内，加清水约 500 毫升，用文火煎沸。另将红糖加水适量，置另一锅内煮沸，令其溶解。然后将煎好的药汁加红糖溶液即成。温热服用，分 3 次服完。

【功效】本方具有辛温解表、宣肺散寒之功效，主治外感风寒型感冒。

【来源】民间验方。

### 偏方 10 银花山楂饮

【配方】金银花 30 克，山楂 10 克，蜂蜜 250 克。

【用法】将金银花、山楂放入锅内，加清水适量，用武火烧沸 3 分钟后，将药汁滗入盆内，再加清水煎熬 3 分钟，滗出药汁。将两次药汁一起放入锅内，烧沸后，加蜂蜜，搅匀即成。可代茶饮。

【功效】辛凉解表。主治外感风热型感冒。

【来源】民间验方。

### 偏方 11 绿豆茶饮

【配方】绿茶 5 克（布包），绿豆 20 克。

【用法】上 2 味加水 300 毫升，文火煮至 150 毫升，去茶叶包，一次或几次服。

【功效】主治风热感冒。

【来源】民间验方。

### 偏方 12 葱姜核桃茶

【配方】茶叶 15 克，核桃仁、葱白和生姜各 25 克。

【用法】将核桃仁、葱白和生姜捣烂，同茶叶一起放入砂锅内，加水一碗半煎煮，去渣，一次服下，盖棉被卧床，注意避风。

【功效】主治风寒感冒，症见头痛、无汗、鼻塞严重、打喷嚏、咳嗽等。

【来源】民间验方。

### 偏方 13 辣茶方

【配方】茶叶 10 克，辣椒 500 克，胡椒、盐各适量。

【用法】将 4 味共研末，拌和均匀，放入瓷瓶内，封口，静置半月。每次取 3 克，开水冲泡 5 分钟，温服，每日 2 次。

【功效】本方具有驱寒解表、开胃之功，用于防治风寒感冒。

【来源】民间验方。

【注意】患有哮喘、心脏病者禁用。

### 偏方 14 姜蒜红糖方

【配方】生姜 20 克，大蒜 5 瓣，红糖适量。

【用法】上料用水煎服，每日 2 次。

【功效】主治流行性感冒初起，头痛，怕冷发热，无汗，伴有恶心。

【来源】民间验方。

### 偏方 15 生姜红糖水

【配方】老生姜 10 克，红糖 15 克。

【用法】先将生姜洗净，切丝，放入大茶杯内，冲入开水，盖上盖，泡 5 分钟，然后放入红糖，趁热服下。服后盖被卧床，出微汗即可。每日 1 次，连服 2~3 日。

【功效】主治风寒初起，症见头痛、耳痛、无汗、骨节酸痛等。

【来源】民间验方。

### 偏方 16 葡萄酒蛋花汤

【配方】红葡萄酒 1 小杯（30 毫升），鸡蛋 1 个。

【用法】葡萄酒加热，打入鸡蛋搅拌一下后，即停止加热，待温服用。

【功效】主治感冒。

【来源】民间验方。

### 偏方 17 芝麻姜茶

【配方】生芝麻 30 克，茶叶 5 克，生姜 5 克。

【用法】生芝麻嚼食，生姜茶叶煎汤冲服，盖被取微汗。

【功效】主治感冒初起。

【来源】民间验方。

### 偏方 18 苦参桔梗酒

【配方】苦参 3 克，桔梗 1 克，白酒 250 毫升。

【用法】前 2 味捣碎后布包，同白酒入锅，文火煮 10~20 分钟拿下，连药包一起入大口瓶备用。春秋季及流感流行期间，每日用棉棒蘸药酒 5 毫升擦洗鼻孔、咽部，每日 2~4 次，每次用 5 毫升加温水 100 毫升漱口。

【功效】防治流行性感冒。

【来源】民间验方。

### 偏方 19　菊花枸杞酒

【配方】菊花、枸杞子各 6 克，黄酒 200 毫升。

【用法】菊花、枸杞子用黄酒浸泡 10~20 天，去渣，加蜂蜜少许，每天早晚各饮 1 小杯。

【功效】主治风寒感冒头痛。

【来源】民间验方。

### 偏方 20　甘草瓜蒌酒

【配方】生甘草 30 克，生姜 4 片，瓜蒌（去子，置于碗内）1 颗。

【用法】先将生姜、甘草用酒 2 大杯煎取 6 成，去渣，趁热入装有瓜蒌的碗中，绞取汁，候温，分 2 次服。

【功效】辛凉解表，主治风热感冒。

【来源】民间验方。

### 偏方 21　侧柏椒酒

【用法】花椒 50 粒，侧柏叶 15 克，白酒 50 毫升。

【用法】前 2 味捣碎，同白酒一起入瓶浸半月，在呼吸道及消化道传染病流行季节，每晨空腹温服 5~10 毫升。

【功效】防治流行性感冒。

【来源】民间验方。

### 偏方 22　竹叶茅根饮

【配方】桑叶、菊花各 6 克，竹叶、白茅根各 30 克，薄荷 3 克。

【用法】上料共放茶壶内，用沸水冲泡，温浸 10 分钟，频频饮用。亦可放冷后作饮料，大量饮用。连服 2~3 日。

【功效】主治风热型感冒，症见头痛、自汗、鼻塞、咽喉肿痛、咳嗽等。

【来源】民间验方。

### 偏方 23　山腊梅茶

【配方】山腊梅叶 6 克。

【用法】开水冲焖 5 分钟，代茶饮用。每日 3 次。

【功效】清热解毒，祛风解表。适用于感冒及流行性感冒的预防和治疗。

【来源】民间验方。

### 偏方 24　白芥子酒

【配方】白芥子 150 克，白酒 250 毫升。

【用法】白芥子布包入白酒煮沸，趁热用白芥子包熨颈项周围，冷时再热，每日 2~4 次，内服酒液每次 5 毫升，每日 2~3 次。

【功效】防治流行性感冒。

【来源】民间验方。

【注意】皮肤过敏者忌用。

# 24 种食疗方治疗咳嗽

咳嗽是肺系疾患的一个常见症状。古代医学文献中将无痰而有声者称为咳，无声而有痰者称为嗽，既有痰又有声者称为咳嗽。而在临床上很难将两者截然分开，故一般均通称为咳嗽。

在临床上，许多呼吸系统的疾病都伴有咳嗽，如感冒，急、慢性支气管炎，支气管哮喘，支气管扩张，各种类型的肺炎等。

咳嗽患者注意事项：

（1）及早治疗，不要拖延。

（2）要注重休息。

（3）多喝水，多吃营养食品，忌烟、酒、辛辣物、冷饮等。

（4）保持居室空气新鲜。

## 中草药方

**偏方 1 银杏露**

【配方】金银花 30 克，杏仁 30 克，蜂蜜 30 克。

【用法】将金银花、杏仁洗净，加水 500 毫升，煎汁去渣，冷却后加蜂蜜调匀。分次服完。

【功效】清热宣肺，化痰止咳。主治风热咳嗽。

【来源】民间验方。

**偏方 2 白果蜂蜜饮**

【配方】白果仁 10 克，蜂蜜适量。

【用法】白果炒后去壳，煮熟，以蜂蜜调服。

【功效】主治咳嗽，症见痰黄黏稠、口苦、胸闷、尿黄等。

【来源】民间验方。

**偏方 3 麦竹汁**

【配方】新鲜麦竹适量。

【用法】将麦竹 2 节之间约 30 厘米的部分砍下，一头用火烤，另一头就会流出澄清的水来，以杯子接住此水，每日早、晚及饭前饮用。

【功效】治疗久咳。

【来源】民间验方。

**偏方 4 润肺饮**

【配方】荸荠、鲜藕、梨各 100 克，鲜芦根 50 克，玉竹 20 克，冰糖 30 克。

【用法】荸荠、鲜藕、梨洗净绞汁待用，玉竹、鲜芦根加水 500 毫升煎汁去渣，再加入上汁与冰糖调匀即可。代茶饮用。

【功效】本方润肺生津化痰，主治肺燥咳嗽。

【来源】民间验方。

**偏方 5 桑菊饮**

【配方】桑叶 9 克，杏仁 9 克，菊花 6 克，梨皮 15 克，冰糖 10 克。

【用法】桑叶、杏仁、菊花、梨皮洗净，煎水去渣，加入冰糖，代茶饮。

【功效】祛风清热，止咳化痰。主治风热感冒伴咳嗽。

【来源】民间验方。

**偏方 6 银菊清肺茶**

【配方】金银花 20 克，菊花 9 克，桑叶 9 克，杏仁 10 克，芦根 30 克，蜂蜜 30 克。

【用法】金银花、菊花、桑叶、杏仁、芦根洗净，煎汁去渣，加入蜂蜜调匀，代茶饮。

【功效】主治咳嗽伴胸闷、便干、尿黄等。

【来源】民间验方。

**偏方 7 核桃酒**

【配方】干核桃 1 枚，黄酒 15 毫升。

【用法】核桃焙干后研末，以黄酒送服，每日 2 次。

【功效】主治风寒感冒伴咳嗽，症见咽痒咳嗽、痰稀色白、鼻塞、流清涕等。

【来源】民间验方。

**偏方 8 猪肝黑枣酒**

【配方】猪肝 3 具，黑枣 100 枚，米酒 2500 毫升。

【用法】猪肝、黑枣同浸米酒中 1 个月，去渣过滤，每次饮 2 匙，每日 2 次。

【功效】主治咳嗽反复难愈，伴痰清稀、肢体沉重、小便不利等。

【来源】民间验方。

**偏方9　瓜枣丸**

【配方】丝瓜、红枣、白酒各适量。

【用法】丝瓜烧灰存性，与枣肉和丸如弹子大，每日1丸，温酒送下。

【功效】主治痰喘咳嗽。

【来源】民间验方。

**偏方10　芝麻生姜瓜蒌方**

【配方】黑芝麻50克，生姜30克，瓜蒌1颗。

【用法】上3味共捣为糊，水煎服取汗。

【功效】主治咳嗽。

【来源】民间验方。

**偏方11　菠菜子方**

【配方】菠菜子适量。

【用法】菠菜子用文火炒黄，研成细末，每次5克，温水送服，每日2次。

【功效】主治咳嗽气喘。

【来源】民间验方。

**偏方12　桃仁止咳方**

【配方】桃仁200克，白酒2500毫升。

【用法】桃仁煮至外皮微皱后捞出，浸入凉水搓去皮尖，晒干，装袋入酒中浸1周，每日服1次，每次1小杯。

【功效】主治暴咳难止。

【来源】民间验方。

**偏方13　梨豆蜜**

【配方】大雪梨4个，老姜120克，蜂蜜120克，黑豆500克。

【用法】梨、老姜同捣取汁，豆研末，同和匀，7蒸7晒，不拘时服。

【功效】主治久咳不愈，伴头晕乏力、肢体沉重等。

【来源】民间验方。

**偏方14　阿胶鸡蛋酒**

【配方】鸡蛋4个，阿胶40克，米酒500毫升，盐适量。

【用法】米酒用文火煮沸，入阿胶，溶化后再下蛋黄及盐，搅匀，再煮数沸，待凉入净容器内。每日早晚服，随量温饮。

【功效】主治虚劳咳嗽。

【来源】民间验方。

**偏方15　烤柑橘**

【配方】未完全熟透的柑橘1个，盐10克。

【用法】柑橘去蒂，以筷子刺1个洞，塞入盐，放于炉下慢烤，塞盐的洞口避免沾到灰。烤熟时，塞盐的洞口果汁会沸滚，约5分钟后，取出橘子剥皮食之。

【功效】本方止咳功用颇佳。

【来源】民间验方。

## 食疗药方

**偏方16　苏杏止咳粥**

【配方】苏叶9克，杏仁12克，生姜2片，红枣7枚，大米50克。

【用法】将杏仁、苏叶水煎去渣，加入大米、红枣共煮粥。粥将成时加入生姜末、冰糖少许。

分顿服用。

【功效】疏风宣肺，止咳化痰。主治风寒咳嗽。

【来源】民间验方。

### 偏方 17 双子粥

【配方】苏子 20 克，莱菔子 15 克，大米 100 克。

【用法】苏子、莱菔子洗净捣碎，加水煎汁去渣。再入大米煮粥，粥成后加冰糖适量即可。分顿服用。

【功效】本方健脾降气、温化痰湿，主治咳嗽痰多、咳声重浊、胸脘痞闷等。

【来源】民间验方。

### 偏方 18 天冬粥

【配方】天冬 20 克，大米 100 克。

【用法】天冬洗净煎汁去渣，后加大米煮粥，粥成后加入冰糖适量。分次服用。

【功效】养阴润肺化痰。主治肺阴虚、干咳少痰、午后潮热、盗汗消瘦等。

【来源】民间验方。

### 偏方 19 银花桔梗粥

【配方】金银花 50 克，桔梗 12 克，大米 50 克。

【用法】将金银花、桔梗入砂锅内，加水 300 毫升，浸透，煎 10 分钟，去渣取汁备用。大米煮成粥，兑入药汁，煮开即成。每日 3 次，温服。

【功效】本方疏风宣肺、清热解毒，适用于肺炎初期。

【来源】民间验方。

### 偏方 20 补肺止咳粥

【配方】山药、核桃、黄芪各 30 克，杏仁 15 克，大米 100 克。

【用法】杏仁、黄芪加水煎汁去渣，加入山药、大米煮粥，粥成后加入核桃末、冰糖适量。分次服用。

【功效】本方肺肾双补、化痰止咳，主治阳虚咳嗽，伴见头晕乏力、心悸、畏寒等。

【来源】民间验方。

### 偏方 21 杏仁橘皮粥

【配方】橘皮 15 克，杏仁 10 克，大米 50 克。

【用法】杏仁、橘皮洗净煎汁去渣，加入大米煮粥。分顿服。

【功效】本方健脾化湿、理气止咳，主治咳嗽，伴痰黄黏稠、身热、面赤、口干等。

【来源】民间验方。

### 偏方 22 薄荷芦根粥

【配方】薄荷 6 克，芦根 30 克，杏仁 12 克，大米 50 克，冰糖适量。

【用法】前 3 味洗净，煎汁去渣待用。大米煮粥，粥成时加入上汁共煮，再入冰糖。分次服用。

【功效】本方具有祛风解表、清肺止咳之功，主治风热咳嗽。

【来源】民间验方。

### 偏方 23 梨橘银耳羹

【配方】银耳 60 克，梨 100 克，鲜橘 100 克。

【用法】银耳洗净，加水用文火煮熟。将梨切成小块，橘子切小块，加入银耳汤中，煮沸后加冰糖适量。分顿服用。

【功效】本方滋阴清热、化痰止咳，主治阴虚咳嗽。

【来源】民间验方。

### 偏方 24 百合养肺羹

【配方】薏苡仁 30 克，百合、白扁豆、莲心各 15 克。

【用法】百合、薏苡仁、白扁豆、莲心洗净加水共煮。先用武火煮沸，再用文火煮 1~2 小时，然后加入冰糖适量。分顿服食。

【功效】健脾养肺，化痰止咳。主治痰湿咳嗽。

【来源】民间验方。

## 8种食疗方治疗肺炎

肺炎是多种原因引起的肺实质炎症的统称，最常见、症状最典型的为细菌性肺炎，约占全部肺炎患者的80%。细菌性肺炎好发于冬春季节，临床表现为突然高热、恶寒或寒战、咳嗽、胸痛、咳黄脓痰或铁锈色痰、呼吸急促等，是一种急性感染性疾病。细菌性肺炎的主要致病菌为肺炎球菌，链球菌、葡萄球菌等也可致病。正常人的上呼吸道一般都存在着这些细菌，因为呼吸道有防御功能，所以不会发病。当病毒损伤了支气管黏膜，或者受寒、饥饿、疲劳等各种各样的原因削弱了全身的抵抗力时，这些细菌就会通过呼吸道黏膜进入肺，并迅速生长繁殖，再通过呼吸将细菌吸入肺泡，细菌到达肺泡，在肺泡内繁殖，顺着细支气管在肺组织内蔓延开来，就形成了肺炎。肺炎使肺泡内充满细菌、炎性分泌物以及赶来消灭细菌的白细胞、单核细菌等吞噬细胞，肺部变实，所以X光摄片和胸透可以看见阴影。

由于肺炎发病急，病情重，变化快，所以除了要及时予以治疗外，护理调养也很重要。发作期要卧床休息，既要注意保暖，被褥又不能盖得过厚。住处要保持空气新鲜，要多喝水，热盛期应吃流汁饮食。

### 中草药方

#### 偏方1 清肺汁

【配方】大梨3个，藕1节，荷梗1米，橘络3克，甘草2.5克，生姜3片，莲子心2克，玄参6克。

【用法】梨、藕及姜分别去皮捣汁，荷梗切碎，玄参切片，与橘络、甘草、莲心一起加水共煎半小时，放温，滤过药汁，与梨、藕、姜汁混合即可饮用。

【功效】主治肺炎。

【来源】民间验方。

#### 偏方2 银芦薄荷饮

【配方】金银花30克，鲜芦根60克，薄荷10克，白糖适量。

【用法】将金银花、芦根入锅，加水500毫升，煮15分钟，后下薄荷煎3分钟，滤汁加白糖温服。

【功效】本方具有清肺散热之功效，主治肺炎，症见发热，恶寒或寒战，头痛，咳嗽等。

【来源】民间验方。

#### 偏方3 银花蜂蜜饮

【配方】金银花、蜂蜜各30克。

【用法】金银花加水500毫升，煎汁去渣，冷却后加蜂蜜调匀即可。

【功效】主治肺炎。

【来源】民间验方。

#### 偏方4 鳗鱼油

【配方】大鳗鱼数尾，盐适量。

【用法】大鳗鱼用清水洗净，先将水烧开，再将活鳗投入，加盖煮2~3小时，鳗油即浮于水面。取油加盐少许，每次吃半匙，一天吃2次，饭后服用。

【功效】主治慢性肺炎。

【来源】民间验方。

## 食疗药方

### 偏方5 桑白皮粥

【配方】桑白皮15克，大米50克，冰糖适量。

【用法】桑白皮入锅，加水200毫升，煎至100毫升，去渣，入大米，加冰糖，再加水400毫升煮成粥。每日2次，温服。

【功效】本方具有清泻肺热之功效，适用于高热不退、口干咽燥之肺炎。

【来源】民间验方。

### 偏方6 生石膏粥

【配方】生石膏100~200克，大米100克。

【用法】将生石膏捣碎入砂锅，煮30分钟后去渣取汁，再入大米煮粥至熟烂。候温食用，每日2~3次。

【功效】主治肺炎。

【来源】民间验方。

【注意】使用本方时宜热退即停。

### 偏方7 百合杏仁粥

【配方】鲜百合100克，杏仁10克，大米50克，白糖适量。

【用法】米将煮熟时，放入百合、杏仁（去皮尖），煮成粥，加糖，温服，每日2次。

【功效】本方具有润肺、止咳、清热之功效，适用于肺炎恢复期。

【来源】民间验方。

### 偏方8 鱼腥草拌莴笋

【配方】鲜鱼腥草50克，莴笋250克，盐、酱油、醋、味精、香油各适量。

【用法】鱼腥草去杂质洗净，沸水略焯捞出，加盐腌渍备用。莴笋去皮洗净，切成粗丝，加盐渍，沥出水，与鱼腥草同入盘，拌调味品即成。佐餐。

【功效】本方清热解毒、止咳化痰，适用于高热不退、咳嗽之肺炎。

【来源】民间验方。

# 19种食疗方治疗支气管炎

支气管炎是发生在气管、支气管黏膜及其周围组织的炎症，可分为急性和慢性两类，一般是由感染病毒、细菌或因过敏、大气污染、气候变化、吸烟等物理、化学刺激所致。

急性支气管炎常以感冒症状起病，表现为咳嗽、咳痰、胸部不适、轻微发热以及咽喉痛等，重者可发生气道阻塞，出现呼吸困难，通常在咳嗽后可闻及哮鸣音。

慢性支气管炎多见于老年人，由急性支气管炎反复发作所致，病程较长，其主要特点是：反复发作咳嗽、咳痰，咯吐大量黏液泡沫状痰，特别在每天清晨和傍晚时较多，有的病人伴气急。秋冬季节症状加重，夏季好转。气候突然变化，或者受凉感冒后，都会引起急性发作。慢性支气管炎后期可导致肺心病。

患者平时应尽量保持室内有适当的温度和湿度，随气候变化及时增减衣服，防止感冒。从夏天开始早上用冷水洗脸、冷毛巾拧干后擦背、胸至皮肤发红，冬天仍坚持下去，以增强对寒冷的适应能力。戒烟，改善环境，清除有害气体对呼吸道的影响。加强体育锻炼，如进行广播操、太极拳等小运动量的活动。忌吃辛辣刺激性食物。

## 中草药方

### 偏方1 南瓜汁

【配方】南瓜蓬茎适量。

【用法】秋季南瓜败蓬时离根 2 尺剪断，把南瓜蓬茎插入干净的玻璃瓶中，任茎中汁液流入瓶内，从傍晚到第二天早晨可收取自然汁 1 大瓶，隔水蒸过，每次服 30~50 毫升，一日 2 次。

【功效】主治慢性支气管炎，症见咳痰黏稠、咳出不爽、舌干舌红等。

【来源】民间验方。

### 偏方 2 芦根甘草茶

【配方】芦根 40 克，甘草 5 克，绿茶 2 克。

【用法】用 1000 毫升水先煮芦根和甘草，煮沸 10 分钟，去渣，加入绿茶即可。少量多次饮。

【功效】本方清肺化痰，主治慢性支气管炎。

【来源】民间验方。

### 偏方 3 柿叶茶

【配方】绿茶 2 克，柿叶 10 克。

【用法】上 2 物加开水 400~500 毫升，浸泡 5 分钟。分 3 次饭后温服，日服 1 剂。

【功效】主治支气管炎，症见咳嗽痰多、口淡无味、不思饮食等。

【来源】民间验方。

【说明】9~10 月份采集的柿叶最佳。把采来的柿叶切碎，蒸 30 分钟，烘干后备用。

### 偏方 4 煨梨方

【配方】黄梨 1 个，蜀椒、面粉各适量。

【用法】将黄梨刺 50 个小孔，每孔放入蜀椒 1 粒，再以面粉裹梨，放在炉灰中煨熟，空腹服。

【功效】本方具有温肺化痰之功，主治寒痰型支气管炎。

【来源】《寿亲养老新书》。

### 偏方 5 甘草蜜醋茶

【配方】甘草 6 克，蜂蜜 30 克，醋 10 克。

【用法】上 3 物用沸水冲泡，代茶饮，早、晚各 1 次。

【功效】主治慢性支气管炎。

【来源】民间验方。

### 偏方 6 桔梗甘草茶

【配方】桔梗、甘草各 100 克。

【用法】桔梗、甘草共为粗末，和匀过筛，分包，每包 10 克。用时沸水冲泡，每次 1 包，代茶饮。

【功效】主治支气管炎。

【来源】民间验方。

### 偏方 7 柿蒂茶

【配方】柿蒂 3~5 枚，冰糖适量。

【用法】柿蒂、冰糖同放入茶杯中，沸水冲泡，代茶饮。

【功效】主治慢性支气管炎。

【来源】民间验方。

### 偏方 8 葱枣茶饮

【配方】葱须 25 克，红枣 25 克，甘草 5 克，绿茶 1 克。

【用法】后 2 味加水 400 毫升先煎 15 分钟，再加入葱须、绿茶煎 1 分钟即可。分 3~6 次温饮，每日 1 剂。

【功效】本方具有温肺化痰之功，对咳嗽痰多、形体消瘦之支气管炎颇具疗效。

【来源】民间验方。

### 偏方 9 核桃川贝杏仁膏

【配方】核桃仁 120 克，川贝母 30 克，杏仁、冰糖各 60 克。

【用法】诸物共捣烂成膏，每次服 1 匙，每日服 2 次，白开水送服。

【功效】主治慢性支气管炎。

 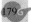

【来源】民间验方。

### 偏方 10 枇杷叶方

【配方】枇杷叶 7~8 片。

【用法】枇杷叶刷去毛洗净，放小锅中煎汁，候凉饮服。

【功效】主治支气管炎。

【来源】民间验方。

### 偏方 11 茄干茶

【配方】绿茶 1 克，茄子茎根（干）10~20 克。

【用法】9~10 月间茄子茎叶枯萎时，连根拔出，取根及粗茎，晒干，切碎，装瓶备用。用时同绿茶冲泡，10 分钟后饮用。

【功效】适用于慢性支气管炎、痰稠带血者。

【来源】民间验方。

### 偏方 12 姜糖饮

【配方】生姜汁 150 毫升，白糖 120 克。

【用法】鲜生姜榨取汁，与白糖相和，微火煮沸。每次取半匙含口中，慢慢咽下。

【功效】祛风散寒，消痰止咳。适用于急性支气管炎，症见咳嗽喘息、恶寒发热、头痛鼻塞等。

【来源】民间验方。

### 偏方 13 红颜酒

【配方】核桃仁（捣碎）、红枣（捣碎）各 120 克，杏仁（泡去皮尖煮 4~5 沸，晒干捣碎）30 克，白蜜 100 克，酥油 70 克，白酒 1000 克。

【用法】先将蜜、油溶于入酒，后将前 3 药入酒内浸 7 日即可。每早、晚空腹服 2~3 盅。

【功效】本方具有补肾定喘之功，主治肾虚型支气管炎。

【来源】《万病回春》。

### 偏方 14 西洋参酒

【配方】西洋参 30 克，米酒 500 毫升。

【用法】将西洋参装入净瓶内，用酒浸之，7 日后即可取用。每次空腹饮 1 小杯，每日 2 次。

【功效】主治肺阴虚型慢性支气管炎。

【来源】民间验方。

### 偏方 15 川贝茶

【配方】川贝母 10 克，茶叶 3 克，冰糖 15 克。

【用法】诸物共研细末，早晚 2 次开水冲服。

【功效】主治慢性支气管炎。

【来源】民间验方。

### 偏方 16 甜瓜茶

【配方】甜瓜 250 克，绿茶 2 克，冰糖 25 克。

【用法】甜瓜去蒂后切片，与冰糖一起加水 500 毫升，煮沸 3 分钟，加入绿茶即可，分 2 次服，每日 1 剂。

【功效】主治慢性支气管炎。

【来源】民间验方。

### 偏方 17 蓬蒿菜饮

【配方】鲜蓬蒿菜 90 克。

【用法】蓬蒿菜水煎去渣，加冰糖适量，分 2 次饮服。

【功效】清肺化痰。主治慢性支气管炎。

【来源】《千金方》。

**偏方 18 苦杏鸭梨饮**

【配方】苦杏仁 10 克，大鸭梨 1 个，冰糖少许。

【用法】先将杏仁去皮尖，打碎。鸭梨去核，切块，加适量水同煎。梨熟入冰糖令溶。代茶饮用，不拘时。

【功效】主治燥热型急性气管炎。

【来源】民间验方。

**偏方 19 阿胶酒**

【配方】阿胶 400 克，黄酒 1500 毫升。

【用法】阿胶文火酒煮，令其溶化，煎至 1000 毫升。分 4 次服，每日 1 次。

【功效】主治肺阴虚型支气管炎，症见咳嗽痰多、畏风自汗、动则气短等。

【来源】《圣济总录》。

# 19 种食疗方治疗慢性胃炎

慢性胃炎是一种胃黏膜的慢性炎症，病程迁延，疼痛发作无规律，食后尤甚。部分患者可无任何临床表现，但大多数可有程度不同的消化不良症状，特别是胆汁返流存在时，常表现为脘腹胀满不适，并伴有泛酸、呕吐、恶心等症。

慢性胃炎多与饮食失调有关，故应注意饮食卫生，避免吃刺激性食物，油腻食品也应少吃，进食应定时、定量，不能过饥、过饱，宜吃一些容易消化吸收的食物。同时，应戒烟，禁烈酒，保证足够的睡眠，更要保持心情舒畅，避免情绪波动。

## 中草药方

**偏方 1 生姜橘皮煎**

【配方】生姜、橘皮各 20 克。

【用法】水煎服，每日 2~3 次。

【功效】主治肝胃气滞型胃炎，症见胃脘胀痛、饱闷不适。

【来源】《中国食疗学》。

**偏方 2 薏仁山药煎**

【配方】薏苡仁、山药、白扁豆各 30 克，佛手柑 9 克。

【用法】水煎服，每日 1 剂，连服 7~10 日。

【功效】本方健脾清热化湿，主治湿热型慢性胃炎。

【来源】《中国食疗学》。

**偏方 3 蒲公英煎剂**

【配方】干蒲公英根 2 克（鲜品 6 克）。

【用法】加水 2 碗，熬至 1 碗。餐后服用，不可间断。

【功效】主治慢性胃炎。

【来源】民间验方。

【说明】蒲公英根有健胃、解热、发汗、强壮的效果，是民间常用的健胃药。

**偏方 4 健胃药茶**

【配方】徐长卿 4 克，麦冬、青橘叶、白芍各 3 克，生甘草 2 克，绿茶、玫瑰花各 1.5 克。

【用法】上药共研细末，开水冲泡代茶饮。每日 1 剂，3 月为 1 疗程。

【功效】主治慢性胃炎。

【来源】民间验方。

**偏方 5 玫瑰佛手茶**

【配方】玫瑰花 6 克，佛手柑 10 克。

【用法】上 2 味用沸水冲泡 5 分钟，代茶饮。每日 1 剂，不拘时温服。

【功效】本方具有理气解郁、和胃止痛之功，主治慢性胃炎。

【来源】《食疗本草学》。

### 偏方 6 金橘酒

【配方】金橘 250 克，黄酒 500 毫升。

【用法】金橘浸入黄酒中，封口 2 周即可。每次饮酒 10 毫升，每日 2 次。

【功效】本方清热健胃消食，主治胃热不和、食滞不化型胃痛。

【来源】民间验方。

【说明】黄酒性温味甘苦辛，能增强药力，活络理气，可使金橘的有效成分析出，且黄酒本身亦有健运脾胃的功效。

### 偏方 7 麦冬茶

【配方】麦冬、党参、北沙参、玉竹、天花粉各 9 克。

【用法】上药共研成粗末，开水冲泡代茶饮，每服 1 剂，每日 1 次。

【功效】本方具有疏肝、养阴、清热之功效，主治胃热阴虚型胃炎。

【来源】《中国食疗学》。

### 偏方 8 石菖蒲茉莉花茶

【配方】茉莉花、石菖蒲各 6 克，青茶 10 克。

【用法】上药共为细末，开水冲泡，随意饮用。

【功效】主治慢性胃炎。

【来源】民间验方。

### 偏方 9 木瓜姜汤

【配方】木瓜 500 克，生姜 30 克，米醋 500 克。

【用法】3 物共放瓦锅中加水煮汤，分 2~3 次吃完，每隔 2~3 天吃 1 剂，可常吃。

【功效】主治慢性胃炎。

【来源】民间验方。

### 偏方 10 芜荽汁酒

【配方】芜荽 1000 克，葡萄酒 500 毫升。

【用法】将芜荽浸入酒中，3 日后，去芜荽饮酒。疼时服 15 毫升。

【功效】本方健脾益气、温中和胃，主治脾胃虚寒型胃痛。

【来源】民间验方。

### 偏方 11 梅肉精

【配方】乌梅适量。

【用法】乌梅捣烂，过滤取汁，将梅汁放于平底瓷器中，用文火慢熬，待青色液体变成褐色时停火，将梅汁置于通风处保存。每次取出半茶匙（约 3 克），温开水冲泡服用。

【功效】主治慢性胃炎。

【来源】民间验方。

【注意】熬梅汁忌用铁器，因青梅的酸会与铁起反应而使成分变质。

### 偏方 12 海蜇红枣膏

【配方】海蜇 500 克，红枣 500 克，红糖 250 克。

【用法】将海蜇、红枣洗净，加红糖水共煎成膏状。每次服 1 匙，每日 2 次。

【功效】主治慢性胃炎。

【来源】《养生益寿百科辞典》。

### 偏方 13 黍米粉

【配方】黍米（以黄米为佳）、白糖各适量。

【用法】黍米炒黄研粉，加白糖拌匀。每次 2 匙，每日 2 次，连服 1~3 个月。

【功效】本方健脾补气，适用于慢性胃炎。

【来源】民间验方。

## 食疗药方

### 偏方 14 赤小豆山药粥

【配方】赤小豆 50 克，生山药（鲜者良）30 克，白糖适量。

【用法】先煮赤小豆至半熟，放入山药（去皮切片）煮至粥成，加糖，晨起作早餐食用。

【功效】主治湿热型慢性胃炎，症见上腹刺痛或绞痛、口臭、大便干结或溏薄等。

【来源】《养生益寿百科辞典》。

### 偏方 15 石斛粥

【配方】石斛 15 克，大米 50 克，冰糖适量。

【用法】石斛加水用文火煎 1 小时，去渣留汁，入大米再加适量水同煮粥，粥成加冰糖适量即可。

【功效】本方滋阴养胃，常服能治胃虚隐痛。

【来源】民间验方。

### 偏方 16 姜丝炒鸡蛋

【配方】生姜 100 克，棉籽油 50 克，鸡蛋 2 个。

【用法】棉籽油放锅内，文火煎至烟尽为度。姜切成丝，放油内炸黄，再把鸡蛋打入锅内，炒熟即可。早晨空腹 1 次服下，每日 1 次。

【功效】主治慢性胃炎。

【来源】民间验方。

### 偏方 17 生姜炖猪肚

【配方】猪肚 1 具，生姜 250 克。

【用法】猪肚洗净，生姜洗净切片填入猪肚内，两端扎紧，炖烂。弃姜，分食猪肚和汤。

【功效】温中健脾，适用于脾胃虚寒型胃痛、返酸。

【来源】民间验方。

### 偏方 18 土豆西红柿汁

【配方】西红柿汁、土豆汁各 100 毫升。

【用法】西红柿汁、土豆汁混合后服下，早、晚各 1 次。

【功效】本方健脾理气和中，对胃炎、胃溃疡有一定疗效。

【来源】民间验方。

### 偏方 19 砂仁煮猪肚

【配方】猪肚 1 具，砂仁末 10 克，各种调料适量。

【用法】将猪肚洗净、切片，放入锅内煮沸，撇去浮沫，下砂仁末和其他调料，煨至肚烂。饮汤食肚。

【功效】本方舒肝和中、调和胃气，主治肝胃气滞型胃炎。

【来源】民间验方。

# 21 种食疗方治疗呃逆（打嗝）

呃逆俗称"打嗝"，古称"哕"，西医称为"膈肌痉挛"，它是由膈肌和其他呼吸肌不能自控的连续或间歇的痉挛收缩，使空气突然吸入呼吸道内，同时伴有声带闭合，因而产生"呃、呃"的声音，频频发作，难以自止，所以称为"呃逆"。

呃逆可单独发生，也可以作为某些疾病的一个兼证出现。若在急食饱餐，风冷之气入口之后，而出现一时性呃逆，轻者多可自愈，无须治疗；也有顽固性的呃逆，常持续出现，甚至长达数月或数年，有的患者可伴有胸腹部肌肉疼痛，精神疲惫，食寐不宁。如呃逆出现在某些慢性疾病的危重阶段，则为胃气垂危之象，预后多不良。

## 中草药方

### 偏方 1 甘蔗生姜汁
【配方】甘蔗榨汁 120 毫升，生姜汁 1 汤匙。
【用法】两汁和匀，炖温饮服。
【功效】清热泻火，平胃降逆。主治呃逆连声、口臭烦渴、面赤烦躁等。
【来源】民间验方。

### 偏方 2 茶叶柿蒂饮
【配方】茶叶 10 克，柿蒂 3 个。
【用法】茶叶、柿蒂用开水冲泡，温饮频服。
【功效】主治胃寒呃逆。
【来源】民间验方。

### 偏方 3 干姜半夏煎
【配方】干姜、半夏各 10 克。
【用法】共研细末，水煎，慢慢喝下。
【功效】本方温中祛寒，主治寒性呃逆。
【来源】民间验方。

### 偏方 4 陈皮姜椒煎
【配方】陈皮 30 克，生姜 18 克，胡椒 10 粒。
【用法】上药水煎，徐徐咽之。
【功效】主治胃寒呃逆。
【来源】民间验方。

### 偏方 5 苏叶陈皮饮
【配方】干苏叶和陈皮各 10 克，黄酒适量。
【用法】上 2 味用等量酒水煎汁，分次服。
【功效】主治胃寒呃逆。
【来源】民间验方。

### 偏方 6 扁豆饮
【配方】白扁豆 50 克。
【用法】将白扁豆炒后研成细末，以开水冲服，顿服。
【功效】本方健脾和胃，适用于呃逆属脾胃虚弱者。
【来源】民间验方。

### 偏方 7 四汁方
【配方】甘蔗汁、藕汁、荸荠汁、韭菜汁各 50 毫升，白糖 15 克。
【用法】上述诸汁和匀，加白糖煮后趁热服。
【功效】主治呃逆，症见呃声洪亮、口臭烦渴、面赤烦躁等。
【来源】《中国食疗学》。

### 偏方 8 芦茅根饮
【配方】鲜芦根、鲜茅根各 50 克。
【用法】将 2 味洗净，加水煎 15 分钟，代茶频饮。
【功效】本方清热凉血，主治胃阴不足所致呃逆频作、口干舌红者。
【来源】民间验方。

### 偏方 9 凤仙花饮
【配方】即凤仙花 25 克。

【用法】凤仙花捣碎，用开水浸泡 10 分钟后滤去渣，取汁用，1 次饮 1 小杯。

【功效】主治呃逆频作不止。

【来源】民间验方。

### 偏方 10 绿豆粉茶

【配方】茶叶、绿豆粉各等份，白糖少许。

【用法】将绿豆粉、茶叶用沸水冲泡，加糖调匀，顿服。

【功效】主治呃逆，症见呃声微弱不连续、烦渴不安等。

【来源】民间验方。

### 偏方 11 刀豆姜茶

【配方】刀豆子 10 克，绿茶 3 克，生姜 3 片，红糖适量。

【用法】将诸物放入保温杯内，用沸水浸泡片刻，趁热饮用。

【功效】温中祛寒。主治胃寒型呃逆。

【来源】民间验方。

### 偏方 12 姜汁蜂蜜

【配方】生姜汁 60 毫升，蜂蜜 30 克。

【用法】上 2 味调匀，加温服下，一般 1 次即止，不愈再服。

【功效】主治胃寒型呃逆。

【来源】《常见病饮食疗法》。

### 偏方 13 柿蒂酒

【配方】柿蒂 7 枚，黄酒适量。

【用法】柿蒂烧炭研末，用黄酒调和，一次服完。

【功效】本方温补脾肾、和胃降逆，主治脾肾阳虚型呃逆。

【来源】民间验方。

### 偏方 14 干姜附子酒

【配方】干姜 60 克，制附子 40 克，黄酒 500 毫升。

【用法】前 2 味共研细，入黄酒中浸渍，7 日后开取饮用。每次食前温饮 1~2 杯，每日 3 次。

【功效】本方温中祛寒，主治胃寒呃逆。

【来源】《百病中医药酒疗法》。

### 偏方 15 丁香酒

【配方】丁香 2 粒，黄酒 50 毫升。

【用法】黄酒放在瓷杯中，加丁香，隔水蒸 10 分钟，趁热饮酒。

【功效】本方具有温中祛寒之功效，主治胃寒呃逆。

【来源】《茶酒治百病》。

### 偏方 16 雄黄酒

【配方】雄黄 6 克，高粱酒 12 毫升。

【用法】雄黄研粉，与高粱酒调匀，放在水杯内，隔水炖煮，以鼻闻之，一般 5 分钟呃逆可止。

【功效】主治大病之后，元气虚亏，呃逆不止。

【来源】《中国秘方全书》。

### 偏方 17 砂仁止呃方

【配方】砂仁 2 克。

【用法】将砂仁细嚼，嚼碎的药末随唾液咽下，每日嚼 3 次，每次 2 克。

【功效】主治呃逆。

【来源】《浙江中医杂志》1988；（3）。

### 偏方 18 韭菜子方

【配方】韭菜子适量。

【用法】韭菜子研末，每日服 3 次，每次 9 克，温开水送服，连服可愈。

【功效】本方主治脾胃虚弱之呃逆，症见呃声低弱、面色苍白、食少困倦等。

【来源】《民间偏方秘方精选》。

### 偏方 19 酒浸柠檬

【配方】柠檬 1 个，白酒 500 毫升。

【用法】柠檬酒浸后去皮食用。

【功效】主治呃逆。

【来源】民间验方。

### 偏方 20 醋麦面丸

【配方】小麦面 150 克，茶叶 5 克，米醋适量。

【用法】将小麦面用醋拌作弹丸大小，隔水蒸熟，用时以茶水送服。每日 2 次，每次 1 丸，未止再服。

【功效】温补脾肾，和胃降逆。适用于呃逆、食少困倦、腰膝无力等。

【来源】《本草纲目》。

### 偏方 21 姜汁葡萄酒

【配方】葡萄酒 20 毫升，生姜汁适量。

【用法】2 物调和均匀，酌量服用。

【功效】主治呃逆，并见面色苍白、手足不温、腰膝无力等。

【来源】民间验方。

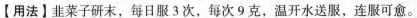

# 11 种食疗方治疗胆、肾结石

胆结石是胆汁因为种种原因无法保持液体状态，结成颗粒状晶体，沉淀在胆囊及胆管而成。结石形成后，易引起炎症，表现为右上腹疼痛，可向右肩背部放射，伴恶心、呕吐、厌油腻等。

肾结石又称肾石病，系指肾脏内有结石形成。临床表现为阵发性腰部或上腹部疼痛和血尿，本病多见于中年男性。此病初起，小便滴沥不畅，继而小腹发胀，不能坐立，只能躺卧，严重者可引起尿路梗阻和继发性感染，最终导致肾功能不全。

结石症患者，应根据病情适当限制高钙食物、高草酸食物、高嘌呤食物等。多饮水以稀释尿液是重要的防治措施。一天进水量需 2500 毫升以上，分次于餐间与睡前饮用，且尿量应维持在 2000 毫升／日以上。

对于结石症，西医一般主张用手术治疗，而中医的一些偏方则能以药物化之，使结石消于无形，故可佐证参考。

## 中草药方

### 偏方 1 地龙饮

【配方】地龙 4 条，冰糖适量。

【用法】地龙焙干研末，和冰糖冲开水顿服。

【功效】本方健脾补肾、利水排石，适用于肾结石属脾肾虚弱者。

【来源】民间验方。

### 偏方 2 向日葵煎剂

【配方】向日葵茎连白髓 15~30 克。

【用法】水煎 2~3 沸（不要多煎），一日 2 次分服。

【功效】主治尿道结石、泌尿系感染。

【来源】民间验方。

**偏方 3 薏仁煎剂**

【配方】薏苡仁茎、叶、根适量（鲜草约 250 克，干品减半）。

【用法】水煎去渣，一日 2~3 次分服。

【功效】主治尿道结石。

【来源】民间验方。

**偏方 4 绿茶末饮**

【配方】绿茶适量。

【用法】绿茶晒干研末，沸水冲泡，趁热连茶末一起饮下。每日晨起空腹和睡前各饮 1 次，其他时间随时可服。

【功效】主治胆结石。

【来源】民间验方。

**偏方 5 芥菜马蹄菜汁**

【配方】芥菜 1000 克，马蹄菜 500 克，冬瓜皮 60 克。

【用法】3 物共切，放入锅中，加水适量，煮好后沥出残渣，喝其汁液。

【功效】主治尿道结石。

【来源】民间验方。

**偏方 6 鱼脑石饮**

【配方】鱼脑石 2~3 粒。

【用法】鱼脑石焙干，研成极细末，以温水送服，每服 1~2 克，每日 2 次。

【功效】健脾补肾，利水排石。主治肾结石，症见神疲体倦、腰背酸痛、排尿不畅等。

【来源】民间验方。

【说明】鱼脑石是黄花鱼（石首鱼）的头中物，是一味常用中药，能下尿路结石，治小便淋沥不畅。

**偏方 7 化石草石韦饮**

【配方】方叶化石草、圆叶化石草各 10 克，石韦 6 克，红糖 45 克。

【用法】上药以水煎，加红糖饮服。

【功效】主治胆结石、肾结石。

【来源】民间验方。

【说明】化石草是化解各种内结石的特效草药，且能消炎、利尿，治疗肾炎。

**偏方 8 金钱草茶**

【配方】大叶金钱草 10 克，绿茶 1 克。

【用法】沸水冲泡，加盖，5 分钟后可饮。每日饭后饮服，杯中略留余汁，再泡再饮，直至色淡为止。

【功效】主治肾结石。

【来源】民间验方。

**偏方 9 大黄鸡蛋方**

【配方】大黄 12 克（研末），鸡蛋 1 个。

【用法】将鸡蛋一端破开小孔，去清留黄，装入 6 克大黄末，然后用纸将口封固，置饭锅内蒸熟，揭去蛋壳一次吃完。另用大黄末 6 克，泡水一壶同时喝完。以后每日用大黄末 6 克，泡水一壶喝尽，不必再用鸡蛋。

【功效】本方具有清热利湿、通淋排石的功效，主治肾结石。

【来源】《常见病饮食疗法》。

【注意】年老体弱者应慎用。

### 偏方 10 核桃仁饮

【配方】核桃仁、冰糖、香油各 120 克。

【用法】先将核桃仁用香油炸酥，和冰糖混合研为末，开水冲服。成人每日分 2 次服完，小儿可分 4 次服，连续服用。

【功效】本方理气导滞、化瘀通络，适用于肾结石属气滞血瘀者。

【来源】民间验方。

### 偏方 11 钱草玉米须茶

【配方】玉米须 40 克，金钱草 30 克，绿茶 5 克。

【用法】上 3 味加水没过药面，煮沸 10~15 分钟即可（先后煎 2 次，药汁混合在一起）；或上 3 味制粗末，置茶壶内浸泡 20 分钟。每日 1 剂，不拘时，频频饮之。

【功效】本方健脾补肾、利水排石，主治肾结石。

【来源】民间验方。

## 13 种食疗方治疗腹痛

腹痛是泛指胃脘以下、耻骨联合以上部位的疼痛。临床上极为常见，可伴发于多种脏腑疾病。腹痛的原因很多、范围很广，常见的主要有外感、内伤、饮食、情志及虫积等。

现代医学认为，急慢性肝、胆、胰腺炎症和胃肠痉挛，胃肠急慢性炎症，腹膜炎，盆腔疾患，寄生虫病等均可引起腹痛。

## 中草药方

### 偏方 1 当归姜糖煎

【配方】当归 10 克，生姜 12 克，红糖 30 克。

【用法】水煎服，每日 1 剂。

【功效】主治虚寒腹痛。

【来源】民间验方。

### 偏方 2 芍药当归饮

【配方】芍药、当归各 10 克。

【用法】上 2 味研成细末，加水 2 碗，煎至半碗。温服，每日 2 次。

【功效】本方缓急止痛、活血补血，主治腹内痛不可忍。

【来源】民间验方。

### 偏方 3 红枣胡椒方

【配方】红枣 7 枚（去核），胡椒 9 粒，黄酒适量。

【用法】红枣、胡椒共捣烂，黄酒送服。

【功效】主治腹痛、胃痛。

【来源】民间验方。

### 偏方 4 赤芍甘草茶

【配方】赤芍 10 克，甘草 5 克，绿茶 2 克。

【用法】前 2 味加水 1000 毫升煎煮 15 分钟，入茶。分 5 次服。

【功效】主治腹部痉挛痛。

【来源】民间验方。

### 偏方 5 雄黄大蒜丸

【配方】雄黄、大蒜各 50 克，黄酒适量。

【用法】雄黄研成细末，大蒜捣烂，和雄黄为丸，如弹子大。每次细嚼 1 丸，温酒送下，不可再服。

【功效】通阳行气，缓急止痛。主治腹痛胀急，或垒块涌起，牵引腰痛。

**【来源】**民间验方。

### 偏方 6 木瓜茴香丸

**【配方】**木瓜 120 克，小茴香 90 克，青皮 60 克，蜂蜜适量。

**【用法】**前 3 味共为细末，炼蜜为丸，如梧桐子大。每次 6 克，每日 3 次，饭后温酒送下。

**【功效】**主治腹下痛。

**【来源】**民间验方。

### 偏方 7 白胡椒绿豆饮

**【配方】**白胡椒、绿豆各等份，黄酒适量。

**【用法】**白胡椒、绿豆共为细末，温黄酒送下，每次 3 克，每日 2 次。

**【功效】**受寒腹痛。

**【来源】**民间验方。

## 食疗药方

### 偏方 8 生姜豆蔻粥

**【配方】**生姜、肉豆蔻各 6 克，大米适量。

**【用法】**前 2 味捣烂，大米煮粥，待煮开，加入 2 物，粥成即可。

**【功效】**主治虚寒腹痛。

**【来源】**民间验方。

## 外敷外用方

### 偏方 9 茱萸茴香贴

**【配方】**吴茱萸、小茴香各等份。

**【用法】**上方研细末，装瓶备用。成人每次取 0.2~0.5 克，热酒调和，干湿适度，纳脐中，上用纱布覆盖，胶布固定，每日 1 次，以痛解为度。

**【功效】**主治虚寒性腹痛。

**【来源】**民间验方。

### 偏方 10 芷麦止痛方

**【配方】**生白芷 60 克（研碎），小麦粉 15 克，醋适量。

**【用法】**上方和匀，醋调糊状，敷脐眼约碗口大，用稍大的碗盖上，经过 1 ~ 2 小时即出汗，疼痛可除。

**【功效】**主治脐周绞疼。

**【来源】**民间验方。

### 偏方 11 莱菔子艾叶方

**【配方】**莱菔子、艾叶各 30 克，盐 10 克。

**【用法】**上方共炒热，以布包裹熨脐腹部，痛止为度。

**【功效】**主治腹痛。

**【来源】**民间验方。

### 偏方 12 辛皂药条

**【配方】**细辛、皂角各等份，蜂蜜适量。

**【用法】**前 2 药为末，蜂蜜熬稠，掺入药粉，按 3∶7 混匀，制成条状，塞入肛门。

**【功效】**主治虫积腹痛。

**【来源】**《中医内科急症证治》。

### 偏方 13 莱菔子葱姜方

**【配方】**莱菔子 120 克，生姜 60 克，连须葱白 500 克。

**【用法】**上方共捣烂，加酒炒，布包熨腹部。

【功效】主治气滞腹痛。

【来源】民间验方。

## 9种食疗方治疗消化不良

消化不良为一组消化吸收障碍性疾病的综合表现。多因饮食不节、过饥过饱、或过食生冷油腻不洁之物，损伤脾胃，使食物不易被消化吸收所致。临床表现为食欲不振、腹胀、腹痛、嗳气、恶心、呕吐、烧心、泛酸、大便溏泄如水，或夹有未消化食物，有酸臭或奇臭等。

消化不良患者应远离油腻、刺激性的食物和饮料，少吃甜品、冰淇淋，以清淡食物为主。如果仅是偶尔出现的消化不良，可采用饭后散步、腹部按摩、小偏方等方法予以消除。排除各种精神上的负担，可有效缓解各种功能性消化不良。

### 中草药方

#### 偏方 1 陈茶胡椒方

【配方】陈茶叶一撮，胡椒 10 粒（捣烂），盐适量。

【用法】沸水冲服，每日 1~2 次。

【功效】温中散寒。主治虚寒性消化不良。

【来源】民间验方。

#### 偏方 2 干姜茱萸方

【配方】干姜、吴茱萸各 30 克。

【用法】共研细末，每次 6 克，温开水送下。

【功效】主治消化不良，伤食吐酸水。

【来源】民间验方。

#### 偏方 3 绿茶干橘方

【配方】蜜橘 1 个，绿茶 10 克。

【用法】蜜橘挖孔，塞入茶叶，晒干后食用。成人每次 1 个，小儿酌减。

【功效】理气解郁。主治肝气不舒所致的消化不良。

【来源】民间验方。

#### 偏方 4 陈皮酒

【配方】陈皮 50 克，白酒 500 毫升。

【用法】陈皮泡白酒中，7 日后饮服。每次 1 小杯，每日 3 次。

【功效】主治消化不良。

【来源】民间验方。

#### 偏方 5 砂仁酒

【配方】砂仁 30 克，黄酒 500 毫升。

【用法】砂仁研为细末，袋装泡酒中 4 日。每次饮 30~40 毫升，每日 3 次。

【功效】化湿行气。主治消化不良。

【来源】民间验方。

### 食疗药方

#### 偏方 6 内金橘皮粥

【配方】鸡内金 6 克，干橘皮 3 克，砂仁 2 克，大米 30 克，白糖适量。

【用法】先将鸡内金、橘皮、砂仁共研成细末，再将米煮成粥，粥成入 3 物粉末，加适量白糖调服。

【功效】消积导滞，醒脾和胃。主治食积消化不良。

【来源】民间验方。

### 偏方7 高粱米粥

【配方】高粱米 50 克，白糖少许。

【用法】高粱米洗净，加水煮粥至熟烂，加少许白糖食用。

【功效】健脾益中。主治消化不良。

【来源】民间验方。

### 偏方8 豆蔻粥

【配方】肉豆蔻 5 克，生姜 2 片，大米 50 克。

【用法】先把肉豆蔻捣碎研为细末，用大米煮粥，待煮沸后加入肉豆蔻末及生姜，同煮为粥。早、晚温热服，3~5 日为 1 疗程。

【功效】本方开胃消食、温中下气，适用于宿食不消、呕吐泄泻、脘腹隐痛等症。

【来源】民间验方。

【注意】肉豆蔻的用量不宜过大，量大则对胃肠有抑制作用。本粥适合虚寒病人，实热证或阴虚火旺体质者不宜选用。

### 偏方9 白术猪肚粥

【配方】猪肚 1 具，白术 30 克，槟榔 10 克，大米 60 克，生姜少许。

【用法】猪肚洗净，切成小块，同白术、槟榔、生姜一起煎煮，取汁去渣，用汁同米煮粥。猪肚可取出蘸香油助餐，早晚餐温热服食，3~5 日作 1 疗程，停 3 日再吃，病愈后即可停服。

【功效】本方补中益气、健脾和胃，适用于脾胃气弱、消化不良、腹部虚胀者。

【来源】民间验方。

【注意】由于槟榔属破气之品，所以用量不宜过大。

## 24 种食疗方治疗便秘

便秘即大便秘结不通，就是排便困难。有的人大便并不干燥，但排便很费力；有的人并非每天有便意，要好几天才大便一次，由于粪便在肠腔内滞留时间过长，水分被肠壁吸收，引起粪便干燥、坚硬，更加不易解出。以上即是便秘的表现。

引起便秘的原因有功能性与器质性两类。器质性原因有由肿瘤、肠粘连等引起的肠道梗阻，卵巢囊肿、子宫肌瘤、腹水等引起肠道受压，肠炎、肛裂、痔疮等引起的排便障碍。功能性原因有多次妊娠、过度肥胖、年老体弱等造成的腹肌松弛，排便无力。有的患者在发热性疾病过程中，因发热造成体液大量流失，致使粪便干燥难解。还有些便秘与生活习惯有关，如饮食中缺乏纤维素、饮水太少、缺乏定时排便的习惯等等。

便秘患者应注意饮食调理，多进食纤维素含量丰富的食物、蔬菜、水果，多饮水。养成定时排便的习惯，即使无便意，也应坚持定时去蹲坐 10 分钟左右。

### 中草药方

### 偏方1 醋饮

【配方】食醋 1 勺，白开水 2 杯。

【用法】每日清晨饮 1 杯加入 1 勺醋的温开水，然后再饮 1 杯不加醋的温开水，室外活动半小时左右，中午即可有便意。长期坚持服用效果更佳。

【功效】本方生津通便，主治习惯性便秘或老年性便秘。

【来源】民间验方。

### 偏方2 黑芝麻人参饮

【配方】黑芝麻 25 克，人参 5~10 克，白糖适量。

【用法】黑芝麻捣烂备用。水煎人参，去渣留汁。加入黑芝麻及白糖，煮沸后食用。

【功效】本方益气润肠、滋养肝肾，适用于气虚便秘。

【来源】《中国食疗学》。

### 偏方 3 芝麻北芪蜜

【配方】黑芝麻 60 克，北芪 18 克，蜂蜜 60 克。

【用法】将芝麻捣烂，磨成糊状，煮熟后调蜂蜜，用北芪煎汤冲服，分 2 次服完。每日 1 剂，连服数剂。

【功效】本方具有益气润肠之功效，适用于排便无力、汗出气短者。

【来源】《常见病饮食疗法》。

### 偏方 4 牛膝当归蜜膏

【配方】肉苁蓉 500 克，牛膝、当归各 50 克，蜂蜜适量。

【用法】牛膝、肉苁蓉、当归加水适量，浸泡发透。每煎 20 分钟取液 1 次，加水再煎，共取 3 次。合并药液，再以文火煎熬浓缩成稠膏，加蜂蜜 1 倍，至沸停火，待冷装瓶。每次服 1 汤匙，沸水冲服，每日 2 次。

【功效】本方温阳通便，适用于面青肢冷、喜热畏寒之便秘患者。

【来源】民间验方。

### 偏方 5 决明润肠茶

【配方】草决明 30 克。

【用法】将草决明炒至适度，碾碎，沸水冲泡 5~10 分钟，代茶饮。每日 1 剂，不拘时温服。

【功效】本方顺气行滞，主治便秘、胸胁满闷。

【来源】《河南省秘验单方集锦》。

### 偏方 6 香蜜茶

【配方】蜂蜜 65 克，香油 35 毫升。

【用法】将香油兑入蜂蜜中，加沸水调服即可。每日早、晚各服 1 次。

【功效】主治血虚便秘，症见大便干燥、努挣难下、面色无华等。

【来源】《食物疗法》。

### 偏方 7 葱白阿胶饮

【配方】葱白 2 根，阿胶 10 克。

【用法】水煎葱白，待熟后入阿胶烊化温服。每日 1 次，连服数日。

【功效】主治便秘，症见腹痛、大便艰涩，难以排出等。

【来源】民间验方。

### 偏方 8 杏桃当归丸

【配方】杏仁、桃仁、当归各 9 克，蜂蜜适量。

【用法】前 3 味共捣碎，炼蜜为丸。每日早、晚各服 1 剂。

【功效】本方养血润燥，主治便秘，症见大便干燥、努挣难下、头眩、心悸等。

【来源】民间验方。

### 偏方 9 葛根大黄汤

【配方】猪油 50 克，葛根 30 克，大黄 20 克。

【用法】用水 2 大碗，煮葛根、大黄，去渣取汁 1 碗半，加猪油煮至 1 碗。分 2 次服食，每日 1 剂，连服数剂。

【功效】本方有清热润肠之功效，主治便秘属热性者。

【来源】民间验方。

### 偏方 10 益气养血汤

【配方】肉苁蓉 20 克，当归、枳壳、火麻仁各 10 克，杏仁 8 克，人参、升麻各 6 克。

【用法】水煎，早、晚各 1 次分服，每日 1 剂。

【功效】主治老年习惯性便秘。

【来源】《福建中医药》1993；（1）。

### 偏方 11 松萝茶

【配方】松萝茶 9 克，白糖 15 克。

【用法】上 2 味，以水 2 碗煎至 1 碗，取汁即可。每日 1 剂，顿服。

【功效】本方养血润燥，主治便秘，症见大便干燥、面色无华、唇甲色淡等。

【来源】《本草纲目拾遗》。

### 偏方 12 橘皮酒

【配方】橘皮、黄酒各适量。

【用法】橘皮（不去白，酒浸）煮至软，焙干为末，每次 10 克，温酒调服。

【功效】本方顺气行滞，适用于便秘伴纳食减少、腹中胀痛者。

【来源】民间验方。

### 偏方 13 松子酒

【配方】松子仁适量，陈酒 1 盅。

【用法】松子仁去皮捣烂，加入陈酒，用开水送下。

【功效】主治血虚便秘。

【来源】民间验方。

### 偏方 14 桑葚地黄膏

【配方】桑葚 500 克，生地黄 200 克，蜂蜜适量。

【用法】将桑葚、生地洗净，加水适量，文火煎煮。每 30 分钟取药液 1 次，加水再煎，共取药液 2 次。合并药液，再以文火煎熬浓缩，至较稠黏时，加蜂蜜 1 倍，至沸停火，待冷装瓶备用。每次服 1 匙，以沸水冲化，每日服 2 次。

【功效】养阴清热，润肠通便。适用于血虚便秘者。

【来源】民间验方。

### 偏方 15 芦根蜂蜜膏

【配方】芦根 500 克，蜂蜜 750 克。

【用法】将芦根放入药锅中，加水 6000 毫升浸泡 4 小时，慢火煎煮 2 小时后去渣，得药液 1000 毫升，浓缩至 750 毫升，然后加入蜂蜜煎熬收膏。饭前服，每日 3 次，每次 30 毫升，儿童酌减。

【功效】主治便秘。

【来源】《山东中医杂志》，1991（5）。

### 偏方 16 当归莱菔子蜜

【配方】当归、莱菔子各 20 克，蜂蜜 200 克。

【用法】先将当归、莱菔子加水 250 毫升，煎熬 2 小时，共煮 2 次，沉淀、纱布过滤、去渣，然后与蜂蜜混匀，煮沸后装瓶备用，每日服 1~2 次，每次 2 匙。

【功效】主治习惯性便秘。

【来源】《当代中医实用临床效验方》。

### 偏方 17 土豆蜜汁

【配方】新鲜土豆、蜂蜜各适量。

【用法】将土豆洗净切碎后，加开水捣烂，用洁净纱布绞汁，加蜂蜜。每日早晚空腹服下半茶杯，连服 15~20 天。

【功效】本方益气润肠，可治气虚型便秘。

【来源】《医食同源》。

### 偏方 18 芦荟叶方

【配方】芦荟鲜叶 3~5 克。

【用法】饭后生食，或根据个人爱好煎服、泡茶、榨汁兑饮料、泡酒等。每日 3 次。

【功效】芦荟鲜叶内含有大量的大黄素甙，可健胃、通便、消炎。

【来源】民间验方。

【注意】芦荟叶一次服用不宜超过 9 克，否则可能中毒。

### 偏方 19 生地煮香蕉

【配方】香蕉 2 只，生地黄 20 克，冰糖适量。

【用法】水煎生地黄，去渣留汁。香蕉剥皮切成段，放入生地黄水和冰糖同煮。每日服 2 次。

【功效】本方养阴清热、生津润肠，适用于血虚便秘。

【来源】民间验方。

## 食疗药方

### 偏方 20 蔗浆粥

【配方】蔗浆汁 100 毫升，大米 50 克。

【用法】大米加水 400 毫升，煮至米开花时，兑入蔗浆汁，煮粥食。每日早、晚温热服食。

【功效】清热生津，润燥通便。

【来源】民间验方。

### 偏方 21 芝麻杏仁粥

【配方】黑芝麻 60 克，大米 50 克，杏仁 15 克。

【用法】将 3 者入清水浸泡 1 天后，捣成糊状，煮熟加糖搅匀，一次服下。

【功效】润肺化痰，通利大肠。主治便秘。

【来源】民间验方。

### 偏方 22 发菜牡蛎粥

【配方】牡蛎肉 60 克，猪肉丸 60 克，发菜 3 克，大米适量。

【用法】将发菜、牡蛎肉加适量清水煮沸，放入大米，同煮至大米开花为度，再放猪肉丸煮熟，食肉饮粥。

【功效】防治便秘。

【来源】民间验方。

### 偏方 23 菠菜猪血汤

【配方】猪血 150 克，菠菜 100 克，盐少许。

【用法】菠菜洗净，连根切段，猪血洗净切块，二者加水同煮 15~20 分钟，加盐后饮汤汁。每日 1~2 次，宜空腹服。

【功效】本方具有润肠通便之功效，主治习惯性便秘。

【来源】民间验方。

### 偏方 24 红薯粥

【配方】红薯 300~500 克，生姜 2 片，白糖适量。

【用法】红薯削皮，切成小块，加清水适量煎煮，待红薯熟透变软后，加入白糖、生姜，再煮片时服食。

【功效】本方益气润肠，主治气虚便秘，症见无力排便、便后疲乏等。

【来源】《中国食疗学》。

## 23 种食疗方治疗便血

便血又称下血、泻血、结阴等。凡血自大便而下，或血、便夹杂而下，或先血后便，或先便后血，均称便血。因血的来源不同，便血又分为远血和近血。凡血在便后者为远血，多来自小肠和胃；血在便前者为近血，多来自大肠和肛门。便血多因胃肠积热或脾气不足，胃肠脉络受损，血液下渗肠道而致。见于现代医学的胃、十二指肠溃疡，胃肠道炎症、息肉及肿瘤等病。

便血患者应卧床休息，流质饮食或暂禁食；若为药物或酒精引起，应立即停用。出血量大者应及时就医。

## 中草药方

### 偏方 1 椿皮梨茶煎

【配方】秋梨、香椿树根皮各 360 克，茶叶 30 克，白糖适量。

【用法】秋梨洗净切块、去核，与茶叶、香椿树根皮一同水煎，将好时入适量白糖，再稍煮片刻后即可。温服，每日 2 次。

【功效】清热凉血止血。主治热盛便血。

【来源】民间验方。

### 偏方 2 石榴红糖饮

【配方】石榴 1 个，红糖适量。

【用法】将石榴煅炭存性，研末，加红糖拌匀，每服 9 克，以开水送服。

【功效】收敛止血。主治大便下血。

【来源】民间验方。

### 偏方 3 蚕豆饮

【配方】鲜蚕豆叶或荚壳 60~90 克，红糖适量。

【用法】将鲜蚕豆叶或荚壳用水煎，然后加红糖适量。每日 2 次分服。

【功效】本方有清热止血之功效，适用于肠风下血，症见血色鲜红或紫黑，小便黄赤等。

【来源】民间验方。

### 偏方 4 马齿苋鲜藕汁

【配方】鲜马齿苋、鲜藕各适量。

【用法】鲜马齿苋、鲜藕分别绞汁，将两种汁以 1：1 的比例混匀，每次服用小半杯，以米汤和服。

【功效】本方对便血有一定效用。

【来源】民间验方。

### 偏方 5 槐花饮

【配方】陈槐花 10 克，大米 30 克，红糖适量。

【用法】将陈槐花烘干，研成末。大米淘净，放入锅内，加清水适量，用武火烧沸后，转用文火煮 40 分钟，过滤留米汤。槐花末、红糖放入米汤内，搅匀即成。可当茶饮。

【功效】本方清热祛湿、凉血止血，适用于肠风下血等症。

【来源】民间验方。

### 偏方 6 酸枣根饮

【配方】酸枣根 50 克。

【用法】将酸枣根刮去黑皮，焙干，加水 500 毫升，煎至 100 毫升，温服，1 次不止，隔 1 日再服 1 剂。

【功效】涩肠止血。主治便血日久不愈。

【来源】民间验方。

### 偏方 7 凌霄花酒

【配方】凌霄花 50 克，米酒 500 毫升。

【用法】凌霄花在酒中浸泡 4 天，每次饮 50 毫升，每日 2 次。

【功效】主治大便下血。

【来源】民间验方。

### 偏方 8 干姜米汤

【配方】干姜 30 克。

【用法】干姜炒半黑，研为细末。每次 6 克，每日 2 次，米汤送服。

【功效】主治便血。

【来源】民间验方。

### 偏方 9 萝卜豆芽汤

【配方】白萝卜、绿豆芽、椿树根白皮各 120 克，黄酒 50 毫升。

【用法】将前 2 物榨取鲜汁，加入切碎的椿根白皮及水 500 毫升，煎至 300 毫升，冲入 50 毫升黄酒，晚上临睡时温服。

【功效】主治便血。

【来源】民间验方。

### 偏方 10 荷蒂汤

【配方】鲜荷蒂 5 枚，冰糖少许。

【用法】鲜荷蒂洗净剪碎，加水煮 1 小时取汁，再加冰糖温饮。

【功效】本方清热祛湿，适用于便血属胃肠湿热者。

【来源】民间验方。

### 偏方 11 金橘山楂汤

【配方】金橘饼 5 个，山楂 15 克，白糖 9 克。

【用法】将金橘饼同山楂共入锅内加水煎煮，10 分钟后入白糖再煮 5 分钟，饮汤食果，每日 1 次。

【功效】收敛止血。主治大便下血。

【来源】民间验方。

### 偏方 12 仙人果汤

【配方】仙人果全草 60~90 克，藕粉适量。

【用法】仙人果全草水煎取浓汁，调入藕粉服之。每日 2~3 次。

【功效】补脾益气，固肠止血。适用于脾气虚弱之便血及慢性泻痢等病。

【来源】民间验方。

### 偏方 13 止血茄子酒

【配方】茄子 500 克，黄酒适量。

【用法】选细长、色深紫、子少的经霜茄子连蒂烧存性，研细末。每晨空腹服 9 克，用黄酒 1 盅送下，连服 1 周。

【功效】涩肠止血。主治便血。

【来源】民间验方。

### 偏方 14 白果藕粉方

【配方】白果 30 克，藕节 15 克。

【用法】二者共研为末，分 3 次，1 日服完。

【功效】益气清热，凉血止血。主治大便下血。

【来源】民间验方。

### 偏方 15 柿饼青黛方

【配方】大柿饼 1 个，青黛 6 克。

【用法】将柿饼从中间切开，加入青黛夹好，上笼蒸熟，待稍凉后即可食用。

【功效】健脾涩肠止血。主治脾不统血之便血症。

【来源】民间验方。

### 偏方 16 豆腐渣散

【配方】豆腐渣适量，红糖少许。

【用法】将豆腐渣炒焦，研细。每服 6~10 克，每日服 2 次，红糖水送下。

【功效】益气止血。适用于便血长期不愈者。

【来源】民间验方。

## 食疗药方

### 偏方 17 黄花木耳汤

**【配方】** 黄花菜 30 克，黑木耳 15 克，血余炭（头发灰）6 克。

**【用法】** 先将黄花菜、木耳加水 700 毫升，煎成 300 毫升，然后冲入血余炭，吃菜饮汤。

**【功效】** 清热养血，利水消肿。适用于大便出血等症。

**【来源】** 民间验方。

### 偏方 18 木耳粥

**【配方】** 黑木耳 30 克，红枣 5 枚，大米 100 克。

**【用法】** 黑木耳温水浸泡 1 小时后洗净，与大米同煮成粥，每日早、晚温热食用。

**【功效】** 适用于脾胃气虚之便血，症见血色紫黯、脘腹不舒、头晕目眩等。

**【来源】** 民间验方。

### 偏方 19 菠菜粥

**【配方】** 鲜菠菜适量，大米 60 克，灶心土 60 克。

**【用法】** 灶心土煮水去渣，用大米煮粥。待粥熟米烂，再加入适量切好的菠菜，见开后即成。

**【功效】** 补脾固肠，养血止血。适用于慢性便血及便秘等。

**【来源】** 民间验方。

### 偏方 20 丝瓜猪肉汤

**【配方】** 丝瓜 250 克，瘦猪肉 200 克，盐适量。

**【用法】** 丝瓜切块，瘦猪肉切片，加适量水炖汤，加盐调味食之。

**【功效】** 清热利肠，解暑除烦。适用于暑热烦渴、内痔便血。

**【来源】** 民间验方。

### 偏方 21 酒烧鳗鱼

**【配方】** 鳗鱼 500 克，黄酒 500 毫升，盐、醋适量。

**【用法】** 鳗鱼去内杂，加酒烧透，加少许盐，蘸醋食。

**【功效】** 主治便血。

**【来源】** 民间验方。

### 偏方 22 煨乌龟肉

**【配方】** 乌龟 1 只，调料、黄酒各适量。

**【用法】** 乌龟切块，以素油煸炒，先加姜、葱、冰糖，再加酱油、黄酒，后加水煨炖，熟即可食。

**【功效】** 主治便血。

**【来源】** 民间验方。

### 偏方 23 海棠花栗子粥

**【配方】** 栗子肉 100 克，秋海棠花 50 克，大米 150 克，冰糖适量。

**【用法】** 秋海棠花去梗柄，洗净。栗子肉切成碎米粒大小，与秋海棠花、大米同煮成粥。每日服食 1~2 次。

**【功效】** 补肾强筋，健脾养胃，活血止血。适用于便血、吐血、泄泻乏力等症。

**【来源】** 民间验方。

## 20 种食疗方治疗疟疾

疟疾是以疟蚊为媒介进行传播的一种传染病，可分为间日疟、三日疟、恶性疟和卵形疟等几类。其传播途径主要是通过蚊虫叮咬，少数可因输血传播。

部分疟疾病人发作有规律：先有全身不适、怕冷、头痛，后见高热、面红、恶心、呕吐、全身疼痛、乏力、烦躁，最后汗出降温，身体即感舒畅。疟疾如经常发作，可使身体日渐衰弱，引发贫血。

## 中草药方

### 偏方 1 桃叶煎

【配方】鲜桃叶 60 克。

【用法】水煎服，每日 1 次，5 日为 1 疗程。

【功效】本方清热疏表，主治疟疾，症见汗出不畅、头痛、骨节酸痛、大便秘结等。

【来源】民间验方。

### 偏方 2 核桃川芎茶

【配方】核桃仁 15 克（敲碎），雨前茶 9 克，川芎 1.5 克，萌椒 1 克。

【用法】上述诸药入茶壶内，以沸水冲泡即可。每日 1~2 剂，于未发前不拘时趁热频频饮之，到临发时止服。

【功效】本方辛温达邪，主治寒性疟疾。

【来源】《医方集听》。

### 偏方 3 止疟茶

【配方】鲜地骨皮 30 克，茶叶 3 克（新摘茶叶用 30 克）。

【用法】上 2 味加水适量，煎沸 10~15 分钟即可。于发作前 2~3 小时 1 次服完。

【功效】主治定时发作之疟疾，症见头痛如裂、面红烦渴等。

【来源】《中草药单验方选编》。

### 偏方 4 青蒿地骨茶

【配方】青蒿（鲜者 30 克，干者 18 克），地骨皮（鲜者 30 克，干者 18 克），茶叶 6 克。

【用法】上 3 味加水适量，煮沸 10~15 分钟即可。每日 1 剂，于发作前 2 小时顿服。

【功效】主治疟疾，症状为寒热发作有定时、头痛、骨节酸痛、小便黄赤、大便秘结等。

【来源】民间验方。

### 偏方 5 白术归姜饮

【配方】白术 30 克，老姜连皮 15 克，当归 9 克。

【用法】水煎去渣，露一宿，天明时，隔水炖热。顿服，每日 1 剂，连服 3~5 剂。

【功效】适用于久疟夜发者。

【来源】民间验方。

### 偏方 6 蛋清酒

【配方】鸡蛋清 1 个，白酒 20 毫升。

【用法】将鸡蛋清与白酒调匀，顿服。若用作预防，可 7 日服 1 次，连服 2~3 次。若用作治疗，上方用量加倍，可在发作前 2 小时顿服。

【功效】主治疟疾，症见寒则身战，寒去则内外皆热，头痛如裂等。

【来源】民间验方。

### 偏方 7 胡椒酒

【配方】白胡椒 20 粒，米酒 60 毫升。

【用法】将白胡椒砸烂，水煎，加米酒温服。每日 1 次，连服数剂。

【功效】主治疟疾，症见口淡不渴，胸胁闷满，神疲肢倦等。

【来源】民间验方。

### 偏方 8 鳖甲酒

【配方】醋炙鳖甲、黄酒适量。

【用法】鳖甲研末，每次 3~9 克，每日 3 次，调黄酒服下，连服 2~3 日。

【功效】主治疟疾，热多寒少，汗出不畅，口渴。

【来源】民间验方。

### 偏方 9 独头蒜酒

【配方】独头蒜 7 个，米酒适量。

【用法】蒜捣烂，用热酒冲服，每日 2 次，连服数日。

【功效】主治疟疾，热少寒多，口不渴，神疲体倦。

【来源】民间验方。

偏方 10 **常山除疟酒**

【配方】常山 120 克，鳖甲（炙）、升麻、乌贼鱼骨（去甲）、附子各 30 克，酒 6 升。

【用法】前 5 味并切，绢袋盛，以酒渍之，稍加温，一天后服用。每服 1 盅，反复发作者可数服。

【功效】本方清热解毒，辟秽化浊，主治瘴疟。

【来源】《普济方》。

【说明】本方忌猪肉、生菜、生葱、苋菜。

偏方 11 **常山大蒜酒**

【配方】糯米 50 克，常山（切）30 克，独头蒜（去根茎横切）1 头，清酒 1 升。

【用法】前 3 味，病未发前 1 日，以酒浸药于碗中，以白纸覆之。欲发时饮三分之一，如未吐再饮三分之一。

【功效】主治疟疾，症见汗出不畅、头痛、骨节酸痛、小便黄而灼热等。

【来源】《外台秘要》。

【说明】用本方时忌生菜、生葱。

偏方 12 **青蒿酒**

【配方】鲜青蒿、大米、酒曲各适量。

【用法】前 2 物捣汁煎过，和曲同酿，酒成即可。

【功效】本方清热疏表，主治疟疾。

【来源】《本草纲目》。

偏方 13 **土常山蛋饼**

【配方】鸡蛋 2 个，土常山根或叶 15 克。

【用法】将土常山的根或叶洗净、晾干，研为极细粉末，打入鸡蛋拌匀，不用油、盐，少加水煎成淡味蛋饼，于发作前 1 小时顿服。

【功效】主治疟疾，其症状为先有寒战，继则壮热，定时发作，头痛如裂，面红烦渴，终则汗出热退。

【来源】《浙江天目山药植志》。

## 食疗药方

偏方 14 **姜豆鲤鱼汤**

【配方】鲤鱼 1 条，红小豆 150 克，生姜 50 克，红枣 1 枚，陈皮 1 片。

【用法】将鲤鱼去鳞及内脏，洗净，与后 4 味加水煮至鱼烂，加油盐调味，每日 1 剂。

【功效】主治疟疾，症见寒战、头痛、面红、烦渴等。

【来源】民间验方。

偏方 15 **猪脾馄饨方**

【配方】胡椒、吴茱萸、高良姜各 6 克，猪脾 1 具。

【用法】将前 3 味研末，把猪脾切细炒熟，取一半和药，另一半不拌药，分别作馄饨煮熟。有药的馄饨吞服，无药的馄饨细嚼。

【功效】本方辛温达邪，主治疟疾。

【来源】民间验方。

偏方 16 **燕窝姜汤**

【配方】燕窝 9 克，冰糖 9 克，生姜适量。

【用法】燕窝、冰糖先一日炖起备用，至病发前 2 小时，加生姜煮沸 3 次，取出姜后食用。

【功效】适用于久疟不愈者。

【来源】民间验方。

### 偏方 17 姜豆狗肉汤

【配方】黄狗肉 250 克，生姜 100 克，黑豆 150 克，陈皮 1 片，红枣 10 枚。

【用法】将狗肉洗净切块，与后 4 味加水同煮至肉熟，吃肉喝汤，每日 1 剂。

【功效】主治疟疾，症见口淡不渴、胸胁满闷、神疲肢倦等。

【来源】民间验方。

### 偏方 18 苏叶鲫鱼汤

【配方】鲫鱼 150 克，苏叶 6 克，菖蒲、陈皮各 3 克。

【用法】将鱼去内脏洗净，同后 3 味煮汤服食。每日 1 剂，连服数剂。

【功效】本方清热解毒、辟秽化浊，主治疟疾。

【来源】民间验方。

### 偏方 19 姜枣鸭汤

【配方】鸭子 1 只，生姜、红枣各 15 克。

【用法】将鸭子去毛和内脏，入姜、枣，加少量油、盐和酒，炖汤服食。每日 1 次，连食 2~3 日。

【功效】主治瘴疟，症见面目尽赤、烦渴喜冷饮、胸闷呕吐、肢节酸痛等。

【来源】民间验方。

## 外敷外用方

### 偏方 20 药贴膝眼

【配方】生姜 120 克。

【用法】姜捣烂，作 4 个小饼，在疟发前一日晚，将药饼敷贴在 4 个膝眼上（或敷寸口），外面加一油纸（菜叶亦可），用布包上，至半夜药性渗透时，便觉其热如烘，全身出汗，等汗出后，即将药除去。

【功效】主治疟疾。

【来源】民间验方。

【说明】只热不寒的疟疾患者忌用。

# 21 种食疗方治疗中风

中风亦称"卒中"，是一种常见于中老年人的急性脑血管病变，多与高血压和动脉硬化有关。主要表现为半身不遂，活动受限，肢体麻木，口角歪斜，言语障碍，气短少言或不语。它主要包括现代医学的脑出血、脑血栓形成、脑栓塞、脑血管痉挛等。本病发病急骤，变化迅速，病情多危重，故在急性期应及时到医院诊治，以防延误病精。当病情稳定进入恢复或后遗症期，可参考下列方法进行自疗。

## 中草药方

### 偏方 1 黄芪赤小豆汤

【配方】生黄芪、赤小豆各 30 克，黄精、当归、山萸肉各 15 克。

【用法】上药加水煎 2 次，分次过滤去渣。分 2~3 次服，每日 1 剂。

【功效】本方益气养血、补肾填精，主治中风，症见声嘶气促、舌短面青、自汗淋漓等。

【来源】民间验方。

### 偏方 2 芝麻蜜丸

【配方】黑芝麻 500 克，蜂蜜、黄酒各少许。

【用法】将芝麻洗净，上锅蒸 3 次，每次约 20 分钟，晒干后炒熟研成细末，加蜂蜜少许，做成约 10 克重的丸药，用温黄酒送下，每服 1 丸，日服 3 次。

【功效】养血祛风。主治中风后偏瘫，半身不遂。

【来源】民间验方。

### 偏方 3 白花蛇泡酒

【配方】白花蛇 1 条，白酒 500 毫升。

【用法】白花蛇泡酒中，7 日后服，每次 1 小杯，每日 2 次。

【功效】主治中风，肢节屈伸不利。

【来源】民间验方。

### 偏方 4 枳壳泡酒

【配方】鲜枳壳 200 克，白酒、米酒各 500 毫升。

【用法】将枳壳入净瓶中，加入白酒及米酒，浸渍 5~10 日即得。每日饮 2 次，每次饮 1 小杯。

【功效】主治中风项强，口眼歪斜。

【来源】民间验方。

【说明】孕妇及阳虚火旺者慎用。

### 偏方 5 雁脂粉

【配方】雁脂 250 克，面粉 500 克。

【用法】雁脂置锅中熬炼为油，滤去渣子。面粉做成炒面，趁热加入雁脂油，炒至油、面均匀为度。每次取 30 克，开水冲化调服，每日 1 次，半个月为 1 疗程。

【功效】活血祛风，舒筋通络。适用于中风后遗症患者。

【来源】民间验方。

### 偏方 6 橘皮银花饮

【配方】鲜橘皮 30 克，金银花 25 克，山楂 10 克，蜂蜜 250 克。

【用法】将橘皮、金银花、山楂放入锅内，加清水适量，用武火烧沸 3 分钟后，将药汁滗入盆内，再加清水煎熬 3 分钟，滗出药汁。将 2 次药汁一起放入锅内，烧沸后加蜂蜜，搅匀即可。可代茶饮。

【功效】清热化痰，活血通便。适用于中风，颜面潮红，呼吸气粗者。

【来源】民间验方。

### 偏方 7 黄豆独活酒

【配方】黄豆 500 克，独活 40 克，黄酒 1500 毫升。

【用法】独活以黄酒煎取 1000 毫升，黄豆另炒，乘热放入药酒中，浸 1~3 日，去渣，适量温服。

【功效】主治中风，舌强不语。

【来源】民间验方。

### 偏方 8 牛肉冻

【配方】嫩黄牛肉 10 千克。

【用法】牛肉洗净，水煮成肉糜，去渣取液，再熬成琥珀色收膏。冬天温服，每次 1 小杯，逐渐可加量，久服有效。

【功效】补肾填精，活血通络。主治肾虚中风，半身不遂，耳鸣目眩等。

【来源】民间验方。


## 食疗药方

### 偏方 9 补髓汤

【配方】猪脊髓 200 克，甲鱼 1 只，葱、姜、胡椒粉、味精适量。

【用法】将甲鱼用沸水烫死，揭去甲壳，除去内脏、头、爪。猪脊髓洗净，放入碗内。将甲鱼肉、葱、姜放入锅内，用武火烧沸后，转用文火将甲鱼肉煮至将熟，再将猪脊髓放入锅内一起煮熟即成。

【功效】滋阴补肾，填精补髓。主治肾虚络阻型中风。

【来源】民间验方。

### 偏方 10 竹沥粥

【配方】鲜竹沥 50 克，大米 50 克。

【用法】大米加水如常法煮粥，待粥熟后，加入竹沥。调匀后，少量多次温热食用。

【功效】本方清热化痰、醒脑开窍，主治中风，症见昏厥已苏、喉有痰鸣、言语蹇涩等。

【来源】民间验方。

### 偏方 11 萝卜粥

【配方】鲜白萝卜适量（或鲜萝卜汁 100 毫升），大米 100 克。

【用法】白萝卜洗净切成薄片，捣汁，与大米一起加水如常法煮成稀粥。早、晚温热服食。

【功效】本方理气祛痰、消食行滞，可用于痰热内结型中风的治疗。

【来源】民间验方。

### 偏方 12 冰糖蹄筋

【配方】猪蹄筋 30 克，冰糖 10 克。

【用法】将温油发过的猪蹄筋加水适量，文火慢煮至极烂，加冰糖调味。以上为 1 日量，代餐食用，隔日 1 次，1 个月为 1 疗程。

【功效】补肝肾，强筋骨。适用于中风后遗症及老年关节不利、腰膝疼痛等症。

【来源】民间验方。

### 偏方 13 淡菜皮蛋粥

【配方】淡菜 10 克，皮蛋 1 个，大米 50 克。

【用法】大米洗净，加淡菜和水如常法煮粥，粥将成时加入皮蛋（切成小块），加盐及味精少许，调匀后服食。

【功效】本方滋阴清火、清肝除烦，主治中风、躁扰不宁、咽干口燥等。

【来源】民间验方。

### 偏方 14 树根蛇肉汤

【配方】胡椒树根 50~100 克，蛇肉 250 克。

【用法】上 2 味洗净入砂锅中加水适量，水开后，改文火慢炖至肉烂。加入少量盐，食肉饮汤，分 2 次吃完。

【功效】活血通络。主治中风引起的半身不遂。

【来源】民间验方。

### 偏方 15 天麻炖猪脑

【配方】天麻 15 克，猪脑 1 具。

【用法】将天麻洗净，与猪脑同入瓷罐内，隔水炖 1 小时，熟透为止。隔日 1 次，食猪脑饮汁。

【功效】镇肝熄风。主治脑血管意外引起的半身不遂及血管硬化、高血压等症。

【来源】民间验方。

### 偏方 16 鹿杞粥

【配方】鹿角胶、枸杞子各 20 克，大米 60 克。

【用法】先煮大米和枸杞子为粥后，加入鹿角胶，使其溶化，再煮两三沸即可。以上为 1 次量，每日 1 次，以粥代食，可加糖调味，半个月为 1 疗程。

【功效】本方补肝肾、益精血，主治肾虚络阻型中风。

【来源】民间验方。

### 偏方 17 芹菜粥

【配方】新鲜芹菜 60 克，大米 100 克。

【用法】芹菜洗净切碎，与大米同放砂锅内，加水（最好是井水）如常法煮粥。每日早、晚温热服食。

【功效】本方清热平肝降火，主治中风属肝火炽盛者。

【来源】民间验方。

【注意】本品应现煮现吃，不宜久放。

## 外敷外用方

### 偏方 18 芥末敷面方

【配方】老醋、芥末粉各适量。

【用法】将二者调匀为糊状，敷在歪斜的一侧脸，只留出眼睛，每日 1 次。

【功效】本方活血化瘀，主治中风引起的口眼歪斜。

【来源】民间验方。

### 偏方 19 头部穴位刮痧法

【配方】刮痧用的刮板一副。

【用法】患者取坐姿，医者在患者头发上面用刮板边缘或刮板角部刮拭全头，以百会穴为中心，呈放射状向发际处刮拭。每个部位刮 30 次左右，以头皮发热为度。手法宜采用平补平泻法。

【功效】改善头部血液循环，疏通全身经气，防治中风及中风后遗症。

【来源】中医验方。

### 偏方 20 鲜苍耳熏洗方

【配方】鲜苍耳根 60 克。

【用法】加水 2500 毫升，煮沸，熏洗患肢，每日 1 次，7 次为 1 疗程。

【功效】主治中风肢肿。

【来源】民间验方。

### 偏方 21 菊花乌芩粉

【配方】菊花、川乌、草乌、羌活、黄芩各等份。

【用法】上方共研细末，用棉花包裹，塞在鼻孔内，向左歪塞右鼻孔，向右歪塞左鼻孔，48 小时换 1 次。

【功效】中风口眼歪斜。

【来源】民间验方。

# 18 种食疗方治疗失眠

失眠症可分三种类型：第一类为入睡困难型——即指从上床到入睡的时间加长，患者多属过度紧张的人，极易陷于紧张、兴奋、担心、烦恼等状况，使脑部觉醒活动的程度增加；第二类是时睡时醒型——患者常在夜间醒来，要经过相当长时间才能再次入睡，在夜间，此类患者对外界的动静及身体上的不舒服特别敏感，常易惊醒；第三类为早醒型——此类患者大都有严重的忧郁症，患者约在凌晨 2~3 点醒来后，想的都是一些难过、沮丧的事，情绪恶劣，无法再次入睡。

失眠患者应注意精神调摄，解除烦恼，避免情绪紧张、疑虑。睡前吃少量的高蛋白食物，忌喝浓茶、咖啡。建立有规律的睡眠习惯，按时就寝，日间不睡。睡前避免刺激性活动，不读易引起兴奋的书籍，不看令人激动的电视节目。每天进行适当的体育锻炼。睡前可洗温水浴，睡衣睡裤应单薄、柔软，睡姿一般以右侧卧位为好。

## 中草药方

### 偏方 1 橘叶煎

【配方】鲜橘叶、白糖适量。

【用法】橘叶加水煮 10 分钟后加白糖，频服。

【功效】治疗失眠。

【来源】民间验方。

### 偏方 2 麦枣甘草煎

【配方】小麦 30 克，红枣、甘草各 15 克。

【用法】将小麦去皮，三者入锅，加水 3 碗，煎至 1 碗，睡前顿服。

【功效】养血镇静安神。主治失眠。

【来源】民间验方。

### 偏方 3 双夏安眠汤

【配方】夏枯草 15 克，半夏 10 克。

【用法】每日 1 剂，水煎服。

【功效】主治失眠。

【来源】《福建中医药》，1993（1）。

### 偏方 4 石菖蒲茶

【配方】青茶 10 克，茉莉花、石菖蒲各 6 克。

【用法】共研粗末，沸水冲泡，随意饮用。

【功效】化痰开窍。适用于失眠、健忘，伴烦躁、胸闷者。

【来源】民间验方。

### 偏方 5 生麦五味汤

【配方】生地 10 克，麦冬 6 克，五味子 7 粒。

【用法】上药煎煮 20~30 分钟，取汁代茶饮，每日 2~3 次，每日 1 剂。

【功效】滋阴降火。主治阴虚火旺型失眠。

【来源】民间验方。

### 偏方 6 桂圆泡酒

【配方】桂圆肉 200 克，60 度白酒 400 毫升。

【用法】装瓶内密封，每日晃动 1 次，半月后饮用。每日 2 次，每次 10~20 毫升。

【功效】主治体虚失眠、健忘。

【来源】民间验方。

【注意】内有痰火及湿滞者忌服。

### 偏方 7 柿叶楂核汤

【配方】柿叶、山楂核各 30 克。

【用法】先将柿叶切成条状，晒干；再将山楂核炒焦，捣裂。每晚 1 剂，水煎服，7 日为 1 疗程。

【功效】主治失眠。

【来源】《四川中医》，1983（2）。

### 偏方 8 蚕蛹浸酒

【配方】蚕蛹 100 克，米酒 500 毫升。

【用法】浸泡 1 月后饮用，每次饮 2 匙，每日 2 次。

【功效】主治失眠。

【来源】民间验方。

### 偏方 9 白参酒

【配方】白参 50 克（捣碎），白酒 500 毫升。

【用法】将白参装入瓶中，加白酒，封口，每日振摇 1 次，半月后开始饮用。每日晚餐时饮用 10~30 毫升。

【功效】主治失眠。

【来源】民间验方。

### 偏方 10 郁李仁酒

【配方】郁李仁 10 克，甜酒 250 毫升，白酒 50~100 毫升，白糖适量。

【用法】将郁李仁研碎，入甜酒，文火煮沸，约 15 分钟后取下，加盖焖 10 分钟。加入白酒（视病人酒量大小而定），白糖少许，搅匀，乘微温饮下。

【功效】主治惊悸失眠。

【来源】民间验方。

### 偏方 11 百合枣仁冻

【配方】鲜百合 60 克，生熟枣仁各 15 克，洋粉 5 克，白糖适量。

【用法】将鲜百合在清水中浸泡 24 小时，加入枣仁煮至百合熟，过滤留汁 300 毫升，加入洋粉，再烧开至洋粉溶化并搅匀，倒入碗中，自然冷却，形成粉冻。切块加糖食用，每日 1 次。

【功效】本方滋阴养心，主治心肾不交型失眠。

【来源】民间验方。

### 偏方 12 红枣红糖汤

【配方】红枣 120 克，红糖 12 克，黄芪 10 克。

【用法】红枣连核捣碎，煎汤饮之，煎时以红糖入汤；如有盗汗，则加黄芪，与糖同入汤煎饮。

【功效】益气补血。主治心脾两虚型失眠。

【来源】民间验方。

### 偏方 13 五味子蜜丸

【配方】五味子 250 克，蜂蜜适量。

【用法】五味子水煎去渣浓缩，加蜂蜜适量做丸，贮入瓶中。每服 20 毫升，每日 2~3 次。

【功效】主治心肾不交型失眠。

【来源】民间验方。

【说明】本方亦适合急慢性肝炎谷丙转氨酶升高者服用。

### 偏方 14 干姜粉

【配方】干姜 30 克。

【用法】干姜研为细末，贮罐备用。每晚服 3 克，米汤送下。服药后令患者盖被取微汗，以加强疗效。

【功效】主治脾胃不和型失眠。

【来源】民间验方。

## 食疗药方

### 偏方 15 莲子薏仁粥

【配方】莲子 50 克，薏苡仁 30 克，冰糖、桂花各少许。

【用法】将薏苡仁淘洗干净，莲子去皮去心，冰糖捶成碎屑。先将薏苡仁放入锅内，加水适量，置武火上烧沸。再用文火熬至半熟，加入莲子肉、冰糖、桂花，继续煮熟即成。

【功效】健脾祛湿，清热益心。适用于食欲不振、心悸失眠者。

【来源】民间验方。

### 偏方 16 小麦粥

【配方】小麦 30~60 克，大米 60 克，红枣 5 枚。

【用法】将小麦洗净后，加水煮熟，捞去小麦取汁，再入大米、红枣同煎。或先将小麦捣碎，同枣米煮粥食用。每日温服 2~3 次，3~5 日为 1 疗程。

【功效】本方补脾胃、养心神、止虚汗，适用于失眠、自汗、盗汗等症。

【来源】民间验方。

【注意】小麦有准小麦、浮小麦之分，多汗以浮小麦为宜（浮在水面的不饱满小麦），脾虚泄泻及其他病症以准小麦为宜。

### 偏方 17 酸枣仁粥

【配方】酸枣仁 15 克，大米 50 克。

【用法】将酸枣仁洗净与大米共熬成粥，每晚于临睡前食下。

【功效】养心安神，健脑镇静。主治失眠。

【来源】民间验方。

## 外敷外用方

### 偏方 18 吴茱萸贴方

【配方】吴茱萸 9 克，米醋适量。

【用法】吴茱萸研成细末，米醋调成糊，敷于涌泉穴上，盖以纱布，胶布固定。

【功效】主治失眠。

【来源】民间验方。

## 24 种食疗方治疗神经衰弱

神经衰弱是神经官能症中最常见的一种，是指精神容易兴奋和脑力容易疲乏，并常伴有一些心理上的障碍。病前可有持久的情绪紧张和精神压力史，中老年为高发人群。

神经衰弱的表现异常复杂，常有多种精神和躯体症状，如疲劳、头痛、失眠、多梦、记忆力减退、头昏乏力、急躁易怒、焦虑不安等。治疗要注意培补元气，使患者元气充沛，精力旺盛，各种神经衰弱的症状才能灭于无形。加强预防可以有效减少或避免本病的发生，具体措施为：提高心理素质，增强机体的自我防御能力；培养兴趣爱好，增强大脑功能；保持积极、乐观的情绪；注意睡眠卫生，养成良好的睡眠习惯；加强体育锻炼，注意劳逸结合。

## 中草药方

### 偏方 1 安睡茶

【配方】灯芯草 10~20 克。

【用法】上药加水适量，煎汤代茶。每日 1 剂，于睡前 1~2 小时温服。

【功效】本方具宁志安神之功，治神经衰弱诸症。

【来源】《集简方》。

### 偏方 2 竹叶宁心茶

【配方】鲜竹叶 60 克。

【用法】加水浓煎，取汁代茶饮。每日 1 剂，分上、下午两次饮服。

【功效】主治神经衰弱属阴虚火旺者，症见心烦不寐、口舌生疮等。

【来源】《圣济总录》。

### 偏方 3 鸡肝蜜汁

【配方】蜂蜜 200 毫升，新鲜鸡肝 3 具。

【用法】鸡肝洗净，白布包好，压出汁入蜜内。分 3 日服，每日 3 次，饭前服。

【功效】主治神经衰弱。

【来源】民间验方。

### 偏方 4 五味子茶

【配方】茶叶 3 克，北五味子 4 克，蜂蜜 25 克。

【用法】将五味子炒焦，加开水 400~500 毫升，放入茶叶、蜂蜜即可。分 3 次温饮，每日服 1 剂。

【功效】主治神经衰弱，困倦嗜睡。

【来源】民间验方。

### 偏方 5 桂圆枣仁芡实汤

【配方】桂圆肉、酸枣仁各 9 克，芡实 15 克。

【用法】上药共炖汤，睡前服。

【功效】本方补肾助阳，主治神经衰弱引起的头昏眼花、精神萎靡、记忆力减退等。

【来源】民间验方。

**偏方 6 芡实合欢皮茶**

【配方】芡实 25 克，合欢皮 15 克，甘草 3 克，红茶 1 克，红糖 25 克。

【用法】合欢皮、芡实、甘草加水 1000 毫升，煮沸 30 分钟，去合欢皮和甘草渣，加入红糖，再煎至 300 毫升，后加红茶即可。分 3 次温服，日服 1 剂。

【功效】主治神经衰弱，症见目眩失眠、倦怠疲乏、胸闷不舒等。

【来源】民间验方。

**偏方 7 桂枸桑葚饮**

【配方】桂圆肉 30 克，枸杞子 15 克，桑葚子 15 克。

【用法】上药共入砂锅中，加水 500 毫升，煮约 40 分钟，滤汁加水再煎 20 分钟。2 次药汁混合，分早、晚 2 次服下，每日 1 剂。

【功效】主治阴虚型神经衰弱。

【来源】民间验方。

**偏方 8 浮小麦红枣汤**

【配方】浮小麦 30~60 克，红枣 15~20 克，甘草、百合各 9~12 克。

【用法】水煎服，每日 1 次，连服数日。

【功效】主治神经衰弱属肝肾阴虚者，症见头晕头痛、心悸失眠等。

【来源】民间验方。

**偏方 9 核桃安神汤**

【配方】丹参 15 克，核桃仁 12 克，佛手柑片 6 克，白糖 50 克。

【用法】将丹参、佛手柑煎汤，核桃仁、白糖捣烂成泥，加入丹参、佛手柑汤中，文火煎煮 10 分钟后服食。每日 2 次，连服数日。

【功效】主治神经衰弱，症见精神抑郁、头晕脑涨、目眩失眠等。

【来源】民间验方。

**偏方 10 女贞子酒**

【配方】女贞子 250 克，米酒 500 毫升。

【用法】女贞子酒浸 3~4 周，每日饮 1~2 次，每次按个人酒量酌饮。

【功效】主治神经衰弱。

【来源】民间验方。

**偏方 11 桑葚蜂蜜膏**

【配方】鲜桑葚 1000 克（干品 500 克），蜂蜜 300 克。

【用法】将桑葚洗净加水适量煎煮，每 30 分钟取煎液 1 次，加水再煮，共取煎液 2 次；合并煎液再以文火煎熬浓缩，至较黏稠时加蜂蜜，至沸停火，待冷装瓶备用。每次 1 汤匙，以沸水冲服，每日 2 次，连服 6~7 日。

【功效】滋阴清热。主治阴虚火旺型神经衰弱。

【来源】民间验方。

**偏方 12 枣仁黄花饮**

【配方】酸枣仁 20 粒，黄花菜 20 根。

【用法】2 物共炒至半熟，捣碎研成细末，温水冲服，睡前 1 次服完，连服 10~15 日。

【功效】舒肝解郁，健脾理气。主治神经衰弱引起的精神抑郁、倦怠疲乏等症。

【来源】民间验方。

**偏方 13 核桃芝麻丹参方**

【配方】核桃仁 15 克，丹参、黑芝麻各 10 克。

【用法】上药共研细末，分 2 次服，温开水送下。

【功效】主治神经衰弱。

【来源】民间验方。

### 偏方 14 葱白红枣汤

【配方】红枣 250 克，葱白 7 根。

【用法】将红枣洗净，用水泡发，煮 20 分钟；再将葱白洗净加入，文火煮 10 分钟，吃枣喝汤。每日 1 次，连服数日。

【功效】主治神经衰弱。

【来源】民间验方。

### 偏方 15 白人参酒

【配方】白人参 50 克（切碎），60 度白酒 500 毫升。

【用法】白人参浸酒中密封 15 日以上，每日振摇 1 次。每日晚餐饮用 10~30 毫升。

【功效】主治神经衰弱。

【来源】民间验方。

### 偏方 16 虫草酒

【配方】冬虫夏草 15~30 克，白酒 500 毫升。

【用法】虫草入酒中泡 7 天后服，每次 10~20 毫升，每日 2~3 次。

【功效】本方滋下清上、宁志安神，主治神经衰弱。

【来源】民间验方。

### 偏方 17 核桃仁酒

【配方】核桃仁 10 克，白糖 20 克，黄酒 50 毫升。

【用法】前 2 味共捣如泥，加入黄酒，文火煮 10 分钟，每日食用 2 次。

【功效】主治神经衰弱。

【来源】民间验方。

### 偏方 18 精乌枸杞酒

【配方】黄精 50 克，制首乌、枸杞子各 30 克，白酒 1000 毫升。

【用法】前 3 味浸入酒中，封盖，7 日后即可饮用。每次 1~2 小杯，每日 2~3 次，空腹饮用。

【功效】主治神经衰弱。

【来源】民间验方。

### 偏方 19 灵芝酒

【配方】灵芝 100 克，好米酒或好白酒 1000 毫升。

【用法】灵芝切块，浸泡于酒内密封，7 日后饮用。每日早、晚各 1 次，每次 1~2 小杯。

【功效】主治神经衰弱。

【来源】民间验方。

### 偏方 20 核桃芝麻桑叶丸

【配方】核桃仁、黑芝麻、桑叶各 30 克。

【用法】上方共捣泥为丸，每丸重 9 克。每日 2 次，每次 1 丸。

【功效】主治神经衰弱引起的头晕头痛、烦躁易怒。

【来源】民间验方。

## 食疗药方

### 偏方 21 陈茶粥

【配方】陈茶叶 5 克，大米 50~100 克。

【用法】茶叶煮汁去渣，入大米同煮为粥，上、下午各食 1 次，睡前不宜服。

【功效】主治神经衰弱。

【来源】民间验方。

偏方 22 **百合糯米粥**

【配方】糯米 50 克，百合、红糖适量。

【用法】糯米、百合共煮成粥，待要熟时加红糖调味。每日 1~2 次，可连服 7~10 日。

【功效】本方具有益气、健脾、安神之功效，主治神经衰弱。

【来源】民间验方。

偏方 23 **百合蛋黄汤**

【配方】百合 20 克，鸡蛋 1 个。

【用法】百合水浸一夜，以泉水煮取 1 碗，去渣，冲入蛋黄 1 个，每次服半碗，每日 2 次。

【功效】适于病后神经衰弱、坐卧不安，以及妇女患有歇斯底里病症者。

【来源】《金匮要略》。

偏方 24 **清炖鳗鱼**

【配方】鳗鱼 1~2 条（约 50 克），山药、百合各 30 克。

【用法】先将鳗鱼收拾干净，与山药、百合一起放瓦盅内，加清水适量，隔水炖熟，调味服食。

【功效】本方舒肝解郁、健脾理气，主治神经衰弱，精神抑郁，善疑多虑等。

【来源】民间验方。

# 13 种食疗方治疗自汗、盗汗

自汗与盗汗是指人体在没有任何外来因素的情况下自行汗出的一种病理状态。凡不因劳动、穿衣、天气、药物等因素影响，白天时时汗出，动辄益甚者，为自汗；睡中汗出，醒来即止者，为盗汗。

自汗、盗汗是因为人体阴阳失调、腠理不固而引起，患者往往面黄肌瘦、疲惫不堪。现代医学中，以出汗为主要症状的疾病有甲亢、植物神经功能紊乱、结核病、低血糖等。

## 中草药方

偏方 1 **枣麦梅桑饮**

【配方】红枣 10 枚，浮小麦 15 克，乌梅肉、桑叶各 10 克。

【用法】水煎服，每日 1 剂。

【功效】收敛止汗。主治自汗、盗汗。

【来源】民间验方。

偏方 2 **小麦赤豆饮**

【配方】浮小麦、赤小豆、锦鸡儿根（土黄芪）各 30 克。

【用法】水煎，分 2 次服，每日 1 剂，

【功效】主治病后体虚引起的自汗、盗汗。

【来源】民间验方。

偏方 3 **浮小麦生地饮**

【配方】浮小麦 24 克，生地黄 15 克，龙骨 15 克，地骨皮 9 克。

【用法】水煎服，每日 1 剂，分 2 次服。

【功效】收敛固涩。主治盗汗。

【来源】民间验方。

偏方 4 **羊脂酒**

【配方】羊脂（或牛脂）、黄酒各适量。

【用法】羊脂温酒化服，频饮之。

【功效】主治汗出不止。

【来源】民间验方。

### 偏方 5 枇杷叶红枣饮

【配方】炒枇杷叶 25 克，红枣 5 枚。

【用法】水煎，临睡前服之。

【功效】此方治无兼症之盗汗。

【来源】民间验方。

【说明】枇杷叶必炒才有效，红枣以体硕肉厚者为上选。

### 偏方 6 麻黄根茶

【配方】绿茶 1 克，麻黄根 2 克。

【用法】茶叶预先放入茶杯。麻黄根洗净滤干，在小锅内用冷水半碗，中火烧开后立即将麻黄根及沸水一起冲入茶杯，加盖 5 分钟后可饮，头汁饮之将尽，可复泡续饮，至味淡为止。

【功效】主治自汗、盗汗。

【来源】民间验方。

### 偏方 7 豆豉酒

【配方】豆豉 250 克（炒香），米酒 1000 毫升。

【用法】豆豉在酒中浸 3 天，每次饮 2 匙，每日 2 次。

【功效】主治盗汗，心烦气躁。

【来源】民间验方。

### 偏方 8 浮小麦汤

【配方】浮小麦适量。

【用法】将浮小麦用火炒为末，每服 7.5 克，米汤送下，每日 3 次，也可煎汤代茶。

【功效】主治自汗、盗汗。

【来源】民间验方。

### 偏方 9 甲鱼血酒

【配方】甲鱼 1 只，黄酒适量。

【用法】取甲鱼鲜血，以热黄酒冲服，当日服完，持续服之。

【功效】主治盗汗。

【来源】民间验方。

## 食疗药方

### 偏方 10 牡蛎蚬肉汤

【配方】干牡蛎、蚬肉各 60 克，韭菜根 30 克。

【用法】上物全部入锅，加水煮，熟后食用。

【功效】主治盗汗。

【来源】民间验方。

【说明】牡蛎、蚬均有滋阴作用，是治疗盗汗的良药，韭菜根则能帮助恢复体力。

### 偏方 11 米酒炖猪肉

【配方】猪肉 250 克，米酒 500 毫升，白糖、盐各适量。

【用法】猪肉与米酒同炖熟，加白糖适量，盐调味，1 天内吃完，连食 2 天。

【功效】主治盗汗。

【来源】民间验方。

【注意】湿热痰饮者慎食。

### 偏方 12 米酒炖泥鳅

【配方】泥鳅 250 克，米酒适量。

【用法】泥鳅洗净，加米酒炖服。

【功效】主治盗汗。

【来源】民间验方。

## 外敷外用方

### 偏方 13 药膏敷贴方

【配方】五倍子、郁金各等份，蜂蜜适量。

【用法】前 2 味混合研为末，加入蜂蜜调和成膏，取适量药膏分别敷贴于涌泉、灵墟、神阙穴，盖以纱布，胶布固定，每日换药 1 次，7~10 日为 1 疗程。

【功效】主治自汗。

【来源】民间验方。

【说明】涌泉位于足心稍前，神阙即肚脐，灵墟位于第三肋间隙中，前正中线旁开 2 寸处。

# 13 种食疗方治疗中暑

中暑是发生在夏季或高温作业下的一种急性病。正常人的体温由脑部的体温中枢来调节，借排尿、呼吸、流汗来维持体温的恒定。当环境温度过高，超过体温中枢的控制范围时，它就会丧失正常功能，体内产热大于散热或散热受阻，体内过量的热积蓄，则会出现体温急剧上升、皮肤发红、头晕头痛、恶心、全身无力、烦热思冷饮等现象。如果出现猝然昏厥、高热烦躁，这就是中暑。

发生中暑后，应迅速将患者放置在通风的环境下，并采取冷敷、酒精擦浴等措施。如出现循环衰竭、脱水、昏迷等严重病情时，应及时进行抢救。

## 中草药方

### 偏方 1 藿香消暑茶

【配方】绿豆 60 克，鲜藿香叶 30 克，青蒿 30 克，白糖 20 克，茶叶 10 克。

【用法】将前 3 味药煎水冲茶叶、白糖，每次 1 碗，每日 3 次。

【功效】主治中暑烦闷不安、倦怠少食者，亦可用于预防暑热症。

【来源】《偏方妙用》。

### 偏方 2 干姜陈皮方

【配方】干姜 15 克，陈皮 10 克，甘草 6 克。

【用法】水煎去渣，徐徐灌服。

【功效】主治中暑昏倒。

【来源】民间验方。

### 偏方 3 丝瓜花绿豆汤

【配方】绿豆 60 克，鲜丝瓜花 6~8 朵。

【用法】绿豆煮熟，捞出绿豆，放入丝瓜花煮沸。一次服下。

【功效】清热解暑，主治中暑。

【来源】民间验方。

### 偏方 4 葡萄酒大麦茶

【配方】红葡萄酒、大麦茶各适量。

【用法】红葡萄酒掺入水，制成冰块，放入大麦茶中饮用。

【功效】解暑降温，主治中暑。

【来源】民间验方。

### 偏方 5 山楂决明茶

【配方】山楂 50 克，决明子 30 克（炒熟研碎），茶叶 10 克，白糖 15 克。

【用法】上药加水 1000 毫升，煎煮 20 分钟后加白糖，冷后饮用。

【功效】主治中暑头痛眩晕。

【来源】民间验方。

### 偏方6 黄瓜蜜条

【配方】黄瓜 1500 克，蜂蜜 100 克。

【用法】黄瓜洗净切条，放砂锅内加水少许，煮沸后去掉多余的水，趁热加蜜调匀，煮沸，随意食用。

【功效】主治中暑。

【来源】民间验方。

### 偏方7 藿香佩兰茶

【配方】茶叶 6 克，藿香、佩兰各 9 克。

【用法】沸水冲泡，代茶饮。

【功效】芳香化浊，主治暑热吐泻。

【来源】民间验方。

### 偏方8 枇杷叶饮

【配方】枇杷叶若干。

【用法】取枇杷叶 10 克，加水煎汁，一日分 3 次饮服。

【功效】本方可作为中暑者就医前采取的急救措施。

【来源】民间验方。

### 偏方9 百合蜂蜜膏

【配方】干百合 100 克，蜂蜜 150 克。

【用法】2 物同入大碗内蒸 1 小时，趁热调匀，待冷装瓶备用，可适量常服。

【功效】主治中暑。

【来源】民间验方。

### 偏方10 荷叶蜂蜜饮

【配方】鲜荷叶、蜂蜜各 100 克。

【用法】水煎服，每日 1 剂，连服数日。

【功效】主治中暑。

【来源】民间验方。

## 外敷外用方

### 偏方11 鼻嗅方

【配方】锈铁 1 块，醋适量。

【用法】将锈铁烧红，在患者鼻前淬醋熏之，以患者苏醒为度。

【功效】主治中暑神昏。

【来源】《中医内科急证诊治》。

### 偏方12 姜汁滴鼻方

【配方】生姜适量。

【用法】生姜捣烂取汁，滴入鼻内，每侧鼻孔滴入 5~7 滴，15 分钟 1 次，至患者苏醒为止。

【功效】主治暑犯心包之中暑。

【来源】民间验方。

### 偏方13 烟熏法

【配方】沉香、檀香各适量。

【用法】将 2 药烧烟，令香气四溢。使患者窍透神醒。

【功效】主治中暑。

【来源】民间验方。

# 21 种食疗方治疗眩晕

眩晕是一种症状，病人可感觉头晕眼花，严重时就好像坐在船上或车中摇晃不已，站立不稳，有时感觉房屋在旋转，眼前物体模糊不清，有的甚至不能睁开眼睛，否则就觉天昏地暗、恶心呕吐、出冷汗。

眩晕一症可见于许多疾病：耳源性眩晕多见于美尼尔氏综合征、中耳炎等；眼源性眩晕多见于屈光不正、眼肌瘫痪；颈源性眩晕多见于颈肌痉挛、颈椎病；神经源性眩晕可见于神经炎、癫痫、脑肿瘤等。脑动脉供血不足也能产生眩晕，其中以椎—基底动脉供血不足为多见，常见于 50 岁以上患有高血压、动脉硬化、糖尿病、高脂血症的人群。有些全身性疾病也可有眩晕症状，如心脏病、血管硬化、高血压、低血压、颈动脉窦过敏、更年期综合征、维生素缺乏、严重贫血等。

## 中草药方

### 偏方 1 玉米须煎

【配方】玉米须 30 克。

【用法】玉米须加水两盅煎成 1 盅，空腹服下。连服 3~6 次。

【功效】本方主治头晕眼花、胸脘痞闷、少食多麻等。

【来源】民间验方。

### 偏方 2 天麻绿茶饮

【配方】绿茶 2 克，天麻 3~5 克（切片）。

【用法】上 2 物放入茶杯中，用开水冲泡，立即加盖，5 分钟后可趁热饮，再泡再饮。

【功效】主治眩晕。

【来源】民间验方。

### 偏方 3 枸杞酒

【配方】枸杞子 60 克，白酒 500 毫升。

【用法】枸杞子密封浸泡在白酒中 7 天以上。每次 1 小杯，睡前服。

【功效】主治肝肾阴亏引起的眩晕。

【来源】民间验方。

### 偏方 4 甘味茯苓汤

【配方】茯苓 15 克，五味子 12 克，甘草 6 克。

【用法】上药水煎服，或泡茶饮用，每日 2 次。

【功效】主治低血压眩晕。

【来源】《神州秘方》。

### 偏方 5 牡蛎杞子饮

【配方】牡蛎 18 克，龙骨 18 克，枸杞子 12 克，制首乌 12 克。

【用法】先将牡蛎、龙骨加水先煎 20 分钟，再加枸杞子和制首乌煎水，取汁去渣。分顿饮服。

【功效】本方养肝明目，主治肝阳上亢型眩晕，症见头晕眼花、面颊潮红、心烦易怒、口渴口苦等。

【来源】民间验方。

### 偏方 6 芝麻蜂蜜蛋清方

【配方】黑芝麻 30 克（炒黄研细），米醋 30 毫升，蜂蜜 30 克，鸡蛋清 1 个。

【用法】上 4 味混合调匀，分作 6 份。每次服 1 份，开水冲服，每日 3 次。

【功效】主治肝肾不足所致的眩晕。

【来源】民间验方。

**偏方 7 杭菊花茶**

【配方】杭菊花 30 克。

【用法】杭菊花置于杯中，将煮沸的白开水冲入，搅匀，将杯盖盖好，泡 10 分钟，饮服。可再泡再饮。

【功效】本方具有清热明目、平肝潜阳之功效，适用于肝阳上亢头晕眼花、面颊潮红、心烦易怒、口渴口苦者。

【来源】民间验方。

**偏方 8 山药酒**

【配方】山药 150 克，白酒 500 毫升。

【用法】将山药切碎，入酒中浸泡。每服 30~40 毫升，每日 2 次。

【功效】主治各型眩晕。

【来源】民间验方。

**偏方 9 菊花汤**

【配方】菊花、山楂、乌梅、白糖各 15 克。

【用法】前 3 味水煎，入白糖于药液中服用。

【功效】主治各型眩晕，一般服 2~3 剂即见效。

【来源】《四川中医》，1991（3）。

**偏方 10 香蕉绿茶饮**

【配方】香蕉肉 200 克，绿茶 1 克，蜂蜜 25 克，盐适量。

【用法】上述诸物共置大碗中，搅拌后加开水 300 毫升，泡 5 分钟后服，每日服 1 剂。

【功效】主治眩晕。

【来源】民间验方。

**偏方 11 竹笋饮**

【配方】鲜竹笋 500 克，白糖适量。

【用法】将鲜竹笋洗净，切碎，挤汁，加白糖浓缩成膏状。口服，每次 1 匙。

【功效】本方通脉补虚，适用于用脑过度、眩晕失眠之症，胖人以及冠心病、高血压、糖尿病患者常服特别有益。

【来源】民间验方。

**偏方 12 蛋壳末方**

【配方】鸡蛋壳（孵生过小鸡的）、黄酒各适量。

【用法】将蛋壳焙黄研末，黄酒冲服。每日 3 次，每次 9 克。

【功效】主治眩晕。

【来源】民间验方。

**偏方 13 杨梅酒**

【配方】熟透鲜杨梅、米酒各适量。

【用法】用干净纱布绞取鲜杨梅汁液，加入等量米酒，拌匀即成。成人每次服 30~60 毫升，早晚各 1 次。

【功效】主治劳累过度引起的眩晕。

【来源】民间验方。

**偏方 14 五味子酒**

【配方】五味子 50 克，白酒 500 毫升。

【用法】五味子洗净装入瓶中，加白酒密封，每日振摇 1 次。半月后开始饮用，每日 3 次，每次 3 毫升，饭后服用，也可佐餐。

【功效】主治眩晕。

【来源】民间验方。

## 食疗药方

### 偏方 15 花生粥

【配方】花生 45 克，大米 60 克，冰糖适量。

【用法】将花生连衣捣碎，和洗净的大米一起放于锅内，加入适量水和冰糖，煮成粥即可。每日早晨空腹温热食之。

【功效】本方活血化瘀，主治眩晕。

【来源】民间验方。

### 偏方 16 山楂粥

【配方】山楂 15 克，大米 50 克。

【用法】山楂浸泡，加水适量，煎煮 15 分钟，取汁浓缩成 150 毫升。再加水 400 毫升，将洗净的大米放进汁水内，煮成粥。早晚各服 1 次。

【功效】本方祛瘀血、扩血管，用于治疗眩晕症。

【来源】民间验方。

### 偏方 17 黄芪猪肝汤

【配方】猪肝 500 克，黄芪 60 克，盐适量。

【用法】将猪肝洗净，切成薄片，黄芪切片后用纱布包好，一同放于锅内，加水煨汤。熟后去黄芪，稍加盐调味，吃肝饮汤。

【功效】本方益气养血，适用于妇女产后气虚血少之眩晕。

【来源】民间验方。

### 偏方 18 桑参鱼翅羹

【配方】鱼翅 100 克，桑葚 15 克，西洋参 6 克，盐、味精、葱、姜各适量。

【用法】鱼翅水发，桑葚洗净，用水泡好，西洋参切成薄片。3 物放于锅中加上原汁鲜汤适量及调料煮熟，用水淀粉勾芡成羹即可。

【功效】本方养阴柔肝，改善动脉硬化，疏通脉络，主治眩晕。

【来源】民间验方。

### 偏方 19 甲鱼烩乌鸡

【配方】甲鱼 1 只（500 克左右），乌鸡 1 只，料酒、盐、葱、姜各适量。

【用法】将甲鱼和乌鸡洗净（去毛及内脏），分别切成块，放于砂锅中，加入水和调料，烩熟至酥便成。连肉带汁服食。

【功效】本方滋阴补肾、养血补虚，适用于体虚所致的眩晕。

【来源】民间验方。

### 偏方 20 银杞干贝羹

【配方】银耳 10 克，枸杞子 10 克，干贝 15 克，盐、味精各适量。

【用法】银耳洗净，用水发好，枸杞子洗净，干贝水发。3 物放于锅中加入鲜汤及调料，烩煮成羹，即可食用。

【功效】本方养阴柔肝，治疗眩晕。

【来源】民间验方。

### 偏方 21 牛肝杞子汤

【配方】牛肝 1 只，枸杞子 15 克。

【用法】牛肝洗净，切成片状，加料酒浸泡 5 分钟后，加酌量干淀粉拌和待用。再将枸杞子快速冲洗一下，放在锅内炖成汤。加入少量盐、葱、姜，放入牛肝略煮 2 分钟，再加味精即成。

【功效】本方养血补肝，适用于气血亏虚型眩晕。

【来源】民间验方。

# 第二章
# 外科病食疗方大全

## 5 种食疗方治疗踝关节扭伤

踝关节负重较大，故受伤机会较多。由高处落足点不当，下楼梯时，地面不平或者地不稳，都可造成踝关节突然跖屈，过度内翻或外翻，造成踝关节周围软组织损伤，临床上以外踝部韧带损伤多见。急性损伤会立即出现疼痛、肿胀、活动受限、行走困难等症状。日久劳损或外伤后遗症可致患部经常发生疼痛，偶有行走不便。

关节扭伤后应及时处理，原则是制动和消肿散瘀，使损伤的组织得到良好的修复。关节积血较多，应在无菌条件下及时抽出，以免造成关节内粘连。

### 中草药方

#### 偏方 1 甜瓜子酒

【配方】甜瓜子 9 克，黄酒适量。

【用法】甜瓜子研细末，用黄酒 1 盅送服，每日 2 次。

【功效】主治踝关节扭伤。

【来源】民间验方。

### 外敷外用方

#### 偏方 2 木瓜大黄方

【配方】大黄 150 克，木瓜、蒲公英各 60 克，栀子、地鳖虫、黄柏、乳香、没药各 30 克。

【用法】上药研细末，凡士林调敷，每日 1 次，3~5 次为 1 疗程。

【功效】主治踝关节扭伤。

【来源】民间验方。

#### 偏方 3 糯稻秆敷贴方

【配方】糯稻秆灰、酒精（75%）各适量。

【用法】将糯稻秆灰用 75% 的酒精调成膏药状，敷于患处。

【功效】主治踝关节扭伤。

【来源】民间验方。

#### 偏方 4 败酱草糊剂

【配方】鲜败酱草、盐各适量。

【用法】将败酱草用清水洗净，加少许盐，捣成稀糊，直接敷于扭伤处，用纱布或绷带包扎即可。每日换药 1 次。

【功效】主治踝关节扭伤，症见局部肿痛、皮下瘀血、踝关节活动受限等。

【来源】《四川中医》，1991（7）。

#### 偏方 5 韭菜敷贴方

【配方】鲜韭菜 250 克，盐 3 克，白酒 30 克。

【用法】将韭菜切碎，加盐拌匀，捣成菜泥，外敷于损伤表面，以清洁纱布包住并固定，再将酒分次倒在纱布上，保持纱布湿润。敷 3~4 小时后去掉韭菜泥和纱布，第 2 日再敷 1 次。

【功效】主治足踝部软组织损伤。

【来源】民间验方。

## 15 种食疗方治疗腰扭伤

急性腰扭伤是指腰部肌肉、韧带、关节囊、筋膜等部位的急性损伤，俗称"闪腰岔气"。常见表现是腰部强直疼痛，前后俯仰及转动受限，行走困难，咳嗽时疼痛加重，腰肌紧张，压痛点明显。

急性腰扭伤多为突然遭受间接外力所致，如搬运重物、用力过度或体位不正。扭伤急性期应卧床休息，压痛点明显者可做痛点封闭治疗，并辅以物理疗法。也可局部敷贴活血、散瘀、止痛药膏。症状减轻后，可逐渐开始腰背肌锻炼。

### 中草药方

**偏方 1 葡萄神曲方**

【配方】葡萄、神曲各 30 克，黄酒适量。

【用法】葡萄、神曲烧灰，用黄酒送服，酌量服用。

【功效】主治急性腰扭伤。

【来源】民间验方。

**偏方 2 补骨脂桃仁饮**

【配方】核桃仁 30 克，补骨脂 15 克。

【用法】上 2 味加水适量，煎汤饮服，将核桃仁细嚼吃下。每日 1 次，7~10 日为 1 疗程。

【功效】本方壮腰补肾，主治急性腰扭伤。

【来源】民间验方。

**偏方 3 赤豆金针饮**

【配方】赤小豆 30 克，金针菜鲜根 10 克，黄酒适量。

【用法】前 2 味水煎，去渣，冲入黄酒，适量温服。

【功效】主治腰扭伤，瘀肿疼痛。

【来源】民间验方。

**偏方 4 韭菜根饮**

【配方】韭菜根 30 克，黄酒 100 毫升。

【用法】韭菜根切细，用黄酒煮熟，过滤取汁，趁热饮，每日 1~2 次。

【功效】主治急性腰扭伤。

【来源】民间验方。

**偏方 5 老丝瓜方**

【配方】老丝瓜 1 个，白酒适量。

【用法】将老丝瓜切片晒干，于铁锅内用文火焙炒成棕黄色，研末，用白酒冲服。每服 3 克，每日 2 次，连用 3 日。

【功效】活血止痛，治疗腰扭伤。

【来源】民间验方。

**偏方 6 赤小豆酒**

【配方】赤小豆 50 克，白酒适量。

【用法】赤小豆炒热，加酒拌匀，日服 2 次，每次 1 剂，服时把豆嚼碎连酒一起咽下。

【功效】主治急性腰扭伤。

【来源】民间验方。

**偏方 7 葡萄干汤**

【配方】葡萄干、酒各适量。

【用法】葡萄干用酒煎成汤剂，饮服，每日 1 剂，连用 2~3 剂。

【功效】主治急性腰扭伤。

【来源】民间验方。

### 偏方 8 冬瓜皮酒

【配方】冬瓜皮 30 克，白酒适量。

【用法】将冬瓜皮煅炭存性，研末，白酒送服，每日 1 次，3~5 日为 1 疗程。

【功效】本方理气、活血、止痛，主治腰扭伤。

【来源】民间验方。

### 偏方 9 西瓜皮方

【配方】西瓜皮 100 克，盐、白酒各适量。

【用法】将西瓜皮切片阴干，研末，以盐、白酒饭后调服。每日 3 次，每次 3 克，连用 3 日。

【功效】主治急性腰扭伤。

【来源】民间验方。

### 偏方 10 土鳖黄酒方

【配方】土鳖虫 4 个，黄酒适量。

【用法】土鳖虫瓦上焙黄，研为细末，黄酒送服。每日早晚各 1 次，2 次服完。

【功效】主治腰扭伤。

【来源】民间验方。

### 偏方 11 菠菜汁酒

【配方】菠菜 500 克，黄酒适量。

【用法】菠菜去根洗净，捣烂，用纱布绞汁 100 毫升，用黄酒冲服，每日 2 次。

【功效】主治急性腰扭伤。

【来源】民间验方。

### 偏方 12 酒煮核桃仁

【配方】核桃仁 60 克，红糖 30 克，黄酒 30 毫升。

【用法】核桃仁与黄酒一起煮熟，加入红糖。睡前服用。

【功效】主治急性腰扭伤。

【来源】民间验方。

### 偏方 13 茶醋方

【配方】浓茶汁 200 毫升，米醋 100 毫升。

【用法】上 2 物共放锅内烧热，1 次服完。

【功效】主治闪挫腰痛。

【来源】民间验方。

## 食疗药方

### 偏方 14 红花炒鸡蛋

【配方】红花 10 克，鸡蛋 2 个。

【用法】将鸡蛋打在碗内，放入红花，搅拌均匀，用油炒熟（不加盐），每日 1 次。

【功效】主治急慢性腰扭伤。

【来源】民间验方。

### 偏方 15 韭菜炒虾米

【配方】韭菜 60 克，虾米 30 克，黄酒、植物油各适量，盐少许。

【用法】按常法炒韭菜、虾米，用黄酒送服，每日 1 次。

【功效】本方壮腰益肾、活血止痛，主治急性腰扭伤。

【来源】民间验方。

# 24种食疗方治疗骨折

骨折是由于遭受外力的伤害,使骨骼的完整性或连续性遭到破坏。骨折的诊断除病史和症状外,应结合X线摄片检查确诊,以了解骨折的移位情况,为治疗提供参考。

一旦发生骨折,骨折部位会产生疼痛、肿胀、瘀斑和功能障碍,检查时还可听到骨断端相互摩擦的声音(即骨擦音)。若伴有血管和神经损伤,可使肢体远端产生缺血或麻木、运动障碍等现象。骨折后因剧烈疼痛,出血过多,或并发头、胸、腹部脏器损伤时可产生休克。

发生骨折后应注意休息与调养,不宜过早恢复工作。骨折病人由于出血及组织损伤带来的肿痛,体内组织蛋白质的分解加速,若不给患者补充营养,则会耗用自体的肌肉和脂肪,身体明显消瘦。因此,对于骨折病人来说,除积极采用中西医疗法进行必要的复位、固定与药物治疗外,必须给予适当的饮食、药膳调理,使骨折能顺利康复。

## 中草药方

### 偏方1 甜瓜子蟹末饮

【配方】甜瓜子100克,螃蟹1只,黄酒适量。

【用法】将甜瓜子、螃蟹共研为末。黄酒、温水各半冲服,每服9克,日服2次。

【功效】促进骨折愈合。

【来源】民间验方。

### 偏方2 骨碎补酒

【配方】骨碎补60克,白酒500毫升。

【用法】骨碎补泡酒,7日后服用,每日2次,每次1小杯。

【功效】促进骨折愈合。

【来源】民间验方。

### 偏方3 玫瑰花根饮

【配方】玫瑰花根25克,黄酒适量。

【用法】玫瑰花根洗净,用黄酒煮,每日早、晚服用。

【功效】主治骨折、跌打损伤。

【来源】民间验方。

### 偏方4 川断碎补酒

【配方】川断15克,骨碎补15克,枸杞子6克,杜仲10克,白酒500毫升。

【用法】上药放入白酒中,浸半月后开始服用。每日1~2次,每次适量。

【功效】补肝肾,壮筋骨。适用于老年骨折体质虚弱、肝肾不足者。

【来源】民间验方。

### 偏方5 川芎酒

【配方】川芎30克,白酒500毫升。

【用法】川芎泡酒,7天后服用,每次10~20毫升,每日2~3次。

【功效】主治骨折、跌打疼痛。

【来源】民间验方。

### 偏方6 三七酒

【配方】三七10~30克,白酒500毫升。

【用法】三七泡酒,7日后服用,每次5~10毫升,每日2~3次。

【功效】主治骨折。

【来源】民间验方。

### 偏方 7 红花苏归饮

【配方】红花、苏木、当归各 10 克，红糖、白酒各适量。

【用法】先煎红花、苏木，后入当归、白酒再煎，去渣取汁，兑入红糖。食前温服，每日 2~3 次，连服 3~4 周。

【功效】活血化瘀，通络止痛。适用于骨折血肿疼痛之症。

【来源】民间验方。

### 偏方 8 接骨草酒

【组成】接骨草叶 500 克，白酒适量。

【用法】将接骨草叶捣烂，加少许白酒炒至略带黄色，然后用文火煎 6~8 个小时，搓挤出药汁过滤，配成 45% 酒精浓度的药酒 500 毫升。用时将接骨草酒浸湿夹板下纱布即可，每日 2~3 次。

【功效】消肿止痛，促进患部毛细血管扩张，改善局部血液循环，有助骨折愈合。

【来源】民间验方。

### 偏方 9 全蟹黄酒饮

【配方】全蟹（焙干）、黄酒各适量。

【用法】全蟹研末，黄酒送服，每次 9~12 克。

【功效】主治骨折。

【来源】民间验方。

### 偏方 10 杨梅根皮酒

【配方】鲜杨梅根皮 30~60 克，糯米饭、黄酒各适量。

【用法】杨梅根皮水煎去渣，冲黄酒。每日 3 次，适量温服。另用鲜杨梅根皮和糯米饭一同捣烂，敷于骨折处。

【功效】本方散瘀止血，主治骨折肿痛，伴发热、倦怠、周身不适等症。

【来源】民间验方。

### 偏方 11 四味壮骨酒

【配方】川芎 50 克，丹参 50 克，鱼骨 20 克，红花 15 克，白酒 250 克。

【用法】先将鱼骨用菜油煎至色黄酥脆，与其余药物共为粗末，泡入白酒中，7 日后即可服用。每服 25 毫升，连服 10~15 日。

【功效】活血化瘀，消肿止痛。适用于骨折初期的治疗，症见伤处肿痛、瘀斑、周身不适、酸楚疼痛等。

【来源】民间验方。

### 偏方 12 牛蹄甲酒

【配方】牛蹄甲 50 克，黄酒适量。

【用法】牛蹄甲文火煮 3~4 小时，冲入黄酒少许。日服 2 次，每日 1 剂。

【功效】止血，消瘀，接骨。主要用于骨折初期。

【来源】民间验方。

### 偏方 13 牛膝糯米醪

【配方】牛膝 500 克，糯米 1000 克，甜酒曲适量。

【用法】牛膝水煎，去渣取汁，部分药汁浸糯米，待糯米蒸熟后，将与另一部分药汁拌和的甜酒曲加入，于温暖处发酵为醪糟。每次取 50 克煮食，每日 2 次，连服 3~4 周。

【功效】化瘀生新，补肝肾，壮筋骨。适用于骨折久不愈合者。

【来源】民间验方。

### 偏方 14 月季花汤

【配方】开败的月季花 3~5 朵，冰糖 30 克。

【用法】月季花洗净，加水 2 杯，文火煎至 1 杯。加冰糖，候温顿服。每日 1~2 次，连服 3~4 周。

【功效】本方活血化瘀，适用于骨折初期兼气血不调者。

【来源】民间验方。

### 偏方 15 土鳖虫酒

【配方】土鳖虫、黄酒各适量。

【用法】土鳖虫焙干研末，每日 2 次，每服 5 克，黄酒冲服。

【功效】主治骨折。

【来源】民间验方。

### 偏方 16 茶叶枸杞叶方

【配方】茶叶、枸杞叶各 500 克，面粉适量。

【用法】上 2 味共晒干研末，加适量面粉糊黏合，压成小方块（约 4 克），烘干即得。每服 1 块，成人每日 2~3 次，沸水冲泡饮用。

【功效】主治骨折。

【来源】民间验方。

### 偏方 17 壮骨散

【配方】麻皮、糯米、黑豆、栗子各等份，白酒适量。

【用法】前 4 味烧灰为末，白酒调服。

【功效】本方活血止痛，适用于骨折初期。

【来源】民间验方。

### 偏方 18 鸭血黄酒方

【配方】鸭血、黄酒各适量。

【用法】鲜鸭血注入热黄酒，饮服。

【功效】主治骨折、跌打损伤。

【来源】民间验方。

### 偏方 19 生地桃仁酒

【配方】桃仁（炒）、牡丹（去心）、桂枝（去粗皮）各 25 克，生地黄汁 250 毫升，黄酒 500 毫升。

【用法】前 3 味共研细末，与后 2 味同煎，去渣温饮 1 盏，不拘时，未愈再饮。

【功效】主治跌打损伤、瘀血在腹。

【来源】民间验方。

## 食疗药方

### 偏方 20 羊脊羹

【配方】白羊脊骨 1 具，粟米 500 克，羊肾 2 个，红糖适量。

【用法】将白羊脊骨捣碎，同粟米加水适量，煮至骨熟，入羊肾，再煮候熟。将羊肾取出切片放入锅中，加调料适量，再煨做羹，待温食用。可分 5~6 次服食，每日 1~2 次，连服 3~4 周。

【功效】补肾，强筋，壮骨。适用于骨折中、后期。

【来源】民间验方。

### 偏方 21 蟹肉粥

【配方】新鲜河蟹 2 只，大米适量。

【用法】大米煮粥，粥成时入蟹肉，再配以适量姜、醋和酱油，即可食用。每日服 1~2 次，连服 1~2 周。

【功效】益气养血，接骨续筋。对不耐药苦，脾胃功能较弱的小儿骨折患者尤为合适。

【来源】民间验方。

### 偏方 22 归参羊肉羹

【配方】羊肉 500 克，当归、党参、黄芪各 25 克，调味料适量。

【用法】先将羊肉洗净放铁锅内，另将当归、黄芪、党参装入纱布袋中，扎口，放入锅中，再放葱、姜、盐、料酒，加适量水，武火煮沸，文火慢炖至羊肉烂熟即成。吃肉喝汤，可分 2~3 次用，每日服 1~2 次，连服 2~3 周。

【功效】补血益气，强筋壮骨。适用于骨折恢复期肝肾亏损者。

【来源】民间验方。

### 偏方 23 三七蒸鸡

【配方】鸡肉 250 克，三七粉 15 克，冰糖（捣细）适量。

【用法】将三七粉、冰糖与鸡肉片拌匀，隔水密闭蒸熟。1 日内分 2 次食用，连服 3~4 周。

【功效】活血化瘀，消肿止血。适用于老年体弱之骨折初期患者。

【来源】民间验方。

### 偏方 24 归芪鸡汤

【配方】当归 20 克，黄芪 100 克，嫩母鸡 1 只。

【用法】当归、黄芪与嫩母鸡共煮成汤。每日 2 次，连服 2~3 周。

【功效】本方大补气血，适用于骨折后体质虚弱、气血两亏者。

【来源】民间验方。

# 6 种食疗方治疗骨结核

骨结核是由结核杆菌侵入骨或关节而引起的化脓性破坏性骨病。祖国医学因其病发于骨或关节，消耗气血津液，致使后期形体羸瘦，正气衰败，缠绵难愈，故名"骨痨"，又因本病成脓之后，可流窜他处形成寒性脓肿，破溃后脓液中伴败絮状痰样物，故又名"流痰"。

本病患者的年龄一般在 30 岁以下，10 岁以下特别是 3~5 岁的学龄儿童发病率最高。发病部位多在负重大、活动多、容易发生劳损的骨或关节，其中脊柱最多，其次是膝、髋、肘、踝等关节，四肢骨、胸骨、肋骨、颅骨等则很少发病。

## 中草药方

### 偏方 1 乌梢蛇黄酒方

【配方】干燥乌梢蛇（去头、皮研细末）1 条，黄酒适量。

【用法】每次取蛇末 3 克，黄酒冲服，每日 3 次，5 周为 1 疗程。

【功效】主治骨结核。

【来源】民间验方。

### 偏方 2 葡萄根方

【配方】葡萄根或藤 60~90 克，白酒适量。

【用法】葡萄根或藤加酒、水合煎服，并以鲜根皮捣烂敷患处。

【功效】主治寒性脓疡、风毒流痰。

【来源】民间验方。

## 食疗药方

### 偏方 3 黄芪虾肉方

【配方】活虾肉 7~10 只，生黄芪 10 克。

【用法】上 2 味同煮为汤，吃虾喝汤，每日 1 次。

【功效】主治骨结核，对寒性脓疡、久不收口者也有效。

【来源】民间验方。

## 外敷外用方

### 偏方 4 鲜姜敷方

【配方】鲜姜适量。

【用法】姜洗净捣烂，加水煮沸 1 个小时，毛巾浸入后拧半干，敷患处，如此反复至局部发红为度，每日早、晚各 1 次。

【功效】本方用治骨结核未溃时，可散瘀止痛。

【来源】《葱姜蒜治百病》。

### 偏方 5 乌赤肉桂方

【配方】草乌 50 克，赤芍 20 克，肉桂 25 克，白酒适量。

【用法】前 3 味共研细末，酒调敷患处。

【主治】适用于骨结核初期。

【来源】民间验方。

### 偏方 6 温灸方

【配方】附子 12 克，艾绒 30 克，黄酒适量。

【用法】附子研细捣烂，黄酒调拌，外敷患处，然后温灸。

【功效】主治骨结核。

【来源】民间验方。

# 9 种食疗方治疗肠梗阻

肠梗阻是指肠内容物阻于肠道不能顺利通过而导致的急腹症。其临床表现是阵发性腹部绞痛，腹胀明显，叩之可闻及咚咚的声音，病人呕吐不止，可呕出胃的内容物和胆汁，有时呕出类臭样肠内容物，排气和排便停止等。由于剧烈呕吐和毒素吸收，病人可出现脱水和休克。绞榨性肠梗阻如不及时解除，可很快导致肠坏死和穿孔，发生严重的腹膜炎和全身中毒，因此必须积极救治。

## 中草药方

### 偏方 1 大蒜饮

【配方】大蒜 2~3 头。

【用法】将大蒜捣烂，用开水冲入，在疼痛欲发或已发时服。

【功效】行气健胃，消炎杀虫。主治蛔虫性肠梗阻。

【来源】民间验方。

### 偏方 2 萝卜芒硝饮

【配方】鲜萝卜片 1000 克，芒硝 60 克。

【用法】上 2 味加水 500 毫升，煎取 200 毫升，口服，1 次 1 剂，每日 2~3 次。

【功效】主治肠梗阻。

【来源】民间验方。

### 偏方 3 姜蜜豆油方

【配方】鲜生姜 30 克，蜂蜜 60 毫升，豆油 50~100 毫升。

【用法】生姜捣碎绞取汁，与蜂蜜、豆油（或花生油）调匀，此为 1 剂。其中的豆油，14 岁以下用 50 毫升，14 岁以上用 100 毫升。服用量为：15 岁以下 1/4~2/3 剂，15 岁以上 1 剂，每日 3 次。

【功效】主治蛔虫性肠梗阻。

【来源】民间验方。

### 偏方 4 五味通肠饮

【配方】当归 15 克，乌药 9 克，桃仁、青皮、陈皮各 6 克。

【用法】上 5 味加水 500 毫升，煎取 200 毫升。口服，每日 1 剂，分 2 次服。

【功效】主治肠梗阻。

【来源】民间验方。

### 偏方 5 黄姜豆霜丸

【配方】大黄、干姜各 60 克，豆霜 20 克，蜂蜜适量。

【用法】上药为末，炼蜜为丸，如绿豆大。成人每服 15~20 丸，开水送下。

【功效】主治肠梗阻。

【来源】民间验方。

### 偏方 6 牛膝木瓜酒

【配方】木瓜、牛膝各 50 克，白酒 500 毫升。

【用法】木瓜、牛膝浸于白酒中，7 日后便可饮用。每晚睡前饮 1 次，每次饮量可根据个人酒量而定，以能耐受为度。上述药量可连续浸泡 3 次。

【功效】本方活血通络，主治粘连性肠梗阻。

【来源】民间验方。

### 偏方 7 黄米粉合剂

【配方】生大黄粉 15 克，炒米粉 9 克，蜂蜜 60 克。

【用法】将大米炒香（勿焦）研成粉末，合大黄粉调入蜂蜜内，加适量的温开水搅匀备用。每日服 1 汤匙，分 12 次服完，服至排出蛔虫为止。若服完 1 剂未见排出，可以再服。

【功效】主治蛔虫性肠梗阻。

【来源】《中医杂志》，1965（8）。

## 外敷外用方

### 偏方 8 牙皂熏肛法

【配方】猪牙皂角 60 克。

【用法】将牙皂入煤炉，燃炭令烧烟。患者肛门对准烟上，熏约 10~15 分钟即有肠鸣声；如未见效，则依上法继续熏 1~2 次。

【功效】主治急性肠梗阻。

【来源】《常见病中草药外治疗法》。

### 偏方 9 丁香敷脐法

【配方】丁香 30~60 克，酒精（75%）适量。

【用法】将丁香研成细末，加酒精调和，将药敷于脐及脐周，直径 6~9 厘米。外用纱布和塑料薄膜覆盖，周围用胶布固定，以减少酒精挥发。

【功效】本方温中降逆、行气宽肠，有利于肠梗阻的康复。

【来源】民间验方。

## 21 种食疗方治疗痔疮

痔疮是指直肠末端黏膜下和肛管皮下的静脉丛发生扩大曲张所形成的柔软静脉团，包括内痔、外痔及混合痔。症状为便血，直肠脱垂、肿痛，大便习惯改变，局部分泌物增多，甚则流脓流水。

造成痔疮的原因很多，如饮酒无度，过食辛辣刺激食物，或久坐久立，缺乏运动，房事过度，泻痢过久或长期便秘等。

痔疮患者注意事项：久坐久站的人，要适当改变体位，积极锻炼身体；饮食要节制，多食蔬菜、水果，少吃刺激性食物；保持大便通畅，养成定时排便的习惯，不宜在排便时看书、读报或过分用力；便后用温水清洗肛门，除能使肛门清洁外，并可改善局部血液循环，患病时或手术后还可坐浴，以使肿胀消退，痛苦减轻，促进疮口愈合；如大便干燥，可使用缓泻剂。

## 中草药方

**偏方 1 白糖炖鱼胶**

【配方】鱼胶 30 克，白糖 60 克。

【用法】鱼胶与白糖加清水放在瓦罐内，隔水炖。每日 1 次，连服数次。

【功效】主治痔疮。

【来源】民间验方。

**偏方 2 金针菜红糖水**

【配方】金针菜、红糖各 120 克。

【用法】先将金针菜用水 2 碗煎成 1 碗，加入红糖调拌，待温服下。

【功效】适用于痔疮初起。

【来源】民间验方。

**偏方 3 丹皮饼**

【配方】牡丹皮、糯米各 500 克。

【用法】上药共为细末，和匀。每日 100 克，以清水调和，捏成拇指大小饼，用菜油炸成微黄色，早晚 2 次分服，连用 10 日为 1 疗程。若嫌硬，可稍蒸软后再吃，一般连用 1~2 个疗程。

【功效】主治痔疮。

【来源】《四川中医》，1987（3）。

**偏方 4 蕹菜汁蜜膏**

【配方】蕹菜 2000 克，蜂蜜 250 克。

【用法】蕹菜洗净，切碎捣汁。菜汁放入锅内，先以武火后以文火煎煮浓缩。较稠厚时加入蜂蜜，再煎至稠黏如蜜时，停火，待冷装瓶备用。每次服 1 汤匙，以沸水冲化饮用，每日 2 次。

【功效】本方清热止血，适用于外痔。

【来源】民间验方。

**偏方 5 薏仁菱角茶**

【配方】菱角 60 克，薏苡仁 30 克，绿茶 1 克。

【用法】前 2 味加水 600 毫升，煮沸 30 分钟，加入绿茶。分 3 次服，可复煎续服，日服 1 剂。

【功效】适用于痔疮伴眩晕耳鸣、心悸乏力者。

【来源】民间验方。

**偏方 6 木耳芝麻茶**

【配方】黑木耳、黑芝麻各 60 克。

【用法】上 2 味各分两份，一份炒熟，一份生用。然后生熟混合。每服 15 克，以沸水冲泡，焖 15 分钟，代茶频频饮之，每日 1~2 次。

【功效】主治内痔黏膜糜烂、下血不止。

【来源】《医学指南》。

**偏方 7 木槿花茶**

【配方】木槿花适量（鲜品 30~60 克，干品 6~9 克）。

【用法】木槿花去杂质，加水适量，煎汤代茶。每日 1 剂，不拘时服。

【功效】本方活血祛瘀，主治痔核初发，症见黏膜瘀血、肛门不适等。

【来源】《本草纲目》。

**偏方 8 茄子酒**

【配方】大茄子 3 个，酒 1000 克。

【用法】将茄子用湿纸裹，于灰火内煨熟取出，入瓷罐内，乘热用酒沃之，以蜡纸封口，经 3 宿去茄子。空腹温服，随量，上药为 1 疗程量。

【功效】适用于痔疮便血日久、眩晕耳鸣、心悸乏力者。

【来源】《圣济总录》。

### 偏方 9 糖酒方

【配方】白酒 100 毫升，红糖 100 克。

【用法】上 2 味放入铁锅内熬成褐色糖稀状。1 剂分 2 日服，每日早、晚各 1 次，用温开水送服。

【功效】主治痔核初发。

【来源】民间验方。

### 偏方 10 愈痔酒

【配方】血三七 30 克，白酒 1000 克。

【用法】三七入酒浸泡 1 周，每晚临睡前服 15~20 毫升。

【功效】活血止痛，适用于湿热下注型痔疮。

【来源】民间验方。

### 偏方 11 健脾益气粉

【配方】山药、薏苡仁、莲子、红枣各 100 克，糯米 500 克，白糖适量。

【用法】前 5 味炒熟后，共为细末。每次取 50 克，加适量白开水和白糖调匀后服食，每日 2 次。

【功效】补益气血，适用于痔疮下血。

【来源】民间验方。

## 食疗药方

### 偏方 12 黄芪粥

【配方】黄芪 30 克，大米 200 克。

【用法】黄芪切细，与大米一起加水 1000 克煮粥，煎成约 750 克去渣，空腹食之。

【功效】本方有补血止血之功效，主治痔疮下血不止。

【来源】民间验方。

### 偏方 13 无花果粥

【配方】无花果 6 枚，大米 100 克，蜂蜜 50 克。

【用法】先将大米煮粥，加入无花果（去皮）、蜂蜜，再煮沸 5 分钟即可。温热服食，每日 1 次，10 日为 1 疗程。

【功效】主治痔疮便血。

【来源】民间验方。

### 偏方 14 参糖鸡蛋汤

【配方】鸡蛋 2 个，苦参、红糖各 60 克。

【用法】以苦参煎汁，取汁与鸡蛋、红糖同煮至蛋熟，去壳，汤蛋同服，每日 1 剂。

【功效】本方清热、利湿、止血，主治痔疮引起的肛门坠胀灼痛、便血、大便干结等。

【来源】《家用便方》。

### 偏方 15 砂锅甲鱼

【配方】活甲鱼 1 只（重约 400 克），熟火腿肉、水发香菇各 15 克，清汤 1000 克，调料适量。

【用法】将甲鱼宰杀，去甲剁块，下入清汤锅中炖煮，纳入调料，至七八成熟时，加入火腿肉及香菇，炖至酥烂入味，即可上桌食用。

【功效】适用于痔疮便血兼中气不足者。

【来源】民间验方。

### 偏方 16 黑木耳糯米粥

【配方】黑木耳、糯米各 100 克。

【用法】黑木耳煮后取汁，与糯米煮成粥，顿服。

【功效】适用于内痔炎症期的治疗，症见肛门坠胀灼痛、便血、口干、口苦等。

【来源】民间验方。

### 偏方 17 荸荠汤

【配方】鲜荸荠 500 克，红糖 90 克。

【用法】荸荠加红糖及适量水，煮沸 1 小时，取荸荠汤分次服完，可连服 3 天。亦可每日生吃鲜荸荠 120 克，分 1~2 次服。

【功效】主治湿热引发的痔疮出血。

【来源】民间验方。

### 偏方 18 黄酒猪皮汤

【配方】猪皮 150 克，红糖 50 克，黄酒 300 毫升。

【用法】以黄酒加等量水煮猪皮，文火煮至稀烂，加红糖，吃猪皮饮汤。分 2 次 1 日服完，可连服数日。

【功效】养阴清热，适用于内痔下血。

【来源】民间验方。

### 偏方 19 槐花煮猪肠

【配方】猪大肠 1 条，槐花少许，米醋适量。

【用法】猪大肠洗净阴干，槐花炒为末，填入肠内，扎紧两头，用米醋将其煮烂，去槐花食大肠。分 2~3 次 1 日之内食完。

【功效】适用于湿热下注型痔疮。

【来源】民间验方。

### 偏方 20 炒蚌肉

【配方】鲜蚌肉 250 克，生姜 10 克，花生油少许。

【用法】蚌肉先用花生油炒，入切碎的生姜，加水适量，煮烂，盐调味，空腹 1 次食完。隔天 1 次，7 次为 1 疗程。

【功效】主治痔疮。

【来源】民间验方。

### 偏方 21 僵蚕藕汤

【配方】鲜藕 500 克，白僵蚕 7 个，红糖 120 克。

【用法】将藕洗净切片，与僵蚕、红糖放在锅中加水煎煮，吃藕喝汤。每日 1 次，连服 7 日。

【功效】主治痔疮出血。

【来源】民间验方。

# 第三章
# 皮肤科病食疗方大全

## 4 种食疗方治疗斑秃

斑秃是指突然发生的局限性斑片状脱发。现代医学认为可能与自身免疫或内分泌功能障碍有关。本病可归属于祖国医学的"油风"等范畴，其病因病机为肝肾阴虚、情志不畅、肝气郁结、气滞血瘀等。

本病患者一般都是突然发病，因无自觉症状常被他人无意中发现。患处皮损特点为脱发处呈圆形或椭圆形，界线清楚，表面无炎症现象。脱发区数目不定，大小不一。

## 中草药方

### 偏方 1 归子丸

【配方】当归、柏子仁各 500 克。

【用法】将上药共研细末，炼蜜为丸如黄豆大，每日服 3 次，每次 9 克，饭后服。

【功效】主治斑秃。

【来源】《陕西中医》，1987（9）。

## 食疗药方

### 偏方 2 桂圆蜜糖方

【配方】桂圆肉 400 克，蜜糖适量。

【用法】将桂圆肉放入锅内干蒸 30 分钟后取出，置阳光下晒 2 个小时，第二天按上法再蒸再晒，如此重复 5 次，然后加适量水和蜂蜜，用文火炖熟后服用。

【功效】主治斑秃。

【来源】民间验方。

## 外敷外用方

### 偏方 3 姜片搽头皮

【配方】新鲜老姜 1 块。

【用法】老姜切片搽头皮，每日 2~3 次。

【功效】主治斑秃，症见头发局部脱落、短时间内出现脱发斑等。

【来源】民间验方。

### 偏方 4 花椒酒涂搽方

【配方】花椒 120 克，酒精 500 毫升。

【用法】花椒浸酒中 7 日后搽患处，每日 3 次。

【功效】主治斑秃。

【来源】民间验方。

# 13 种食疗方治疗皮炎

皮炎是一种常见而顽固的疾病，反复性大，有的患者十余年甚至更长时间不愈，在治疗上颇为棘手。皮炎最为常见的特征是瘙痒、流水、脱屑等。常见的皮炎有神经性皮炎、脂溢性皮炎、接触性皮炎等。

神经性皮炎是一种神经官能性皮肤病，它以皮肤苔藓样变和阵发性剧痒为特征。临床表现为局部瘙痒，因不断搔抓使局部出现扁平丘疹。有少数患者，因局部搔抓出现糜烂渗液，急性期后形成局限性肥厚斑块。

脂溢性皮炎是在皮脂溢出过多的基础上发生的一种慢性渗出性皮肤炎症。可分为湿性脂溢性皮炎和干性脂溢性皮炎两种。其病因多与体质、内分泌失调或细菌感染、气候变化、刺激性食物及外伤等有关。主要发于皮脂腺较多处，皮损处有干燥或油腻的鳞屑，大小不等的略带黄色结痂的斑片，有不同程度的瘙痒。严重者可泛发全身，有糜烂、渗出。

接触性皮炎是因接触某一特定致病物质引起的皮肤炎症，炎症局限于某一特定部位并常有清晰、明确的边界。

## 中草药方

**偏方 1 银花甘草煎**

【配方】金银花、生甘草各 10 克。

【用法】上药水煎后冷却，含漱口腔。

【功效】主治剥脱性皮炎伴口腔糜烂者。

【来源】《中医外科学》。

**偏方 2 生地白茅根汤**

【配方】生地黄 30 克，白茅根 90 克，仙鹤草、藕节炭各 10 克，红枣 4 枚。

【用法】上药水煎服，每日 1 剂，20 日为 1 疗程。

【功效】主治紫癜性苔藓样皮炎。

【来源】《陕西中医》，1986（7）。

**偏方 3 猪蹄甲酒**

【配方】新鲜猪蹄甲、黄酒各适量。

【用法】蹄甲焙干，研细末，每次 15~30 克，以黄酒 60~90 毫升冲服，服后盖被取汗。每周 1~2 次，10 次为 1 疗程。

【功效】主治神经性皮炎。

【来源】民间验方。

**偏方 4 菖蒲酒方**

【配方】菖蒲（切细）500 克，大米 200 克。

【用法】上药加水 1.5 升，煮取 0.3 升，去渣，然后加大米，如常法酿酒。每于食前温饮 20 毫升。

【功效】本方养血祛风，主治血虚风燥型皮炎，症见患处剧痒、皮损渐呈苔藓样等。

【来源】《圣济总录》。

## 外敷外用方

**偏方 5 艾叶茶姜蒜方**

【配方】陈茶叶（1 年以上）、陈艾叶各 25 克，老姜（捣碎）50 克，紫皮大蒜 2 头（捣碎）盐适量。

【用法】上药水煎，加盐少许，分 2 次外洗。

【功效】主治神经性皮炎。

【来源】民间验方。

**偏方 6 醋疗方**

【配方】醋 500 毫升（瓶装陈醋为佳）。

【用法】将醋入锅中熬至 50 毫升。患部用温开水洗净，以醋搽之，每日早、晚各 1 次。

【功效】主治皮炎。

【来源】民间验方。

**偏方 7 韭菜糯米浆**

【配方】韭菜、糯米各等份。

【用法】上药混合捣碎，局部外敷，以敷料包扎，每日 1 次。

【功效】主治接触性皮炎。

【来源】《四川中医》，1990（3）。

**偏方 8 醋巴豆方**

【配方】醋、巴豆各适量。

【用法】醋倒入粗土碗内，用去壳的巴豆仁磨浆。患处先用 1% 的盐水或冷开水洗净揩干，再擦药。每周 1 次。

【功效】适用于皮炎早期，皮肤上见丘疹红斑，局部瘙痒阵发。

【来源】民间验方。

### 偏方 9 小苏打浴

【配方】小苏打适量。

【用法】用小苏打溶于热水中洗浴，全身浴用小苏打 250~500 克，局部浴用 50~100 克。

【功效】主治神经性皮炎。

【来源】民间验方。

### 偏方 10 松树皮方

【配方】水浸松树皮、醋适量。

【用法】采集水浸松树皮（去粗皮，最好用浸在水中的年久的松树桩皮），研极细末，调醋搽患处。

【功效】清营凉血，消风止痒。主治血热风盛所致的顽固皮炎。

【来源】民间验方。

### 偏方 11 陈醋木鳖酊

【配方】木鳖子（去外壳）30 克，陈醋 250 毫升。

【用法】将木鳖子研成细末，放陈醋内浸泡 7 日，每日摇动 1 次。用小棉签或毛刷浸蘸药液涂擦患处，每日 2 次，7 日为 1 疗程。

【功效】主治皮炎。

【来源】《陕西中医》，1988（7）。

### 偏方 12 食醋糊剂

【配方】食醋 500 毫升，苦参 20 克，花椒 15 克。

【用法】食醋（山西瓶装老陈醋最佳）放入铁锅内煮沸，浓缩成 50 毫升，装入干净大口瓶内。将上药洗净放入瓶内，浸泡 1 周后可用（浸泡时间越长越好）。用温开水清洗患部，用消毒棉签蘸食醋糊剂涂擦病变部位，每日早、晚各 1 次。

【功效】主治皮炎。

【来源】《陕西中医》，1991（11）。

### 偏方 13 丝瓜叶方

【配方】鲜丝瓜叶适量。

【用法】将丝瓜叶搓碎，在患处涂擦，以患处发红为止。每日 1 次，2 次为 1 疗程。

【功效】主治血热风盛型皮炎。

【来源】民间验方。

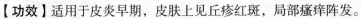

## 11 种食疗方治疗疥疮

疥疮是一种由疥虫引起的慢性接触性皮肤病，多发于皮肤细嫩、皱褶处，奇痒难忍，传染性极强。疥疮的发生，大多是因个人卫生不良，或接触疥疮之人而被传，也有的是因风、湿、热、虫郁于肌肤而引起。一般都是由手指发生，渐渐蔓延到全身，只有头面不易波及，若瘙痒过度，会使皮肤破裂，流出血水，结成干痂。日久化脓，又痛又痒，难过至极。内服可吃清热、凉血、散风、解毒的食物，外治也应同时实行。

疥疮患者注意事项：

（1）注意个人与家庭每个人的身体卫生，以免疥虫蔓延。

（2）疥疮传染力极强，患者的衣服要和家人衣服分开洗。

（3）疥疮治好后，要将换洗衣服用热水消毒洗过，棉被也要晒晒太阳，以免再传染。

## 中草药方

### 偏方 1 百部根浸酒方

【配方】百部根 4~5 寸，米酒适量。

【用法】百部根火炙，切碎，以米酒适量浸 5~7 日即成。空腹饮之，每日 2~3 次，每次 1 杯。

【功效】主治疥癣。

【来源】《普济方》。

### 偏方 2 龟板酒

【配方】炙龟板 50 克，酒 500 毫升。

【用法】龟板锉末，酒浸 10~15 日。每饮 1~2 杯，每日 1~2 次，酒尽可再添酒浸之。

【功效】本方有补肾健骨之功，主治疥癣死肌。

【来源】民间验方。

### 偏方 3 苦参酒

【配方】苦参 50 克，酒 250 毫升。

【用法】苦参浸酒中 5~7 日，每饮 25 毫升，每日 1 次，空腹大口咽下，果蔬过口。

【功效】主治疥疮。

【来源】民间验方。〖HJ〗

## 外敷外用方

### 偏方 4 鱼藤醋洗方

【配方】鱼藤 15 克，食醋 100 毫升。

【用法】鱼藤以水 500 毫升浸 2 小时后捶烂，洗出乳白色液体，边捶边洗，反复多次，用纱布过滤去渣，再加入食醋 100 毫升，装瓶备用。嘱患者洗澡后，在患部皮肤外擦鱼藤水，每日 2~3 次，连用 3~4 日为 1 疗程。

【功效】主治干疥。

【来源】民间验方。

【注意】糜烂渗液较多、脓液结痂较严重者应禁用。

### 偏方 5 治疥油

【配方】硫黄末 50 克，花椒末 20 克，桐油 90 克。

【用法】先将桐油煎沸，再加硫黄末、花椒末入油内，再煎 10 分钟，待温贮瓶备用。用时先将药油煎热，用鸡毛擦涂患处，待疮愈再更换内衣。衣用开水烫洗杀虫。1 剂可用 10 人次。

【功效】此方治疗疥疮，一般擦 1 次即见效。

【来源】《四川中医》，1983（3）。

### 偏方 6 花椒大蒜方

【配方】花椒、去皮大蒜各 15 克，熟猪油 75 克。

【用法】上 3 味混合均匀，制成油膏状，每日涂患处 2 次。

【功效】主治疥疮。

【来源】民间验方。

### 偏方 7 青蒿参矾洗剂

【配方】青蒿、苦参各 30 克，明矾 20 克。

【用法】上药水煎 2 次，用第 2 次煎液洗擦身体后，再用棉签蘸第 1 次煎液擦疥疮局部，每日 3~4 次。

【功效】主治疥疮。

【来源】《浙江中医杂志》，1988（2）。

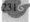

### 偏方 8 海带水洗浴方

【配方】海带 50~100 克。

【用法】先洗去海带上的盐和杂质，用温开水泡 3 小时，捞去海带，加温水洗浴。

【功效】主治疥疮。

【来源】民间验方。

### 偏方 9 蜈蚣外敷方

【配方】老黑醋 2500 毫升，五倍子粉 600 克，蜈蚣 10 条，蜂蜜 3000 克，冰片 5 克。

【用法】醋入砂锅加蜜煮沸，入五倍子粉，搅匀，改文火熬成糊状，待冷加入蜈蚣、冰片（均研末），调匀备用，外敷患处，3~5 日换药 1 次。

【功效】主治疥疮。

【来源】民间验方。

### 偏方 10 吴茱萸泥膏

【配方】吴茱萸适量。

【用法】将吴茱萸风干粉碎过筛，配成 10%~15% 的泥膏备用。用时洗净患部皮肤，搽以药膏。

【功效】主治疥疮。

【来源】《四川中医》，1987（5）。

### 偏方 11 红椒外涂方

【配方】鲜红椒 10 克，白酒（或 75% 的酒精）100 毫升。

【用法】鲜红椒洗净去子切碎，泡在白酒或酒精中，1 周后取出涂擦患处。

【功效】主治疥疮。

【来源】民间验方。

## 6 种食疗方治疗皮肤瘙痒

皮肤瘙痒症是指无原发皮疹、自觉瘙痒的一种皮肤病。本病临床可分为全身性瘙痒和局限性瘙痒症，好发于老年及青壮年，冬季多发。全身性瘙痒症最初瘙痒仅限于一处，进而逐渐扩展至身体大部或全身，瘙痒时发时止，以夜间为甚，局限性瘙痒症多局限在肛门和外阴部，中医学有"绣球风""肾囊风""谷道痒""肛门痒""阴痒"等不同病名。

瘙痒症患者应注意减少洗澡次数，洗澡时不过度搓洗，不用碱性肥皂。内衣以棉织品为宜，应宽松舒适，避免摩擦。戒烟酒、浓茶、咖啡及一切辛辣刺激性食物，适度补充脂肪。

## 中草药方

### 偏方 1 红枣姜桂饮

【配方】红枣 10 枚，干姜 9 克，桂枝 6 克。

【用法】将 3 味共煎汤服，每日 1 剂，1 周为 1 疗程。

【功效】本方疏风散寒，主治风寒袭表型皮肤瘙痒，此症以冬季发病为多，部位多见于大腿内侧、小腿屈侧及关节周围等。

【来源】《常见病饮食疗法》。

## 食疗药方

### 偏方 2 苦菜煮大肠

【配方】猪大肠、绿豆、苦菜干（即败酱草干）、盐各适量。

【用法】绿豆先煮 20 分钟，然后装入洗净的猪大肠内，两端用线扎牢，同苦菜干一起煮熟，盐调味，分顿食用，隔 1~2 日服 1 剂。

【功效】主治风热所致的皮肤瘙痒。

【来源】民间验方。

偏方 3 **绿豆炖白鸽**

【配方】幼白鸽 1 只，绿豆 150 克。

【用法】将白鸽除去毛及内脏，加绿豆和酒少许炖熟吃。

【功效】清热利湿。主治湿热所致皮肤瘙痒，此症多发生在女阴、阴囊、肛门等处。

【来源】民间验方。

## 外敷外用方

偏方 4 **密陀僧粉末**

【配方】密陀僧、醋各适量。

【用法】将密陀僧放炉火中烧红后，立即投入醋中，待冷后将药捞取。如此反复 7 次后，将药研为细末。同时加茶油调匀，涂患处。

【功效】主治皮肤瘙痒兼有血虚证者。

【来源】民间验方。

偏方 5 **油醋涂擦方**

【配方】酱油、醋各等量。

【用法】将上 2 味混合，涂擦患处。

【功效】清热祛风。主治风热外袭所致皮肤瘙痒，症见瘙痒剧烈、热后更甚、抓后呈条状血痂等。

【来源】民间验方。

偏方 6 **花椒明矾汤**

【配方】花椒 30 克，明矾 15 克。

【用法】将 2 味同煎汤，待稍凉后，洗患部，每日 1~2 次。

【功效】本方疏风散寒，主治风寒袭表型皮肤瘙痒。

【来源】民间验方。

# 25 种食疗方治疗湿疹

湿疹是一种特殊类型的变态反应性皮肤疾患，临床表现为集簇性的丘疱疹，且皮损处糜烂流水。古代称之为"浸淫疮"。这种病很常见，发病率约占皮肤科各类疾病的 10%。湿疹可以发生在身体的任何部位，但在头面、耳郭、乳房、会阴、四肢的屈侧更为常见。一般分为急性、慢性、亚急性三种情况。急性湿疹经过治疗，一般在 1~2 周可以痊愈，若治疗不当，就转为亚急性或慢性，也有些一开始就是慢性的。

急性湿疹发病突然，皮损形态多样，有弥漫性的红斑、集簇的丘疹或丘疱疹、水疱、脓疱、渗水、糜烂、结痂等，边界不清，范围有大有小，分布有一定的对称性，瘙痒剧烈，反复发作。慢性湿疹的皮肤损害比较局限，病情发展缓慢，皮损处皮肤肥厚，有时有皲裂及色素沉着，边界清楚。亚急性湿疹介于急性湿疹和慢性湿疹之间。

得了湿疹，对患病部位要加以保护，不要搔抓，忌用肥皂洗、热水烫。忌食葱、韭菜、茴香、无鳞鱼、羊肉、鸡蛋、螃蟹等发物。要注意寻找各种可能引起湿疹的原因，对各种慢性病灶如慢性扁桃体炎、鼻窦炎、龋齿、下肢静脉曲张等要及时治疗，分析食物、药物、用具以及接触的动植物、化学品中可能的致敏物质，并加以清除。避免精神过度紧张。

## 中草药方

偏方 1 **绿豆鱼腥草汤**

【配方】绿豆 30 克，海带 20 克，鱼腥草 15 克，白糖适量。

【用法】将海带、鱼腥草洗净，同绿豆一起煮熟。喝汤，吃海带和绿豆，每日 1 剂，连服 6~7 日。

【功效】适用于急性湿疹，症见皮损潮红，瘙痒剧烈，伴胸闷纳差。

【来源】民间验方。

### 偏方 2 双汁饮

【配方】冬瓜、西瓜各 500 克。

【用法】冬瓜去皮、瓤，切条，以水 3 碗煮至 1 碗，去渣待凉。再将西瓜去皮、子，将瓜肉包裹绞汁，加入冬瓜汁内冷饮之。每日 1 剂，连服 1 周。

【功效】本方清热除湿，主治湿疹。

【来源】民间验方。

### 偏方 3 土豆汁

【配方】鲜土豆 1000 克。

【用法】将鲜土豆洗净榨汁，饭前服 2 汤匙。

【功效】本方健脾和胃，适用于湿阻型皮肤湿疹。

【来源】民间验方。

### 偏方 4 马齿苋汁

【配方】鲜马齿苋 250~500 克。

【用法】洗净切碎，煎汤服食。每日 1 剂，连服 5~7 剂。

【功效】适用于急性湿疹。

【来源】民间验方。

### 偏方 5 木棉花饮

【配方】木棉花 50 克，白糖适量。

【用法】木棉花加清水 2 碗半，加白糖，煎至 1 碗，去渣饮用。

【功效】清热利湿。适用于湿疹。

【来源】民间验方。

### 偏方 6 桑葚百合枣果汤

【配方】桑葚 30 克，百合 30 克，红枣 10 枚，青果 9 克。

【用法】水煎服，每日 1 剂，连服 10~15 剂。

【功效】本方养血祛风，主治慢性湿疹。

【来源】民间验方。

### 偏方 7 蜜酒

【配方】蜂蜜 120 克，糯米饭 120 克，干曲 150 克，开水 1.5 升。

【用法】将蜂蜜同糯米饭、干曲、开水共入瓶内，封 7 日成酒，去渣即可饮用。每次食前温服 1 盅，每日 3 次。

【功效】本方健脾除湿，主治脾虚湿盛型湿疹。

【来源】《本草纲目》。

### 偏方 8 地龙荸荠酒

【配方】地龙 5 条，荸荠 20 克，黄酒适量。

【用法】将地龙洗净，与荸荠同绞取汁，加适量黄酒同煎数沸，候温，去渣顿服。

【功效】本方清热利湿，主治急性湿疹。

【来源】民间验方。

## 食疗药方

### 偏方 9 玉米须莲子羹

【配方】去心莲子 50 克，玉米须 10 克，冰糖 15 克。

【用法】先煮玉米须 20 分钟后捞出，纳入莲子、冰糖后，微火炖成羹即可。

【功效】本方清热除湿健脾，适用于皮损色暗、滋水浸淫之湿疹。

中老年食疗养生 一本全

【来源】民间验方。

### 偏方 10 蛇肉汤

【配方】大乌梢蛇 1~2 条。

【用法】将蛇去头宰杀，做菜煮汤，吃肉喝汤。连食 3~4 次。

【功效】适用于血热型湿疹反复发作者。

【来源】民间验方。

### 偏方 11 茅根薏仁粥

【配方】薏苡仁 300 克，鲜白茅根 30 克。

【用法】先煮白茅根，20 分钟后，去渣留汁，纳入薏苡仁煮成粥。

【功效】本方清热凉血、除湿利尿，适用于湿热型湿疹。

【来源】民间验方。

### 偏方 12 鲤鱼赤豆汤

【配方】鲤鱼 1 条（约 500 克），赤小豆 30 克，调料适量。

【用法】先煮赤小豆 20 分钟，加入洗净的鲤鱼同煮。待鱼熟豆烂后，纳调料即可。

【功效】健脾除湿，滋阴润燥。适用于湿疹。

【来源】民间验方。

### 偏方 13 山药茯苓糕

【配方】生山药 200 克（去皮），茯苓 100 克，红枣 100 克，蜂蜜 30 克。

【用法】山药蒸熟，捣烂。红枣煮熟，去皮核留肉。茯苓研细粉，与枣肉、山药拌匀，上锅同蒸成糕，熟后淋上蜂蜜即可。

【功效】主治皮损色暗，水疱不多但滋水浸淫之湿疹。

【来源】民间验方。

### 偏方 14 陈皮蒸鲫鱼

【配方】鲫鱼 1 条（约重 300 克），陈皮、生姜各 10 克，调料适量。

【用法】鲫鱼去肠杂，收拾干净；陈皮、生姜切丝，放入鲫鱼肚内，加调料、清汤，同蒸至熟烂即可。

【功效】健脾除湿。适用于湿疹。

【来源】民间验方。

### 偏方 15 甘蔗粥

【配方】甘蔗 500 克，大米适量。

【用法】甘蔗切成小段，劈开，加大米及清水煮粥食用。

【功效】主治湿疹。

【来源】民间验方。

### 偏方 16 冬瓜莲子羹

【配方】冬瓜 300 克（去皮、瓤），莲子 200 克（去皮、心），调料适量。

【用法】先将莲子泡软，与冬瓜同煮成羹。待熟后加调料。每日 1 剂，连服 1 周。

【功效】本方清热利尿，主治湿疹。

【来源】民间验方。

### 偏方 17 牡蛎烧慈姑

【配方】牡蛎肉 100 克（切片），鲜慈姑 200 克（切片），调料适量。

【用法】将牡蛎肉煸炒至半熟，加入鲜慈姑后同煸，纳调料，加清汤，武火烧开，文火焖透，烧至汤汁稠浓即可。

【功效】清热凉血，除湿解毒。适用于湿热型湿疹。

【来源】民间验方。

### 偏方 18 三仁饼

【配方】小麦粉 200 克，核桃仁 15 克（研碎），花生 20 克（去皮、研碎），茯苓粉 100 克，发酵粉适量。

【用法】先将小麦粉、茯苓粉和匀，加水调成糊状。再入发酵粉，拌匀后将核桃仁、松子仁、花生仁撒于面团内，制成饼。

【功效】本方养血润燥、滋阴除湿，适用于血燥型湿疹。

【来源】民间验方。

## 外敷外用方

### 偏方 19 黄连蛋清方

【配方】黄连 12 克，鸡蛋清适量。

【用法】黄连研细末，调鸡蛋清，敷患处。

【功效】本方清热利湿，主治急性湿疹，症见红斑水疱、瘙痒难忍，伴口苦、便结等。

【来源】民间验方。

### 偏方 20 仙鹤草洗剂

【配方】鲜仙鹤草 250 克（干品 50~100 克）。

【用法】上药加水适量，用砂锅煎煮（勿用金属器皿），用毛巾或软布条浸药液烫洗患处，每日早、晚各 1 次，每次 20 分钟。每剂药可用 2~3 日。

【功效】主治渗出型湿疹。

【来源】《山东中医杂志》，1988（4）。

【注意】每次烫洗必须重新煮沸，烫洗后应保持患处干燥，勿接触碱性水液。

### 偏方 21 明矾茶外用方

【配方】茶叶、明矾各 60 克。

【用法】上 2 味入 500 毫升水中浸泡 30 分钟，然后煎煮 30 分钟即可。外用，每次用此茶水浸泡 10 分钟，不用布擦，使其自然干燥。

【功效】清热利湿。主治急性湿疹，痒痛兼作，伴口苦、尿短、便结等。

【来源】《宁波市科技简报》。

### 偏方 22 绿豆香油膏

【配方】绿豆粉、香油各适量。

【用法】将绿豆粉炒至色黄，晾凉，用香油调匀涂患处，每日 1 次。

【功效】本方健脾除湿，主治脾虚湿盛引起的急性湿疹，症见皮损暗红不鲜，表面水泡渗液，面、足浮肿等。

【来源】民间验方。

### 偏方 23 胆汁黄柏敷贴方

【配方】猪胆汁、黄柏各适量。

【用法】上药晒干，研末，外敷患处。

【功效】适用于湿疹，症见皮损潮红、水疱、糜烂等。

【来源】民间验方。

### 偏方 24 甘蔗皮汤

【配方】甘蔗皮、甘草各适量。

【用法】煎汤洗患处，每日 2 次。

【功效】主治慢性湿疹。

【来源】《饮食疗法》。

### 偏方 25 野菊花洗剂

【配方】野菊花全草 250 克，陈石灰粉适量。

【用法】野菊花全草切碎置铝锅中，加水 2000 毫升，文火煎至 800 毫升，过滤，乘热熏洗患处 15 分钟后，立即用洁净的陈石灰粉扑之，每日 2 次。

【功效】主治湿疹。

【来源】《四川中医》，1987（4）。

# 10 种食疗方治疗荨麻疹

荨麻疹俗称"风疹块""风疙瘩"，是一种常见的过敏性皮肤病，在接触过敏源的时候，会在身体不特定的部位冒出一块块形状、大小不一的红色斑块，这些产生斑块的部位，会出现发痒的情形。荨麻疹可以分为急性和慢性两种。急性荨麻疹为暂时性的过敏反应，只要遵照医师指示治疗，大多可在数日内痊愈。而慢性荨麻疹则可持续反复发作数月至数年。

本病可因外界冷热刺激，或因食物、药物、生物制品、病灶感染、肠寄生虫或精神刺激等因素而诱发。中医学认为，本病是由于风寒、风热、风湿之邪侵犯人体肌肤而成。

荨麻疹患者应留意引起疾病的过敏源，避免基础致敏源，忌食辛辣等刺激性食物，注意保持大便通畅。

## 中草药方

### 偏方 1 三黑汁

【配方】黑芝麻 9 克，黑枣 9 克，黑豆 30 克。

【用法】水煎服，每日 1 剂。

【功效】补益肝肾。适用于妇女冲任不调型风疹块。

【来源】民间验方。

### 偏方 2 菊花冬瓜茶

【配方】冬瓜皮（经霜）20 克，黄菊花 15 克，赤芍 12 克，蜜蜂少许。

【用法】水煎代茶饮，每日 1 剂，连服 7 ~ 8 剂。

【功效】主治风疹。

【来源】民间验方。

### 偏方 3 玉米须酒酿

【配方】玉米须 15 克，发酵好的酒酿 100 克。

【用法】玉米须放入锅内，加水适量，煮 20 分钟后捞出玉米须，再加酒酿，煮沸食用。

【功效】适用于风湿型风疹块。

【来源】民间验方。

### 偏方 4 参枣五味汤

【配方】红枣 15 克，党参 9 克，五味子 6 克。

【用法】水煎，饮汤吃枣，每日 1 剂。

【功效】主治脾胃虚弱型风疹，症见形寒怕冷、胸脘胀闷、神疲乏力等。

【来源】民间验方。

### 偏方 5 糯米汤

【配方】连壳糯米 60 克。

【用法】将糯米放铁锅中，文火烤至开花，然后加清水适量，放瓦盅内隔水炖服（可加盐少许）。每日 1 次，连服 3 ~ 5 日。

【功效】补脾暖胃。适用于慢性荨麻疹。

【来源】民间验方。

### 偏方 6 槐叶酒

【配方】槐叶 60 克，白酒适量。

【用法】槐叶入白酒中浸泡 15 ~ 30 日。成人每次 10 毫升，小孩每次 1 ~ 2 毫升，日服 3 次，饭后服。也可在患处擦抹，每日数次。

【功效】清热利湿，活血消疹。适用于湿热型荨麻疹。

【来源】民间验方。

### 偏方 7 蝉蜕糯米酒

【配方】蝉蜕 3 克，糯米酒 50 毫升。

【用法】蝉蜕研细末，糯米酒加清水 250 毫升煮沸，再加蝉蜕粉搅匀温服，每日 2 次。

【功效】主治荨麻疹。

【来源】民间验方。

### 偏方 8 石楠肤子酒

【配方】石楠叶（去粗茎）、地肤子、当归、独活各 50 克，酒 1 杯（约 15 毫升）。

【用法】前 4 味捣碎，每次取 5 ~ 6 克，用酒 1 杯煎数沸，候温，连末空腹饮服，每日 3 次。

【功效】本方疏风、解表、止痒，适用于风寒引起的荨麻疹。

【来源】民间验方。

### 偏方 9 姜醋木瓜方

【配方】鲜木瓜 60 克，生姜 12 克，米醋 100 毫升。

【用法】上药共入砂锅煎煮，醋干时，取出木瓜、生姜，早、晚 2 次服完，每日 1 剂，以愈为度。

【功效】疏风，解表，止痒。主治荨麻疹遇冷加剧者。

【来源】民间验方。

### 偏方 10 荸荠清凉饮

【配方】荸荠 200 克，鲜薄荷叶 10 克，白糖 10 克。

【用法】荸荠洗净去皮，切碎捣汁。鲜薄荷叶加白糖捣烂，放入荸荠汁中，加水 500 毫升煎至 200 毫升，频饮。

【功效】祛风清热。适用于风热型风疹，症见风疹色红，遇热则剧，得冷则减。

【来源】民间验方。

# 14 种食疗方治疗冻疮

冻疮是冬季极为常见的皮肤病，是由于冬季气候寒冷，外露皮肤长时间受到寒冷刺激，皮下小动脉发生痉挛收缩，血液瘀滞，使局部组织缺氧，组织细胞损害所致。此外，还与患者体质较差不耐寒冷及少动久坐、过度劳累等因素有关。

冻疮好发于手、脚、耳郭等部位，一般只有红、肿、痛等症状，个别严重者可能起水泡，甚至出现局部坏死。

预防冻疮的办法是：在室外锻炼或劳动时，要注意做好身体裸露部分的保暖工作，可在皮肤上涂些油脂，以减少皮肤的散热。若是站岗值勤或野外作业，应适当增加手脚的活动，以促进血液循环。穿鞋子不要过紧，因为过紧会影响局部血液循环，从而易发冻疮。平时若能做到用冷水洗手、洗脚和洗脸，就能增强身体的抗寒能力，不易得冻疮。

## 外敷外用方

### 偏方 1 茄芫液

【配方】干茄子梗茎 100 克（切碎），芫花、当归、川椒、生姜各 15 克，冰片 5 克，75% 酒精 1000 毫升。

【用法】前 6 物置于酒精中浸泡 1 周，用纱布过滤，取药液贮瓶备用。使用前将患部洗净拭干，用药棉蘸药液涂擦局部（未溃烂者），每日 4~5 次。

【功效】治疗冻疮。

【来源】《湖南中医杂志》，1989（1）。

**偏方2 当归红花酊**

【配方】当归、红花、王不留行各50克，干姜、桂枝、干辣椒各30克，细辛、冰片、樟脑各10克，95％酒精750毫升。

【用法】前9物浸泡于酒精中，1周后以纱布过滤，贮瓶备用。使用前将局部洗净拭干，用药棉蘸药液涂擦患处，每日3~5次。

【功效】本方适用于冻疮初起未溃破者。

【来源】《陕西中医》，1985（2）。

**偏方3 橘皮生姜方**

【配方】鲜橘皮3~4个，生姜30克。

【用法】上药加水约2000毫升，煎煮30分钟，连渣取出，待温度能耐受时浸泡并用药渣敷患处，每晚1次，每次30分钟。如果冻疮发生在耳轮或鼻尖时，可用毛巾浸药热敷患处。

【功效】主治冻疮。

【来源】民间验方。

**偏方4 辣椒酒涂搽方**

【配方】辣椒6克，白酒30毫升。

【用法】辣椒在酒中浸10日，去渣，频搽患处，每日3~5次。

【功效】主治冻疮初起，局部红肿发痒。

【来源】民间验方。

**偏方5 茄梗辣椒梗方**

【配方】茄梗、辣椒梗、荆芥各60~80克。

【用法】上药加水2000~3000毫升，煮沸后趁热洗患处，每日1次。

【功效】治疗冻疮。

【来源】《四川中医》，1984（1）。

**偏方6 凡士林蜂蜜软膏**

【配方】熟蜂蜜、凡士林等量。

【用法】2味调和成软膏，薄涂于无菌纱布上，敷盖于疮面，每次敷2~3层，敷前先将疮面清洗干净，敷药后用纱布包扎固定。

【功效】主治冻疮。

【来源】民间验方。

**偏方7 蒜椒猪油膏**

【配方】大蒜、花椒各15克，猪油70克。

【用法】将大蒜去皮捣烂，花椒研末，放入炼好的猪油中搅匀，制成膏剂，敷于受冻未破处，每日1次，用纱布包好。

【功效】防治冻疮。

【来源】民间验方。

**偏方8 河蚌散**

【配方】河蚌壳适量。

【用法】将河蚌壳煅后研末，敷患处，每日1次。

【功效】治疗冻疮溃烂。

【来源】《辽宁中医杂志》，1988（3）。

**偏方9 生姜涂搽方**

【配方】生姜1块。

【用法】生姜在热灰中煨热，切开搽患处。

【功效】适用于冻疮未溃者。

【来源】民间验方。

**偏方 10 云南白药方**

【配方】云南白药、白酒各适量。

【用法】将云南白药和白酒调成糊状外敷于冻伤部位。破溃者可用云南白药干粉直接外敷，消毒纱布包扎。

【功效】主治冻疮。

【来源】民间验方。

**偏方 11 山楂细辛膏**

【配方】山楂适量，细辛 2 克。

【用法】取成熟的北山楂若干枚（据冻疮面积大小而定），用灰火烧焦存性捣如泥状；细辛研细末，和于山楂泥中。上药摊布于敷料上，贴于患处，每日换药 1 次。

【功效】治疗冻疮。

【来源】《四川中医》，1990（10）。

**偏方 12 丁香酒热敷方**

【配方】丁香 15 克，酒 150 毫升。

【用法】丁香用酒煎，热敷患处，每日早、晚各 1 次。

【功效】适用于冻疮久治不愈者。

【来源】民间验方。

**偏方 13 紫草根方**

【配方】紫草根 15 克，橄榄油 90 克。

【用法】紫草根切薄片，先将橄榄油加热至沸，再将切片之紫草根投入油内，随即离火，乘热过滤去渣，将滤油装入瓶内，待冷却后即可。外用，涂于患部，每日 1~3 次。

【功效】主治冻疮。

【来源】民间验方。

**偏方 14 猪油蛋清方**

【配方】猪油、蛋清各适量。

【用法】以猪油和蛋清按 1 ：2 的量混合，轻轻地擦抹患部 10~20 分钟，每晚睡前擦 1 次。

【功效】主治冻疮。

【来源】民间验方。

# 第四章
# 五官科病食疗方大全

## 4 种食疗方治疗结膜炎

结膜炎，是结膜组织在外界和机体自身因素的作用而发生的炎性反应的统称，是一种眼科常见病。由于结膜大部分与外界直接接触，因此容易受到周围环境中感染性（如细菌、病毒及衣原体等）和非感染性因素（外伤、化学物质及物理因素等）的刺激，而且结膜的血管和淋巴丰富，容易发炎、过敏。虽然结膜炎本身对视力影响并不大，但是当炎症波及角膜或引起其他并发症时，可导致视力的损害。

急性结膜炎发病急，易互相传染，甚至引起广泛流行。本病类似于中医的"天行赤眼"和"暴风客热"等。

## 中草药方

### 偏方 1 两根汤

【配方】板蓝根、白茅根各 60 克（小儿药量减半）。

【用法】每日 1 剂，水煎，早、晚饭后服。小儿则少量频服。禁忌辛辣。

【功效】主治结膜炎。

【来源】《黑龙江中医药》，1989（2）。

### 偏方 2 槐菊洗剂

【配方】槐花 10 克，菊花 6 克。

【用法】上药煎汤，熏洗双眼。

【功效】主治流行性结膜炎。

【来源】《辽宁中医杂志》，1992（11）。

### 偏方 3 谷精草蜜茶

【配方】蜂蜜 25 克，谷精草 12 克，绿茶 12 克。

【用法】将后 2 味加水 250 毫升煮沸 5 分钟，去渣，加蜂蜜，分 3 次饭后服，每日 1~2 剂。

【功效】本方适用于急性结膜炎。

【来源】《蜂产品治百病》。

### 偏方 4 三草汤

【配方】金钱草、夏枯草、龙胆草各 30 克，菊花 100 克。

【用法】前 3 味水煎成 500 毫升药液，分早、晚 2 次服。另用菊花煎水 500 毫升，每晚熏洗患眼。

【功效】主治急性结膜炎。

【来源】《山东中医杂志》，1989（6）。

# 11 种食疗方治疗鼻炎

鼻炎是鼻腔黏膜和黏膜下层的急慢性炎症。主要表现为鼻塞，鼻流浊涕，嗅觉减退，并伴有发热、喷嚏、头痛、头胀、咽部不适等症。

鼻炎有急性鼻炎、慢性鼻炎、萎缩性鼻炎、过敏性鼻炎之分。急性鼻炎即通常讲的"伤风"。慢性鼻炎大多由急性鼻炎反复发作、迁延不愈引起。萎缩性鼻炎是鼻腔黏膜、鼻甲萎缩的疾病。过敏性鼻炎是身体对花粉、药物等过敏而引起的鼻部异常反应。

鼻炎患者平素应加强身体锻炼，以提高机体抵抗力，改善心、肺功能，促进鼻黏膜的血液循环，对预防和治疗鼻炎都有帮助。

## 中草药方

### 偏方 1 姜枣红糖茶

【配方】生姜、红枣各 10 克，红糖 60 克。

【用法】前 2 味煮沸加红糖，当茶饮。

【功效】主治急性鼻炎，流清涕。

【来源】民间验方。

### 偏方 2 苍耳子茶

【配方】苍耳子 12 克，辛荑、白芷各 9 克，薄荷 4.5 克，葱白 2 根，茶叶 2 克。

【用法】上药共为粗末。每日 1 剂，当茶频饮。

【功效】宣肺通窍。主治慢性鼻炎。

【来源】民间验方。

### 偏方 3 刀豆酒

**【配方】**老刀豆（带壳）约 30 克，黄酒 1 盅。

**【用法】**老刀豆焙焦，研细末，用黄酒调服。每日 1~2 次。

**【功效】**活血通窍。主治慢性鼻炎。

**【来源】**民间验方。

## 食疗药方

### 偏方 4 丝瓜藤猪肉汤

**【配方】**丝瓜藤（取近根部者）2~3 节，瘦猪肉 60 克，盐少许。

**【用法】**将丝瓜藤洗净，切成数段，猪肉切块，同放锅内加水煮汤，临吃时加盐调味。饮汤吃肉，5 次为 1 疗程，连用 1~3 疗程。

**【功效】**主治萎缩性鼻炎。

**【来源】**民间验方。

### 偏方 5 芥菜粥

**【配方】**芥菜头适量，大米 50 克。

**【用法】**将芥菜头洗净，切成小片，同大米煮粥。作早餐食。

**【功效】**本方健脾开胃、通鼻利窍，主治急、慢性鼻炎。

**【来源】**民间验方。

### 偏方 6 辛夷花乌鱼汤

**【配方】**辛荑花 3 朵，鲜乌鱼 1 尾（约 500 克），豌豆苗 50 克，鸡汤适量、盐、味精、葱、姜、酒等调味品各适量。

**【用法】**将辛荑花切成丝。洗净的乌鱼两侧各剁直刀，放入沸水中煮沸，去皮，再入油锅略煸，加入鸡汤，入调味品煮熟，再撒上辛荑花，淋上鸡油即可。吃鱼喝汤。

**【功效】**健脾补虚，通鼻窍，主治慢性鼻炎。

**【来源】**民间验方。

## 外敷外用方

### 偏方 7 玉米须烟

**【配方】**玉米须（干品）6 克，当归尾 3 克。

**【用法】**2 物共焙干切碎，混合装入烟斗，点燃吸烟，让烟从鼻腔出。每日 5~7 次，每次 1~2 烟斗。

**【功效】**本方活血通窍，主治慢性鼻炎，鼻塞流涕，语言带鼻音，咳嗽多痰。

**【来源】**民间验方。

### 偏方 8 蜂蜜涂鼻腔

**【配方】**蜂蜜适量。

**【用法】**先用温水洗去鼻腔内的结痂和分泌物，充分暴露鼻黏膜后，再用棉签蘸蜂蜜涂患处，每日早晚各涂 1 次。至鼻腔无痛痒、无分泌物、无结痂、嗅觉恢复为止。

**【功效】**本方养血润燥消炎，主治萎缩性鼻炎。

**【来源】**民间验方。

### 偏方 9 香油滴鼻腔

**【配方】**香油适量。

**【用法】**将油置锅内以文火煮沸 15 分钟，待冷后迅速装入消毒瓶中。初次每侧鼻内滴 2~3 滴，习惯后渐增至 5~6 滴，每日 3 次。滴药后宜稍等几分钟让药液流遍鼻腔。一般治疗 2 周后显效。

**【功效】**本方清热、润燥、消肿，主治鼻炎。

**【来源】**民间验方。

中老年食疗养生 一本全

偏方 10 **桃树叶塞鼻法**

【配方】嫩桃树叶 1~2 片。

【用法】将桃叶片揉成棉球状，塞入患鼻 10~20 分钟，待鼻内分泌大量清涕不能忍受时取出，每日 4 次，连用 1 周。

【功效】主治萎缩性鼻炎。

【来源】民间验方。

偏方 11 **辛夷花吹鼻法**

【配方】辛夷花 30 克。

【用法】将辛夷花研末，瓶贮备用。用时取药适量吹鼻，每日 3~5 次，3 日为 1 疗程。

【功效】主治急性鼻炎。

【来源】民间验方。

# 26 种食疗方治疗鼻出血

鼻出血又称鼻衄，是一种常见的症状。轻者鼻涕中带血，严重者可出血不止，甚至引起失血性休克，反复出血者还会造成贫血。

引起鼻出血的原因很多，有鼻腔本身的原因，也可以是全身性疾病。鼻中隔前下部血管丰富且表浅，黏膜又比较薄，与下面的骨和软骨紧密贴着，外伤时没有缓冲的余地，很容易出血。鼻腔内的某些病变，比如炎症、肿瘤等也会引起鼻出血。这些都是鼻腔局部的原因。容易引起鼻出血的全身性疾病有血小板减少等凝血功能障碍性疾病。这些病人的血管稍有破损，就会出血不止。中老年人的动脉趋于硬化，血管脆性增加，比年轻人更容易出血，特别是血压较高的人，一旦出血更不容易止住。

鼻出血的时候，应先用外治法止血，再依据不同情况辨证施治。

## 中草药方

偏方 1 **生地茅根煎**

【配方】鲜生地黄 30 克（干品 15 克），白茅根 30 克。

【用法】上药水煎服。每日分 2 次服，服 1~2 剂即可。

【功效】滋阴凉血，清热利湿。主治鼻出血。

【来源】民间验方。

偏方 2 **葫芦子酒**

【配方】苦葫芦子（捣碎）30 克，白酒 150 毫升。

【用法】将葫芦子置于净瓶中，用白酒浸之，经 7 日后开口，去渣备用。用时，取少量纳鼻中，每日 3~4 次。

【功效】清胃泻热，凉血止血。主治血热引起的鼻出血。

【来源】《药酒验方选》。

偏方 3 **青蒿茶**

【配方】青蒿 30 克。

【用法】捣汁，以温开水冲之，代茶饮。

【功效】清肝泻火，宁络止血。主治鼻出血。

【来源】民间验方。

偏方 4 **荷叶冰糖煎**

【配方】鲜荷叶 1 张，冰糖 30~50 克。

【用法】荷叶加冰糖以水 3 碗煎至 2 碗。每次服 1 碗，早、晚各服 1 次，连服 3 日为 1 疗程。以后每年夏秋季节各服 1 个疗程，以巩固疗效。

【功效】本方凉血止血，主治血热引起的鼻出血。

【来源】民间验方。

### 偏方5 茅根车前茶

【配方】绿茶1克，鲜白茅根50~100克（干品减半），鲜车前草150克。

【用法】后2味药加水300毫升，煮沸10分钟，加入绿茶，分2次服，每日1剂。

【功效】主治鼻出血。

【来源】民间验方。

### 偏方6 白茅花茶

【配方】白茅花15克。

【用法】将上药用水煎代茶饮。

【功效】主治鼻出血。

【来源】民间验方。

### 偏方7 丝瓜茶

【配方】鲜丝瓜200克，绿茶1克。

【用法】丝瓜去皮切片，加水450毫升，煮沸3分钟，加入绿茶，分3次服，每日1剂。

【功效】主治鼻出血、咯血、尿血。

【来源】民间验方。

### 偏方8 萱草姜茶

【配方】生姜汁1份，萱草根汁2份。

【用法】上药混合，每次15毫升，每日2次，温开水送服。

【功效】主治阴虚火旺型鼻衄，症见鼻中出血、咽干口渴等。

【来源】民间验方。

### 偏方9 墨茶饮

【配方】陈墨1块，茶叶1撮。

【用法】用沸水将茶叶冲泡后，以茶水研墨，再用茶水送服。

【功效】主治鼻出血，兼见发热、微寒恶风、咳嗽咽干等症。

【来源】民间验方。

### 偏方10 白萝卜酒

【配方】白萝卜30克，酒100毫升。

【用法】将白萝卜切细，酒煮沸后下白萝卜，再煎一二沸，稍温去渣顿服。

【功效】主治肺热引起的鼻出血。

【来源】《普济方》。

### 偏方11 桑叶菊花方

【配方】桑叶9克，菊花6克，白茅根15克，白糖适量。

【用法】水煎服，每日1剂，连服数剂。

【功效】本方清泻肺热、宁络止血，主治鼻出血。

【来源】民间验方。

## 食疗药方

### 偏方12 荸萝莲藕饮

【配方】白萝卜、荸荠、莲藕各500克。

【用法】上3味分别洗净切片，水煎服，每日1剂，连服3~4剂。

【功效】本方清泻肺热，宁络止血，主治肺热引起的鼻出血。

【来源】民间验方。

**偏方 13 旱莲草猪肝汤**

【配方】旱莲草 60 克，猪肝 250 克。

【用法】水煎服。每日 1 剂，连服数剂。

【功效】本方滋补肾阴、清热止血，主治鼻出血，兼见头晕耳鸣、鼻中干燥灼热、腰膝酸软等症。

【来源】民间验方。

**偏方 14 蕹菜饮**

【配方】蕹菜 250 克，白糖适量。

【用法】将蕹菜洗净，和糖捣烂，冲入沸水饮用。

【功效】本方清肝泻火、宁络止血，适用于鼻出血属肝火上扰者。

【来源】民间验方。

**偏方 15 猪蹄黑枣汤**

【配方】猪蹄 1 只，黑枣 500 克，白糖 250 克。

【用法】猪蹄洗净，入黑枣同煮，加糖。分数天食完，连服 2~3 剂。

【功效】健脾益气，养胃止血。

【来源】民间验方。

**偏方 16 木槿花豆腐方**

【配方】豆腐 250 克，白木槿花 10 克，生石膏 30 克，白糖 30 克。

【用法】先煎生石膏，再入木槿花、豆腐，文火煎至豆腐有小孔状即入白糖。每日服 1 剂，喝汤吃豆腐，宜冷服。

【功效】清热滋阴，凉血止血。主治鼻出血。

【来源】民间验方。

**偏方 17 白萝卜饮**

【配方】白萝卜数个，白糖少许。

【用法】将萝卜洗净、切碎、绞汁，白糖调服。每次 50 毫升，每日 3 次，连服数剂。

【功效】本方清胃泻热、凉血止血，主治胃热上蒸引起的鼻出血、鼻燥、口臭、口渴等。

【来源】《常见病饮食疗法》。

**偏方 18 荠菜鲜藕汤**

【配方】荠菜（带花）60 克，藕 100 克。

【用法】荠菜、藕洗净同煮。喝汤吃藕，每日 2 次。

【功效】主治血热引起的鼻腔出血。

【来源】民间验方。

**偏方 19 鸡冠花煮鸡蛋**

【配方】白鸡冠花 15~30 克，鸡蛋 1 个。

【用法】将鸡蛋、白鸡冠花加水 2 碗煎至 1 碗，鸡蛋去壳放入再煮，去渣吃蛋。每日 1 剂，连服 3 日。

【功效】主治肝火上扰引起的鼻出血。

【来源】民间验方。

**偏方 20 荠菜蜜枣饮**

【配方】鲜荠菜 90 克，蜜枣 5~6 枚。

【用法】鲜荠菜洗净，加入蜜枣，加水 1500 毫升，文火煎至 500 毫升。去渣饮汤。

【功效】本方清热凉血，主治鼻出血，兼见鼻干口燥、面红目赤等症。

【来源】民间验方。

**偏方 21 黄花菜饮**

【配方】黄花菜 60 克。

【用法】黄花菜洗净，加水煎服。每日 2 次。

【功效】本方凉血止血，主治鼻出血属血热证者。

【来源】民间验方。

### 偏方 22 鲜藕汁

【配方】鲜藕 500 克。

【用法】鲜藕洗净，绞汁 200 毫升，顿服。

【功效】主治血热引起的鼻腔出血。

【来源】民间验方。

## 外敷外用方

### 偏方 23 姜塞鼻孔方

【配方】干姜 1 块。

【用法】将干姜削尖，用湿纸包裹后放火边煨，然后塞入鼻孔。

【功效】主治鼻孔出血不止。

【来源】民间验方。

### 偏方 24 葱墨方

【配方】葱白、京墨各适量。

【用法】葱白捣烂取汁，京墨磨之，混匀点鼻中。

【功效】主治鼻出血。

【来源】民间验方。

### 偏方 25 葱泥敷剂

【配方】带须大葱 4 根。

【用法】大葱捣如泥，敷于出血鼻孔之对侧足心，如双侧鼻出血则敷双侧足心，一般 10 分钟即可止血。

【功效】主治鼻出血。

【来源】民间验方。

### 偏方 26 蒜韭生地方

【配方】大蒜 5 个，生地黄 15 克，韭菜根适量。

【用法】前 2 味捣如泥。韭菜根捣取汁半小杯，加开水适量。将药泥摊在青布上，做 1 个约铜钱大、厚 1 分许的蒜泥饼，左鼻孔出血贴右足心，右鼻孔出血贴左足心，两鼻孔都出血，两足心均贴之，同时服用已稀释好之韭菜根汁。

【功效】主治鼻出血。

【来源】民间验方。

# 21 种食疗方治疗牙痛

牙痛是多种口腔疾病常见的症状之一，轻者不影响正常生活，严重者可导致不能咀嚼，更有甚者可见局部面颊肿胀，影响说话，其疼痛连及目、耳及脑，使人感到痛苦万状，故在民间中有"牙痛小毛病，痛起来要人命"之说。

牙痛可由多种原因引起，其中龋齿是牙痛的主要病因，其他如牙龈炎、牙龈脓肿、牙外伤等牙周病变也可引起牙痛；部分脏腑病变，亦可通过经络的络属关系而导致牙痛。临床上治疗牙痛的方法很多，食疗是其中不可忽视的一个重要方面。饮食疗法应遵循"热者寒之，寒者热之"的原则，首先应控制饮食的温度，不宜太烫或过冷，以免诱发或加重疼痛；其次饮食宜松软而易消化，必要时可服流质饮食，伴有牙龈红肿及颜面肿胀者，不宜食用鱼、虾等发散动风的食品，以免加重病情。每次吃饭后均应立即漱口、刷牙，以保持口腔清洁卫生，这样有助于控制病情。

## 中草药方

**偏方 1 升麻饮**

【配方】升麻 10 克，薄荷 6 克。

【用法】将升麻、薄荷洗净切碎，加水煎煮。滤去渣后，代茶频频饮服。

【功效】疏风清热，消肿止痛。用于风热上攻之牙痛。

【来源】民间验方。

**偏方 2 漱口茶**

【配方】生姜、连须葱白、艾叶、盐各 18 克，花椒 15 克，黑豆 30 克。

【用法】上药水煎去渣，漱口。

【功效】主治虚火牙痛，牙龈红肿。

【来源】民间验方。

**偏方 3 西瓜嫩皮饮**

【配方】西瓜嫩皮适量。

【用法】水煎服，每日 1~3 次。

【功效】清热生津。适用于胃火内炽引起的牙痛。

【来源】民间验方。

**偏方 4 枸杞麦冬饮**

【配方】枸杞子 15 克，麦冬 10 克。

【用法】将枸杞子和麦冬用水煮沸 15 分钟，取汁频频饮用。

【功效】滋补肾阴，清热生津。适用于肾阴虚损之牙根宣露、咀嚼无力、牙齿疼痛等症。

【来源】民间验方。

**偏方 5 双花茶**

【配方】金银花、野菊花各 30 克。

【用法】将金银花、野菊花混合，加水煮沸 5 分钟后饮用，或用沸水冲泡，代茶饮。

【功效】清热解毒。适用于热毒炽盛之牙龈红肿疼痛、溢脓。

【来源】民间验方。

**偏方 6 蚌粥**

【配方】蚌 120 克，大米 50 克。

【用法】先用水 2000 毫升煮蚌或珍珠母取汁，再用汁煮米做粥。可作早餐食之。食时亦可加少许盐。

【功效】本方清热解毒、止渴除烦，主治牙疼剧烈，牙龈红肿，伴头痛、口臭、胃痛等症。

【来源】民间验方。

**偏方 7 皮蛋叉烧粥**

【配方】皮蛋 2 个，叉烧 100 克，大米 100 克。

【用法】将上述 3 物共同放在锅内，加水煮粥吃。

【功效】本方有滋阴补虚之功效，用于睡眠不足、过于劳累等引起的虚火牙痛。

【来源】民间验方。

**偏方 8 无患子根猪骨汤**

【配方】无患子根 30 克，猪骨（以猪脊骨为佳）200 克，盐适量。

【用法】用无患子根、猪骨加水 3 碗煎至 1 碗，加盐少许调味饮用。

【功效】本方清热泻火解毒，用于风火牙痛、牙龈肿痛等症。

【来源】民间验方。

**偏方 9 天香炉煲猪肉**

【配方】天香炉 30 克，猪瘦肉 100 克，盐适量。

【用法】用天香炉、猪瘦肉加清水适量煲汤，用盐少许调味。饮汤食肉。

【功效】本方祛风除湿、活血止痛。适用于风火牙痛等症。

【来源】民间验方。

### 偏方 10 山栀根煲猪肉

【配方】山栀根 15~20 克，猪瘦肉 60 克。

【用法】用山栀根、猪瘦肉加清水适量煲汤，调味后饮汤吃肉。每日 1 次，连服 3~4 次。

【功效】清热泻火，活血止痛。适用于牙痛、牙痛。

【来源】民间验方。

### 偏方 11 白芷粥

【配方】白芷 10 克，大米 50 克。

【用法】将白芷研成极细末。大米煮熟后调入白芷末，再煮至粥稠。趁热服用。

【功效】本方散风、解表、止痛，适用于寒凝牙痛、恶风怕冷、牙痛牵连半侧头痛等症。

【来源】民间验方。

### 偏方 12 柳根煲猪肉

【配方】柳根 30 克，猪瘦肉 100 克。

【用法】用柳根、猪瘦肉加清水适量煲汤，以盐少许调味。饮汤食肉。

【功效】祛风清热，消肿止痛。适用于胃热风火牙痛、虚火牙痛等疾患。

【来源】民间验方。

### 偏方 13 沙参煲鸡蛋

【配方】沙参 30 克，鸡蛋 2 个。

【用法】沙参、鸡蛋加清水 2 碗同煮，蛋熟后去壳再煮半小时，加冰糖或白糖调味。饮汤食鸡蛋。

【功效】养阴清肺，降火清热。适用于虚火牙痛、咽痛等症。

【来源】民间验方。

### 偏方 14 生地煲鸭蛋

【配方】生地黄 30~50 克，鸭蛋 2 个。

【用法】生地黄、鸭蛋加清水 1 碗半同煲，蛋熟后去壳再煎片刻。饮汤食蛋（也可加少许冰糖调味）。

【功效】本方清热生津，滋阴养血。适用于虚火牙痛等。

【来源】民间验方。

### 偏方 15 炒马齿苋

【配方】马齿苋（鲜品）250 克。

【用法】马齿苋切段，武火炒，加入调料后作为佐餐菜肴。

【功效】本方清热解毒消痈，主治胃火上炎之牙龈宣肿、牙痛、牙痛等症。

【来源】民间验方。

## 外敷外用方

### 偏方 16 大蒜地黄方

【配方】大蒜 1 头，生地黄 6 克。

【用法】大蒜煨熟与生地黄共捣烂，布裹置于痛处，咬之，勿咽汁，汁出吐之。

【功效】主治虚火牙痛，症见牙龈红肿、牙齿浮动，伴头晕眼花、腰酸腿痛等。

【来源】民间验方。

### 偏方 17 芦根滴耳液

【配方】鲜芦根 40 克。

【用法】将鲜芦根洗净，捣如泥，取汁滴患侧耳中。

【功效】主治风火牙痛。

【来源】《当代中药外治临床大全》。

#### 偏方 18 大蒜揩牙方

【配方】大蒜适量。

【用法】大蒜烧热揩牙，每日 2 次。

【功效】主治胃火及虫牙肿痛。

【来源】民间验方。

#### 偏方 19 竹叶生姜涂搽方

【配方】竹叶 300 克，生姜 120 克，盐 180 克。

【用法】先将竹叶煎出浓汁，再将生姜捣烂取汁同熬滤渣，入盐再熬干，贮瓶备用，同时取药末搽于痛处。

【功效】主治胃火牙痛、牙龈红肿。

【来源】民间验方。

#### 偏方 20 巴豆大蒜膏

【配方】巴豆 1 粒，大蒜 1 头。

【用法】上药同捣为膏。取少许，以适量棉花裹塞于耳中，左牙痛塞右耳，右牙痛塞左耳，8 小时换 1 次。

【功效】主治牙痛。

【来源】《浙江中医杂志》，1987（8）。

#### 偏方 21 牙痛漱口剂

【配方】露蜂房 20 克。

【用法】上药煎浓汁含漱，每日数次。

【功效】主治风火牙痛。

【来源】《四川中医》，1985（6）。

## 3 种食疗方治疗牙周炎

牙周炎是指发生在牙龈、牙周韧带、牙骨质和牙槽骨部位的慢性炎症，多数病例由长期存在的牙龈炎发展而来。由于病程缓慢，早期症状不造成明显痛苦，患者常不及时就医，使支持组织的破坏逐渐加重，最终导致牙齿的丧失。

牙周炎常表现为牙龈出血、口臭、溢脓、严重者牙齿松动、咬合无力和持续性钝痛。保持良好的口腔卫生，掌握正确的刷牙方法，有利于预防牙周炎的发生。

### 中草药方

#### 偏方 1 辛甘绿茶方

【配方】绿茶 1 克，细辛 4 克，炙甘草 10 克。

【用法】后 2 味加水 400 毫升，煮沸 5 分钟，加入茶叶即可，分 3 次饭后服，每日 1 剂。

【功效】主治牙周炎、龋齿。

【来源】民间验方。

### 外敷外用方

#### 偏方 2 牙疳散

【配方】五谷虫 20 个，冰片 0.3 克。

【用法】将五谷虫以油炙脆，与冰片共研细末，装瓶备用。温水漱口，药棉拭干，将药末撒于齿龈腐烂处，每日 5~6 次。

【功效】主治牙周炎。

【来源】《四川中医》，1983（4）。

### 偏方 3 月黄散

【配方】老月黄 10 克，雄黄 5 克。

【用法】上药共研细末，装瓶备用。在患处搽少许即可，勿口服。

【功效】主治牙周炎。

【来源】《浙江中医杂志》，1991（1）。

【说明】月黄即藤黄，据《中国医学大辞典》记载，月黄"味酸、涩、寒，有毒，功用止血化毒、杀虫，治虫牙齿黄。"

## 16 种食疗方治疗口疮

口疮又称口疡，其特点是口舌浅表溃烂，形如黄豆，多见于唇、舌、颊黏膜、齿龈、硬腭等部位，有明显的痛感。相当于现代医学的复发性口腔溃疡。

本病以冬春季为好发季节，其发病不受年龄限制，但以青壮年为多，女性略多于男性。本病有随着病史的延长，复发周期逐渐缩短，症状逐渐加重的趋势。

### 中草药方

#### 偏方 1 佛手茶

【配方】佛手柑 200 克。

【用法】佛手柑轧碎成粗末，每次 10 克，泡水代茶饮。

【功效】疏肝理气解郁。适用于肝郁气滞之口疮。

【来源】民间验方。

#### 偏方 2 西瓜翠衣汤

【配方】西瓜 1 个，赤芍 10 克，炒栀子 6 克，黄连、甘草各 1.5 克。

【用法】将西瓜切开去瓤，取其皮切碎与上药共煎，分 2 次服完，每日 1 剂。

【功效】主治口疮。

【来源】《偏方大全》。

#### 偏方 3 橘叶薄荷茶

【配方】橘叶 30 克，薄荷 30 克。

【用法】将 2 药洗净切碎，开水冲泡代茶饮。宜晾凉后饮用，避免热饮刺激口疮疼痛。

【功效】舒肝解郁，辛散止痛。适用于肝气不舒而致的口舌糜烂生疮。

【来源】民间验方。

#### 偏方 4 牛膝石斛饮

【配方】怀牛膝 15 克，石斛 15 克，白糖适量。

【用法】怀牛膝、石斛加水同煮 10 分钟，去渣取汁，加糖频频饮用。

【功效】养阴清热，滋补肝肾。主治肝肾阴虚引起的口疮。

【来源】民间验方。

#### 偏方 5 五倍子茶饮

【配方】绿茶 1 克，五倍子 10 克，蜂蜜 25 克。

【用法】五倍子加水 400 毫升，煮沸 10 分钟，加入绿茶、蜂蜜，再煮 5 分钟，分 2 次徐徐饮之。

【功效】主治口疮。

【来源】民间验方。

#### 偏方 6 金橘饼

【配方】金橘若干，糖适量。

【用法】金橘用糖腌制后，口含咽津，每日数次。

【功效】舒肝解郁生津。用于肝郁气滞之口疮，久用有效。

【来源】民间验方。

## 食疗药方

### 偏方 7 竹叶粥

【配方】鲜竹叶 30 克（干品 15 克），生石膏 45 克，大米 50 克，白糖适量。

【用法】生石膏先煎 20 分钟，再放入竹叶同煎 7~8 分钟，取汁加入大米煮成粥。加糖搅匀，放凉后食用。

【功效】本方清热泻火，主治心胃火盛型口疮。

【来源】民间验方。

### 偏方 8 枣泥红糖包

【配方】红枣 500 克，红糖 150 克，面粉适量。

【用法】红枣煮熟去皮、核，加入红糖调匀。用放好碱的发面包，蒸熟后食用。

【功效】温中和胃。用于脾胃虚寒型口疮。

【来源】民间验方。

### 偏方 9 菱粉粥

【配方】菱粉 100 克，白糖 50 克。

【用法】用少量水调匀菱粉，倒入沸水中，煮为稠粥，加入白糖即可。可作早晚餐服，每日服 1 次，常食有益。

【功效】清热解毒，健脾益胃。主治口腔溃疡。

【来源】民间验方。

### 偏方 10 甘草粥

【配方】炙甘草 10 克，糯米 50 克。

【用法】将炙甘草水煎沸 10 分钟，取汁加糯米煮粥。

【功效】本方健脾和中，适合于脾胃虚寒、口疮经久不愈者。

【来源】民间验方。

### 偏方 11 雪梨蜂蜜羹

【配方】核桃仁 50 克，雪梨 2 只，蜂蜜 50 克。

【用法】将雪梨去皮，切片，和核桃仁共煮数沸。至梨熟，调入蜂蜜即成。趁热服，每日服 1 次，3 日为 1 疗程。

【功效】清热润肺，止咳化痰，发汗解表。用于复发性口疮、咽痛咳嗽、食欲不振等症。

【来源】民间验方。

### 偏方 12 绿豆橄榄粥

【配方】绿豆 100 克，橄榄 5 只，白糖 50 克。

【用法】将绿豆、橄榄同煮为粥，加入白糖拌匀即可。吃绿豆喝汤，日服 1 次，5 次为 1 疗程。

【功效】清肺利咽，消暑止渴。用于胃热口疮、咽喉肿痛、暑热烦渴、酒醉不适等症。

【来源】民间验方。

### 偏方 13 荸荠豆浆

【配方】豆浆 1000 克，荸荠 150 克，白糖 60 克。

【用法】先将荸荠去皮，压取汁与豆浆混合，加入白糖，煮数沸即成，趁温热服用，分 2 次服，7 日为 1 疗程。

【功效】本方清热解毒、生津润燥，用于暑热烦渴、口舌生疮、醉酒不适等症。

### 偏方 14 川椒拌面

【配方】川椒 5 克，挂面 100 克，植物油、酱油各适量。

【用法】将川椒用温火煸干，研成细末。将油烧热，加入川椒末和少许酱油，拌面食用。

【功效】温中健脾。适用于脾胃虚寒型口疮。

【来源】民间验方。

偏方 15 **葫芦汤**

【配方】葫芦 500 克，冰糖适量。

【用法】葫芦洗净，连皮切块，加水适量煲汤，用冰糖调味。饮汤，瓜可吃可不吃。

【功效】清热利尿，除烦止渴。对口疮有良好的辅助治疗作用。

【来源】民间验方。

## 外敷外用方

偏方 16 **乌梅桔梗汤**

【配方】乌梅、桔梗各 15 克。

【用法】上药加水浓煎，用消毒棉签蘸药液轻轻擦拭患处，每日 1~2 次。

【功效】主治鹅口疮。

【来源】《湖南中医杂志》，1991（2）。

# 16 种食疗方治疗咽炎

咽炎是一种常见的上呼吸道炎症，可分为急性和慢性两种，多与过度使用声带，吸入烟尘及有害气体，过度吸烟、饮酒等因素有关。主要表现为咽干、发痒、灼热，甚者有咽痛、声音嘶哑、咳嗽、发热等症状。

急性咽炎常因感染病毒、细菌或受烟尘、气体刺激所致。起病急，初起咽部干燥、灼热，继而疼痛、可伴发热、头痛、声音嘶哑、咳嗽等表现。慢性咽炎常常因急性咽炎未彻底治愈而成。慢性咽炎虽然是一种局限于咽部的慢性疾病，不伴有明显的全身症状，但是患者长期咽部干痛、不适、有异物感，重者还容易引起恶心呕吐，对生活、工作带来诸多不利。加之病程很长，不容易痊愈，是一种颇令人烦恼的疾病。

## 中草药方

偏方 1 **罗汉果速溶饮**

【配方】罗汉果 250 克，白糖 100 克。

【用法】罗汉果洗净，打碎，加水适量，煎煮。每 30 分钟取煎液 1 次，加水再煎，共煎 3 次，最后去渣，合并煎液，再继续以文火煎煮浓缩到稍稠将要干锅时，停火，待冷后，拌入白糖把药液吸净，混匀，晒干，压碎，装瓶备用。每次 10 克，以沸水冲化饮用，次数不限。

【功效】疏风清热。主治急性咽炎。

【来源】《广西中药志》。

偏方 2 **清咽茶**

【配方】乌梅肉、生甘草、沙参、麦冬、桔梗、玄参各等份。

【用法】将上药捣碎混匀。每用 15 克，放入保温杯中，以沸水冲泡，盖严浸 1 小时。代茶频饮，每日 3 次。

【功效】主治肺热伤阴型慢性咽炎。

【来源】民间验方。

偏方 3 **榄海蜜茶**

【配方】绿茶、橄榄各 3 克，胖大海 3 枚，蜂蜜 1 匙。

【用法】先将橄榄放入清水中煎沸片刻，然后冲泡绿茶及胖大海，闷盖片刻、入蜂蜜调匀，徐徐饮汁。

【功效】主治慢性咽炎。

【来源】《饮食疗法100例》。

### 偏方4　牛蒡蝉蜕酒

【配方】牛蒡根500克，蝉蜕30克，黄酒1500毫升。

【用法】将牛蒡根切片（小者打碎），同蝉蜕一起浸于酒瓶中，经3~5日开封，去渣。每次饮1~2盅。

【功效】本方疏风清热，主治风热型咽炎，伴恶寒发热、头痛脑涨等症。

【来源】《药酒验方选》。

### 偏方5　半夏蛋清方

【配方】半夏14枚，鸡蛋1个，米醋适量。

【用法】将半夏洗净，破如枣核大，鸡蛋打一小孔，去黄留白，放入半夏，注入米醋，以壳满为度。再把鸡蛋放置在铁丝架上，在火上烤，3沸后，去渣，取汁少许含咽之。

【功效】主治风热外袭引起的急性咽炎。

【来源】《伤寒论》。

### 偏方6　苏子酒

【配方】苏子1000克，清酒3000毫升。

【用法】苏子捣碎，用纱布包，放入酒中，浸2宿即得。少量饮服。

【功效】主治风热型急性咽炎。

【来源】《太平圣惠方》。

### 偏方7　牙皂蛋清方

【配方】鸡蛋清1个，猪牙皂角1.5克。

【用法】将皂角研为细末，与鸡蛋清调匀，噙口内使口水流出为度。

【功效】本方疏风清热，主治风热引起的急性咽炎。

【来源】《山西中医验方秘方汇集》。

【说明】猪牙皂角又名小皂荚，为植物皂荚树因受外伤等影响而结出的畸形小荚果，呈圆柱形而略扁曲，个体较小，多作药用。

### 偏方8　青果酒

【配方】白酒1000毫升，干青果50克，青黛5克。

【用法】将干青果洗净，晾干水气，逐个拍破，同青黛入白酒，浸泡15日，每隔5日摇动1次。适量饮服。

【功效】清肺养阴，化痰散结。主治肺热伤阴型慢性咽炎。

【来源】《中国药膳》。

### 偏方9　甘桔饮

【配方】桔梗6克，生甘草3克。

【用法】桔梗、甘草碾为粗末，共置杯中，以沸水浸泡，温浸片刻。代茶频饮，每日2次。

【功效】清肺生津，利咽。主治慢性咽炎。

【来源】民间验方。

### 偏方10　母乳酒

【配方】酒50毫升，母乳汁500毫升。

【用法】上药和合，分2次服。

【功效】本方清肺养阴、化痰散结，主治慢性咽炎。

【来源】《普济方》。

### 偏方11　芝麻叶方

【配方】鲜芝麻叶6片。

【用法】上药洗净，嚼烂慢慢吞咽。每日3次，连服3日有效。

【功效】滋阴生津，润咽消炎。主治急慢性咽炎。

【来源】民间验方。

**偏方 12 消炎茶**

【配方】蒲公英400克，金银花400克，薄荷200克，甘草100克，胖大海50克，淀粉30克。

【用法】先取薄荷、金银花、蒲公英各200克，与甘草、胖大海共研为细末，过筛，再将剩下的蒲公英、金银花加水煎2次，合并药液过滤，浓缩成糖浆状，与淀粉浆（淀粉加适量水制成）混合在一起，煮成糊状。再与上述备用药粉和匀，使之成块，过筛制成粒，烘干。每次10克，每日3次，开水泡饮。

【功效】主治风热所致急性咽炎。

【来源】《吉林省中草药栽培与制剂》。

## 食疗药方

**偏方 13 生地螃蟹汤**

【配方】生地黄50克，鲜蟹1只。

【用法】上2味加清水适量，煎成1碗，去药渣，除蟹壳，饮汤，顿服，连用3日。

【功效】疏风清热。主治急性咽喉炎，症见恶寒发热、咽部红肿、口干灼热等。

【来源】《家用鱼肉禽蛋治病小窍门》。

**偏方 14 蜂蜜蛋花饮**

【配方】鸡蛋1个，生蜂蜜20克，香油数滴。

【用法】将鸡蛋打入碗内，搅匀，以极沸水冲熟，滴入香油及蜂蜜，调匀，顿服。每日2次，早晚空腹服食。

【功效】清肺养阴，化痰散结。主治肺热伤阴型慢性咽炎。

【来源】《鸡蛋食疗法》。

【注意】忌烟酒及辛辣。

**偏方 15 荸荠汁**

【配方】生荸荠适量。

【用法】荸荠洗净切碎，用纱布绞取汁。不定量服用。

【功效】养阴生津，利咽。主治咽喉炎。

【来源】民间验方。

**偏方 16 海带白糖方**

【配方】水发海带500克，白糖250克。

【用法】将海带洗净、切丝，放锅内加水煮熟后捞出，拌入白糖腌渍1日后食用，每服50克，每日2次。

【功效】软坚散结，利咽。主治慢性咽炎。

【来源】民间验方。

# 15 种食疗方治疗耳鸣、耳聋

耳鸣、耳聋是耳部疾病的常见症状。耳鸣是指病人自觉耳内鸣响，如闻蝉声，或如潮声。耳聋是指不同程度的听觉减退，甚至丧失。耳鸣可伴有耳聋，耳聋亦可由耳鸣发展而来。

根据病变发生部位的不同，耳聋分成神经性耳聋、传导性耳聋和混合性耳聋。比如外耳道、中耳畸形，严重的中耳炎、鼓膜穿孔等引起传导性耳聋；内耳发育不良引起神经性耳聋；化脓性中耳炎导致内耳炎症破坏感音细胞，则可能引起混合性耳聋。

婴幼儿时期就发生的全聋或严重的重听，因为不能学习语言，会导致聋哑。内耳病变有时可以侵犯前庭，使平衡功能失常，所以在耳鸣耳聋的同时，可伴有较严重的眩晕。

耳鸣、耳聋患者平日应注意精神调养，少思虑静养神，可收听柔和音乐。居处、工作环境要肃静，噪声不宜过大。如环境中噪声强度超过 80~90 分贝时，可采取塞耳塞、戴耳罩等措施，以预防噪声对耳的损害。注意休息，减少房事，忌浓茶、咖啡、烈酒等刺激性物品。

## 中草药方

### 偏方 1 菖蒲甘草汤

【配方】石菖蒲 60 克，生甘草 10 克。

【用法】每日 1 剂，水煎分 2 次服。病久者同时服六味地黄丸或汤剂。

【功效】主治耳鸣。

【来源】《陕西中医》，1992（6）。

### 偏方 2 葱枣桂圆方

【配方】葱白 150 克，红枣 150 克，桂圆 120 克。

【用法】先煮后 2 味，后下葱白，煮熟服之。

【功效】主治病后耳鸣、耳聋，兼见头晕目暗、腰膝酸软。

【来源】民间验方。

### 偏方 3 五味蜂蜜茶

【配方】绿茶 1 克，北五味子 4 克，蜂蜜 25 克。

【用法】先以五味子 250 克，文火炒至微焦，备用。用时按上述剂量加开水 400~500 毫升分 3 次温饮，每日 1 剂。

【功效】主治耳鸣、腿软乏力。

【来源】民间验方。

## 食疗药方

### 偏方 4 枸杞羊肾粥

【配方】枸杞叶 250 克，羊肾 1 对，羊肉 60 克，大米 60~100 克，葱白 2 茎，盐适量。

【用法】先煮枸杞叶，取汁去渣，与羊肾、羊肉、大米、葱白同煮成粥，加盐适量。每日服 1~2 次。

【功效】本方益肾填精，适用于肾虚引起的耳鸣、耳聋。

【来源】民间验方。

### 偏方 5 磁石猪肾粥

【配方】磁石 60 克，猪肾 1 具，大米 60 克。

【用法】磁石打碎，入砂锅中水煎 1 小时，去渣。入猪腰、大米，煮粥。每晚温热服。

【功效】养肾益阴，填髓海。治肾虚引起的耳鸣、耳聋。

【来源】民间验方。

### 偏方 6 猪肉煮黑豆

【配方】猪肉 500 克，黑豆 50 克。

【用法】2 味同煮，至烂熟。随意服之，可常服。

【功效】健脾益肾。主治脾肾虚弱导致的耳聋。

【来源】民间验方。

### 偏方 7 甜酒煮乌鸡

【配方】白毛乌骨雄鸡 1 个，甜酒 120 毫升。

【用法】同煮熟食，连服 5~6 只。

【功效】主治肾虚所致的耳鸣、耳聋，腰膝酸软，阳痿遗精。

【来源】民间验方。

### 偏方 8 苁蓉炖羊肾

【配方】肉苁蓉 30 克，羊肾 1 对，胡椒、味精、盐等调味品适量。

【用法】将肉苁蓉及羊肾（剖洗切细后）放入砂锅内，加水适量，文火炖熟，加入调味即可。

当菜食用。

【功效】补肾益精。主治肾虚耳鸣、耳聋。

【来源】民间验方。

### 偏方 9 柚子肉炖鸡

【配方】柚子 1 个（最好隔年越冬者），雄鸡 1 只（约 500 克）。

【用法】雄鸡去毛及内脏，洗净。柚子去皮留肉。柚肉放鸡肚内，加清水适量，隔水炖熟。饮汤吃鸡，每 2 周 1 次。

【功效】本方补肾填精，主治肾虚所致耳鸣、耳聋。

【来源】民间验方。

### 偏方 10 石菖蒲猪肾粥

【配方】石菖蒲 30 克，猪肾 1 具，葱白 30 克，大米 60 克。

【用法】猪肾整理好，洗净。先煎石菖蒲，取汁去渣，加入其他 3 味煮粥。空腹食。

【功效】祛痰浊，通耳窍。适用于痰湿阻滞、清阳不升的耳鸣。

【来源】民间验方。

## 外敷外用方

### 偏方 11 鸣天鼓功法

【配方】——

【用法】两手掌心紧按耳孔，五指置于脑后，然后两手食、中、无名三指叩击后脑，或将两手食指各压在中指上，食指向下滑弹后脑部。每次弹 24 下，每日 3 次。

【功效】主治耳鸣、耳聋。

### 偏方 12 矾连油

【配方】枯矾 3 克，黄连 3 克，香油 25 克。

【用法】上药为末调膏，装入药棉球里，每晚睡前塞耳内，次晨换之。

【功效】主治耳聋伴有分泌物。

【来源】《中医简易外治法》。

### 偏方 13 葱白塞耳方

【配方】葱白数茎。

【用法】葱白放入炭火中煨热，纳入耳中，每日更换 3 次。

【功效】主治耳鸣、耳聋。

【来源】民间验方。

### 偏方 14 芥菜子粉

【配方】芥菜子 30 克。

【用法】上药研细末，分别装在药棉球里，分塞耳朵内，每晚睡前使用，次日更换。

【功效】开郁通窍。主治实证暴鸣、暴聋。

【来源】《中医简易外治法》。

【注意】药棉大小要适度，用力勿过重，以免损伤内耳。小儿慎用此法。

### 偏方 15 葱汁滴耳方

【配方】葱汁适量。

【用法】每次滴入耳内 2 滴。

【功效】主治因外伤瘀血结聚所致耳鸣、耳聋。

【来源】民间验方。

# 第四篇

# 食物是最好的医药

# 第一章
# 最能清热的十种营养食物

## 小米——粥为"代参汤"，饭为"黄金粉"

小米原称粟米，我国北方通称谷子，去壳后叫小米。小米用来熬粥时上面浮的一层细腻的黏稠物，叫做"米油"，营养价值很高，中医称之为"代参汤"；焖小米饭的锅巴也被叫做"黄金粉"，十分适宜中老年体虚之人食用，可见滋补作用之强。

**中医属性**

《本草纲目》有云"粟米味咸淡，气寒下渗，肾之谷也，肾病宜食之"，说小米"煮粥食益丹田，补虚损，开肠胃"。《名医别录》又云，小米"主养肾气，去胃脾中热，益气。陈粟米，主胃热，消渴，并水煮服之"。

传统中医认为，小米性味甘、凉，入脾、胃、肾经，具有和中、益肾、除热、解毒的功效，主治胃热消渴，可利小便，止痢，抑制丹石毒。适用于脾胃虚热、反胃呕吐、老年腹泻、病后体虚者食用。

**现代研究**

小米的营养价值比大米高出许多，其蛋白质的氨基酸组分中，苏氨酸、蛋氨酸和色氨酸的含量高于一般谷类，很适合脾胃虚弱、消化不良、病后体弱的人及老年人经常食用。且氨基酸的含量适中，钠含量则极低，可用于调养慢性肾炎、肾病综合征。

小米中的钾有利于体内多余钠的排出，能够消除浮肿。小米含钙、镁丰富，可改善血管弹性和通透性，增加尿钠排出，达到降低血压的目的。

小米富含蛋白质、B族维生素和膳食纤维，可增进脑记忆功能，防治视力下降。小米滋阴养血的功效突出，可以使中老年人虚寒的体质得到调养，帮助他们恢复体力。

**营养宜忌**

1. 若以小米为主食，要注意与动物性食品或豆类搭配，以补充小米中含量较低的赖氨酸。

2. 小米和细粮搭配同煮，可以发挥"互补作用"，提高各自的营养价值。

3. 小米不宜与杏仁同食，否则会上吐下泻。

## 清心养血，治疗失眠

当身体处于心火盛、肝火旺的状态时，就会出现失眠，这一般是由于心情烦躁或工作紧张导致。想缓解这种症状不但需要建立平和的心态，学会情绪的自我调节，也可以经常食用小米等具有安神、去热功效的食物，可在短期内获得改善。

### 治病食方

### 蘑菇小米粥

【配方】小米 100 克，蘑菇适量，粳米 50 克，葱末 3 克，盐 1 克。

【制作】1. 蘑菇洗净，在开水中汆一下，捞出切片；粳米、小米分别淘洗干净，用冷水浸泡半小时，捞出沥干水分。

2. 锅中倒入冷水，将粳米、小米放入，用旺火烧沸，再改用小火熬煮，待再滚起，加入蘑菇拌匀，下盐调味，再煮 5 分钟，撒上葱末即可。

【功效】养肝、宁心、安神。

## 小米蛋奶粥

【配方】小米 100 克，牛奶 300 毫升，鸡蛋 1 个，白糖 10 克。

【制作】1. 小米淘洗干净，用冷水浸泡片刻，捞出沥干水分。

2. 锅内加入约 800 毫升冷水，放入小米，先用旺火煮至小米涨开，加牛奶继续煮至米粒松软烂熟。

3. 鸡蛋磕入碗中，用筷子打散，淋入奶粥中，加白糖熬化即可。

【功效】养心安神，补充体力。

### 清热泻火，治胃病，防呕吐

小米具有益脾胃，消除胃热的作用，一般胃热胃痛、腹胀积食、口干口苦、舌苔多黄等病人应经常食用小米等凉性食物，对中老年脾虚、反胃、呕吐及消化不良等症状有一定疗效。

### 治病食方

## 小米素羹

【配方】小米、西红柿各 100 克，香菇 20 克，青豆 30 克，姜 2 片，香油 5 毫升，湿淀粉 15 克，盐 2 克，高汤 300 毫升。

【制作】1. 小米淘洗干净，放入冷水中浸泡半小时，用汤匙碾碎成蓉；香菇用温水泡发回软，去蒂，洗净，切粒。

2. 青豆洗净，放入开水中烫 5 分钟，捞起，沥干水分；西红柿去皮，切粒。

3. 锅置中火上，用香油爆香姜片，然后加入高汤、小米蓉、香菇粒煮滚，放入青豆和西红柿粒再改用小火煮 5 分钟，下入盐拌匀，以湿淀粉勾芡，即可盛起食用。

【功效】降胃火，治疗消化不良。

## 平菇小米粥

【配方】小米 100 克，粳米 5 克，平菇 40 克，葱末 3 克，盐 2 克。

【制作】1. 平菇洗净，在开水中余一下，捞起切片。

2. 粳米、小米分别淘洗干净，用冷水浸泡半小时，捞出沥干水分。

3. 锅中加入约 1000 毫升冷水，将粳米、小米放入，用旺火烧沸，再改用小火熬煮，待再滚起，加入平菇拌匀，下盐调味，再煮 5 分钟，撒上葱末，即可盛起食用。

【功效】补脾和胃，用于治疗胃病。

### 利水消肿，治疗肾病

小米易被人体吸收，具有利小便、消水肿、养肾气、除胃热等功能，《本草纲目》也曾说过："粟米味咸淡，气寒下渗，肾之谷也，肾病宜食之。"因而，小米对于肾炎、肾病综合征有一定的辅助治疗作用。

### 治病食方

## 鹌鹑蛋小米羹

【配方】小米、鸡肉各 100 克，鹌鹑蛋 8 个，鸡蛋 2 个，淀粉 25 克，胡椒粉、白糖、盐各 2 克，香油 3 毫升，香菜 5 克，高汤 1000 毫升。

【制作】1. 鹌鹑蛋放在盘内，蒸 15 分钟至熟，浸于冷水中，待冷后去壳，洗净；鸡蛋打入碗中，搅拌均匀。

2. 鸡肉洗净，抹干水，切粒，加淀粉、胡椒粉和适量冷水拌成稀糊；淀粉与适量冷水混合，调成芡汁。

3. 锅内加入高汤，下入小米和鹌鹑蛋，煮滚约 3 分钟后，放下鸡肉粒煮熟，加入白糖、香油和盐调味，用芡汁勾稀芡，然后下鸡蛋拌匀，盛汤碗内，撒上香菜即可。

【功效】补肾消肿，可用于治疗肾炎及肾病综合征。

### 小米鹌鹑汤

【配方】小米 100 克，鹌鹑 1 只，鸡蛋清 1 个，姜 10 克，淀粉 5 克，料酒 5 毫升，盐 3 克，清汤适量，香油少许。

【制作】1. 鹌鹑整理干净，抹干水起肉，鹌鹑骨放入滚水中煮 5 分钟，取出洗净；鹌鹑肉切小粒，加入淀粉、鸡蛋清、精盐搅匀。

2. 小米洗净，用汤匙碾碎成蓉；姜去皮切片。

3. 锅内注入适量清水，放入鹌鹑骨、姜片煮滚，改用小火煮 1 小时，去骨留汤。

4. 把小米蓉放入锅内，下入清汤煮滚，用料酒、盐调味，再加入鹌鹑肉和鹌鹑骨汤，待鹌鹑肉熟后，淋上香油即可。

【功效】祛虚热，消肾火，保护肾脏。

## 绿豆——济世长谷

绿豆又名青小豆，是中国传统的清热消暑食品。它营养丰富，用途广泛，可做豆粥、豆饭、豆酒、炖食，或压泥蒸糕，或发芽做菜，有"食中佳品，济世长谷"之称。常食绿豆能起到养生保健、预防疾病的作用，绿豆可以说是中老年人的最佳食品。

**中医属性**

《本草纲目》云："绿豆，消肿治痘之功虽同于赤豆，而压热解毒之力过之。且益气、厚肠胃、通经脉，无久服枯人之忌。外科治痈疽，有内托护心散，极言其效。"并可"解金石、砒霜、草木一切诸毒"。

传统医学认为，绿豆味甘、性凉，入心、胃二经，不仅能清暑热、通经脉、解诸毒，还能调五脏、美肌肤、利湿热，适用于湿热郁滞、食少体倦、热病烦渴、大便秘结、小便不利、疮疡肿毒、丹毒疖肿、痄腮、痘疹以及金石砒霜草木中毒者。

**现代研究**

现代医学和营养学研究证明，绿豆中富含大量的解毒物质：绿豆蛋白、鞣质和黄酮类化合物可与有机磷农药、汞、砷、铅化合物结合形成沉淀物，使之减少或失去毒性，不易被胃肠道吸收；绿豆中所含的单宁能够抗感染，清热解毒。

绿豆中含有丰富的无机盐和维生素，在高温环境中以绿豆汤为饮料，不仅能有效补充水分，而且可以及时补充丢失的营养物质，对维持水液电解质平衡有着重要意义，可达到清暑益气、止渴利尿的治疗效果。

绿豆中所含有的众多生物活性物质还可提高人体的免疫功能，丰富的胰蛋白酶抑制剂可以保护肝脏和肾脏，治疗肝炎、预防癌症。

**营养宜忌**

1. 烹调绿豆时应配上一点姜丝，以中和它的寒性。

2. 身体虚寒者不宜过食或久食绿豆；脾胃虚寒、大便滑泄者忌食。

3. 进食温补药时一般不宜饮服绿豆汤，以免减低温补药作用。

### 清热利湿，降脂降压

绿豆是祛痰火湿热的家常食品，凡体质属中老年之痰火湿热者，血压偏高或血脂偏高，而且多嗜烟酒肥腻者，如果常吃绿豆或绿豆芽，可以起到清肠胃、解热毒、祛湿利尿、降脂降压的作用。

## 治病食方

### 绿豆麦片粥

【配方】绿豆 100 克，麦片 60 克，糯米 40 克，冰糖 15 克。

【制作】1. 绿豆洗净，先用冷水浸泡 2 小时，再连水蒸 2 小时取出。

2. 糯米、麦片分别洗净，用冷水浸泡 20 分钟，再置于旺火上烧沸，然后改用小火熬煮约 45 分钟。

3. 加入蒸好的绿豆汤和冰糖，将所有材料拌匀煮滚即可。

【功效】本方有和胃、补脾、清肺、利湿等作用，可降低血压、防止肥胖。

### 绿豆荷叶粥

【配方】绿豆 100 克，鲜荷叶 1 张，粳米 50 克，冰糖 15 克。

【制作】1. 将绿豆淘洗干净，用温水浸泡 2 小时；粳米淘洗干净，用冷水浸泡半小时，捞出，沥干水分。

2. 鲜荷叶冲洗干净。

3. 取锅放入冷水、绿豆，先用旺火煮沸后，再改用小火煮至半熟，加入荷叶、粳米，续煮至米烂豆熟，去除荷叶，以白糖调味即可。

【功效】本方有清暑、解毒、利湿等作用，同时可降低胆固醇和血压，防止肥胖。

## 清热生津，防治中暑

中暑为夏天常见的急性热征，绿豆性属寒凉，可以用来止渴消暑，有效缓解中暑病人出现的头昏、头痛、恶心、口渴、大汗、全身疲乏、心慌、胸闷、面色潮红，以至虚脱等症状。

## 治病食方

### 绿豆南瓜羹

【配方】绿豆、老南瓜各 300 克，盐少许。

【制作】1. 将绿豆洗净，加盐腌片刻，然后用清水冲洗；南瓜去皮去瓤，切成约 2 厘米见方的块状。

2. 锅内加清水 500 毫升，烧沸后，先下绿豆煮 3~5 分钟，待煮沸，下南瓜块，盖锅盖，再用文火煮 20 分钟，至绿豆、南瓜烂熟，食用时加盐调味即可。

【功效】本方具有清解暑热，益胃生津之功效，夏日食之，可起到预防中暑的作用。

### 绿豆粥

【配方】绿豆 50 克，粳米 250 克，冰糖适量。

【制作】1. 将绿豆、粳米淘洗干净，放入锅内，加水适量，置炉上，用武火烧沸，再用文火煎熬，直到成粥。

2. 将冰糖汁加入粥内，搅拌均匀即可。

【功效】清暑生津，解毒消肿，预防中暑。适用于暑热烦渴，疮毒疖肿等症。

## 清热解毒，防止中毒

绿豆具有利尿、解毒的功效，在食物中毒、药物中毒、农药中毒、煤气中毒后应急食用，能排除体内毒素，有辅助治疗的作用。同样适合经常在有毒环境下工作或接触有毒物质的人食用。

## 治病食方

### 绿豆甘草汤

【配方】绿豆 150 克，甘草 60 克。

【制作】1.将绿豆、甘草洗净，入砂锅加水 500 毫升。

2.先用武火烧沸，再用文火煮 15 分钟左右，去渣取汤汁，经常服用。

【功效】解百毒，用于多种中毒的辅助治疗。

### 绿豆紫米粥

【配方】绿豆 50 克，紫米 100 克。

【制作】1.绿豆、紫米洗净，同入砂锅中，加水 600 毫升。

2.先用武火，然后改至文火，煮至粥豆烂熟即可。

【功效】清热解毒，治暑热烦渴等。

## 增强肝功能，防治肝炎和癌症

饮酒过度，生活作息不规律，容易降低人体新陈代谢，使肝、脾、胃等内脏器官积留毒素，从而导致肝脏功能下降，出现肝炎等症。绿豆清热解毒功效很强，能够使肝脏得到净化，抵御病毒和细菌的入侵，消灭变异细胞，提高人体免疫功能，甚至起到防癌抗癌的作用。

### 治病食方

### 绿豆枣仁莲藕汤

【配方】绿豆 200 克，酸枣仁 50 克，连节藕 4 段，白糖少许。

【制作】1.将绿豆、枣仁入冷水泡半小时，在鲜藕两节之间切断，向藕孔内纳入绿豆、枣仁。

2.将切下的藕用竹签穿刺复原，平放入锅内，加水使藕浸没，以武火煮至藕酥，以白糖调味即可。

【功效】养肝安神、清热解毒，对急性肝炎病人恢复健康大有益处。

### 银耳绿豆粥

【配方】绿豆 100 克，银耳 15 克，西瓜 50 克，蜜桃、冰糖各 30 克。

【制作】1.绿豆投洗干净，用冷水浸泡 3 小时；银耳用冷水浸泡回软，择洗净。西瓜去皮、子，切块；蜜桃去核，切瓣。

2.饭锅加入冷水和泡好的绿豆，上旺火烧沸，转小火慢煮 40 分钟，再下入银耳及冰糖，搅匀煮约 20 分钟，下入西瓜和蜜桃，煮 3 分钟离火。

3.粥自然冷却后，装入碗中，用保鲜膜密封，放入冰箱，冷藏 20 分钟即可。

【功效】养肝安神、清热解毒，对急性肝炎病人有益。

## 保护肾脏，防治小便不利、水肿

绿豆性寒凉，具有健脾利水、益气消肿的功效，可使膀胱气化畅行，小便通利。可治疗人体内水液过多引起的头、脸、四肢甚至全身水肿，提升肾脏功能，调节水代谢失常，从而减轻肾脏负担，具有保护肾脏的功能。

### 治病食方

### 乌鸡绿豆汤

【配方】绿豆 150 克，乌鸡 1 只（1000 克），料酒 10 毫升，姜 5 克，葱 10 克，盐 3 克，味精、胡椒粉各 2 克，香油 15 毫升。

【制作】1.将乌鸡宰杀后，去毛、内脏及爪；绿豆淘洗干净，去泥沙；姜拍松，葱切段。

2.将乌鸡、绿豆、姜、葱、料酒同放炖锅内，加水 3000 毫升，置武火上烧沸，再用文火炖煮 35 分钟，加入盐、味精、胡椒粉、香油调味即可。

【功效】养阴退热、清热解毒、止渴利尿。适用于阴虚、小便不利、口干、消渴、暑热、面色无华等症。

### 百合绿豆粥

【配方】绿豆 50 克，粳米 60 克，百合 20 克，冰糖 10 克。

【制作】1. 将绿豆、粳米淘洗干净，绿豆用冷水浸泡 3 小时，粳米浸泡半小时。

2. 百合去皮，洗净切瓣；把粳米、百合、绿豆放入锅内，加入约 1200 毫升冷水，先用旺火烧沸，然后转小火熬煮至米烂豆熟，加入冰糖调味即可。

【功效】防治小便不利、水肿等症。

# 黄豆（豆腐）——治病的"植物肉"

黄豆是我国数千年来的传统食品。黄豆的营养价值很高，经常食用黄豆制品并与含蛋氨酸丰富的食品搭配，可以提高黄豆蛋白质的利用率，其营养价值与肉类蛋白质不相上下。因此，黄豆享有"植物肉"的美誉，是数百种天然食物中最受营养学家推崇的食品之一。

### 中医属性

《日用本草》曾指出，黄豆"宽中下气，利大肠，消水胀。治肿毒"。《本经逢原》有云："误食毒物，黄豆生捣研水灌吐之；诸菌毒不得吐者，浓煎汁饮之。"

传统医学认为，黄豆性平味甘，有健脾益胃的作用，脾胃虚弱者宜常吃。用其制成的各种豆制品如豆腐、豆浆等，也具有药性。豆腐味甘、性寒，可宽中益气、清热散血，尤其适宜痰热咳喘、伤风外感、咽喉肿痛者食用。

### 现代研究

黄豆中富含皂角甙、蛋白酶抑制剂、钼、硒等抗癌成分，对前列腺癌、皮肤癌、肠癌、食道癌等几乎所有的癌症都有抑制作用。黄豆中丰富的钙，还可以防止因为缺钙引起的骨质疏松。

黄豆低聚糖能促进肠蠕动，加速排泄。黄豆所含的卵磷脂和可溶性纤维有助于减少体内胆固醇，还有保持血管弹性、促进脂肪燃烧和健脑的作用，是高血压、冠心病患者的理想食品。

黄豆中的异黄酮有助于预防更年期综合征，并可美白肌肤。此外，吃黄豆对皮肤干燥粗糙、头发干枯者大有好处，还可以提高肌肤的新陈代谢，促使机体排毒，令肌肤常葆青春。

### 营养宜忌

1. 黄豆与玉米混食，可使营养物质充分而全面。

2. 生或半生的黄豆含有不利健康的物质，所以一定要将黄豆烹制熟透后再食用。

3. 有慢性消化道疾病的人应尽量少食黄豆。

## 清热解毒，治疗癌症

癌症的发病与热毒有关，黄豆具有利水清毒的作用，不但可以促进肠蠕动、减少致癌物质在体内沉积，还能够有效地补益身体，提高免疫功能，从而抑制癌症、肿瘤的形成。

### 治病食方

### 酥香豆花汤

【配方】豆花 150 克，大头菜末、酥黄豆、酥花生米、馓子各 25 克，芽菜末 50 克，红油、酱油各 10 毫升，盐 5 克，湿淀粉、花椒粉、胡椒粉、味精各适量，鲜汤 800 毫升，葱花 15 克，香油、大油、醋各 5 毫升。

【制作】1. 将酱油、味精、醋、芽菜末、大头菜末、葱花、香油放入汤碗内调匀。

2. 锅上火放入鲜汤，化大油、盐烧沸，用湿淀粉勾芡，再加入豆花、胡椒粉煮开，然后倒入汤盘内，再淋上红油，撒上花椒粉，放入酥黄豆、酥花生米、馓子即可。

【功效】促进消化，预防便秘。

## 蛋黄豆腐

【配方】豆腐400克，蒜苗50克，海米25克，咸鸭蛋黄2个，盐、鸡精各2克，白糖5克，料酒15毫升，香油、葱、姜、鸡汤、植物油各适量。

【制作】1. 将豆腐切成块，用开水焯一下，沥干水分后放入盐、鸡精调味。

2. 将海米用清水泡发，洗净切成末；蒜苗、葱、姜洗净切末；咸鸭蛋蛋黄碾成末。

3. 锅上火倒油，油热后放入葱姜末煸炒，再倒入豆腐、蒜苗、海米翻炒，加入鸡汤、料酒、白糖、盐、鸡精、香油，收汁出锅时撒入蛋黄末即可。

【功效】补充能量，滋润肠胃，预防癌症。

### 敛阴润燥，防治高血压

黄豆具有润肠道，助消化的作用，不但有利于减轻便秘给血压带来的压力，同时可避免毒素进入血液循环而影响血液的清洁度，心脑血管疾病患者可经常食用这类有益排便、消除内毒的食物。

### 治病食方

## 香菇黄豆白菜汤

【配方】黄豆150克，白菜400克，香菇（水发）50克，白果30克，姜2克，盐适量。

【制作】1. 黄豆和白菜分别洗干净；白果去壳，放入滚水浸片刻，取出去衣、去心。

2. 煲滚适量水，下白果、黄豆、白菜、香菇、姜片，煲滚后改文火煲2小时，下盐调味即可。

【功效】有益消化，稳定血压。

## 木耳黄豆薏米汤

【配方】黄豆150克，木耳、薏米、白果各30克，姜10克，盐适量。

【制作】1. 木耳用清水浸软后，冲洗干净；白果去壳，放入滚水浸片刻，取出去衣、去心；黄豆和薏米洗干净。

2. 煲滚适量水，下木耳、白果、黄豆、薏米、姜片，煲滚后改文火煲2小时，下盐调味即可。

【功效】预防便秘，降低胆固醇。

### 滋阴补肾，治疗更年期综合征

女性更年期后，容易出现水肿、心悸、心慌、四肢无力、发汗等症状，应该经常食用黄豆等滋阴食品，从而起到滋补肝肾、稳定情绪的作用，有助于提高睡眠质量，减低紧张焦虑等。黄豆是辅助治疗更年期综合征的最佳食物。

### 治病食方

## 黄豆小米粥

【配方】黄豆50克，小米100克，白糖10克。

【制作】1. 将小米、黄豆分别磨碎，小米入冷水盆中沉淀，滗去冷水，用开水调匀；黄豆过筛去渣。

2. 锅中加入约1500毫升冷水，烧沸，下入黄豆浆，再次煮沸以后，下入小米，用小火慢慢熬煮。

3. 见米烂豆熟时，加入白糖调味，搅拌均匀，即可盛起食用。

【功效】降低血压，强身健体。

## 海带黄豆节瓜汤

【配方】黄豆、猪瘦肉各150克，海带20克，节瓜450克，陈皮、盐各适量。

【制作】1. 海带以清水浸软，洗净；黄豆洗净；节瓜去皮，洗净切块。

2. 陈皮浸软，刮去瓤。猪瘦肉洗净、汆烫后再冲洗干净。

3. 煲滚适量水，下海带、黄豆、节瓜、猪瘦肉、陈皮，煲滚后以文火煲2小时，下盐调味即可。

【功效】清热化痰，可用于治疗更年期综合征。

## 健脾开胃，治疗骨质疏松

脾胃湿热容易导致食欲不振、消化不良等，须经常食用黄豆等可以除湿、健脾、利肠胃的食物来保护或改善脾胃的运化及吸收功能，补充充足的营养，防止骨质疏松及营养素缺乏症。

### 治病食方

#### 山药黄豆猪骨汤

【配方】黄豆150克，猪骨250克，山药100克，葱姜少许，黄酒20毫升，盐适量。

【制作】1. 将猪骨洗净敲成碎块；山药洗净去皮，切成碎粒。

2. 将猪骨放入锅中加葱、姜、黄酒烧开，撇去浮沫，放入泡发好的黄豆，小火煮至豆酥烂，捞出猪骨，加入山药粒烧酥，加盐即可。

【功效】预防便秘，强壮筋骨。

#### 黄豆排骨汤

【配方】黄豆150克，排骨600克，大头菜500克，姜1克，盐少许。

【制作】1. 将黄豆放入炒锅中略炒，不必加油，再用清水洗干净，沥干水；大头菜切片，用清水浸透，减去咸味，洗干净。

2. 将排骨用清水洗净，斩件，放入开水中滚约5分钟，捞起。

3. 瓦煲内加入适量清水，先用文火煲至水开，然后放入以上全部材料，待水再滚起，改用中火继续煲至黄豆烂熟，以少许盐调味即可。

【功效】健脾开胃，祛湿消肿，滋养强壮，可用于治疗骨质疏松。

# 冬瓜——食疗减肥佳品

冬瓜，又名东瓜、白瓜、枕瓜，因其盛产于夏季，但表皮却附着一层白粉如冬天的白霜，故而得名。冬瓜具有良好的食用性，在全国各地都是最受欢迎的蔬菜之一。除了食用价值外，中国传统医学很早就对冬瓜的药用价值进行了挖掘，发现其在消脂减肥方面功效显著，冬瓜也因此成为食疗减肥的常用佳品。

**中医属性**

《本草备要》中讲到，冬瓜能"寒泻热，甘益脾，利二便、水肿，止消渴，散热毒、痈肿"。《神农本草经》认为其"令人悦泽好颜色，益气不饥，久服轻身耐老"。又唐代《食疗本草》中云，冬瓜"热者食之佳，冷者食之瘦人。欲得体瘦轻健者，则可常食之"。

传统医学认为，冬瓜性微寒，味甘淡；入肺、大肠、小肠、膀胱经，有清热解毒、利尿消肿、止渴除烦等功效，可用于治疗肾炎水肿、痔疮疼痛、妊娠水肿、中暑烦渴等症。

**现代研究**

冬瓜含有多种维生素和人体必需的微量元素，可调节人体的代谢平衡。冬瓜含钠量较低，而钾盐、维生素C的含量较高，对动脉粥样硬化、肾炎、糖尿病、水肿、肝炎等疾病有良好疗效。

冬瓜不含脂肪，含有一种叫丙醇二酸的物质，这种物质能阻止人体内的脂肪堆积，有利于减肥，防治高血压、冠心病、脂肪肝等症。

冬瓜清淡平和，有助于增进食欲；而且炖熟后汤汁美味可口，瓜肉软烂细嫩，能够保护胃黏膜不受粗糙食物的损伤，还有利于肺结核的治疗与恢复。

**营养宜忌**

1. 冬瓜的嫩瓜有腻滑感，不够爽脆，吃冬瓜宜选老的，且冬瓜连皮一起煮汤，效果更佳。

2. 脾胃虚寒易泄泻者慎用。

3. 久病与阴盛阳虚的人忌食。

### 清热利湿，防治高血压

高血压病人常常表现出头晕、面红、目赤、目胀等症状，主要是由于体内肝气过盛所致。肝火旺盛容易使交感神经紧张，从而促使血管收缩，这是造成血压持续升高的主要原因。冬瓜的清热功效很好，可用来预防和治疗高血压等心血管疾病。

### 治病食方

#### 杜仲煮冬瓜

【配方】冬瓜 300 克，杜仲 25 克，料酒 10 毫升，姜 5 克，葱 10 克，盐、鸡精各 2 克，鸡油 25 毫升。

【制作】1. 将杜仲除去粗皮，润透，切丝，用盐水炒焦；冬瓜去皮，洗净，切 2 厘米宽、4 厘米长的块；姜拍松，葱切段。

2. 将杜仲、冬瓜、料酒、姜、葱同放炖锅内，加水 1800 毫升，置武火烧沸，再用文火煮 35 分钟，加入盐、鸡精、鸡油即可。

【功效】补肝肾，利尿化痰，降低血压。适用于慢性肾炎、小便不利、高血压病等症。

#### 冬瓜银耳羹

【配方】冬瓜 250 克，银耳 30 克，盐、味精、黄酒各适量。

【制作】1. 将冬瓜去皮、瓤，切成片状；银耳水泡发，洗净。

2. 锅放火上加油烧热，把冬瓜倒入煸炒片刻，加汤、盐，烧至冬瓜将熟时，加入银耳、味精、黄酒调匀即可。

【功效】清热生津，利尿消肿。适宜于高血压、心脏病、肾炎水肿等患者服食。

### 止渴生津，治疗糖尿病

冬瓜中的水气充沛，经常食用可以起到止咳消痰、润燥生津的作用，能够有效缓解糖尿病患者烦渴多饮、咽干唇燥、舌红少津、苔黄、脉数等症状，并使津液滋润周身脏器，调节人体的代谢平衡，有效治疗糖尿病。

### 治病食方

#### 薏米冬瓜脯

【配方】冬瓜 1000 克，薏米 20 克，草菇、蘑菇各 30 克，盐 5 克，高汤、植物油各 50 毫升，生粉 25 克，香油适量。

【制作】1. 冬瓜切成大块，整块用沸水焯一下，捞起沥干水分。

2. 将整块冬瓜上蒸盆内，加入高汤，煮熟薏米，上笼蒸 35 分钟取出。

3. 草菇、蘑菇一切两半。

4. 把炒锅置中火上烧热，加入油，将草菇、蘑菇下锅略爆，加入盐、清水、生粉、香油，勾好芡，淋在冬瓜脯上即可。

【功效】清热解毒，利水消肿。适用于上消型糖尿病患者。

#### 鲜贝冬瓜球

【配方】冬瓜、鲜贝各 200 克，鸡蛋清 1 个，葱、姜末各 3 克，盐 6 克，味精 5 克，料酒 5 毫升，水淀粉 70 克，高汤 50 毫升，植物油 60 毫升，香油 10 毫升。

【制作】1. 鲜贝洗净放入碗内，加入鸡蛋清、水淀粉和适量水抓匀上浆；冬瓜用刀削成直径

1厘米的圆球，放入沸高汤汆，至熟入味；碗内加高汤、盐、味精、水淀粉调匀成汁。

2. 炒锅置中火上，倒入植物油，烧至五成热时放入鲜贝滑熟捞出。

3. 锅留底油，旺火烧至七成热时放入葱、姜末爆锅，烹入料酒，随即加入冬瓜球、鲜贝及调好的芡汁，迅速颠翻炒锅，淋入香油即可。

【功效】清火、降压，治疗糖尿病。

## 利水消肿，治疗肝硬化

经常食用冬瓜不仅可补充肝炎患者的多种营养需求，对急性乙型肝炎湿热内蕴型的患者可起到清利湿热、消退黄疸的作用；对乙肝后肝硬化腹水的患者具有一定的利尿消肿功能。

### 治病食方

### 冬瓜丸子汤

【配方】冬瓜、猪瘦肉馅各150克，鸡蛋清1个，姜末、香菜各3克，姜2片，料酒、香油各5毫升，盐2克，味精1克。

【制作】1. 冬瓜去皮，切成0.5厘米的薄片。

2. 肉馅放入大碗中，加入鸡蛋清、姜末、料酒、盐搅拌均匀。

3. 汤锅加水烧开，放入姜片，调为小火，把肉末挤成丸子，随挤随放入锅中，待肉丸变色发紧时，用汤勺轻轻推动，使之不粘连。

4. 丸子全部挤好后，开大火将汤烧滚，放入冬瓜片煮5分钟，调入盐、味精把汤味提起来，最后放入香菜，滴入香油即可。

【功效】利水凉血，维持肝脏功能正常。

### 冬瓜清炖鸭

【配方】冬瓜1个（750克），仔鸭350克，水发香菇50克，姜片12克，葱结1段，高汤250毫升，味精1克，盐适量，料酒少许。

【制作】1. 仔鸭洗净，去头、脚、鸭腺，放沸水锅内烫一下，再用清水洗净，装入大汤碗，放入肉汤，上屉，用旺火蒸至八成熟取出。

2. 冬瓜带皮、留底、去瓤、洗净，立放在汤碗中，然后，将全鸭（连汤）倒入冬瓜空心内，再放入香菇（切小块）、姜片、葱结、盐、味精、料酒，上屉蒸1小时取出，拣去姜片、葱结即可。

【功效】适宜于更年期女性营养不良、皮炎、贫血舌炎、心脑血管疾病、肝炎患者食用。

## 化疾减肥，预防脂肪肝

肥胖，除了与过量的饮食摄入有关，更主要的是由于机体代谢功能不佳造成。大量的脂肪、毒素积蓄在体内，不但易造成肥胖，还会导致肝、脾、胃功能失调，最容易导致脂肪肝的出现。冬瓜是最好的减肥食品，它本身热量很低，并有利水、排毒的功效，有效消除体内脂肪，维护人体健康。

### 治病食方

### 海藻煮冬瓜

【配方】冬瓜300克，海藻30克，料酒10毫升，姜5克，葱10克，盐、鸡精各3克，鸡油30毫升。

【制作】1. 海藻洗净，去泥沙；冬瓜去皮，洗净，切2厘米宽、4厘米长的块；姜切片，葱切段。

2. 将海藻、冬瓜、姜、葱、料酒同放锅内，加水1200毫升，置武火上烧沸，再用文火煮30分钟，加入盐、鸡精、鸡油即可。

【功效】软坚消痰，利水降压，清热解毒。主治肥胖病、脂肪肝，也适用于慢性胃炎、肾炎、小便不利、中暑高烧、昏迷等症。

### 泽泻蒸冬瓜

【配方】冬瓜 300 克，泽泻 15 克，料酒 10 毫升，姜 5 克，葱 10 克，盐 3 克，鸡精 2 克，香油 25 毫升。

【制作】1. 将泽泻研成粉；冬瓜去皮，洗净，切 3 厘米见方的块；姜切片，葱切段。

2. 将冬瓜、泽泻粉、料酒、姜、葱、盐、鸡精、香油同放蒸盘内，拌匀腌渍 30 分钟，除去姜、葱，上武火大气蒸笼内蒸 30 分钟即可。

【功效】渗湿利水，化痰减肥。主治脂肪肝，也适用于慢性胃炎、肾炎、小便不利、中暑高烧、昏迷等症。

## 芹菜——延年益寿菜

芹菜，又名香芹、药芹、水芹、旱芹等。芹菜是人们最常食用的蔬菜之一，其气味芳香，口感清脆，既可热炒，又能凉拌，深受大家喜爱。芹菜不但营养十分丰富，还具有很高的药用价值，是一种理想的"益寿延年菜"。

### 中医属性

《本草推陈》认为，芹菜能"治肝阳头痛，面红目赤，头重脚轻，步行飘摇等症"。《生草药性备要》中也指出，其可以"补血、祛风、祛湿"。

传统医学认为，芹菜性凉，味甘辛，无毒；入肺、胃、肝经，具有清热除烦、平肝、利水消肿、凉血止血等功效，主治高血压、头痛、头晕、暴热烦渴、黄疸、水肿、小便热涩不利、妇女赤白带下、瘰疬、腮腺炎等病症。

### 现代研究

芹菜有很好的药用功能，所含的酸性黄酮类降压、降糖成分，对于原发性、更年期高血压、糖尿病均有治疗功效；还有利于安定情绪，消除烦躁，可用来治疗神经衰弱。芹菜是高膳食纤维食物，能促进人体内脂肪的分解，对瘦身有很好的效果；且膳食纤维经肠内消化作用会产生一种木质素或肠内脂的物质，有较好的防癌抗癌效果。

芹菜含有丰富的硫质，是一种强有力的肠胃"清洁剂"，具有软化粪便、防治便秘的效果。芹菜还含有丰富的铁元素，因而是缺铁性贫血患者上好的食疗蔬菜。

芹菜中含有的"雄甾酮"，可以促进人体激素的分泌，改善性功能障碍和其他生理不调、更年期综合征等。同时，常吃芹菜能减少男性精子的数量，对避孕也有所帮助。

### 营养宜忌

1. 芹菜最好生吃或凉拌，连叶带茎一起嚼食，可以最大限度地保存营养。

2. 芹菜忌与醋同食，否则易损伤牙齿。

3. 脾胃虚寒、肠滑不固者慎食。

## 清热祛风，防癌抗癌

研究表明，癌症的发生半数以上是由外界环境中的致癌物质在体内淤积、形成热毒引起的，同时还与多种原因造成的机体某些营养物质缺乏密切相关。芹菜有助于清热解毒、养精益气，能够及时补充身体所需要的营养，有利吸收，提高身体抗病能力，预防癌症的发生。

### 治病食方

#### 肉末豉香芹菜

【配方】芹菜 350 克，猪肉末 100 克，豆豉酱 30 克，盐 2 克，花椒 5 克，酱油 5 毫升，味精 1 克，料酒 10 毫升，植物油 40 毫升。

【制作】1. 将芹菜择洗干净，顺丝斜刀切成段。

2. 炒锅置旺火上，倒入植物油，烧至四成热时放入花椒，炸出香味后将花椒捞出，随即放入豆豉酱、猪肉末煸炒，待变色倒入切好的芹菜快速翻炒几下，烹入料酒，加酱油、盐煸炒几下，加入味精即可。

【功效】清热解毒，提高免疫力。

## 芹菜炒玉米笋

【配方】芹菜 200 克，玉米笋 100 克，酱油 10 毫升，盐、姜各 5 克，味精 3 克，葱 10 克，植物油 50 毫升。

【制作】1. 将玉米笋洗净，斜切成薄片；芹菜去叶，留梗，洗净，切 3 厘米长的节；姜切片，葱切段。

2. 将炒锅置武火上烧热，加入植物油烧至六成热时，下入姜、葱爆香，然后下入玉米笋、芹菜、盐、酱油、味精，炒熟即可。

【功效】平肝清热，祛风利湿，降血压，防癌抗癌。

## 养阴生津，防治糖尿病

治疗糖尿病应以清热泻火、养阴生津为主，芹菜不但具有这种功能，能缓解病人口苦、口臭、大便干结、舌质红、苔黄等症状，还具有利尿、消肿的作用，有效防治糖尿病。

### 治病食方

## 红椒拌芹菜

【配方】芹菜 500 克，红辣椒 100 克，姜末 10 克，盐 4 克，味精 2 克，花椒油 20 克。

【制作】1. 芹菜去叶洗净，切成 3 厘米长的段，用开水烫一下，捞出晾凉，沥干水分；红辣椒洗净，去子，切成细丝。

2. 芹菜摆在盘中垫底，再将红辣椒丝放在芹菜上面（或者各占盘子的一半，摆成双拼），放入盐、味精、姜末、花椒油拌匀即可。

【功效】滋阴凉血，降低血糖。

## 枸杞炒芹菜

【配方】芹菜 300 克，枸杞子 15 克，猪瘦肉 100 克，料酒 10 毫升，淀粉 20 克，姜 5 克，葱 10 克，盐 3 克，鸡蛋清 1 个，鸡精 2 克，植物油 35 毫升。

【制作】1. 将枸杞子去杂质果柄，洗净；芹菜去老梗、黄叶，洗净，切 4 厘米长的段；姜切丝，葱切段。

2. 猪瘦肉洗净，切成 4 厘米长的丝，放入碗中，加入干淀粉、鸡蛋清，抓匀。

3. 将炒锅置武火上烧热，加入植物油，烧六成热时，下入姜葱爆香，再下入猪瘦肉丝、料酒，炒变色，加入芹菜段、枸杞子，炒熟，加入盐、鸡精即可。

【功效】清胃泻火，降血压，降血糖。适用于中消型糖尿病患者食用。

## 清热利水，防治高血压

高血压是一种不容易彻底治愈的慢性疾病，在药物治疗的同时，若食疗得法，便能够达到事半功倍的效果。芹菜清热、平肝、利水、降血压、降血脂的功效极佳，因此可作为治疗高血压及其并发症的有效药物。

## 治病食方

### 芹菜山楂粥

【配方】芹菜、大米各100克，山楂20克。

【制作】1.把大米淘洗干净，山楂洗净切片，芹菜洗净切颗粒。

2.把大米放入锅内，加水1000毫升，置武火上烧沸，再用文火煮30分钟，下入芹菜、山楂，再煮10分钟即可。

【功效】生津止渴，降低血压。适用于高血压病风痰上逆型患者。

糖醋芹菜

【配方】芹菜500克，白糖、醋、香油各适量。

【制作】1.将嫩芹菜去叶留茎洗净，入沸水余过。

2.待茎软时，捞起沥干水，切寸段，加白糖、盐、醋拌匀，淋上香油即可。

【功效】降压，降脂。高血压病患者可常食。

## 甘凉润燥，改善便秘

一般而言，习惯性便秘的形成与情绪有很大关系，即我们常说的"上火"。此火为"肝火""心火"，易导致体循环不畅，肠道失去濡润，形成大便干燥。芹菜可以清热利湿，具有润肠通便的作用，习惯性便秘及痔疮患者应该经常食用。

## 治病食方

### 芦荟炒芹菜

【配方】芹菜300克，鲜芦荟叶15克，植物油10毫升，盐3克，姜、葱各5克，鸡精2克。

【制作】1.将鲜芦荟叶片洗干净，去皮，切成0.5厘米见方的小丁；芹菜洗干净，去叶，切成3厘米长的段；葱洗净，切成细丝。

2.将炒锅置武火上烧热，加入植物油，烧至六成热时，放入姜、葱爆香，再放入芦荟、芹菜、盐、煸炒，熟后放入鸡精即可。

【功效】清热利湿，润肠通便。适用于习惯性便秘及热结便秘等症。

### 黑木耳炒芹菜

【配方】芹菜150克，黑木耳200克，姜5克，葱10克，蒜15克，盐、杜仲粉各3克，植物油30毫升。

【制作】1.黑木耳发透去根蒂；芹菜洗净切段；姜切片；葱切段；蒜去皮，切片。

2.炒锅置旺火上，倒入植物油，烧至五成热时放入葱段、姜、蒜片爆香，随即放入芹菜段、木耳、盐、杜仲粉，炒至芹菜断生即可。

【功效】清热利湿，润肠通便。适用于习惯性便秘及热结便秘等症。

## 苦瓜——蔬菜中的药王

苦瓜，别名凉瓜、癞瓜、锦荔枝，为我们日常食用的一种蔬菜。苦瓜食用方便简单、营养丰富，不仅具有良好的食用价值，而且还有明显的药用功能，素有"药用蔬菜"之称。适当食用苦瓜能起到清热祛火、利尿凉血、防治高血压、防癌抗癌等功效。

### 中医属性

《本草纲目》云："苦瓜，味苦、性寒、无毒；除邪热、解劳乏、清心明目、益气壮阳。"

传统医学认为，苦瓜味苦，入心、肺经，生则性寒，熟则性温，无毒；生食有清热解毒、沁心明目、消暑止渴等功效，可用于治疗中暑、痢疾、赤眼疼痛诸症；熟食则有补脾固肾、养血滋肝等功效，可用于治疗阳痿、遗精、流感、糖尿病诸症。

**现代研究**

现代医学和营养学研究证明，苦瓜富含大量苦瓜甙，这是一种类胰岛素的物质，有降低血糖的作用。苦瓜中含有大量的矿物质钾，能促进体内钠盐的排出，可有效降低血压。

苦瓜的果实或种子的萃取物也能促进糖的分解，改善消化道功能，平衡体内的脂肪。苦瓜富含锌、维生素 E 等多种元素，对促进雄性激素的分泌与调节很有好处。

苦瓜含有大量奎宁，有清热解毒作用，常服可辅助治疗风热咳嗽、久咳不愈、眼结膜炎、中暑等症。苦瓜中含有生物活性蛋白质、脂类和 B 族维生素，对肿瘤细胞有抑制作用。

**营养宜忌**

1.苦瓜中富含草酸，长期食用会影响人体对钙的吸收，所以在烹制苦瓜前最好先把它切好放入沸水中浸泡一下，这样可以除去部分草酸，使其副作用减到最低。

2.苦瓜性凉，脾胃虚寒者不宜食用。

**营养治病**

## 清热解毒，防治中暑

大多有苦味的蔬菜都有清热的作用。肝火过盛、体虚燥热的人在夏季应经常吃些苦瓜等苦味食品，能起到解热祛暑、祛除烦躁的功效。

### 治病食方

### 苦瓜茶

【配方】苦瓜、绿茶各适量。

【制作】1.将苦瓜上端切开，挖去瓤，装入绿茶，把瓜挂于通风处阴干。

2.将阴干的苦瓜取下洗净，连同茶切碎，混匀，每取 10 克放入杯中，以沸水冲沏饮用。

【功效】清热解暑，利尿除烦。适用于中暑发热、口渴烦躁等病症。

### 苦瓜粥

【配方】苦瓜 150 克，大米 100 克，盐适量。

【制作】1.将苦瓜洗净、切丝，放入沸水中氽片刻。

2.大米淘净，放入锅中，加清水适量煮粥，待熟时调入苦瓜、盐，煮至粥熟即可。

3.也可将苦瓜炒熟后与粥同食；每日 1 剂，连续 2~5 天。

【功效】清热祛暑，解毒消肿。适用于中暑、暑热烦渴、痈肿疮疖、热毒痢疾等。

## 平衡水火，防治高血压

人们通常将七月称为"长夏"，主要因为七月是湿热为患的天气。湿热天气对于患有高血压等心脑血管疾病的人群极为不利，所以食谱中应配以清热利湿、清火败毒的苦瓜，常吃苦瓜还能有效地防治高血压、冠心病等疾病。

### 治病食方

### 苦瓜拌芹菜

【配方】苦瓜、芹菜各 150 克，芝麻酱、蒜泥各适量。

【制作】1.先将苦瓜去皮、瓤，切成细丝，用开水烫一下，再用凉开水过一遍，沥掉水分。

2.将芹菜、苦瓜同拌，加入芝麻酱、蒜泥调匀即可。

【功效】凉肝降压。适宜肝阳上亢之高血压患者食用。

### 韭菜苦瓜汤

【配方】苦瓜、韭菜叶各 100 克，玉米油适量。

【制作】1.将韭菜叶切碎，苦瓜切成片。

2.玉米油在锅内加热，放入韭菜叶、苦瓜片翻炒，加水煮熟成汤即可。

【功效】主治冠心病及血脂偏高。

## 培元固本，防癌抗癌

苦瓜具有通脏腑、利消化、祛百毒的功效。好烟酒、少运动、生活无规律者应经常食用苦瓜，能够使内脏得到净化和解毒，抵御病毒和细菌的入侵，消灭变异细胞，提高人体免疫功能，防癌抗癌。

### 治病食方

### 豉香苦瓜

【配方】苦瓜 400 克，豆豉 15 克，鲜红辣椒半个，蒜瓣 20 克，植物油 50 毫升，盐 5 克，味精 2 克。

【制作】1.将苦瓜洗净、去瓤后切成薄片；豆豉用水泡后洗净、拍碎；鲜红辣椒洗净、切成斜片。

2.炒锅上火，倒入植物油，烧热后爆炒豆豉、蒜瓣、辣椒，再投入苦瓜和少许清水，用中火焖煮至熟透，加入盐和味精调味，拌匀即可。

【功效】清热，杀菌，抗癌。

### 苦瓜文蛤汤

【配方】苦瓜 300 克，文蛤 100 克，葱、姜、味精、盐、香油、高汤各适量。

【制作】1.苦瓜洗净切片，文蛤过水去沙。

2.锅中放高汤，加入苦瓜片、文蛤、葱、姜、味精、盐一起煮。

3.煮至汤浓稠时，调入香油即可。

【功效】补气，杀菌，防癌抗癌。

白果凉瓜

【配方】苦瓜、白果各适量，盐、味精、淀粉、植物油各少许。

【制作】1.白果洗净，苦瓜洗净切丁。

2.炒锅上火入油，放白果、苦瓜及盐、味精炒熟。

3.最后用淀粉勾薄芡即可。

【功效】清凉散火，防癌。

## 解毒排毒，养颜美容

一个人皮肤的好坏与血液及肾功能有着极为密切的关系。肝生血、肾排毒，血液是根本，排毒是保障，而血液的好坏直接表现在皮肤上。苦瓜有助于改善肝功能、帮助肾脏排毒解毒，从而起到养颜美容的功效。

### 治病食方

### 清汤苦瓜汁

【配方】苦瓜 250 克。

【制作】1.苦瓜用清水洗干净放入锅中，加适量水用文火煮至瓜烂。

2.待苦瓜凉透后用纱布滤取汁液饮用。

【功效】可用于青春痘的治疗。

## 腌苦瓜

【配方】苦瓜 100 克，酸菜水适量。

【制作】1. 将苦瓜用清水洗净，放入酸菜水中浸泡 24 小时。

2. 取出用清水冲洗一下，切丝炒菜食用。

【功效】可用于治疗面部扁平疣。

## 猪蹄炖苦瓜

【配方】苦瓜 300 克，猪蹄 2 只，姜、葱各 20 克，盐、味精、植物油各适量。

【制作】1. 猪蹄氽烫后切块，苦瓜洗净、去子、切成长条，姜、葱拍破。

2. 锅中油热后，放入姜、葱煸炒出香味后加适量清水，放猪蹄和盐同煮。

3. 猪蹄熟时，放入苦瓜稍煮，味精调味出锅。

【功效】促进消化，清热凉血，增加皮肤弹性，减少皱纹。

# 萝卜——大众人参

萝卜，又名萝白、土瓜、莱菔，在我国的栽培、食用历史悠久，早在《诗经》中就有记载。萝卜既可用于制作菜肴，炒、煮、凉拌俱佳；又可当水果生吃，味道鲜美；还可腌制泡菜、酱菜。萝卜营养丰富，有很好的食用、医疗价值，有"十月萝卜小人参"之说法，萝卜也因此被誉为"大众人参"。

### 中医属性

《日用本草》认为，萝卜"宽胸膈，利大小便，熟食之，化痰消谷；生啖之，止渴宽中"。《食疗本草》也云其"行风气，去邪热气"。

传统医学认为，萝卜性寒，味甘辛；入脾、胃、肺经，具有消积滞、化痰热、下气宽中及解毒的功效，主治食积胀满、痰嗽失音、吐血、衄血、消渴、痢疾、便结、偏正头痛、肿瘤等病症。

### 现代研究

萝卜中含有胆碱等物质，有利于防治高血压。萝卜所含的木质素、钼元素和酶等物质，对癌症的防治有重要意义。萝卜不含草酸，使萝卜及与之搭配的其他蔬菜中的钙更加容易吸收。

萝卜中丰富的芥子油、消化酶能促进胃肠蠕动，对于预防消化道癌肿也有很大帮助，还能防治老年人药物性便秘。萝卜中水分、矿物质和其他维生素的含量高，对小便的通畅十分有利。萝卜所含淀粉酶、氧化酶还能促进脂肪的代谢，防止肥胖。

### 营养宜忌

1. 吃萝卜时必须细嚼，这样才能使其中的有效成分充分释放，有益吸收。

2. 萝卜不可与人参、西洋参、橘子同食。

## 清热利湿，治疗高血压

萝卜具有清热、利尿、顺气、养血的功效，对于高血压病人体内肝气过盛，且经常出现的头晕、面红、目赤、目胀等症状有很好的缓解作用，适宜高血压、高血脂及动脉硬化患者经常食用。

## 治病食方

### 西红柿萝卜汤

【配方】白萝卜 300 克，番茄酱 50 克，西红柿 200 克，盐 3 克，味精 1 克，面粉 40 克，植物油 20 毫升。

【制作】1. 将白萝卜洗净，切丝；西红柿洗净，切丁。

 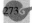

2. 将锅置于旺火上，倒入植物油，烧至三成热时拌入面粉，搅匀成糊，再放番茄酱炒出红油，加清水、白萝卜丝，改用小火煮至酥软，最后放入西红柿丁、盐、味精调味，煮沸即可。

【功效】利水，降压，降脂。

醋泡萝卜

【配方】白萝卜500克，红辣椒、盐各40克，醋50毫升，白糖35克。

【制作】1.将白萝卜去杂后洗净，横切成5厘米长的段，再将每段竖起切3刀成6等份，但底部连接，不切散，放到盐水里泡40分钟后捞出，用手压出水分，让底部仍保持连接，上部刀口处散开。

2. 红辣椒横切成细丝后抖掉子，醋、盐和白糖同放一碗内兑成调味汁。

3. 将腌好的萝卜放入调味汁内浸泡1~2小时后，待调味汁充分浸透到萝卜里，再将红辣椒丝撒入刀口等处，成为优美的图案即可。

【功效】清热，利尿，降脂，降压。

### 通气解毒，预防癌症

萝卜为寒凉蔬菜，具有很强的健胃、消食、顺气、清热、排毒的作用，有助于消除体内胀气的症状，从而利于提升免疫功能，提高机体细胞活力，预防癌症。

## 治病食方

## 萝卜汤

【配方】白萝卜300克，香菜叶20克，盐2克，高汤500毫升，胡椒粉5克，味精1克，淀粉适量。

【制作】1.将萝卜洗净去皮，切成长片，再切5刀相连的连刀片。把萝卜片放入水中漂透，沥干水分后拍干淀粉抖散，上笼屉蒸熟，放水中漂透，再放入清水中浸泡。

2. 高汤加盐烧开，下萝卜片略煮，捞出入汤盆中。

3. 高汤烧开后加盐、胡椒粉、味精，打去浮沫，浇在汤盆中，撒上香菜即可。

【功效】顺气，消食，清热，解毒。

## 排骨煮白萝卜

【配方】白萝卜100克，猪小排骨250克，盐、姜片各5克，味精2克，醋5毫升，葱段10克。

【制作】1.将猪小排骨洗净，剁成段；白萝卜洗净去皮，切成块。

2. 将锅置于旺火上，倒入清水烧开，下入猪小排骨和醋煮开，撇净浮沫，加入葱段、姜片烧开后，加入白萝卜块，倒入砂锅内，盖上锅盖，改用小火煮2个小时，至猪小排骨肉烂熟离骨，拣去葱段、姜片不用，放入精盐、味精调好口味即可。

【功效】补充体力，预防癌症。

### 益肾利水，治疗小便不利

小便不利，就其病性来说，有虚实寒热之分；从其症状而论，有小便次数的多寡、尿量的多少及排尿困难与否之别。虽然症状各异，但其产生均由膀胱气化不利导致。萝卜可以护肾利尿、清热生津、舒肝理气，对小便的通畅十分有利。

## 治病食方

## 鲫鱼奶汤砂锅

【配方】白萝卜100克，鲜鲫鱼600克，盐10克，葱、姜各5克，植物油50毫升。

【制作】1.将鲜鲫鱼宰杀后，用清水将鱼洗净，在鱼身两侧各剖两三刀；葱、姜洗净，切好；白萝卜洗净，切成细丝。

2.炒锅内放少许植物油烧热,将鲫鱼放入,两面煎一下,取出。

3.将葱、姜放入煎鱼的油中煸出香味,放入鲫鱼及适量水煮沸;将汤水倒入砂锅中改小火炖煮。

4.待汤煮至奶白色后,加入白萝卜丝煮熟,加盐调味即可。

【功效】护肾利尿。

## 萝卜羊肉汤

【配方】白萝卜300克,羊腩肉400克,香菜20克,葱、姜各10克,盐5克,味精2克,料酒30毫升,胡椒粉3克,植物油20毫升。

【制作】1.将羊腩肉洗净切成粗丝;白萝卜洗净切成丝。

2.炒锅置旺火上,倒入植物油,放入姜片煸炒出香味后倒入开水,加盐、味精、料酒、胡椒粉调味,水烧开后先放入羊肉煮熟,再放入白萝卜,转小火煮至萝卜断生后,撒上葱和香菜即可。

【功效】护肾利尿,清热生津,补充体力。

### 清热杀菌,预防便秘

在便秘期间,可多食用一些偏寒性食物,有助于解毒去火,润肠通便,健胃消食,通气行气。萝卜能促进胃肠蠕动,将有害物质迅速从体内排出,具有很强的行气作用,特别有利于老年人保持大便通畅。

### 治病食方

#### 糖醋白萝卜卷

【配方】白萝卜300克,胡萝卜100克,黄瓜皮、白糖各50克,盐5克,醋10毫升,香油20毫升。

【制作】1.白萝卜洗净,削去蒂、皮,平放在案板上,平刀片成大薄片;胡萝卜和黄瓜皮洗净切成细丝。

2.把萝卜片、胡萝卜丝、黄瓜皮丝一同放入盆内,加少许盐腌渍,除去卤汁,加入白糖、醋、香油拌匀腌至入味。

3.腌好的萝卜片平铺在案板上,在每片的一边放入少许胡萝卜丝和黄瓜皮丝,卷成1.5厘米粗的萝卜卷,用斜刀把萝卜卷切成象眼块,摆在盘内成花形,浇上少许味汁即可。

【功效】健胃消食,预防便秘。

家居浓汤

【配方】白萝卜、胡萝卜各150克,圆白菜300克,洋葱、蘑菇片、熟鸡丝、火腿丝各50克,盐8克,胡椒粉2克,高汤500毫升,香叶4克,番茄酱40克,黄油15克。

【制作】1.将圆白菜、洋葱、白萝卜、胡萝卜洗净,切成丝,用黄油炒至嫩黄色,再加入番茄酱、香叶继续煸炒片刻,倒入高汤内,改用小火煮半小时,再加入蘑菇片,放盐、胡椒粉调味。

2.将熟鸡丝和火腿丝分别装入汤碗中,食用时加入调好的浓汤即可。

【功效】促进胃肠蠕动,治疗便秘与痔疮。

# 牛蒡——蔬菜小霸王

牛蒡,又名大力子、牛鞭菜,是一种以肥大肉质根供食用的蔬菜,叶柄和嫩叶也可食用。牛蒡在我国长期作为药用,近年来才逐渐认识到它的营养、食用及药理价值。在日本,牛蒡早已是寻常百姓家强身健体、防病治病的保健菜,营养功效堪比人参,还具有"蔬菜小霸王"的美名。

### 中医属性

《本草纲目》中详载牛蒡能"通十二经脉,除五脏恶气""久服轻身耐老"。《食疗本草》中称其"根,作辅食之良"。

传统医学认为，牛蒡性寒，味甘、苦，无毒，入手太阴经；可清热解毒、去风湿、宣肺气，尤善清上、中二焦及头面部的热毒，对风毒面肿、咽喉肿痛、肺热咳嗽等症最为适宜。

**现代研究**

牛蒡是一种强身健体，防病治病的保健菜。它含有的"菊糖"，是一种可促进性激素分泌的精氨酸，有助人体筋骨发达、增强体力及滋阴壮阳、抗衰老的作用。牛蒡含有一种特殊的抗癌物质——牛蒡酚，同时，牛蒡所含木质素还可以调节人体细胞活化功能，对防癌抗癌有着重要作用。

牛蒡含有木质素和纤维素等多种膳食纤维，通便效果十分理想。牛蒡含丰富的木质素，可以减弱脂肪在体内聚集，防止肥胖。同时，牛蒡的糖质在体内不容易转变成葡萄糖，因此牛蒡对排毒、通便、降脂及减肥都十分有效。牛蒡中的膳食纤维还具有吸附钠的作用，能将其随粪便排出体外，使体内钠的含量降低，从而达到降血压的目的。牛蒡中的钙具有将钠导入尿液并排出体外的作用，也能够降低血压。牛蒡根中所含有的牛蒡甙有助于血管扩张、血压下降。

牛蒡所含丰富的蛋白质、钙、维生素，其中胡萝卜素的含量是胡萝卜的280倍。这些营养成分可促进新陈代谢，蛋白质可提高人体免疫力，促进新生细胞生长，具有驻颜、抗衰老的功能。

**营养宜忌**

1.为了保护牛蒡中的有效成分，在炒制时爆炒几下即可出锅。

2.牛蒡性寒，患有习惯性腹泻者不宜食用。

## 清热利尿，降低血压

牛蒡具有利尿、消积、祛痰、止泄等功效，可以促进体内水分代谢，有效消除浮肿，从而促进新陈代谢，有利血液循环，可用于调节血压和胆固醇。

### 治病食方

### 蜜汁牛蒡

【配方】牛蒡、白糖各500克，麦芽240克，酸梅、白芝麻各少许。

【制作】1.牛蒡切成3厘米长的段，加水煮至烂熟；加入酸梅并上、下翻动使之入味，再下白糖用小火续熬至白糖溶化，再拌入麦芽，并常翻动一面焦，待水分收干。

2.食用前拌入少许白芝麻即可。

【功效】清热去火，稳定血压。

### 牛蒡雪莲花汤

【配方】牛蒡（干）50克，雪莲花、黑豆各30克，香菇200克，红枣3颗，牛肉250克，陈皮、姜各少许。

【制作】1.将材料洗净，牛肉切片，牛蒡掰成小块。

2.将全部材料放入锅中，加水，用大火煮沸后，改用微火慢炖60分钟左右即可。

【功效】补肾益气，强身健体，调节血压。

## 凉血祛湿，消除炎症

牛蒡具有清热、凉血、祛湿、解毒的功效，热火旺盛者经常食用，有助于缓解内热所带来的牙龈出血、牙疼、咽喉痛、中耳炎等各种身体炎症。

### 治病食方

### 卤牛蒡

【配方】牛蒡适量，白芝麻少许，白醋、酱油、白糖各适量。

【制作】1.牛蒡洗净用菜瓜布轻刷表皮，横切段后再切成粗丝。

2.将牛蒡放入白醋水中，浸泡20分钟后捞出，放入用酱油、白糖、清水兑好的卤汁中。

3.将卤汁煮滚后转小火煮,煮至剩下少许汤汁后熄火即可。可放冰箱储存,食用时撒上白芝麻。

【功效】清热,凉血,祛湿,解毒。

## 牛蒡萝卜汤

【配方】白萝卜、胡萝卜、牛蒡各 100 克,香菇 300 克,盐适量。

【制作】1.白萝卜、胡萝卜均洗净,去皮,切块;牛蒡刷除外皮,洗净,切块;香菇洗净,去蒂,泡软。

2.所有材料放入锅中,加入适量水,以大火煮开,转小火继续煮 1 小时至熟软,再加入盐调味即可。

【功效】清热去火,消炎杀菌。

## 牛蒡排骨汤

【配方】牛蒡、排骨各 250 克,香菜、盐、胡椒粉各少许。

【制作】1.牛蒡切片,泡入醋水中以防止变色;排骨(或五花肉)切小块。

2.锅内放水煮沸,放入排骨与牛蒡,煮沸后,改用中小火煮 20 分钟左右,加盐、胡椒粉调味。

3.盛入大碗中,撒入香菜即可。

【功效】缓解内热,消除身体炎症。

## 滋阴壮阳,调节内分泌

性激素掌控着人体一生的健康,分泌不足则使皮肤缺乏弹性,造成肌肤老化,除了易形成痤疮、脱发等问题,还产生经期不顺、手脚冰冷、体质虚寒等症状。牛蒡有健脾胃、补肾壮阳之功效,可促进体内雌、雄激素平衡,对肾虚体弱者有较好的补益作用。

### 治病食方

#### 牛蒡香羹

【配方】牛蒡 300 克,香菇、金针菇、虾仁各 50 克,猪瘦肉丝 100 克,香菜、葱各 10 克,醋、料酒各 10 毫升,白糖 15 克,味精 3 克,盐 5 克,香油少许,胡椒粉少许,高汤 1000 毫升。

【制作】1.牛蒡去皮切丝;香菇泡水切丝。

2.锅内注入高汤,下牛蒡丝、香菇丝、金针菇、猪瘦肉丝,煮开后加入虾仁及葱、醋、白糖、味精、盐、料酒调味,炖至菜烂汤浓,起锅滴入香油,撒香菜、胡椒粉。

【功效】补肾益气,强身健体,调节内分泌,补阴虚,壮阳。

#### 牛蒡炒肉丝

【配方】新鲜牛蒡 300 克,猪里脊丝 100 克,葱、姜末各 10 克,盐 5 克,鸡精 3 克,湿淀粉 20 克,酱油、醋、料酒、植物油、高汤各适量。

【制作】1.炒锅下植物油,烧至七成热时,放入葱姜末煸炒出香味,烹入醋、料酒,倒入猪里脊丝,炒至变色。

2.放入牛蒡丝、盐翻炒,再加入酱油、高汤炒匀,放鸡精,用湿淀粉勾薄芡即可。

【功效】益气养阴,增强体力。

## 清热解毒,消除便秘

便秘是火大的表现,牛蒡具有散风、除热、解毒等作用,长期食用能帮助通便、排泄,快速消除体内堆积的有害代谢物,因此可以减弱脂肪在体内的沉积,促进心血管健康,并有利于治疗肥胖。

## 治病食方

### 山楂牛蒡瘦身汤

【配方】牛蒡 500 克，山楂 50 克，山药 300 克，胡萝卜、盐各少许。

【制作】1. 牛蒡削皮洗净，切滚刀块，浸在薄盐水中；胡萝卜削皮，切滚刀块；山药切块。

2. 山楂以清水快速冲过，和牛蒡、胡萝卜、山药一道入锅，加水煮沸，转小火煮至牛蒡熟软，加盐调味即可。

【功效】刺激肠胃蠕动，促进机体吸收养分，有效改善体能。

### 酸甜牛蒡片

【配方】新鲜牛蒡片 200 克，心里美萝卜 25 克，带皮黄瓜 10 克，白糖 50 克，白醋 10 毫升，白酱油 5 克，冰糖 15 克，玫瑰露酒 5 毫升。

【制作】1. 新鲜牛蒡片、心里美萝卜和带皮黄瓜切小形片，一起入沸水锅中，焯至断生，沥干水分，入大碗中。

2. 碗中放入白糖拌匀(至白糖化尽)，放入白醋、白酱油腌一会儿，锅中上火加一勺水，放入冰糖，溶解后倒入玫瑰露酒，烧开后冷却倒入大碗中，拌匀，捞出上盘即可。

【功效】排出体内毒素，防止脂肪过剩。

# 银耳——长生不老药

银耳，又名白木耳、白耳、雪耳，因其色白如银、形如人耳而得名。银耳是一种野生稀有菌类，既为名贵的营养滋补佳品，又是扶正强壮的补药。由于野生天然银耳产量极低，而且稀少，营养价值又高，因而被历代皇家贵族所珍视，将其奉为"延年益寿之品""长生不老良药"。

### 中医属性

《饮片新参》认为，银耳"清补肺阴，滋液，治劳咳。"《本草诗解药性注》提及"此物有麦冬之润而无其寒，有玉竹之甘而无其腻，诚润肺滋阴要品"。

传统医学认为，银耳性平，味甘，入心、肺、肾、胃经，有滋阴清热、润肺止咳、养胃生津、益气和血、补肾强心、健脑提神、消除疲劳等功效，常用于治疗虚劳咳嗽、痰中带血、虚热口渴、大便秘结、妇女崩漏、神经衰弱、心悸失眠、老年慢性支气管炎、肺原性心脏病等，对白细胞减少症、慢性肾炎、高血压病、血管硬化症也有一定疗效。

### 现代研究

银耳具有较高的营养价值和药用价值，其含有的酸性异多糖，能滋阴润肺、养胃补肾，能提高人体的免疫力，对老年慢性支气管炎，肺源性心脏病有显著疗效；还能明显促进肝脏蛋白质及核酸合成，提高肝脏的解毒功能。

银耳中所含丰富的硒元素，可以提高人体对肿瘤的抵抗力。银耳含有较多的磷，有助于恢复和提高大脑功能，并预防软骨病的发生。银耳维生素 D 含量较多，有保护血管、降血压、降血脂等作用。

银耳还含有大量的膳食纤维，有助于促进胃肠加速蠕动，预防各种疾病。银耳的果胶能够减少脂肪吸收，有减肥的作用，同时可增加血液的黏稠度，具有防止出血的作用。

### 营养宜忌

1. 煮熟后的银耳宜尽快食用，隔夜的银耳汤则最好弃之不食。

2. 银耳能清肺热，故外感风寒者忌用。

3. 冰糖银耳含糖量高，睡前不宜食用。

## 润肺止咳，治疗慢性支气管炎

患支气管炎、支气管炎扩张、肺结核的病人在夏季容易犯病，应食用银耳配合治疗。银耳具有滋润而不腻滞的药用特点，在临床上可用于治疗虚劳咳嗽、痰中带血、虚热口渴等症状。

### 治病食方

### 银耳炒菠菜

【配方】银耳 100 克，菠菜 50 克，葱、蒜各 10 克，盐、姜各 5 克，植物油 30 毫升。

【制作】1. 银耳发透，去蒂、撕成瓣状；菠菜洗净，切成 5 厘米长的段，用沸水焯透捞起，沥干水分；姜、蒜切片，葱切花。

2. 锅置武火上，入油烧至六成热时，下入葱、姜、蒜爆香，加入银耳、菠菜、盐炒熟即可。

【功效】滋阴止咳。

### 银耳润补汤

【配方】银耳 50 克，猪瘦肉 250 克，蚝豉 6 粒，盐少许，甜苦杏 20 克。

【制作】1. 银耳用水浸发；猪瘦肉洗净；甜苦杏、蚝豉洗净。

2. 将以上全部材料下煲，放 1500 毫升水煲 2 小时，放入盐即可。

【功效】润肺，除痰，止咳。

## 生津止渴，治疗糖尿病

银耳，性味甘淡平，具有滋阴润肺、养胃生津等功能，可用于治疗热病伤津导致的口渴、便秘、舌干红等，对脾胃阴虚为主的糖尿病患者有特殊治疗作用。

### 治病食方

### 银耳绿豆粥

【配方】银耳 15 克，绿豆 100 克。

【制作】1. 绿豆淘洗干净，用冷水浸泡 3 小时；银耳用冷水浸泡回软，择洗干净。

2. 绿豆入锅，加适量水，上旺火烧沸，转小火慢煮 40 分钟，再下入银耳煮 3 分钟离火。

3. 粥自然冷却后，装入碗中，用保鲜膜密封，放入冰箱，冷冻 20 分钟即可食用。

【功效】养胃生津，抑制血糖升高。

茉莉银耳

【配方】水发银耳 50 克，茉莉花 3 克，香油、盐、味精、素高汤、料酒、葱花、姜末各适量。

【制作】1. 将银耳洗净，去杂质，撕成小块，用清水继续泡发；茉莉花拣去花蒂，洗净。

2. 将炒锅放在火上，锅热后，加香油适量，炸葱花、姜末，加素高汤、料酒、盐、味精等，再加入洗好的银耳，烧开后撇去浮沫，撒上茉莉花即可。

【功效】滋阴润肺，养胃生津。

## 清热润燥，治疗便秘

发生便秘的原因很多，由肠胃热重所致较为常见。阴虚体质的人，如果睡眠不好，容易加重肠胃"湿热"，从而造成便秘。若食用银耳，便可使大肠滑润，促进排便。但应注意银耳所能治的便秘仅限于阴虚火旺者。

### 治病食方

### 双耳蒸肉丸

【配方】水发银耳、水发木耳各 20 克，猪肉馅 400 克，红、绿柿子椒粒、葱末各少许，鸡蛋

1 个，盐 3 克，味精 2 克，香油、水淀粉各 10 毫升，料酒 15 毫升。

【制作】1. 肉馅加鸡蛋清、盐、味精、香油、料酒、葱末、水淀粉搅拌成馅；木耳、银耳切成丝。

2. 将此肉馅做成丸子，分别蘸上木耳丝、银耳丝，放在盘中，入蒸锅蒸 5 分钟取出，撒上红、绿柿子椒粒即可。

【功效】治疗便秘。

### 银耳炒香菇

【配方】银耳 20 克，香菇 40 克，料酒 10 毫升，姜 5 克，葱 10 克，盐 4 克，味精 3 克，植物油 35 毫升。

【制作】1. 将银耳用温水发 2 小时，去蒂头，撕成瓣状；香菇洗净，切成薄片；姜切片，葱切段。

2. 将炒锅置武火上烧热，加入植物油，烧六成热时，下入姜、葱爆香，随即下入香菇、银耳、料酒，炒熟，加入盐、味精即可。

【功效】滋阴，润肺，排毒，减肥。

### 银耳银杏汤

【配方】银耳 60 克，银杏果（白果）12 个，红枣 6 颗，冰糖 30 克。

【制作】1. 银耳用清水浸发；白果去壳后浸洗；红枣去核洗净。

2. 锅中加入清水，烧到水滚后，放入所有食材，煮至白果熟透时，放入冰糖即可。

【功效】排毒，滋阴，润肺。

### 益气和血，润泽肌肤

人到中年之后，皮肤日渐干枯，容易形成皱纹、面色灰滞、暗淡，日常应多食用植物性补血食物及含油脂食物，如黑芝麻糊、葡萄干等加以改善；晚间可适量食用银耳，能养胃生津，滋阴润燥，补肾强心，健脑提神；日夜滋养，对改善肤质，红润气色，极为合宜。

### 治病食方

### 枸杞银耳冰糖汤

【配方】银耳 80 克，枸杞子、冰糖各 30 克。

【制作】1. 将银耳浸泡后，去蒂洗净。

2. 将枸杞子洗净，与银耳一同放入汤锅，加适量水以文火煨熟。

3. 倒入冰糖，滚沸溶化，即可食用。

【功效】益气和血，补肝滋阴。

### 银耳素烩

【配方】水发银耳、油菜心各 250 克，胡萝卜 150 克，水发冬菇 100 克，盐 4 克，味精 2 克，胡椒粉 5 克，水淀粉 10 毫升，植物油 20 毫升。

【制作】1. 将胡萝卜洗净，切成 3 厘米长、2 厘米宽的长形薄片。

2. 油菜心剔净筋皮，和冬菇同时洗干净。

3. 将胡萝卜片、油菜心、冬菇一同放入开水锅中稍煮，捞出。

4. 锅中放油烧热，添水，随即把油菜心、盐、味精、胡椒粉等调料一同放入锅中烧开，稍煮，将油菜心等捞在盘中，码放好。

5. 银耳放入锅中，烧开，用水淀粉勾芡淋入盘中即可。

【功效】滋养皮肤，红润气色。

# 猕猴桃——水果金矿

猕猴桃，又名羊桃，毛梨，连楚，李时珍在《本草纲目》中曾有"其形像梨，其色如桃，而猕猴喜食，故有其名"的说法，猕猴桃的名字由此而来。猕猴桃既可用于治疗内科、外科、妇科疾病，又可用于保健、抗衰老，它就像一座奉献给人类的天然药库，享有"水果金矿"的美誉。

**中医属性**

《食疗本草》认为，猕猴桃能"去烦热，止消渴"。《开宝本草》中提及其"止暴渴，解烦热""压丹石，下石淋。热空反胃者，取汁和姜汁服之"。

传统医学认为，猕猴桃味甘、酸，性寒；入脾、胃经；具有解热止渴、抗癌、胃降逆、通淋等功效。适用于烦热、消渴、黄疸、石淋、痔疮等病症。

**现代研究**

猕猴桃为果中珍品，具有诸多营养及医学价值，它所含有的猕猴桃碱具有直接抗癌和间接抗癌的双重作用，还能提高免疫功能。猕猴桃富含的果胶不溶于水，能有效降低血液中胆固醇等脂类物质；维生素 C 也可降低血液中的胆固醇；果胶和胆囊中的胆固醇结合排出，能有效地预防胆结石的发生；果胶还可使肠道中的铅沉淀，有利于肝功能的恢复。

猕猴桃成熟后会生成蛋白水解酶，能把肉类的纤维蛋白质分解成氨基酸，可阻止蛋白质凝固，预防胃部不适。猕猴桃中含有较多利尿效果理想的钾，很适合浮肿、小便不通的人食用；钾元素还可以增加血管弹性、降低血压，减轻心脏工作负荷。

猕猴桃中含有血清促进素，具有稳定情绪、镇静心情的作用。猕猴桃所含的天然肌醇，有助于脑部活动，也能帮助忧郁之人走出情绪低谷。

猕猴桃含有能够营养头发的多种氨基酸、泛酸、叶酸及酪氨酸，并含有合成黑色颗粒的铜、铁等矿物质，具有美发护肤等多种功能。

**营养宜忌**

1. 猕猴桃的食用时间以饭前、饭后 2 个小时较为合适，不宜空腹吃。

2. 食用猕猴桃后不要马上喝牛奶或吃其他乳制品，否则易引起腹胀、腹痛、腹泻。

3. 脾胃虚寒的人应少食，否则易导致腹痛、腹泻。

## 清热排毒，保护肝肾

很多重金属，如砷、铅、汞等对人体健康有害，过量摄入会造成胃、肠、肝、肾等器官的病变，严重时会引起肾脏坏死、尿毒症等。猕猴桃能起到强心、益智、补血、健脾等作用，适当食用，利于肝肾功能的恢复。

### 治病食方

#### 西米猕猴桃粥

【配方】鲜猕猴桃 100 克，西米、白糖各 50 克。

【制作】1. 鲜猕猴桃冲洗干净，去皮取瓤。

2. 西米洗净，浸泡回软后捞出，沥干水分。

3. 取锅加入约 500 毫升冷水，放入西米，先用旺火烧沸，再改用小火煮半小时，加入猕猴桃，再继续煮 15 分钟，加入白糖调味即可。

【功效】排毒护肝肾。

#### 猕猴桃烩水果

【配方】猕猴桃 500 克，桂圆罐头、鲜荔枝、菠萝罐头各 100 克，橙汁 1000 毫升，红樱桃 1 个。

【制作】1. 将桂圆、菠萝切成小块；鲜荔枝去壳、核；猕猴桃洗净，去皮，切成小块。

2. 将以上各料放入钵中，加入橙汁、红樱桃，轻轻搅拌均匀，放入冰箱内冰凉，即可食用。

【功效】强心，益智，补血，健脾。

## 生津养阴，降脂降压

猕猴桃甘酸性寒，具有解热、止渴、生津、滋阴、降脂、通淋等功效，可以治疗烦热、消渴、黄疸、呕吐、腹泻、高脂血症、高血压等疾病，热性体质的人应经常食用。

### 治病食方

#### 猕猴桃羹

【配方】猕猴桃、香蕉各 200 克，苹果 60 克，白糖、湿淀粉各适量。

【制作】1. 将猕猴桃、苹果、香蕉分别洗净，切成小丁。

2. 将猕猴桃丁、苹果丁、香蕉丁放锅内，加适量水煮沸，再加白糖，用湿淀粉勾稀芡即可。

【功效】清热解毒，生津止渴。适用于烦热、消渴、食欲不振、消化不良、石淋等病症。

#### 猕猴桃西芹汁

【配方】猕猴桃、西芹、菠萝各 100 克，蜂蜜 15 毫升。

【制作】1. 西芹洗净，切成小段；猕猴桃去皮取瓤，切成小块；菠萝切成块。

2. 猕猴桃块、西芹段、菠萝块放入榨汁机中，加入凉开水一起榨取汁液。

3. 将榨好的蔬果汁倒入杯中，加入蜂蜜搅拌均匀，即可直接饮用。

【功效】降低血压。

## 清热通淋，预防结石

胆结石是胆汁因种种原因无法保持液状，而结成沉淀在胆囊及胆管上形成的，这与个人体质有关，肥胖、摄入油腻食物过多、饮食不规律也是重要的促成因素。预防结石，应该多吃猕猴桃等具有利尿、通便、排毒、消炎作用的水果，从而有效预防胆结石的发生。

### 治病食方

#### 猕猴桃蜜瓜炒虾仁

【配方】猕猴桃 500 克，蜜瓜、柠檬各 100 克，草莓 60 克，香菜少许，鲜虾 400 克，红辣椒 10 克，高汤、盐适量，淀粉（豆粉或粟米粉）少许。

【制作】1. 将猕猴桃、蜜瓜剥皮切片；柠檬半个切片，半个榨汁；鲜虾去背上黑线肠，去壳，用热油略炒（或略煮去壳）。

2. 锅置火上，放入高汤，加盐、淀粉、猕猴桃片、蜜瓜片和少许柠檬汁，再加虾仁炒匀。

3. 把草莓、柠檬片、香菜、红辣椒围放碟边（或加入同炒）伴食。

【功效】治疗积食难消、胃部不适等。

#### 猕猴桃鸡柳

【配方】鲜猕猴桃、鸡脯肉各 400 克，白糖 100 克，盐、味精、胡椒粉各适量，料酒 15 毫升，鸡蛋清 2 个，湿淀粉 25 克，香油 500 毫升（约耗 75 毫升）。

【制作】1. 将鸡脯肉剔净筋膜，切成 2 毫米厚的柳叶片，用适量盐、胡椒粉、味精、料酒拌匀，腌一下；鸡蛋清和湿淀粉调匀成糊；将猕猴桃洗净去皮，一个切成和鸡柳相似的条状，一个挤汁。

2. 锅置火上，倒入香油，烧至六成热，将鸡柳挂匀蛋糊，下入油锅中，炸至外酥内嫩时捞出，沥净油，装入盘中。

3. 另取锅上火，倒入香油，烧热，放入白糖，熬化，倒入猕猴桃汁和猕猴桃柳，迅速颠翻，勾入湿淀粉薄芡，起锅，浇在盘中的鸡柳上面即可。

【功效】利尿，通便，排毒，消炎。

## 润燥通便，治疗肥胖

实性体质的人排毒功能差，脏腑积热，容易郁积毒素，适合经常吃有排毒功能的水果，如猕猴桃等，帮助排毒去火、润燥通便，减少体内脂肪的沉积，并能减少胆固醇，预防肥胖。

### 治病食方

#### 猕猴桃香蕉奶酪汁

【配方】猕猴桃、香蕉各 100 克，绿茶粉 6 克，蜂蜜 10 毫升。

【制作】1. 将猕猴桃去皮取瓤，对半切开；香蕉剥皮，果肉切成块。

2. 将猕猴桃瓤、香蕉块倒入榨汁机中，搅打成汁。

3. 杯中加入凉开水，倒入绿茶粉，下入蜂蜜调匀，即可直接饮用。

【功效】改善便秘，加速排毒。

#### 猕猴桃青果薄荷汁

【配方】猕猴桃 300 克，苹果 100 克，薄荷叶 30 克。

【制作】1. 猕猴桃去皮取瓤，切成小块；苹果洗净后去核去皮，也切成小块。

2. 薄荷叶洗净，放入榨汁机中打碎，过滤干净后倒入杯中。

3. 猕猴桃块、苹果块也用榨汁机中搅打成汁，倒入装薄荷汁的杯中拌匀，即可直接饮用。

【功效】改善便秘，抑制肥胖。

# 第二章
# 最能补气的六种营养食物

## 栗子——山中药，树上饭

栗子，又名板栗，其果实、果壳、栗树皮、叶、根均可入药，滋补功能堪比人参、当归，能够医治多种疾病，且价廉易得，故备受历代医家推崇，被誉为"山中药"。栗子热量很高，在古代还被用来代替饭食，直到现在，栗子仍被誉为"树上饭""铁杆庄稼"，身价不减当年。

### 中医属性

《本草纲目》有云："栗气温，无毒，益气厚肠胃，令人耐饥。治肾虚，腰腿无力，疗筋骨断碎。"又云："栗可治肾虚，倘腰脚乏力，日食十余粒，并以猪腰煮粥助之，久必强健。"

传统医学认为，栗子性温，味甘；入脾、胃、肾经，具有养胃健脾、补肾强筋、活血止血的功效，主治反胃不食、泄泻痢疾、吐血、衄血、便血、筋伤、骨折、瘀肿、疼痛、瘰疬肿毒等病症。

### 现代研究

栗子中含有丰富的不饱和脂肪酸、多种维生素和矿物质，能有效预防和治疗高血压、冠心病、动脉硬化等心血管疾病。栗子中类胡萝卜素的含量较高，因此有很好的抗氧化、预防癌症的作用，还有降低胆固醇、防止血栓，以及防止病毒、细菌侵袭的作用。

现代医学研究证明，矿物质在血液和前列腺液中的含量多少，直接与前列腺的抗菌、杀菌能力有关，栗子所含的矿物质很全面，可用于辅助治疗前列腺炎。栗子中含有大量的泛酸，能够治疗泛酸缺乏引起的各种症状。

栗子所含的淀粉糖类，有助于消除疲劳、恢复体力，还具有一定的平喘作用。栗子含有丰富的维生素 C，能够维持牙齿、骨骼、血管、肌肉的正常功能，可以预防和治疗骨质疏松症，缓解腰腿酸软，筋骨疼痛、乏力等症状，并能延缓人体衰老，是中老年人理想的保健果品。

**营养宜忌**

1. 栗子不宜与牛肉一同食用，以免引起呕吐。

2. 食用栗子要适量：生吃过多，难以消化；熟食过多，易阻滞肠胃。

## 补虚益气，预防癌症

栗子有助于健脾、益气、养胃、强筋、健骨、补虚，防止病毒、细菌侵袭，提高机体免疫功能，因此有很好的预防癌症的作用，还能降低胆固醇、防止血栓形成。

### 治病食方

### 桂花甜栗泥

【配方】栗子 300 克，桂花糖 15 克，白糖 450 克，湿淀粉 25 克。

【制作】1. 先将栗子蒸熟，取起用刀碾成蓉状，再将桂花糖放在汤碗里。

2. 锅上火，注入开水，加入白糖，待溶解后把栗子蓉放入搅匀，待滚，用湿淀粉推芡，倒入汤碗内即可。

【功效】提高机体免疫功能，预防癌症。

### 核桃栗子羹

【配方】栗子、核桃仁各 50 克，冰糖 10 克。

【制作】1. 将核桃仁用净锅炒香；栗子去皮，炒香，切两瓣，放入锅内，加水 300 毫升，置大火烧沸，再用小火煮 1 小时。

2. 将冰糖打成屑，放入炒锅内，加水 50 毫升，置火上熬成糖汁，将糖汁放入核桃栗子羹内，搅匀即可。

【功效】健脾，益气，强筋，补虚。

## 温肺平喘，治疗慢性支气管炎

秋冬季节气管炎、支气管炎患者易发病，可多吃一些温肺、健脾、止咳、平喘、祛痰的食品，如栗子、百合、海带、紫菜等。同时避免食用生冷、过咸、辛辣、油腻及烟、酒等刺激性的物品，以免加重病情。

### 治病食方

### 栗子煲老鸭汤

【配方】栗子 300 克，老鸭 1 只（1000 克），陈皮 10 克，姜 3 片，盐适量。

【制作】1. 栗子连壳擦洗干净。

2. 鸭洗净剁块，下锅略氽，取出，用水洗去油分。

3. 陈皮浸软刮去瓤。

4. 水煲滚，将栗子、老鸭、陈皮、姜加入滚水中，改为小火煲 3 小时，加盐调味。

【功效】温肺健脾，止咳平喘。

### 栗子烧猪肉

【配方】栗子 300 克，猪瘦肉 650 克，姜 15 克，葱 10 克，酱油、料酒、鸡汤各适量，盐 5 克，白糖 3 克，植物油 250 毫升（实耗 50 毫升）。

【制作】1. 栗子用刀划破皮，下沸水中煮，剥去外壳和内衣；姜、葱洗净，姜切片，葱切长段；猪肉洗净，切成方块。

2. 锅置火上，放入油，烧至七成热时，下栗子，油炸进皮，约 3 分钟捞出。

3. 锅内留底油，下姜片、葱段、肉块，炒香，再加鸡汤，用大火烧开，打去浮沫，改用小火，慢炖至肉五成熟时，下栗子、盐、白糖、酱油、料酒，烧至肉烂、栗子酥时即可。

【功效】养胃健脾，滋阴润燥。适宜肺热躁咳、支气管炎患者食用。

## 补肾强筋，治疗前列腺炎

栗子有养胃、健脾、补肾、强筋、活血、止血之功效。药王孙思邈认为："栗，肾之果也，肾病宜食之。"现代医学也认为，栗子具有补肾气、强腰膝、延缓人体衰老的功能，可用于辅助治疗男性前列腺炎。

### 治病食方

#### 焖栗子

【配方】栗子 1500 克，芹菜 150 克，熏板肉皮 200 克，黄油 100 克，清汤 500 毫升，盐 5 克。

【制作】1. 将栗子剖丁字口，入炉，烤至裂口时取出，剥去皮，洗净；芹菜择洗干净，切成 4 厘米长的段。

2. 锅置火上，放入栗子肉、熏板肉皮、黄油、芹菜、盐、清汤，煮沸，转小火焖熟，捞出栗子肉及芹菜，盛入盘内即可。

【功效】补肾壮阳，治疗前列腺炎。

栗子香菇

【配方】栗子、香菇各 200 克，红、绿柿子椒各适量，盐 2 克，味精适量，蚝油 5 毫升，沙拉油 30 毫升，葱花、姜末、蒜末各少许。

【制作】1. 将香菇、栗子用水焯。

2. 锅上火入底油，放葱、姜、蒜爆香，放入香菇、栗子及调料（除味精）、清水翻炒，小火烧至汤汁渐干，撒味精炒匀；再放入红、绿柿子椒即可。

【功效】养胃，健脾，补肾，活血。

## 滋阴补气，治疗高血压

栗子可以滋阴补气、补血安中、养颜美容、润肺止咳、固肠止泻，并能辅助其他药材增长药效，可用于治疗过敏性紫癜、自汗、尿血等，特别适宜高血压病肝肾阴虚型患者食用。

### 治病食方

#### 腐竹炒栗肉

【配方】栗子肉 150 克，水发腐竹 200 克，湿淀粉 15 克，熟植物油 40 毫升，盐、味精、白糖、酱油、高汤各适量。

【制作】1. 腐竹切块；锅置旺火上，放油，烧热后投入栗子肉、腐竹，添入高汤。

2. 栗子肉熟后，加入盐、味精、白糖、酱油，烧开，用湿淀粉勾芡，淋入香油，调匀即可。

【功效】降血压。适用于高血压病患者。

#### 栗子莲藕煲

【配方】栗子 300 克，鲜莲藕 250 克，葡萄干 150 克，盐 5 克，味精 2 克。

【制作】1. 将莲藕表面洗净，用刀背刮去薄膜后，切薄片，藕节须切除。栗子去壳、去膜后备用。

2. 将莲藕、栗子与水入煲放到炉火上加热至沸后，改中火煲 40 分钟。

3. 加入葡萄干，再煲 5 分钟，加入盐、味精即可。

【功效】抑制血压升高。

## 红薯——抗癌冠军菜

红薯，学名甘薯，又名白薯、番薯等，在我国广泛种植和食用，是世界公认的粮菜兼用、价廉物美、老少咸宜的健身长寿食品。红薯是很好的抗癌食物，被称为抗癌之星。红薯含有人体所需的很多营养物质，被世界卫生组织评选为"十大最佳蔬菜"的冠军，营养学家称红薯为"营养最均衡食品"。

### 中医属性

据《本草纲目》《本草纲目拾遗》等古代文献记载，红薯可"补虚乏，益气力，健脾胃，强肾阴"，使人"长寿少疾"。《随息居饮食谱》中提及红薯"煮食补脾胃，益气力，御风寒，益颜色。凡渡海注船者，不论生熟，食少许即安"。

传统医学认为，红薯性平，味甘；入脾、胃、大肠经，具有和血补中、宽肠通便、益气生津等功效，主治痢疾下血、习惯性便秘、血虚、月经失调、小儿疳积等症。

### 现代研究

红薯营养十分丰富，含有大量的糖、蛋白质、脂肪和各种维生素及矿物质，能被人体有效地吸收，防治营养不良症，提高人体免疫力。熟红薯膳食纤维增加，能有效刺激肠道蠕动，促进排便。生红薯皮下渗出的一种白色液体，含有紫茉莉甙，具有缓下作用，可用于治疗习惯性便秘。

红薯中的黏蛋白能够抵抗自由基，保持血管壁的弹性，防止粥样动脉硬化的发生。红薯中富含多种类胡萝卜素，能抑制上皮细胞异常分化，消除有致癌作用的氧自由基，阻止致癌物与细胞核中的蛋白质结合，可预防多种癌症。

### 营养宜忌

1. 多吃红薯易滞气、烧心、吐酸水、腹胀和排气，最好与米、面搭配食用，缓解不适。

2. 糖尿病、溃疡病、疟疾以及腹胀患者应少食。

## 补中生津，防癌抗癌

红薯具有补气强精、滋补肝肾、抗衰老、止消渴、暖身体、抗肿瘤的功效，可改善机体免疫功能，提高抗病能力，经常食用，具有预防癌症、祛病延年的功效。

### 治病食方

### 红薯胚芽粥

【配方】黄心红薯、胚芽米各 50 克，粳米 100 克，白糖 10 克。

【制作】1. 粳米、胚芽米淘洗干净，用冷水浸泡半小时，捞出，沥干水分；黄心红薯洗净，去皮切成小块。

2. 锅中加入约 1000 毫升冷水，将粳米、胚芽米放入，用旺火烧沸后放入薯块，改用小火熬煮成粥，下入白糖拌匀，即可盛起食用。

【功效】防癌抗癌。

### 鸡肉红薯粥

【配方】红薯 200 克，粳米 100 克，鸡肉 75 克，青豆、胡萝卜各 30 克，海米、蒜各 20 克，荸荠 60 克，盐、胡椒粉各 2 克，味精 1 克。

【制作】1. 鸡肉洗净，切成粒；荸荠洗净去皮，切成粒；红薯、胡萝卜洗净，切成粒；海米洗净，涨发回软；蒜捣碎。

2. 坐锅点火，下入蒜头和海米爆香；锅内加入约 1500 毫升冷水，放入粳米，用旺火煮沸，下入海米、鸡肉粒、红薯粒和胡萝卜粒。

3.用小火熬煮约半小时后，往粥内加入青豆和荸荠粒，再烧沸一会儿，用盐、胡椒粉、味精调好味，即可盛起食用。

【功效】防癌抗癌。

## 益气补肾，治疗肾虚腰痛

冬季寒冷，进补不易产生火气，因而是最好的补阳补气季节。但并非每个人都有进补的需要，"补"是补不足，有不足才需要补，男宜补气壮阳，女则补气养血。红薯有益气壮阳、填精补肾的作用，适用于虚弱无力、腰膝酸软、畏寒怕冷、夜尿频多等肾阳不足的人群。

### 红薯排

【配方】红薯250克，白糖150克，奶油、面粉各100克，鸡蛋2个，料酒、香料末、冰糖末各适量。

【制作】1.将红薯煮熟，去皮，打成浆，用漏斗过滤；白糖、奶油、鸡蛋、料酒、香料等调匀，再加入红薯浆调和，面粉加水调和均匀，擀成面皮，放入盆内。

2.将红薯等铺在面皮上，再把面切成条，摆棋子块，入炉烘烤，至熟取出，撒上一层冰糖末即可食用。

【功效】和血补中，开胃健脾，宽肠通便，提高免疫力。

拔丝红薯

【配方】红薯500克，熟芝麻25克，植物油500毫升，白糖150克。

【制作】1.将红薯去皮，切成滚刀块，用七成热的油炸成浅黄色，红薯熟后捞出。

2.将炒锅置于火上，加入清水100毫升，开后下入白糖，用手勺不断搅炒，待白糖起花（糖的颜色以浅黄色为度），把炸好的红薯块放入，翻炒均匀，使糖花均匀地挂在红薯块上，取芝麻撒在红薯上，迅速装盘，盘子事先抹上油，以免粘盘。

3.快速上桌，同时带上一碗凉水，供蘸食。

【功效】益气补肾。

## 益气理肠，治疗习惯性便秘

肺脾气弱、中气不足、传导无力容易出现大便困难，虽有便意而难于排出，并伴有肢体困倦、气短懒言等症状。可适当食用红薯等具有补气健脾、宽肠通便功效的食物，从而有效调理肠胃，缓解便秘。

### 治病食方

### 红薯红枣汁

【配方】红薯200克，红枣15颗，蜂蜜20毫升。

【制作】1.红薯洗净，削去外皮，切碎；红枣洗净，去核，切片。

2.将红薯和红枣片放入锅内，加入冷水，用旺火煎熬至水剩下一半时，加入蜂蜜调匀，改用小火煎10分钟。

3.将煎煮好的液汁倒入大杯，放凉后即可饮用。

【功效】益气通便。

### 冰糖红薯砂锅

【配方】红薯1000克，鸭梨60克，瓜子仁、葡萄干各20克，冰糖80克，糖桂花适量。

【制作】1.将红薯去皮后，用小刀修成6厘米长的橄榄形，投入沸水锅中略余一下；鸭梨切丁。

2.砂锅置火上，放入冰糖和适量的清水烧沸，加入红薯，盖好盖，用小火煨40分钟，下入鸭梨丁、瓜子仁、葡萄干，再用小火煨20分钟，撒入糖桂花即可。

【功效】缓解便秘。

# 山药——白人参

山药，又名淮山药、薯药、山芋。山药在我国已有3000多年的栽培历史，作为上等的保健食品及中药材料，它具有极高的营养价值，对人体的治疗、保健功效是许多药材无法替代的，素有"白人参"的美称。许多古典医籍都对山药作了很高的评价，将其视为物美价廉的补虚上品。

## 中医属性

《本草再新》有曰，山药"健脾润肺，化痰止咳，开胃气，益肾水，治虚劳损伤，止吐血遗精"。

传统医学认为，山药性平、味甘，入肺、脾、肾经，具有健脾补肺、固肾益精、聪耳明目、助五脏、强筋骨、长志安神、延年益寿等功效，主治脾胃虚弱、倦怠无力、食欲不振、久泄久痢、肺气虚燥、痰喘咳嗽、肾气亏耗、腰膝酸软、下肢痿弱、消渴尿频、遗精早泄、带下白浊、皮肤赤肿、肥胖等病症。

## 现代研究

山药的保健功能很多，所含的黏蛋白可以滋润黏膜，保护胃壁，对慢性胃炎有较好的治疗及预防作用。山药含有淀粉酶、多酚氧化酶等，是有利于脾胃消化、吸收功能的物质，临床上常用治脾胃虚弱、食少体倦、泄泻等病症。

山药中富含蛋白质、维生素和膳食纤维，具有补脾开胃作用，常食滋补强壮效果明显，对低血压患者有益；凡肾亏遗精，妇女白带多、小便频数等症，亦可经常服用。山药内含有的淀粉酶消化素，能分解蛋白和糖，有减肥轻身的作用。

另外，山药中的黏蛋白能预防心血管系统的脂肪沉积，避免血管粥样硬化过早发生，降低心脏负担，防治冠心病；还能避免胰岛素分泌过剩，使血糖得到良好的控制。

## 营养宜忌

1. 为了更好地发挥治病效用，应将山药磨泥后直接食用。

2. 山药有收涩的作用，大便燥结者不宜食用。

3. 女性食用山药过量会导致月经紊乱，每次应少量食用。

## 营养治病

### 补脾益胃，治疗慢性胃炎

胃炎患者饮食应注意定时定量，并选取性味平和、刺激性小的食物，有助于养成良好的饮食习惯。山药的性味较平和，具有补脾益胃功能，经常食用，对慢性胃炎有较好的预防及治疗作用。

治病食方

### 山药炒荠菜

【配方】鲜山药300克，荠菜30克，料酒10毫升，姜5克，葱10克，盐3克，鸡精2克，植物油35毫升。

【制作】1. 山药去皮，切成4厘米长的丝；荠菜去黄叶，洗净；姜切丝，葱切段。

2. 将炒锅置武火上烧热，加入植物油，烧六成热时，下入姜、葱爆香，再下入山药、荠菜、料酒炒熟，加入盐、鸡精即可。

【功效】健脾，保护胃壁，治疗慢性胃炎。

### 山药炖苦瓜

【配方】山药、苦瓜各100克，料酒10毫升，姜5克，葱10克，盐3克，味精2克，大油35克。

【制作】1. 将山药块、苦瓜块、料酒、姜、葱同放炖锅内，加适量水用武火烧沸。

2. 再用文火炖煮35分钟，加入盐、大油、味精即可。

【功效】补气，健胃。

## 补益气血，治疗低血压

血压偏低大多由于气血不足或阳气不足，均可归结为体虚所造成，恰当食用一些具有补气养血作用的食物，并加强营养，可改善体质。山药能够补脾开胃，滋补强壮效果明显，经常食用对低血压患者有益。

### 治病食方

### 山药肉丸汤

【配方】山药粉50克，猪瘦肉泥150克，姜末、葱花各10克，料酒10毫升，盐、味精各3克，高汤适量。

【制作】1.将姜、葱、山药粉放入肉泥内，加入盐拌匀，制成肉丸。

2.将制成的肉丸用高汤煮熟，加入味精即可。

【功效】补脾胃，益气血。适用于低血压症患者。

### 山药三米粥

【配方】山药粉50克，大米、玉米粒、高粱米各30克，白糖20克。

【制作】1.将大米、玉米粒、高粱米淘净，煮50分钟。

2.加入山药粉、白糖搅匀，再烧沸即可。

【功效】健脾和胃，补益气血。低血压症、胃下垂患者食用尤佳。

## 整肠理气，治疗腹泻、痢疾

慢性肠炎是指小肠和大肠的慢性炎症，容易造成肠的吸收功能弱化，大便中常常带有许多没有吸收完的食物，并且经常腹痛和慢性腹泻。山药有利于脾胃的消化、吸收功能，是一味平补脾胃的药食，可用于治疗脾胃虚弱造成的慢性腹泻、痢疾等病症。

### 治病食方

### 山药红枣粥

【配方】山药50克，大米150克，红枣6颗，红糖20克。

【制作】1.将红枣去核，山药去皮切片，与大米同放锅内，加适量水烧沸。

2.用文火煮30分钟，加入红糖搅匀。

【功效】补脾胃，止泻。对脾虚肠炎患者尤佳。

青酥山药

【配方】山药500克，白糖125克，淀粉100克，植物油750毫升，醋30毫升。

【制作】1.将新鲜山药蒸熟后去皮，切片，用植物油炸至金黄。

2.将炸山药片放入另一锅里，加入清水、白糖，用文火烧5~6分钟后，加醋、味精，用淀粉勾芡即可。

【功效】健脾胃，补肺肾。适宜脾胃虚弱、腹泻患者食用。

## 健脾利尿，缓解肥胖

山药具有健脾、生津、活血、化瘀、消积、减肥的作用，能减少皮下脂肪沉积，避免出现肥胖。减肥者可以把山药作为主食，这样既可避免因节食对人体功能造成破坏，又有利于达到减肥目的。

## 治病食方

### 山药豆腐粥

【配方】山药 20 克，豆腐 50 克，大米 100 克。

【制作】1. 将大米、山药片、豆腐丁同放锅内，加适量水用武火烧沸。

2. 再用文火煮 35 分钟即可。

【功效】健脾，利尿，减肥。

### 山药蘑菇粥

【配方】山药 50 克，蘑菇 20 克，大米 100 克。

【制作】1. 将大米、蘑菇片、山药片同放锅内，加水 800 毫升，置武火上烧沸。

2. 再用文火煮 35 分钟即可。

【功效】抗老，降压，减肥。

# 红枣——天然维生素丸

红枣，又叫刺枣、良枣，其皮薄肉厚，甘甜适中，为秋冬进补之佳品，在我国种植已有 3000 多年的历史。红枣含有丰富的营养物质和多种微量元素，具有独特的保健和药用价值。据说，连续吃红枣的病人，恢复健康比单纯吃维生素药剂快数倍，于是红枣也被称为"天然维生素丸"。

### 中医属性

《神农本草经》中提及，红枣可"平胃气，通九窍，补心气、少津液、身中不足，和百药"。《日华子本草》言其能"润心肺，止嗽。补五脏，治虚劳损，除肠胃癖气"。

传统医学认为，红枣性平，味甘；入脾、胃、心经，具有补脾和胃、益气生津、养血安神、调营卫、解药毒的功效，主治胃虚食少、脾弱便溏、倦怠乏力、血虚萎黄、神志不安、心悸怔忡、营卫不和、妇人脏躁等病症。

### 现代研究

红枣含有丰富的蛋白质以及铁、钙、磷等人体不可缺少的矿物质，其中钙对防治骨质疏松有重要作用，富含的铁对防治贫血有重要作用。红枣中所含的黄酮类物质——葡萄糖甙有镇静、催眠和降压作用，同时能抑制中枢神经，具有防治神经衰弱的功能。

红枣中含有大量环磷酸腺甙，可扩张血管，增强心肌收缩力，对治疗心血管疾病有一定的好处。红枣中的糖类物质能促进白细胞的生成，降低血清胆固醇，提高血清白蛋白，保护肝脏。

经常食用鲜枣的人很少患胆结石，这是因为鲜枣中丰富的维生素 C，使体内多余的胆固醇转变为胆汁酸，结石形成的概率也就随之减少。维生素 C 和有机酸还能抑制肿瘤细胞，甚至可使肿瘤细胞向正常细胞转化。

### 营养宜忌

1. 红枣用水煮后食用，可避免生吃所引起的腹泻，还不会改变进补的药效。

2. 红枣不可过量食用，否则会有损消化功能。

3. 不能吃腐烂的红枣，否则会出现头晕、视力障碍等中毒反应，重者危及生命。

## 补益脾胃，改善肠胃功能

红枣能健脾养胃、补中益气，对治疗脾胃虚弱及肠胃功能失调导致的腹泻、消化不良、便秘、倦怠无力等症有益。经常食用还能增进食欲，治疗饮食不慎所引起的胃炎，缓解胃胀、呕吐等症状。

## 治病食方

### 红枣布丁

【配方】红枣 30 颗,淡乳 500 毫升,白砂糖 100 克,玉米粉 150 克,盐适量,五香粉少许。

【制作】1. 红枣洗净,上火煮熟,捞出,去皮,去核,枣汁留用。

2. 将盐、白砂糖、玉米粉一起用冷水调稀倒入枣汁中,上火煮一下,边煮边搅,再慢慢地倒入淡乳,加入枣肉。

3. 煮沸离火,加五香粉,晾凉即可。

【功效】补益脾胃,帮助消化。

枣菇蒸鸡

【配方】红枣 20 颗,香菇 50 克,净鸡肉 150 克,湿淀粉 6 克,酱油、盐、料酒、白糖、葱段、姜丝、蒜片、香油、鸡清汤各适量。

【制作】1. 将鸡肉洗净,切成肉条;红枣、香菇洗净。

2. 将鸡肉条、香菇、红枣放入碗内,加入酱油、盐、白糖、味精、姜丝、料酒、鸡清汤、葱段、蒜片和湿淀粉拌匀,上笼蒸约 15 分钟,蒸熟取出,用筷子拨开,推入平盘,淋上香油即可。

【功效】补中益气,改善肠胃功能。

## 补中益气,治疗贫血

女性由于生理原因易患贫血,需要补血调理,此时最适合食用红枣。红枣为滋补佳品,食疗药膳中常加入红枣补养身体、滋润气血,提升身体的元气,增强免疫力。

## 治病食方

### 姜枣桂圆

【配方】红枣 25 颗,桂圆肉 250 克,鲜姜汁 20 毫升,蜂蜜适量。

【制作】1. 将红枣洗净,用温水浸泡;将桂圆肉洗净;将泡红枣的水和洗桂圆的水澄清过滤待用。

2. 将红枣、桂圆肉同放入锅中,放入澄清过滤的水,不足时,再加清水,煎煮至七成熟时,加入姜汁及蜂蜜,煮沸调匀即可。

【功效】滋补健体,抗衰老。

### 枣芪鹿肉汤

【配方】红枣 15 颗,黄芪 50 克,鹿肉 100 克,盐、料酒、味精、姜片、葱段、熟植物油、肉汤各适量。

【制作】1. 将鹿肉洗净,切片;黄芪用冷水洗净,切段;红枣洗净,去核。

2. 锅置火上,放入肉汤,烧沸,加入盐、料酒、味精、姜片、葱段、植物油,放入鹿肉、黄芪、红枣共煮,煮至鹿肉烂熟即可。

【功效】补五脏,调血脉。

## 养血柔肝,预防肝病

慢性肝炎多由急性型、丙型、丁型肝炎久治不愈发展而成,一旦确诊,除积极配合医生进行药物治疗以外,饮食力求清淡、易于消化,再配合吃一些保肝食物。红枣能养血安神、舒肝解郁、养肝排毒、增强体力,可以选一些食疗方如红枣煮鸡肝等长期食用,对肝脏有益。

## 治病食方

### 红枣煮鸡肝

【配方】红枣、大料各 20 颗,鸡肝 250 克,酱油、料酒、盐、葱段、姜片各适量。

【制作】1. 红枣洗净,用温水泡软,用小刀划去核。

2. 鸡肝入开水锅中焯一下,滤去血水,捞出,用凉水冲洗干净。

3. 不锈钢锅置于火上,放入清水、鸡肝、大料、酱油、料酒、盐、葱段、姜片,煮30分钟,至肝烂熟即可。

【功效】补肝养血。主治慢性肝炎。

### 红枣金针菇汤

【配方】红枣20颗,水发金针菇100克,料酒5毫升,盐3克,味精2克,姜片10克,植物油10毫升。

【制作】1. 水发金针菇洗净,去杂质;红枣洗净。

2. 取有盖的炖盅,倒入澄清的金针菇浸泡水,加入金针菇、红枣、料酒、盐、味精、姜片、清水和少许植物油,用牛皮纸封好,上笼蒸1小时左右,出笼,起盅即可。

【功效】增强人体防病、抗病能力。

### 滋阴益气,治疗心血管疾病

肠燥便秘,气血瘀塞容易造成机体的新陈代谢缓慢,导致胆固醇、脂肪等有害物质在体内积存,降低血液纯度,对血管造成损害,这是患心血管疾病的主因。红枣能够益气、补血、滋阴、润燥,对高血压有很好的食疗功效,适宜心血管病患者经常食用。

### 治病食方

#### 黑木耳红枣瘦肉汤

【配方】红枣20颗,猪瘦肉50克,黑木耳10克,酱油、味精、盐、料酒各适量,香油少许。

【制作】1. 将黑木耳用清水泡发,择去杂质;红枣洗净,去核;猪瘦肉洗净,切片,用酱油、盐、料酒腌10分钟左右。

2. 锅置火上,放入清水、木耳、红枣,烧开,然后放入猪瘦肉片,滚至熟,放入盐、味精,调好味,淋入香油即可。

【功效】健脾,降压。

#### 芹枣汤

【配方】红枣20颗,芹菜100克,盐3克,味精2克,葱段10克,植物油20毫升。

【制作】1. 将芹菜择洗干净,切段;红枣洗净,去核。

2. 锅置火上,加入植物油,烧热,放葱段爆香,加入芹菜煸炒,放入适量水、红枣、盐、味精,煮至熟即可。

【功效】清热平肝,健脾养心。

# 牛肉——肉中骄子

牛肉是一种常见的肉食,仅次于猪肉,为我国的第二大肉类食品。牛肉味道十分鲜美,营养组成接近人体需要,易被人体吸收,对增长肌肉、增强力量特别有效,是最理想的滋补健身肉食,一直以来备受人们的青睐,素有"肉中骄子"的美名。

**中医属性**

《医林纂要》中有曰:"牛肉味甘,专补脾土,脾胃者,后天气血之本,补此则无不补矣。"《本草拾遗》提及牛肉可"消水肿,除湿,补虚,令人强筋骨、壮健"。

传统医学认为,牛肉性温味甘,有暖中补气、滋养御寒、补肾壮阳、强筋骨、补脾胃等功效,凡身体衰弱,或久病体虚、营养不良、筋骨酸软、中气下陷、气短、贫血、面色萎黄、头昏目眩之人均宜食用。

**现代研究**

牛肉中富含丙氨酸、亚油酸和维生素 B₁₂，可促进人体肌肉组织新陈代谢；牛肉中的维生素 B₆ 能够促进蛋白质的新陈代谢和合成，从而有助于体虚者身体的恢复；而锌与谷氨酸盐和维生素 B₆ 共同作用，能增强人体的免疫力。而牛肉中的锌能够修复肌体损伤，增加肌肉力量。

牛肉中含有丰富的钾和胶原蛋白，对心脑血管系统、泌尿系统有着至关重要的作用。牛肉中的镁易被人体充分利用，有助于糖尿病的治疗。牛肉中的铁是亚铁血红素，可以充分被人体吸收，预防贫血。牛肉中含有多种氨基酸和脂类，可产生较高的热量，可用于胃寒痛的辅助食疗。

**营养宜忌**

1. 牛肉汤不仅味道鲜美，营养丰富，还是治疗慢性腹泻、脱肛、面浮足肿的良药。

2. 用牛肉与大米煮粥，对脾胃虚弱的恢复大有裨益。

3. 牛肉、栗子二者同属温热食品，不宜同食，否则易引起腹胀、消化不良。

## 补气血，化瘀阻，预防冠心病

冠心病一般是由于心脏冠状动脉血管壁有大量胆固醇沉积而形成的，而人体血浆脂质的浓度是依靠自身调节和饮食因素两方面决定。牛肉是高蛋白、低脂肪的食物，可以滋养心肾、补气养血、化解气血瘀塞，经常食用能降低冠心病、动脉硬化等的发生概率。

### 治病食方

### 参枣炖牛肉

【配方】牛肉 300 克，人参、葱各 10 克，红枣 10 颗，姜、盐各 5 克，植物油、高汤各适量。

【制作】1. 把牛肉洗净，切薄片；人参润透切片；红枣洗净、去核；姜切丝，葱切段。

2. 炒锅置武火上，加入植物油，烧至六成热时，加入姜、葱爆香，放入高汤，烧沸下入牛肉、盐、红枣、人参，文火炖 45 分钟即可。

【功效】补益气血，预防冠心病。

### 红豆炖牛肉

【配方】牛肉 500 克，红豆 250 克，料酒 10 毫升，姜 5 克，葱 10 克，盐、鸡精、胡椒粉各 3 克，鸡油 30 毫升。

【制作】1. 将红豆去泥沙，洗净；牛肉洗净，切 3 厘米见方的块；姜切片，葱切段。

2. 将红豆放入炖锅内，加入清水，再加入姜、葱、料酒、牛肉，置武火烧沸，再用文火炖 45 分钟，加入盐、鸡精、鸡油、胡椒粉即可。

【功效】利水，补气，养血。

## 健脾安中，治疗糖尿病

牛肉能够补气益血、健脾安中、降低血糖，且其含有的营养丰富，易被人体吸收，有助于增强体力、均衡营养，可用于治疗糖尿病引发的气血虚弱、消瘦、少食消渴、精神倦怠等症。

### 治病食方

### 笋炒牛肉

【配方】牛肉 200 克，笋片 150 克，葱段 15 克，姜 2 片，盐 2 克，料酒 10 毫升，水淀粉 7 克，植物油 70 毫升，胡椒粉 1 克，香油少许。

【制作】1. 牛肉洗净，剔去筋膜，切成薄片。

2. 将笋片加盐焯过，倾在漏勺里，滤去水分。

3. 炒锅放油，将牛肉放入锅中过油至熟，倾在漏勺里，利用锅中余油，把葱段、姜片煸出香味，然后把笋片、牛肉等放入锅中，撒入料酒、胡椒粉、香油，用水淀粉勾芡，炒匀即可。

【功效】适用于气血虚弱、消瘦、少食消渴、精神倦怠、糖尿病等症。

## 蚝油牛肉

【配方】腌牛肉片 300 克，蒜蓉、姜片各 5 克，料酒 5 毫升，葱段 10 克，味精、胡椒粉各 3 克，香油 3 毫升，水淀粉 10 克，酱油 10 毫升，高汤 50 毫升，蚝油 8 毫升，植物油 60 毫升。

【制作】1. 将蚝油、酱油、香油、味精、胡椒粉、水淀粉、高汤调成芡汁。

2. 炒锅置旺火上，倒入植物油，烧至五成热时放入腌牛肉片过油，至九成熟时捞出，沥净油。

3. 炒锅重置火上烧热，放入葱段、姜片、蒜蓉炒出香味，放入炒好的牛肉片，烹入料酒，用水淀粉勾芡，淋入芡汁，炒匀即可。

【功效】补气益血，降低血糖。

### 活血养气，预防癌症

牛肉是公认的滋补食物，具有健脾、益气、养胃、强筋、健骨、补虚等功效，能够促进血液循环，使全身能量充足，有助于建立健康的免疫系统，增强抵抗力，预防肿瘤的生成。

### 治病食方

## 胡萝卜枸杞煮牛肉

【配方】牛肉 200 克，胡萝卜 100 克，山楂 15 克，枸杞子 12 克，姜 5 克，葱 10 克，植物油 50 毫升。

【制作】1. 山楂洗净，去核切片；枸杞子洗净去杂质；牛肉洗净切 4 厘米见方的块；胡萝卜洗净切 3 厘米见方的块；姜切片，葱切段。

2. 锅置武火上，加入植物油，烧至六成热时，加入姜、葱爆香，下入牛肉、胡萝卜、山楂、枸杞子、盐，再加水 400 毫升，用文火煮 1 小时即可。

【功效】益气，养胃，强筋，健骨。

## 青豆炒牛肉末

【配方】牛肉末 200 克，青豆 100 克，洋葱粒 60 克，甘笋 50 克，蒜蓉 20 克，料酒 20 毫升，白糖 5 克，酱油、蚝油各 15 毫升，水淀粉 30 克，植物油 40 毫升。

【制作】1. 炒锅置旺火上，倒入植物油，烧至五成热时爆香蒜蓉后，加牛肉末炒散，盛出。

2. 锅留底油，烧热后加入洋葱粒、甘笋、青豆炒熟，加入酱油、白糖、料酒、蚝油拌匀，加入水淀粉勾芡即可。

【功效】提高免疫力。

### 补中益气，治疗胃痛

牛肉有补中益气、滋养脾胃的作用，寒冷的冬季，常吃牛肉有暖胃作用，是寒冬补益佳品。食用牛肉也可以产生较高的热量，具有缓解焦躁情绪，缓和疼痛的功效，因此牛肉可用于胃寒痛的辅助食疗。

### 治病食方

## 黄芪牛肉粥

【配方】牛肉、粳米各 100 克，黄芪 10 克，精豆粉 20 克，胡椒粉、味精、盐各 2 克，姜 3 克，葱末 5 克。

【制作】1. 牛肉洗净，除去筋膜，和姜一起绞烂，加入豆粉、胡椒粉、盐、味精调匀。

2. 黄芪用干净纱布包起来，扎紧袋口。

3. 粳米淘净，用冷水浸泡半小时后入锅，倒入冷水，用旺火烧沸一段时间，加入黄芪布包，改用小火熬煮至粳米烂熟时，捞出布包，加入牛肉馅、姜片搅散，继续用中火熬煮。

4. 至牛肉熟软时，加入葱末、味精调好味，再稍焖片刻即可。

【功效】补中益气，滋养脾胃。

## 姜汁牛肉饭

【配方】鲜牛肉 150 克，粳米 200 克，姜汁、酱油、植物油各适量。

【制作】1. 将牛肉洗净，切碎剁成肉馅，放入碗内，加入姜汁，拌匀后，放入酱油少许、植物油适量，再拌匀。

2. 将粳米淘净，放入盆内，上笼用武火蒸 40 分钟，揭开盖，将姜汁牛肉倒入饭面上，继续蒸 15 分钟即可。

【功效】补中益气，抗衰老，强筋健骨。适宜胃寒患者食用。

# 人参——百草之王

人参是一种名贵的中药材，盛产于我国东北的长白山地区。野生者名"山参"，栽培者称"园参"，鲜参洗净后干燥者称"生晒参"，蒸制后干燥者称"红参"，加工断下的细根称"参须"。作为滋补药膳的圣品，无论是人参的药物成分，还是药理作用，都充分证明了它是当之无愧的"百草之王"。

### 中医属性

《本草纲目》曰："人参治男妇一切虚证。"《本草正》又曰："人参，气虚血虚俱能补。故凡虚而发热，虚而自汗，虚而眩晕，虚而困倦，虚而惊惧，虚而短气，虚而遗泄，虚而泻利，虚而头疼，虚而腹痛，虚而欲食不运，虚而痰涎壅滞，虚而咳血吐血，虚而淋沥便闭，虚而呕逆躁烦，虚而下血失气等症，是皆必不可缺也。"

传统医学认为，人参性温，味甘微苦。可补气生直，健脾益胃，强心提神。适宜身体瘦弱，劳伤虚损，气血不足，喘促气短，食少倦怠，大便滑泄，慢性腹泻之人食用；可治疗体虚导致的惊悸，健忘，头昏，贫血，神经衰弱，男子阳痿，女子崩漏等症。

### 现代研究

人参具有特殊的营养补益价值和良好的治疗作用。它富含的肽和氨基酸能够增加机体免疫球蛋白的含量，增强网状内皮系统的吞噬能力，增强肿瘤患者免疫系统的监视功能，从而抑制肿瘤的发展。并能增加白细胞，防止因化疗所致的白细胞减少，还能促进健康人淋巴细胞的转化。

人参具有促进核糖核酸、脱氧核糖核酸和蛋白质合成的作用，能增强机体的免疫能力，提高机体的代谢水平。因此，对于抵抗衰老和改善老年人头晕、脑鸣、健忘、疲乏等症状，均有较好的效果。

人参能够降低血中胆固醇和甘油三酯的含量，并能抑制血小板凝结，使高密度脂蛋白增加，从而起到预防和延缓动脉粥样硬化的良好作用。因此，对于高脂血症、冠心病、心绞痛、心肌梗死等老年病，都有一定的治疗作用；它还可以不同程度地减轻或消除这类疾病所造成的头昏、头痛、胸闷、气短、心前区疼痛等症状。

### 营养宜忌

1. 人参可用来佐膳，但忌用铁锅煎煮。

2. 人参有明显的强壮兴奋作用，凡体质健壮之人皆不宜服食。

3. 在食用人参期间，一般忌吃山楂、萝卜，忌饮茶。

## 益气养阴，治疗糖尿病

益气养阴是针对气阴两虚而言的。气阴两虚一般表现为热性病，常见于多种慢性消耗性疾病，如肺结核、糖尿病等。人参有益气养阴、生津止渴等作用，可以改善糖尿病患者的一般症状，如口渴思饮、多汗、周身疲乏等，有助于减少尿糖、降低血糖。服用人参后，还可以减少胰岛素的用量。

### 治病食方

### 人参鸡肉汤

【配方】人参10克，淮山15克，红枣15颗，老母鸡1只，料酒、姜、葱、味精、盐各适量。

【制作】1.将老母鸡宰杀，去毛及内脏，洗净切块。

2.人参、淮山、红枣洗净；姜切片；葱切段。

3.锅置火上，加适量清水，放入鸡块、人参、淮山、红枣、姜、葱、料酒及少许盐，用旺火煮沸后，改用文火煮至鸡肉熟透，加入味精、盐调味即可。

【功效】温中益气，填精补髓，活血调经。

### 党参麦冬瘦肉汤

【配方】党参60克，猪瘦肉500克，生地黄、麦冬各30克，红枣适量。

【制作】1.党参、生地黄、麦冬、红枣（去核）洗净。

2.猪瘦肉洗净，切块。

3.把全部用料放入锅内，加清水适量，武火煮沸后，文火煲1小时，调味即可。

【功效】增液润燥，养胃生津。适用于热病伤津，症见口渴、便秘，舌干红，或老人阴液不足诸症，或糖尿病渴饮者。

## 补肺益气，治疗肺病

人参能够补肺中之气，肺气旺则四脏之气皆旺。古代医家治疗肺虚喘咳的许多方剂，均以人参为主药，辅以其他益气祛邪之品，标本同治。对于因长期咳喘耗伤肺气而造成的气短、喘促、声音低微、体倦懒言或咳嗽无力、痰多清稀、自汗怕冷、易于感冒等，都可以选用人参来补肺益气。

### 治病食方

### 人参地黄炖蜜糖

【配方】人参15克，生地黄90克，白茯苓60克，蜜糖30克。

【制作】1.生地黄洗净，切成小粒，白茯苓洗净，碎成小粒，一起放入锅内，加清水煲1小时后，用炖盅盛装。

2.人参洗净，切片，放入盛有生地黄、白茯苓汤的炖盅内，炖盅加盖，文火隔水炖3～4小时，取出待稍凉，加入蜜糖溶化后即可。

【功效】滋阴润肺，益气补脾。用于虚劳肺阴亏损所致的干咳、咽燥咯血、肌肉消瘦、气短乏力等，亦可用于肺结核干咳日久、咽干口燥，或劳累过度、虚火内生之咳嗽咽干、声音嘶哑等。

### 人参鱼肉汤

【配方】鲜人参5根，海鱼250克，川贝8克，桂圆肉4克，火腿、猪瘦肉、盐各适量，姜汁、料酒各少许。

【制作】1.将鱼放入沸水中加姜汁、料酒煮半分钟，捞出切成片。

2.其他各料洗净与鱼肉同放煲内，加适量沸水，加盖，入蒸笼蒸4小时后，放盐调味即可。

【功效】润肺补虚，秋冬食之最佳。

## 益气养心，治疗神经衰弱

"心主神志"，即中枢神经系统功能都可归于心。人参为"助精养神之药"，能益气养血、宁心安神，提高人的脑力和体力劳动效率，有显著的抗疲劳作用，能改善睡眠和情绪。因此，对于不同类型的神经衰弱患者均有较好的治疗作用，能使病人体重增加，消除或减轻全身疲乏、头痛、失眠等症状。

### 治病食方

### 人参田七羊肉汤

【配方】人参8克，田七10克，羊肉350克。

【制作】1.羊肉洗净，斩块；人参、田七略洗，与羊肉一齐放入炖盅内。

2.加开水适量，炖盅加盖，置锅内用文火隔水炖2~3小时，调味即可。

【功效】用于气虚血瘀所致的心悸怔忡、气短乏力、活动后加剧、胸闷心痛、舌苔薄白、舌质暗或紫暗等症。

### 莲参粥

【配方】人参10克，莲子15克，粳米50克，白糖适量。

【制作】1.人参用水浸润，切成薄片；莲子水发，去心；粳米淘洗干净。

2.锅置火上，加适量清水、莲子、粳米，用旺火烧沸，放入人参片，改用文火煮熟，加入白糖调味即可。

【功效】大补元气，止渴生津，补充营养。

## 补气生血，治疗贫血症

气血相依，互为根本，人参是理想的补气生血药，能刺激造血功能旺盛。常见的人参养荣丸、人参归脾丸、八珍丸等，都是良好的养血补血方剂。因此，人参可用于治疗血、气亏损而致的面色无华、口唇淡白、头晕眼花、手足麻木、脉细无力等症。

### 治病食方

### 党参红枣凤爪煲

【配方】党参100克，红枣适量，凤爪300克，姜10克，盐20克，味精15克，白糖5克。

【制作】1.凤爪砍去爪，姜去皮切片，红枣洗净，党参切段。

2.瓦煲注入清水，加入凤爪、红枣、姜、党参煲40分钟。

3.调入盐、味精、白糖，用小火同煲5分钟即可。

【功效】补气生血。

### 山参鹌鹑汤

【配方】党参、山药各20克，鹌鹑250克，盐适量。

【制作】1.将鹌鹑洗净，切块，放砂锅中加入山药、党参及适量盐、清水。

2.用文火炖30分钟即可食肉饮汤。

【功效】健脾益胃，强壮身体。适用于体质虚弱、脾胃不足引起的食欲不振、消化不良、四肢倦怠等症。

# 第三章

# 最能补血的五种营养食物

## 花生——长生果

花生，学名落花生，又名地果、唐人豆。花生长于滋养补益，延年益寿，所以民间又称其为"长生果"。花生的营养价值比粮食高，甚至能与鸡蛋、牛奶、肉类等动物性食品媲美，于是人们将它与黄豆一样称为"植物肉""素中之荤"。

### 中医属性

《滇南本草图说》认为，花生"补中益气，盐水煮食养肺"。《药性考》中提及其可"生研用下疾。炒熟用开胃醒脾，滑肠，干咳者宜餐。滋燥润火"。

传统医学认为，花生性平，味甘；入脾、肺经，具有扶正补虚、悦脾和胃、润肺化痰、滋养调气、利水消肿、止血生血、清咽止疟等功效，主治营养不良、食少体弱、燥咳少痰、咯血、皮肤紫斑、脚气等病症。

### 现代研究

花生中的卵磷脂不仅能益智，还可延缓老化；花生中的不饱和脂肪酸含量在50%以上，有降低胆固醇的作用，对于预防动脉硬化、高血压和冠心病等心脑血管疾病十分有益。花生红衣中所含有的儿茶素对人体具有很强的抗老化的作用。

炒熟的花生中钙含量极高，可以促进骨骼的生长发育。花生的蛋白质中含十多种人体所需的氨基酸，可促使细胞发育和增强大脑的记忆能力，预防老年痴呆症。花生红衣中含有使凝血时间缩短的物质——白藜芦醇，不但可用于防治血友病，同时具有强大的抗氧化作用，是肿瘤类疾病的化学预防剂，也是动脉硬化、心脑血管疾病的化学预防剂。

### 营养宜忌

1. 将花生连红衣一起与红枣配合食用，既可补虚，又能止血，最宜用于身体虚弱的出血病人。

2. 花生炒熟或油炸后，性质热燥，不宜多食，而在花生的诸多吃法中以炖食最佳。

3. 花生能增进血凝、促进血栓形成，故血黏度高或有血栓的人不宜食用。

## 补血益气，防治血友病

血友病是由于先天性凝血因子缺乏，以致凝血活酶生成障碍的出血性疾病。花生具有补血止血、强体益气的功效，适用于气血两虚所致的缺乏食欲、短气乏力等，对多种出血性疾病不但有止血的作用，而且对原发病有一定的治疗功效，能改善人体造血功能，可用于防治血友病。

## 治病食方

### 花生烤麸粥

【配方】花生米、香菇各20克，粳米150克，大麦米75克，烤麸50克，盐2克，鸡粉3克，葱末5克。

【制作】1. 粳米淘洗干净，用冷水浸泡半小时，大麦米洗净，浸泡3小时，各自沥干水分；烤麸涨发回软，洗净切块；花生米用冷水浸泡回软；香菇用温水泡发回软，去蒂，洗净，切片。

2. 锅中加入粳米、大麦米和约2000毫升冷水，上旺火烧沸，再下入烤麸块、花生米、香菇片等材料，转小火慢煮1小时。

3. 粥内加入盐和鸡粉，搅拌均匀，待粥黏稠时，撒上葱末，即可盛起食用。

【功效】补血止血，排毒，抗氧化。

## 花生猪骨粥

【配方】花生米、粳米各100克，猪骨300克，香菜50克，大油20克，胡椒粉2克，香油5毫升，盐3克。

【制作】1. 粳米淘洗干净，用冷水浸泡半小时，捞出，沥干水分；猪骨洗净，敲断成小块；花生米放入碗内，用开水浸泡20分钟，剥去外皮；香菜择洗干净，切成小段。

2. 把锅置火上，放入猪骨块、大油和适量水，用旺火烧沸后，继续烧煮约1小时，至汤色变白时，捞出猪骨，下粳米和花生米，用旺火烧沸，改小火继续熬煮约45分钟；煮至米粒开花、花生米酥软时，放盐搅拌均匀，淋入香油，撒上胡椒粉、香菜段，即可盛起食用。

【功效】补血益气，用于防治血友病。

### 活血润燥，预防癌症

花生的清热、活血、润燥，调理肠胃功能，有助于将肠道中的有害物质排出，减少毒素残留，从而降低致癌物质在体内的积存，降低肠癌发生的概率。

## 治病食方

### 芦荟花生粥

【配方】花生米60克，芦荟15克，粳米150克。

【制作】1. 将芦荟洗净，切2厘米见方的块；花生米洗净；粳米淘洗干净。

2. 将芦荟、花生米、粳米放入锅内，加水500毫升，置武火上烧沸，再用文火煮35分钟即可。

【功效】泻热通便，养阴润肺。

### 卤花生

【配方】带壳花生、腌雪里蕻卤汁各500克。

【制作】1. 带壳花生淘洗干净，将每个花生捏开口，放入腌雪里蕻的卤汁中浸泡2天。

2. 将带壳花生捞出放锅中加适量的水，置炉火上用旺火烧开，改用中火煮半小时，将煮熟的花生捞出沥干水分即可。

【功效】调理肠胃功能。

### 花生米拌黄瓜

【配方】花生米200克，黄瓜500克，盐8克，味精3克，花椒油、香油各20毫升。

【制作】1. 黄瓜洗净，去两头，切成丁。

2. 花生米放水中浸泡一下，放锅中煮熟，捞出晾凉后去掉红衣，放入黄瓜丁中。

3. 加入盐、花椒油、香油、味精拌匀即可。

【功效】清热、活血、润燥。

### 补血止血，预防心脑血管疾病

花生是全世界公认的健康食品，在我国花生被认为是"十大长寿食品"之一，具有调和脾胃、补血止血、降压降脂的功效，特别是花生红衣对预防中老年人健康的最大杀手——心血管疾病有一定的防治作用。连花生带红衣一起食用，可以降低血脂和血清胆固醇，减少冠心病发病率。

## 治病食方

### 花生山药粥

【配方】花生米、山药各50克，粳米100克，冰糖10克。

【制作】1.将花生米、粳米淘洗干净，用冷水分别浸透；山药洗净，去皮，切成细丁。

2.锅中加入冷水，将花生米、粳米放入，用旺火烧沸，加入山药丁，然后改用小火熬煮成粥，加入冰糖，再略煮片刻，即可盛起食用。

【功效】抗衰老，保护血管。

### 花生菠菜粥

【配方】花生米50克，粳米100克，菠菜200克，盐2克，味精1克，植物油10毫升。

【制作】1.将菠菜去掉烂叶，洗净，切成细末；花生米用沸水浸泡1小时，洗净；粳米淘洗干净，用冷水浸泡好。

2.将粳米与花生米一同放入锅中，加入1500毫升冷水，加入植物油，先用旺火烧沸，再改用小火煮至花生米熟透时放入菠菜末，加盐和味精调好口味，煮沸即可。

【功效】润肠通便，排毒净血，预防心脑血管疾病。

# 胡萝卜——人体的保护神

胡萝卜，又名红萝卜、黄萝卜、小参、菜人参，因其来自胡地，味似萝卜，因而被称为胡萝卜。胡萝卜是一种难得的果、蔬、药兼用之品，对人体具有多方面的保健功能，具有延年益寿之功效，被誉为"人体的保护神"。

### 中医属性

《本草纲目》中指出，胡萝卜可以"下气补中，利胸膈肠胃，安五脏，令人健食"。《随息居饮食谱》又称："葫芦派，皮肉皆红，亦名红芦菔，然有皮肉皆黄者。辛甘温。下气宽肠，气微燥。"

传统医学认为，胡萝卜性微寒，味微苦甘辛；入肝、胃、肺经，具有下气补中、补肝益肺、健脾利尿、驱风寒等功效，主治夜盲、胸膈痞满。

### 现代研究

胡萝卜中含有九种氨基酸，其中人体必需的氨基酸占五种。临床实践证明，胡萝卜有降压、降血糖、强心的作用，因此可作为冠心病人及糖尿病人的食疗食品。长期吸烟的人，每日饮半杯胡萝卜汁，对肺部有保健作用。

胡萝卜中富含的维生素A、维生素C和胡萝卜素可调节视网膜感光物质合成，缓解视疲劳，预防干眼病和夜盲症的发生。胡萝卜素经消化分解后变成加倍的维生素A，能分解脂肪，消除肥胖；对皮肤干燥、牛皮癣等症也有很好的改善作用。胡萝卜中的β-胡萝卜素具有清除氧自由基的功能，可达到非常明显的抗癌效果。

胡萝卜所含的槲皮素、山素酚等成分能增加冠状动脉血流量，降低血脂，促进肾上腺素的合成。胡萝卜中的木质素，有提高机体抗癌免疫力和消灭癌细胞的作用。胡萝卜含有的大量果胶可以与有毒物质结合，改善消化系统，抵抗导致疾病、老化的自由基。胡萝卜富含的膳食纤维，也具有利膈、宽肠、减肥、通便、防癌的作用。

### 营养宜忌

1.胡萝卜应搭配油脂来烹食，而且一定要煮熟了食用才更有利于营养吸收。

2.胡萝卜不宜与人参同服，否则容易降低人参的补气效果。

## 补气血，益肠胃，预防癌症

便秘有很多诱因，饮食、疾病、药物、精神等因素都可能导致便秘。经常性便秘容易使体内堆积有害物质,阻碍机体正常的新陈代谢,从而容易导致免疫功能下降,增加患肠癌、肺癌等的危险。胡萝卜能补气血,润肠通便,可改善气血两亏导致的便秘、健忘等症。

## 治病食方

### 香油炖胡萝卜

【配方】胡萝卜300克,香油30毫升,姜5克,葱10克,盐、鸡精各3克,植物油35毫升,清汤适量。

【制作】1.将胡萝卜洗净,去皮,切3厘米见方的薄片;姜切片,葱切段。

2.将炒锅置武火上烧热,加入植物油,烧至六成热时,加入姜、葱爆香,加入清汤,烧沸,下入胡萝卜煮熟,加入盐、鸡精、香油即可。

【功效】润肠通便,明目健脾。适用于肠燥便秘、消化不良、咳嗽、夜盲症等。

### 核桃莴苣炒胡萝卜丁

【配方】胡萝卜200克,核桃仁30克,莴苣20克,姜5克,葱10克,盐3克,鸡精2克,植物油35毫升。

【制作】1.将核桃仁用植物油炸香;莴苣去皮,切丁;胡萝卜去皮,切丁;姜切片,葱切段。

2.将炒锅置武火上烧热,加入植物油,烧至六成热时,下莴苣、胡萝卜丁、核桃仁、姜、葱、盐、鸡精,炒熟即可。

【功效】补气血,益智能,润肠通便。

## 补虚健胃,治疗消化不良

肠道可以迅速排除毒素,但是如果消化不良,就会造成毒素囤积在肠道,易被重新吸收,给健康造成巨大危害。胡萝卜可以祛热生津、补虚健胃、清热利肠,有效降低血液中毒素的浓度,加速其排出。每天进食一些胡萝卜,可以刺激胃肠的血液循环,改善消化系统。

## 治病食方

### 煮胡萝卜条

【配方】胡萝卜500克,黄油50克,盐5克,白糖25克,胡椒粉、味精各2克。

【制作】1.将胡萝卜刮皮,洗净,切成长3~4厘米、粗0.7厘米左右的条。

2.锅置火上,放入适量清水,烧开,下入胡萝卜条,翻煮几下,放盐、白糖,改用中、小火继续煮10~20分钟,煮至胡萝卜熟透入味,捞出,沥水。

3.把煮好、沥干的胡萝卜条放在碗内,撒上味精,余下的白糖、盐、胡椒粉,淋入溶化的黄油,拌匀即可。

【功效】润肠通便,美容润肤。

### 胡萝卜土豆汤

【配方】胡萝卜、土豆各60克,嫩豆腐、腰果各50克,橄榄油适量,盐、芹菜、枸杞子、黑胡椒、水淀粉各少许。

【制作】1.胡萝卜、土豆去皮;芹菜切段;嫩豆腐切小块。

2.锅内倒入橄榄油烧热,加入胡萝卜及土豆炒至熟软,盛出,倒入果汁机中,再加水及腰果榨成汁。

3.胡萝卜土豆汁倒入锅中,加入豆腐、芹菜煮开,再加入盐、黑胡椒调味,最后加入水淀粉勾薄芡,投入枸杞子稍煮即可。

【功效】消除胀气,改善消化不良,调理肠胃不适。

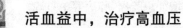

## 活血益中，治疗高血压

患高血压症容易导致肾动脉硬化，形成肾缺血，这样又加重了高血压，形成"恶性循环"。肾脏长期缺血，发生营养不良，肾功能也会受到影响。应该经常食用胡萝卜等可以活血下气、壮阳补肾、清热解毒的食物，有助于增加血流量，降低血脂。胡萝卜可作为高血压、冠心病患者的食疗佳品。

### 治病食方

### 香菜拌胡萝卜丝

【配方】胡萝卜500克，香菜50克，盐10克，味精3克，白糖15克，红油10毫升，醋适量，香油15毫升。

【制作】1.胡萝卜洗净，刮去表面粗皮，切成细丝，用盐拌匀腌一下；香菜洗净，切成碎末。

2.将盐腌过的胡萝卜丝用清水淘洗一下，沥干放碗中。

3.把香菜碎末撒在胡萝卜丝上。

4.将红油、盐、醋、白糖、味精、香油放碗中拌匀，浇在胡萝卜丝碗中，拌匀即可。

【功效】防治血压升高。

### 海蜇拌胡萝卜

【配方】胡萝卜200克，海蜇皮100克，葱段10克，盐2克，味精1克，白糖4克，香油、植物油各15毫升。

【制作】1.海蜇皮放入清水中泡发后洗净，切成细丝，用凉开水漂净，沥干；胡萝卜洗净削皮，切成细丝，焯至能掐透，加盐腌10分钟左右，用凉开水冲洗干净，沥干。

2.将海蜇皮丝与胡萝卜丝放盘中抖散开。

3.植物油倒入锅内烧热，加葱段炒香，趁热淋到海蜇皮丝和胡萝卜丝上，加白糖、味精、香油，拌匀即可。

【功效】降低血压。

## 补气润肺，预防感冒

气候发生变化时，会影响呼吸道黏膜的防御功能，全身的抗病能力也会下降，同时大量的细菌、病毒开始侵入，如果此时刚好体质不佳，就容易降低人体的抗病反应，免疫功能下降，导致感冒。常吃胡萝卜，可以增强机体活力，提高免疫力，预防流感。

### 治病食方

### 白菜山药胡萝卜汤

【配方】白菜、山药、胡萝卜各100克，白糖适量。

【制作】1.将白菜、山药、胡萝卜分别洗净，再将白菜切碎，山药、胡萝卜分别切丁。

2.将上述诸料一同放入汤锅内，加适量水淹没住，以文火煮至酥透。

3.起锅前加糖调匀即可。

【功效】祛热生津，补虚健胃，清热利肠。

樱桃萝卜

【配方】胡萝卜300克，鸡蛋1个，番茄酱25克，白糖30克，水淀粉、面粉各100克，酱油20毫升，醋10毫升，味精、盐各2克，高汤适量，植物油50毫升，香油3毫升。

【制作】1.将胡萝卜去皮洗净，切成1厘米见方的丁，在开水锅中烫透，捞出用凉水泡凉，沥干水分放在碗中，加入鸡蛋、水淀粉、面粉拌匀。

2.取小碗1个，放入酱油、白糖、醋、番茄酱、盐、高汤、水淀粉兑成汁。

3.炒锅置旺火上，倒入植物油，烧至五成热时把萝卜丁放入油中，炸至表面酥脆呈金黄色时捞出，控出余油。

4.锅留少许底油，放入兑好的汁，放入萝卜丁炒匀，加入味精，淋入香油即可。

【功效】提高免疫力，预防感冒。

# 葡萄——水果皇后

葡萄，又名草龙珠、水晶明珠、蒲桃、山葫芦。葡萄名列世界四大水果之首，不但色美、气香、味可口，而且果实、根、叶皆可入药，全身是宝，既可鲜食又可加工成各种产品，如葡萄酒、葡萄汁、葡萄干等，被人们誉为"水果皇后"。

### 中医属性

《神农本草经》有曰，葡萄"益气倍力强志，令人肥健，耐饥忍风寒，久食轻身不老延年"。《滇南本草》称其"大补气血，舒筋活络，泡酒服之，能治阴阳脱症，又治盗汗虚症"。

传统医学认为，葡萄性平，味甘酸，入肺、脾、肾经；可补气益血、滋阴生津、强筋健骨、通利小便；主治气血虚弱、肺虚久咳、肝肾阴虚、心悸盗汗、腰腿酸痛、筋骨无力、风湿痹痛、面肢浮肿、小便不利等病症。

### 现代研究

葡萄具有广泛的药用价值，所含的天然聚合苯酚，能与病毒或细菌中的蛋白质化合，使之失去传染疾病的能力，尤其对肝炎病毒、脊髓灰质炎病毒有很好的灭杀作用。葡萄含有一种叫白藜芦醇的化合物，可以抑制细胞发生癌变，并能防止已恶变的细胞扩散，有较强的防癌抗癌功能。

葡萄中含有的维生素 $B_{12}$，具有抗恶性贫血的作用，尤其是用带皮的葡萄发酵而成的红葡萄酒，每升中约含维生素 $B_{12}$12~15 毫克，因此，常饮红葡萄酒有益于治疗恶性贫血。葡萄中还含有维生素 P，可降低胃酸毒性，达到利胆的目的，可治疗胃炎、肠炎及呕吐等。

研究发现，葡萄酒在增加血浆中高密度脂蛋白的同时，能减少低密度脂蛋白含量。因此常食葡萄（葡萄酒），可降低冠心病引发死亡的概率。另外，葡萄中钾元素含量较高，能帮助人体积累钙质，促进肾脏功能，调节心搏次数。

葡萄果实中，葡萄糖、有机酸、氨基酸含量都很高，可补益和兴奋大脑神经，消除过度疲劳，对治疗神经衰弱有一定效果。据《本草纲目》记载，葡萄的根、藤、叶等均有很好的利尿、消肿作用，可治疗呕吐、浮肿等病症。

### 营养宜忌

1.将鲜葡萄洗净后连皮带子粉碎、榨汁后饮用，营养功效更佳。

2.葡萄含糖量高，糖尿病患者不宜多食。

### 营养治病

## 益气活血，预防肝病

葡萄能补气血、强筋骨、益肝阴、利小便、舒筋活血、暖胃健脾、除烦解渴；对保护肝脏、减轻腹水及下肢浮肿的功效非常显著，还可改善肝炎伴有的神经衰弱、疲劳等症状，能帮助消化，增进食欲，并防止肝炎后脂肪肝的发生。

## 治病食方

### 山药葡萄粥

【配方】葡萄干 40 克，粳米 100 克，山药、莲子各 20 克，白糖少许。

【制作】1.山药洗净，去皮，切成小片。

2.莲子洗净，用冷水泡开，除去莲心；葡萄干除去杂质。

3.粳米洗净泡好，放入锅中，加入约 1000 毫升冷水，用旺火煮沸，放入山药片、莲子肉、葡

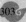

萄干同煮，再沸后用小火焖约 15 分钟，加白糖调好味，即可盛起食用。

【功效】舒筋活血，暖胃健脾。

### 樱桃糖酒汁

【配方】红葡萄酒 100 毫升，樱桃 300 克，白糖 50 克。

【制作】1.樱桃洗净，去梗、去核，放入榨汁机中搅打成汁。

2.锅内加入冷水，加入白糖烧煮，待糖液呈半透明状时，倒入红葡萄酒，继续烧煮两三分钟，使液汁稍稍变稠。

3.将樱桃汁加入糖酒汁内，搅拌均匀，待液汁冷却后，放入冰箱冰镇片刻，即可取出饮用。

【功效】帮助消化，增进食欲。

### 补血补气，治疗恶性贫血

葡萄可补气血、开胃口、强筋骨、利小便，是气血虚弱、食欲不振、心悸盗汗等患者的治疗佳品。葡萄酒更以"暖腰肾、驻颜色、耐寒"之功效和独有的醇香，深受身体虚弱及贫血病人的青睐。常饮红葡萄酒，有益于治疗恶性贫血。

### 治病食方

### 五鲜饮

【配方】葡萄、西瓜、鲜藕、梨、鲜生地各 200 克，白糖 10 克。

【制作】1.将西瓜洗净，挖出瓤，瓜皮切丝；鲜藕、鲜生地洗净，切丝；梨去核洗净，切块；葡萄洗净，去子去皮。

2.将上述各种蔬果分别放入榨汁机中榨取汁液。

3.将以上五种汁液倒入同一大杯中，加入白糖搅拌均匀，即可直接饮用。

【功效】补益气血，增强体力。

### 紫沙果美肤汁

【配方】葡萄 100 克，李子 30 克，苹果 50 克，柠檬 20 克，冰糖 10 克。

【制作】1.李子去核，连皮切成四块；葡萄去皮，去子；苹果洗净，去核，切成块；柠檬削皮，果肉切块。

2.以上 4 种水果分别放入榨汁机中，搅打成汁。

3.将果汁倒入杯中，加入冰糖搅拌均匀，即可直接饮用。

【功效】预防贫血。

### 健脾开胃，治疗胃病

葡萄能大补气血，舒筋活络，开胃利胆，能降低胃酸毒性，因而可治疗胃炎、肠炎及呕吐等。同时，葡萄在预防和治疗胃痛、腹胀等方面也有较显著疗效。

### 治病食方

### 葡萄干粥

【配方】葡萄干 50 克，粳米 100 克，白糖 5 克。

【制作】1.将葡萄干择净，用冷水略泡，冲洗干净。

2.粳米淘洗干净，用冷水浸泡半小时，捞出沥干水分。

3.锅中加入冷水，倒入葡萄干、粳米，先用旺火煮沸，再改用小火熬至粥成，加入白糖调好味，再稍焖片刻即可。

【功效】缓解胃痛腹胀。

### 五果冰糖羹

【配方】葡萄 200 克，枸杞子 10 克，桂圆肉 15 克，香蕉 20 克，红枣适量，冰糖 25 克。

【制作】1. 红枣去核，洗净切碎；桂圆肉洗净。

2. 枸杞子用温水泡至回软，洗净捞出，沥干水分。

3. 红枣、枸杞子、桂圆肉同入锅中，加入适量冷水，以小火熬煮片刻。

4. 将香蕉去皮，切丁；葡萄洗净，去皮、子，一起投入汤羹内拌匀，最后以冰糖调好味，即可盛起食用。

【功效】舒筋活络，开胃利胆。

## 补血安神，治疗神经衰弱

心神不宁、疲惫无力时可适当食用一些葡萄，它具有补气血，强筋骨的功效，有益于大脑神经，能调节情绪，对治疗神经衰弱、消除过度疲劳有一定效果。适用于气血虚弱，神疲心悸，风湿痹痛，腰膝无力，神经衰弱等患者食用。

### 治病食方

### 葡萄茉莉粥

【配方】葡萄干 20 克，茉莉花 10 克，糯米 100 克，冰糖 50 克。

【制作】1. 糯米淘洗干净，用冷水浸泡 3 小时，捞出沥干水分。

2. 葡萄干、茉莉花均洗净。

3. 锅中加入冷水，将糯米放入，用旺火煮至米粒开花，加入葡萄干、茉莉花和冰糖，继续煮至米烂粥稠即可。

【功效】安抚情绪，舒缓情绪。

# 猪血——养血之玉

猪血，又称液体肉、血豆腐和血花等，是最理想的补血佳品。猪血一年四季都有售，以色正新鲜、无夹杂猪毛和杂质、质地柔软、非病猪之血为优。猪血及猪血制品以其丰富的营养和独特的滋补功效，一直为人们所喜爱，堪称"养血之玉"。

#### 中医属性

《本草纲目》曰，猪血"清油炒食，治嘈杂有虫"。《名医别录》言其"主奔豚暴气，中风头眩，淋沥"。《千金·食治》认为它"主卒下血不止，美清酒和炒服之"。

传统医学认为，猪血性平，味咸，归肾、脾经，具有祛头风、止眩晕、养血止血、利大肠等功效，可治疗眩晕、血证、中满腔胀等，近年也用于治疗宫颈糜烂等。

#### 现代研究

猪血不仅蛋白质特别丰富，还含有各种人体所需的微量元素，尤其含铁量高，可以防治缺铁性贫血。猪血中含有的微量元素钴，对其他贫血病如恶性贫血也有一定的防治作用。猪血所含的锌、铜等，具有抗衰老的作用，常吃猪血能延缓机体衰老，使人耳聪目明。猪血含有适量的硒，足以起到防癌抗癌作用，尤其对血癌病人有益。

猪血中的血浆蛋白被消化液中的酶分解后，会产生一种解毒的物质，有除尘、清肠、排毒的作用。猪血中含有凝血酶，具有止血作用。猪血中还含有一定量的磷脂酰胆碱（卵磷脂），有抑制低密度脂蛋白的作用，有助于预防动脉硬化，对高血压、冠心病、高脂血症、脑血管病患者有益。

此外，老年人由于牙齿脱落，咀嚼困难，加之消化功能减退，食物不能被充分消化吸收，容易造成营养不良。猪血质软似豆腐，便于咀嚼，容易被消化吸收，因此老年人常食猪血有益强身健体。

**营养宜忌**

1. 猪血不宜与黄豆同吃，否则会引起消化不良。

2. 猪血忌与海带同食，否则会导致便秘。

## 益气活血，治疗癌症

猪血具有防癌抗癌作用，尤其对血癌病人来说，多食新鲜猪血，能够活血、补血、益气，利于疏通经络，促进机体各功能正常，增强血红细胞的功能，使病情得到缓解和改善。

### 治病食方

#### 酸菜腐皮猪血汤

【配方】猪血、酸菜各 100 克，豆腐皮 1 张，姜 2 片，料酒、盐、胡椒粉各少许。

【制作】1.将酸菜洗净；猪血洗净，切成适当大小的块状。

2.豆腐皮切成适当的块状或丝条状。

3.汤锅里的开水煮沸后，将猪血放入煮 10 分钟，再放入切好的酸菜、姜片、豆腐皮，继续煮 5 分钟后，添加适量的盐和少许料酒调味，食用前可再撒些胡椒粉。

【功效】开胃提神，益气补血。

#### 山楂红花炒猪血

【配方】猪血 250 克，藏红花 6 克，山楂 20 克，料酒、酱油各 10 毫升，盐、味精各 2 克，姜 5 克，葱 10 克，植物油 25 毫升。

【制作】1.红花、山楂洗净，去杂质；猪血放沸水锅内煮 3 分钟，捞起，沥干水分，切 2 厘米宽、4 厘米长的块；姜切片，葱切段。

2.将炒锅置武火上烧热，加入植物油，烧至六成热时，下入姜、葱爆香，下入猪血、料酒，炒变色，下入红花、山楂、盐、味精、酱油即可。

【功效】活血，补血，益气，美容，抗癌。

## 补血益气，防治贫血

古书有记载，动物血液如猪血、牛血、羊血、鸡血、鸭血、鹅血都可以用作补血食品，这是中国的旧法，即所谓"以血补血"。猪血物美价廉，可用来缓解各种原因引起的贫血症。

### 治病食方

#### 猪血粥

【配方】猪血 200 克，粳米 100 克，葱末 5 克，盐 2 克，味精 1 克，香油 2 毫升。

【制作】1.将猪血洗净，切成小块，放在冷水中浸泡。

2.粳米淘洗干净，用冷水浸泡半小时，捞出沥干水分。

3.锅中倒入冷水，将粳米放入，用旺火烧沸后，加入猪血块，再改用小火熬煮，待粥将成时，以盐、味精调味，撒上葱末，淋上香油即可。

【功效】预防贫血。

#### 煮血肠

【配方】猪血 5000 克，明肠 1000 克，盐 200 克，醋 150 毫升，酱油 10 毫升，味精、姜丝、香菜段各 10 克，砂仁、桂皮、紫蔻、肉蔻、丁香共 40 克（磨成细面成肉料子），葱段 15 克，香油 4 毫升，胡椒粉 1 克。

【制作】1.选用经过检验无病的猪鲜血，澄清后把清血倒入盆内，用作灌清血肠，剩下的用于灌混血肠。

2. 把选好的明肠放入盆内，加入盐、醋进行搓洗，见起白沫时即可，用清水反复洗净；把清血放入水、盐、味精、肉料面搅拌均匀。

3. 将明肠再用水洗一次，将一端用细绳扎好，用漏斗从一端把搅拌好的清血灌入肠内（上下抖动一下）。

4. 灌好后，再用细绳把这一端扎好，将血肠由中间折过来，再从中间用细绳扎上一道。

5. 把灌好的血肠放入冷水锅中，逐渐加热，始终保持水面似开不开的状态，煮10分钟左右，见血肠漂起，内里已熟，即捞在凉水盆内投凉。

6. 把冷却后的血肠用刀切成圆片，装在碗里。

7. 把碗内的血肠片倒入漏勺内，放入沸水锅内烫成四边卷起，放入用葱段、姜丝、香菜段、味精、香油、酱油、胡椒粉、肉汤兑成的汤碗内即可。

8. 食用时可配以韭菜花、腐乳。

【功效】补血养血。

## 补血益智，防治老年痴呆症

人到老年后，机体整体功能衰退，脏器发生实质性老化，从而多有老年病发生。此时宜食用猪血等具有益气养血、健补脾胃功效的食物，可以促进营养的吸收，延缓衰老，对老年性大脑萎缩、痴呆、健忘等有治疗作用。

### 治病食方

#### 鱼片猪红粥

【配方】猪血100克，草鱼肉、大米各50克，瑶柱、腐竹各15克，酱油、姜丝、盐、植物油各适量。

【制作】1. 把大米洗净，用少许盐、油拌匀。

2. 将水煮沸后，加入大米、腐竹、瑶柱同煮。

3. 把猪血洗净，用刀削去上层浮沫和下层的沉淀，切成小方块；草鱼肉切成薄片，用酱油、姜丝拌匀。

4. 粥煮30分钟时，将猪血、姜丝放入，用盐调味，煮开时放入草鱼片，待再煮开即可食用。吃时可加入油条、咸蛋粒、胡椒粉、葱花等。

【功效】延缓衰老。

#### 腐竹猪红粥

【配方】猪血300克，粳米100克，腐竹50克，瑶柱15克，葱末5克，盐、胡椒粉各2克。

【制作】1. 粳米淘洗干净，沥干水分，加少许盐拌腌；腐竹和瑶柱分别洗净，切细。

2. 猪血切成长条，放入水中浸泡。

3. 锅内加入约1000毫升冷水，放入粳米，用旺火煮开，放入腐竹及瑶柱，随即改用小火慢煮。

4. 约煮半小时以后，放入猪血条，待锅再开时加入葱末及胡椒粉调味，即可盛起食用。

【功效】益气补血，健补脾胃。

## 清热解毒，预防便秘

猪血具有清热解毒、消滞化食、润肠通便、补血止血的功效，能在机体中产生一种解毒的物质，可除尘、清肠、排毒，并与侵入人体内的粉尘和金属微粒反应，转化为人体不易吸收的物质，直接排出体外，从而避免对人体的损害。凡老人久病、大便涩滞不通者，可常食猪血，既补血，又可治疗便秘。

## 治病食方

### 韭菜豆芽猪红汤

【配方】猪血400克，韭菜60克，大豆芽菜100克，姜丝16克，植物油10毫升，盐5克。

【制作】1.将韭菜洗净，切成小段；大豆芽菜洗净。

2.将猪血洗净，切成块状。

3.将清水1000毫升放入瓦煲内，煮沸后下植物油、韭菜、姜丝、大豆芽菜，滚5分钟后放入猪血，文火煮至猪血熟，加盐调味即可。

【功效】清热，润肠，通便。

### 红白豆腐酸辣汤

【配方】猪血、豆腐各100克，香菜10克，盐3克，胡椒粉、姜丝各1克，醋20毫升，味精0.5克，葱丝5克，蒜片2克，植物油、湿淀粉各20毫升。

【制作】1.将豆腐、猪血切成粗条；香菜洗净切成末。

2.将锅至火上倒入植物油，烧热后放葱丝煸炒出香味，倒入约1000毫升水（鸡汤或肉汤更佳），然后将豆腐、猪血倒入汤内煮沸。

3.将姜丝、蒜片、盐、味精、胡椒粉下入汤中稍煮1分钟，用湿淀粉勾成稀芡，撒香菜末，加入适量醋即可。

【功效】除尘，清肠，排毒。

# 当归——血家圣药

当归，是常用的补血药，也有川归、西归、云归、东当归等名称，均以产地命名，秦岭一带的秦归为当归之首，量大质优。药谚云"十药九归"，当归是中药里不可缺少的一味名贵药材，当归的根头能止血、主根能养血、支根能行血、全当归可活血，因而得名"血家圣药"。

**中医属性**

《本草纲目》曰："当归本非芹类，特以花叶似芹，故得芹名。古人娶妻为续嗣也，当归调血，为女人要药，有思夫之意，故有当归之名，正与唐诗'胡麻好种无人种，正是归时又不归'之旨相同"。《本草衍义》云："当归补女子诸不足。"

当归性温味甘辛，入心、肝、脾三经，有补血和血、调经止痛、润燥滑肠的功效。常用于治疗月经不调、经闭腹痛、崩漏、眩晕、肠燥便难、跌扑损伤等。将其制成药酒，借酒力行药势，可使功效大增。

**现代研究**

当归对血液及造血系统具有积极作用，能够明显抑制血小板聚集，可抗血栓，还有降低血脂的作用，对动脉硬化的主动脉病变有一定预防作用。当归还有一定的抗心肌缺血作用，能促进血管扩张。

当归或当归多糖能显著提高机体红细胞的能力，有效提高免疫力。当归还能促进血红蛋白及红细胞的生成，具有抗贫血与造血的作用。

当归能够预防机体急性肝损伤，对肝细胞膜损害、肝线粒体损伤均有明显的修护作用。当归的水提物、挥发油对机体胆汁分泌量均有明显促进作用，并能增加胆汁中固体物及胆酸的排泄量，预防胆结石。另外，当归有助于兴奋子宫和抑制子宫平滑肌，可松弛气管平滑肌，有较强的解痉作用。

**营养宜忌**

1.月经过多、有出血倾向、阴虚内热、大便溏泄者均不宜服用。

2.使用当归不当会加重出血、腹泻等症状。

## 活血化瘀，防治脑缺血损伤

脑缺血是造成脑血管疾病的常见因素，脑缺血损伤的防治已成为中西医共同面临的课题。我国活血化瘀的传统药物当归可降低血小板聚集，有显著的改善血液循环以及抗血栓形成等作用，对脑缺血损伤的治疗已经显示出较好的功效。

当归牛腩

【配方】当归、水发香菇各 25 克，牛腩 750 克，净冬笋 150 克，蒜末、胡椒粉各 1 克，姜末 0.5 克，绍酒、花生油各 50 毫升，白糖、味精各 10 克，酱油 15 毫升，猪骨汤 750 毫升，香油 1 毫升。

【制作】1. 将牛腩洗净，下沸水锅煮 20 分钟捞出，切成 3.3 厘米长、2.6 厘米宽的块；冬笋切块；香菇切片；当归用纱布包好。

2. 炒锅置旺火上，下花生油烧热，先放入蒜末、姜末煸炒片刻，再放入牛腩、冬笋、香菇，加绍酒、白糖、酱油翻炒 10 分钟，然后倒入猪骨汤，待烧沸时一并倒入砂锅，加当归，置于微火上焖 4 小时至肉烂汁黏时拣去当归，加味精调匀后起锅装碗，淋上香油，撒上胡椒粉即可。

【功效】活血化瘀，强壮体魄。

当归糖浆

【配方】当归 100 克，红糖、冰糖、肉桂各适量。

【制作】1. 当归切碎浸水 15~20 分钟，捞出，换水，放在火上熬至水减半。

2. 将当归水搅拌均匀，然后加入红糖、冰糖、肉桂，放入微波炉中用中火加热 15 分钟至融化，糖浆制好后可以加入到冲好的咖啡中，饮用即可。

【功效】养血活血。

## 补血生肌，消除外科炎症

当归具有消肿止痛、排脓生肌的功效，治疗外科疮疡的名方"仙方活命饮"，就是以当归为主料，配以赤芍、金银花、炮山甲等共同制成的。另外，当归也宜用于疼痛病证，能够温通经脉、活血止痛，无论虚寒腹痛，还是风湿关节疼痛，跌打损伤、瘀血阻滞疼痛，都可使用当归。

### 治病食方

#### 当归蒸鲤鱼

【配方】鲤鱼 1000 克，当归 30 克，川芎、枸杞子、黄芪各 15 克，盐、料酒、姜、葱各少许。

【制作】1. 当归、川芎、黄芪和枸杞子用水、料酒两碗煮成八分熟。

2. 鲤鱼洗净，加入上述熬好的汤同蒸，蒸至鱼熟。

3. 加少许盐，撒上姜丝和葱丝，再将鱼汤淋上几次即可。

【功效】温通经脉，活血止痛。

## 补血活血，预防血栓

当归既能补血活血，又能散寒止痛，可用于治疗血虚、血滞症以及跌打损伤、风湿痹阻等疼痛证，对冠心病、心绞痛、血栓闭塞性脉管炎等均有一定疗效。

### 治病食方

#### 人参当归猪心汤

【配方】当归 15 克，猪心 300 克，人参 10 克。

【制作】1. 人参、当归洗净切片；猪心去肥脂，洗净。

2. 把人参、当归纳入猪心内，放入炖盅内，加开水适量，炖盅加盖，置锅内用文火隔水炖 3 小时，调味即可。

【功效】益气养血，补心安神。

### 当归山楂什锦菜

【配方】当归尾 20 克，山楂、丹参各 10 克，莲藕、海带、胡萝卜、酱油各适量。

【制作】1. 莲藕去皮、洗净、切片；胡萝卜去皮，切成丝；海带洗净、切成丝；山楂洗净；将当归尾、丹参用过滤袋包好。

2. 将上述材料放入锅内，加入水、酱油，用大火煮开后转为中火，炖至熟软即可。

【功效】祛瘀活血，和血调经，养血安神。

## 养血润肠，缓解便秘

当归宜用于血虚肠燥引起的大便秘结，因为当归有养血润肠的功效，许多补养气血的药膳名方，当归都为主要成分，诸如当归姜羊肉汤、十全大补汤、药蒸旱鸡等。

### 治病食方

### 当归粥

【配方】当归 15 克，粳米 50 克，红枣、白糖各适量。

【制作】1. 当归放入温水中浸泡片刻，捞出放在砂锅中，加水 200 毫升。

2. 先煎浓汁约 100 毫升，去渣取汁，放入淘洗净的粳米、红枣，加入白糖，再加水，用文火煮至米熟汤稠即可。

【功效】补血调经，活血止痛，润畅通便。

### 当归牛尾汤

【配方】当归 30 克，牛尾 1 条，红枣适量。

【制作】1. 牛尾去毛，刮洗干净、斩段；当归、红枣（去核）分别用清水洗净。

2. 将用料一起放入砂煲内，加清水适量，武火煮沸后，改用文火煲 3 小时，调味即可。

【功效】补血益肾，强筋壮骨。

# 第四章
# 最能理气的四种营养食物

## 荞麦——净肠草

荞麦，又名乌麦、花荞，在我国种植的历史十分悠久，早在《神农书》中就有关于荞麦的记载。荞麦是所有谷类中最有营养的食物，在增强体质，消炎灭菌方面作用显著，经常食用，有利于老年人延年益寿，年轻人健美、减肥及少年儿童的健康成长，是公认的"药食两用"的粮食珍品。又因为荞麦具有清理肠道沉积废物的作用，故也被称为"净肠草"。

### 中医属性

《本草纲目》认为，荞麦"降气宽肠，磨积滞，消热肿风痛，除白浊白带，脾积泄泻"。《食疗本草》说它可"实肠胃，益气力，续精神"。《随息居饮食谱》言其"开胃宽肠，益气力，御寒风"。

传统医学认为，荞麦味甘、性凉、无毒，具有宽肠下气、消积开胃、补虚敛汗的功效，适宜食欲不振、饮食不香、肠胃积滞、慢性腹泻之人食用。

### 现代研究

荞麦是唯一含有芦丁（维生素 P）的粮食作物，能够降低体内的胆固醇，对防治高血压、肺结核、消化道感染、脱发等疾病有特效。荞麦含有丰富的维生素E、可溶性膳食纤维和烟酸，能促进机体的新陈代谢，增强解毒能力，还具有扩张小血管和降低血压的作用。另外，荞麦中含量高的镁能促进人体纤维蛋白溶解，使血管扩张，抑制凝血块的形成，具有抗血栓的作用，可使血液中的脂质、胆固醇等代谢正常。

荞麦含有一种特殊的化合物，在动物和人体的葡萄糖代谢和细胞信号传输中担当着重要作用，能防治糖尿病。荞麦含有某些黄酮成分，可起到抗菌、消炎、止咳、平喘、祛痰的作用。

**营养宜忌**

1. 荞麦的许多营养成分都溶解在汤汁中，饮荞麦汤才能有效摄取其中的营养。

2. 荞麦一次不可食用太多，否则易造成消化不良。

3. 脾胃虚寒、消化功能不佳及经常腹泻的人不宜食用荞麦。

## 疏肝理气，抑制高血压

脾气暴躁、善怒容易导致血压的不良波动。易怒主要由肝火旺盛所致，而郁闷、精神受到刺激又可导致肝郁气滞，这是一个恶性循环。治疗时首先要通过精神养生的方法来调节神志和情志，并在饮食上配合多吃一些具有疏肝理气作用的荞麦等食物。

### 治病食方

### 荞悠悠

【配方】荞麦、莜麦各100克，红黄彩椒、紫苏叶各适量，红油、盐、香油、醋各少许。

【制作】1. 先将荞麦面、莜麦面分别和成团状，制成贰分硬币大小、薄厚适中的面片，上锅蒸熟盛盘。

2. 将调味汁（红油、盐、香油、醋）浇入盘中，用横切成条状的黄红彩椒将荞麦片与莜麦片分隔开来，盘边放些紫苏叶即可。

【功效】治疗肝郁气滞，缓解抑郁。

### 毛豆荞麦粥

【配方】荞麦50克，毛豆仁30克，糙米100克，盐1克，高汤500毫升。

【制作】1. 将糙米、荞麦淘洗干净，分别用冷水浸泡2~3小时，捞起沥干后下入锅内，加入高汤和冷水，先用旺火烧沸，然后转小火煮至烂熟。

2. 煮粥的同时将毛豆仁洗净，放入另一锅内，加入适量冷水，煮熟。

3. 粥熬好时放入熟毛豆仁，加盐调味，即可盛起食用。

【功效】疏肝理气，抑制血压。

## 理气宽胸，预防糖尿病并发症

糖尿病并发症的产生通常与周身经络气血运行失常有关，气滞血瘀是常见的病理状态。治疗时应配合食用可以理气宽胸、行气止痛、破气散结的荞麦等食物，有助于消耗机体过剩能量，舒筋活络，行气散瘀，既能增强体质，又能适当降低血糖，防治并发症的发生与发展。

### 治病食方

### 荞麦面蒸饼

【配方】荞麦面粉500克，酱油、醋、蒜蓉、辣椒油、芝麻酱各适量。

【制作】1. 把荞麦面粉做成8个面饼。

2. 芝麻酱用水调匀。

3. 把荞麦面饼码在蒸屉中，等蒸锅水烧开后，放入屉蒸30分钟，晾凉。

4. 把荞麦面饼切成0.3厘米厚的条，放在盘中，加入酱油、醋、芝麻酱、蒜蓉、辣椒油，拌匀即可。

【功效】行气散瘀，预防糖尿病并发症。

### 芝麻荞麦饼

【配方】荞麦面粉 500 克，面肥 50 克，芝麻 50 克，鸡蛋清 1 个，碱 6 克（用水化开）。

【制作】1.将部分荞麦面粉加面肥和温水，和成面团，发酵。

2.鸡蛋清放碗中搅匀。

3.发酵面团放入碱液，加入余下的荞麦面粉，用力揉成光润面团，擀成大厚圆饼坯，用刀将饼分成适当大小的块，撒上芝麻，入锅蒸 30 分钟即可。

【功效】理气宽胸，行气止痛。

## 活血理气，预防脑中风

肢体麻木、头晕目眩等常为中风先兆，一般可因气血瘀塞、肝阳上亢所致，应及时就诊，进行治疗。预防此类病症要在平时注意多补充一些可以宽中下气、疏肝解郁的食物，如荞麦等，能预防脑血栓形成，对中风不语、口眼歪斜、半身不遂等症也有预防和治疗的作用。

### 治病食方

### 牛骨髓炒荞麦面

【配方】荞麦面粉 500 克，核桃仁 20 克，瓜子仁 10 克，牛骨髓油 150 克，芝麻 40 克，白糖、糖桂花各适量。

【制作】1.把荞麦面粉放入炒锅，用小火炒几分钟，取出过细箩，筛好倒回原锅。

2.将牛骨髓油放在另一锅中，上火烧至八成热，倒进炒面，拌匀。

3.芝麻、核桃仁炒熟，核桃仁去皮，烘干碾细末，与芝麻、瓜子仁同放入熟炒面中拌匀。

4.糖桂花加凉开水调汁；油炒面盛碗中，沸水冲成稠糊状，入白糖和糖桂花汁，调匀即可。

【功效】预防脑血栓。

### 香菇荞麦粥

【配方】荞麦 50 克，粳米、香菇各 30 克。

【制作】1.香菇浸入水中，泡开，切成丝。

2.粳米和荞麦洗净，入锅加水，开大火煮。

3.沸腾后放入香菇丝，转小火，慢慢熬成粥即可。

【功效】宽中下气，疏肝解郁。

## 健脾利水，治疗肾炎

荞麦能健脾利水、养血补虚、清热祛风，对慢性肾炎、慢性前列腺炎、偏头痛、眩晕症、贫血、神经衰弱、营养不良性水肿、尿路感染均有疗效。

### 治病食方

### 荞麦黑鱼饺

【配方】荞麦面粉 250 克，小麦面粉 200 克，鲜活黑鱼 1000 克，鸡蛋 1 个，白糖、葱姜汁、盐、淀粉、味精、葱花、姜末、料酒、大油各适量。

【制作】1.把鸡蛋清打入碗中，放盐和淀粉调成蛋粉糊。

2.把鲜活黑鱼宰杀、去杂，洗净后刮下鱼肉、剁成末，放在蛋粉糊中拌匀。

3.炒锅上中火，放油烧至五成热，加入鱼肉末，待鱼肉末变色，捞出控油。

4.炒锅上火，放葱花、白糖、清水、味精、姜末、盐、料酒，烧沸后用淀粉勾芡，倒入鱼肉末翻炒，起锅装盘，即馅料。

5. 把黑鱼刮肉后所剩的骨架和皮洗净。

6. 炒锅上火，加水、葱姜汁、热大油，加黑鱼骨架和皮，旺火烧到汤色乳白时，放盐调味，留取鱼汤。

7. 把荞麦面粉同小麦面粉和匀，加沸水烫成雪花面，洒上少量清水，揉透揉光，制成60个面剂，擀成圆皮，包入馅料，捏成月牙形饺子。

8. 汤锅上火，煮饺子；把黑鱼汤放入大汤碗中，加入熟饺子即可。

【功效】健脾利水，养血补虚。

# 豌豆——养生豆

豌豆别名荷兰豆、淮豆、青豆，是豆科中以嫩豆粒或嫩豆荚供菜食的蔬菜。豌豆原产于地中海沿岸，在我国也有悠久的栽培历史。豌豆营养丰富、价格便宜，而且具有诸多保健功效，所以也被称为"养生豆"。

### 中医属性

《日用本草》云："豌豆，煮食下乳汁。"《随息居饮食谱》又曰："豌豆甘、平，煮食和中，生津止渴，下气，通乳消胀。"

传统医学认为，豌豆味甘、性平，归脾、胃经；有益中气、止泻痢、调营卫、利小便、消痈肿、解乳石毒之功效。主治脚气、痈肿、乳汁不通、脾胃不适、呃逆呕吐、心腹胀痛、口渴泻痢等病症。

### 现代研究

豌豆是一种营养性食品，特别是铜、铬等微量元素较多，铜有利于造血以及骨骼和脑的发育；铬有利于糖和脂肪的代谢，能维持胰岛素的正常功能。豌豆与一般蔬菜有所不同，所含的赤霉素等物质，具有抗菌消炎，增强新陈代谢的功能；还含有较为丰富的膳食纤维，可以防止便秘，有清肠作用。

豌豆中所含的胆碱、蛋氨酸有助于防止动脉硬化；而且豌豆鲜品所含的维生素C，在所有鲜豆中名列榜首，对糖尿病、高血压、冠心病患者都有好处。

豌豆所含植物血球凝集素与扁豆所含凝集素的作用类似，能凝集人体的红细胞，促进有丝分裂；能激活肿瘤病人的淋巴细胞，产生淋巴毒素，对机体细胞有非特异性的伤害作用，因而可防治肿瘤。

### 营养宜忌

1. 豌豆适合与富含氨基酸的食物一起烹调，可明显提高豌豆的营养价值。

2. 许多优质粉丝是用豌豆等豆类淀粉制成的，在加工时往往会加入明矾，经常大量食用会使体内的铝增加，影响健康。

3. 过食豌豆粒可造成腹胀，故不宜大量食用。

## 破气散结，治疗高脂血症

针对高脂血症"痰饮脂浊""血瘀"的病因，患者平日饮食中应该多选择能够化痰消积、健脾理气、活血通络的食物。豌豆具有理气止痛及扩张血管，增加血流量的作用，对于冠心病的胸闷和心绞痛，高胆固醇血症和高甘油三酯血症均有辅助治疗意义。

## 治病食方

### 豌豆烧豆腐

【配方】豌豆250克，豆腐500克，熟瘦火腿50克，盐、味精、湿淀粉、鲜汤、香油、熟植物油各适量。

【制作】1. 把豌豆洗净，沥干；熟瘦火腿切小方丁；豆腐切丁，入沸水锅中烫熟，捞出沥水。

2. 锅上火，熟油烧热，加入鲜汤，下豌豆、豆腐丁、火腿丁，浇沸15分钟，撒盐、味精，用湿淀粉勾芡，淋上香油即可。

【功效】健脾理气，活血通络。

## 豌豆炒虾仁

【配方】豌豆50克，虾仁125克，料酒、酱油、淀粉、葱末、姜末、白糖、盐各适量。

【制作】1. 豌豆先撒点盐揉一揉，然后放入热水中煮6分钟，连同汁液一起冷却。

2. 虾仁加料酒、酱油、葱末、姜末、淀粉、盐拌匀，浆30分钟，再入微波炉强波烹调2分钟。

3. 豌豆沥干水，连同白糖一起加入，覆保鲜膜，再入微波炉强波烹调2分钟即可。

【功效】扩张血管，增加血流量。

## 豌豆熘黄菜

【配方】豌豆100克，干虾仁10克，荸荠20克，西红柿50克，鸡蛋1个，淀粉、鸡汤、葱花、鸡油、盐、味精各少许。

【制作】1. 豌豆放入开水中焯熟，捞出，入冷水中；西红柿切丁。

2. 干虾泡软剁成末，荸荠去皮剁成末，将两者混合，打入鸡蛋，加入淀粉、鸡汤、葱花、盐、味精，一起拌匀成鸡蛋汁。

3. 将鸡油入炒锅烧热，倒入鸡蛋汁熘炒，凝固成稠糊时，加入熟豌豆，颠炒几次，加鸡油，出锅，撒上西红柿丁即可。

【功效】理气止痛，扩张血管。

### 行气通肠，缓解便秘

气血淤积是产生便秘的主要内因，临床表现为便秘、干结如球、腹胀、胸膈疼痛、食水难下、面色晦暗、肌肤枯燥、嗳气不适、舌暗或有瘀点、瘀斑等。豌豆能活血化瘀、理气通便，有效改善便秘症状。

### 治病食方

## 豌豆松仁果

【配方】豌豆150克，松仁果50克，鸡肉15克，胡萝卜10克，花生油300毫升（实耗油8毫升），盐5克，味精2克，白糖1克，湿淀粉适量。

【制作】1. 豌豆冲洗干净；鸡肉切成粒；胡萝卜去皮切粒。

2. 烧锅下油，投入松仁，用小火不停地翻动，炸到内外酥香，捞起。

3. 锅内留油少许，下入豌豆、胡萝卜、鸡肉粒炒至熟，调入盐、味精、白糖炒透，用湿淀粉勾芡，撒上炸好的松仁即可。

【功效】改善便秘，预防各种传染病。

## 豌豆炒腊肉

【配方】豌豆150克，熟腊肉250克，植物油50毫升，白糖10克，盐2克，料酒10毫升，鲜汤适量。

【制作】1. 将熟腊肉去皮，切成小长方片；豌豆去荚，剥豆，洗净（如豆荚很嫩，则不去荚撕去筋即可）。

2. 将锅架在火上，放油烧至七成热，先下腊肉片速炒，边炒边淋少许鲜汤，汁烧开，烹入料酒，放入豌豆、白糖、盐同炒1~2分钟，见豌豆转为翠绿色，即可盛出食用。

【功效】活血化瘀，理气通便。

**疏肝解郁，消除疲劳**

豌豆能和中、下气，可活跃肝脏功能，消除身心疲惫，在日常生活中应经常食用，有利于将体内易助长疲劳的物质和废物排出体外，缓解疲劳，补充营养，舒缓情绪。

## 治病食方

### 黄油炒豌豆胡萝卜

【配方】煮鲜豌豆1250克，胡萝卜750克，黄油100克，盐10克，鸡汤150毫升。

【制作】1.将胡萝卜切成6毫米见方的丁，放入锅内加水煮沸，煮熟后捞出控去水。

2.炒锅内放黄油烧热，再放胡萝卜、煮鲜豌豆，加盐、鸡汤炒透即可。

【功效】活跃肝功能，消除身心疲惫，补充营养。

### 糖醋酥豌豆

【配方】豌豆粒500克，红辣椒、葱花、蒜蓉各5克，醋、香油、植物油、盐、白糖各适量。

【制作】1.将豌豆粒用水泡发2小时后洗净，放在筛子内，右手执刀，在每个豌豆粒上切一刀，左手拿根筷子，把豆粒拨入碗内，把葱花、蒜蓉放入碗中，浇香油、开水拌匀。

2.红辣椒剁成末。

3.锅上火，油烧至六成热，下豌豆炸酥，捞出控油，装入大盘。

4.把葱花、蒜蓉、辣椒末、盐、白糖、醋兑成汁，淋在豌豆上，拌匀。

【功效】缓解疲劳，补充营养。

# 甘蓝——紫色良蔬

甘蓝，俗称高丽菜，又称为洋白菜、卷心菜，有紫红色和绿色两种。甘蓝的营养价值极高，具有很好的保健价值，因其对胃肠疾病有独特的治疗功效，也被誉为天然"胃菜"。紫色甘蓝的色彩艳丽、口味清爽，熟食荤素皆宜，凉拌脆嫩清香，也可做沙拉或西餐配菜，因而"紫色良蔬"也是甘蓝的代名词。

### 中医属性

《本草拾遗》有曰，甘蓝"补骨髓，利五脏六腑，利关节，通经络中结气，明耳目，健人，少睡，益心力，壮筋骨。治黄毒者，煮作落，经宿，色黄，和盐食之，去心下结伏气"。《备急要方》称其"久食大益肾，填髓脑，利五脏，调六腑"。

甘蓝性平，味甘；入肝、胃经，可止痛生肌、宽肠通便、益气补虚；主治胃及十二指肠溃疡的早期疼痛，习惯性便秘，维生素缺乏导致的口腔溃疡等病症。

### 现代研究

甘蓝维生素含量很高，尤其是其鲜品绞汁饮用，对胃病有治疗作用；甘蓝所含的抗坏血酸（维生素C）等营养成分，有止痛生肌的功效，能促进胃与十二指肠溃疡的愈合。甘蓝中含有的叶酸能够减少癌症和先天缺陷的发生，并能降低心脏病的发生风险；富含的维生素C有助于强化免疫系统，预防感染，击退病毒。

甘蓝所含的抗坏血酸，每100克高达76毫克，还含有丰富的维生素E，二者都有增强人体免疫功能的作用。甘蓝中的吲哚，可在消化道中诱导出某种代谢酶，从而使致癌原灭活；甘蓝富含的微量元素钼，能抑制亚硝酸胺的合成，因而具有一定的防癌抗癌作用。

甘蓝含有大量水分和膳食纤维，有宽肠通便作用，可增加胃肠消化功能，促进肠蠕动，从而使大便顺利排出，治疗便秘。

### 营养宜忌

1.紫甘蓝加热易失营养，最好选择凉拌食用。

2.甘蓝在食用前应切开在清水中浸泡，以消除残余农药。

## 理气益中，防癌抗癌

肿瘤的发生一般由外来风寒、暑湿、燥火、六淫、邪气，内有喜、怒、忧、思、悲、恐、惊七情内伤及饮食、劳伤，导致的人体阴阳失衡、脏腑功能失调、气机郁闭、寒湿痰热，瘀毒内结所致。若要远离致癌因素，就要调整阴阳平衡，改善脏腑功能。应运用药物并配合可以理气开郁、散寒除湿、化痰清热、逐瘀解毒的食物如甘蓝等进行调理，以预防癌症发生。

### 治病食方

### 甘蓝鲜藕

【配方】紫甘蓝、鲜藕各 200 克，香菜少许，盐 5 克，柠檬汁 25 毫升。

【制作】1.甘蓝、藕分别切片，香菜切末。

2.藕用柠檬汁泡制，围在盘子四周。

3.甘蓝清炒后放在中间，撒上香菜末、盐即可。

【功效】散寒除湿，化痰清热。

甘蓝滑蛋

【配方】甘蓝 50 克，鸡蛋 3 个，植物油 20 毫升，盐 8 克，味精 5 克。

【制作】1.甘蓝洗净，切丝；鸡蛋打散搅匀。

2.烧锅下油，放入甘蓝丝，放少许盐、味精炒熟，出锅摆盘。

3.烧锅入油，放鸡蛋、盐、味精同炒至滑嫩，放入甘蓝中间即可。

【功效】逐瘀解毒，预防癌症。

## 理气通络，治疗高血压

甘蓝能"利五脏，调六腑""通经络结气"，可用来壮筋骨、益心力，增强心肺功能，保护血管，增加血管柔韧性，高血压、咯血、皮肤紫斑病患者多吃甘蓝特别是深紫色甘蓝，对病情的控制大有益处。

### 治病食方

### 甘蓝拌青椒丝

【配方】甘蓝 150 克，青椒 500 克，蒜末 5 克，葱丝 10 克，虾皮 2 克，盐 7 克，味精 3 克，酱油 5 毫升，醋 3 毫升，红油 10 毫升。

【制作】1.将青椒、甘蓝洗净，切丝装盘。

2.放蒜末、葱丝、盐、酱油、味精、醋、虾皮、红油，拌匀即可。

【功效】壮筋骨，益心力，增强心肺功能。

### 甘蓝菠菜汤

【配方】甘蓝、菠菜各 50 克，盐 2 克，味精 1 克，香油、姜丝各少许，鸡汤 150 毫升。

【制作】1.甘蓝切丝，略焯；菠菜切段。

2.锅中倒入鸡汤，放入甘蓝、菠菜段、姜丝同煮，待汤沸后，打去浮沫，加入盐、味精，淋上香油即可。

【功效】保护血管，预防高血压。

## 舒肝理气，预防骨质疏松

骨质疏松患者伴有腰背酸痛、乏力等症状的，多由肾虚引起，因为"肾主骨生髓"，要滋阴补肾，应注意运用舒肝理气、滋阴清热的食物如甘蓝等，调节肝肾功能、强壮筋骨、维持骨骼密度，减少骨折的发生。

## 治病食方

### 麻辣甘蓝

【配方】甘蓝 750 克，淀粉 10 克，植物油 750 毫升，酱油、盐、味精、蒜片、葱丁、姜末、辣椒末、花椒油各适量。

【制作】1. 将甘蓝择洗干净，切成 2 厘米长的方块。

2. 把鲜汤放入碗内，加入酱油、盐、淀粉、味精调成汁。

3. 炒锅内放油，烧至六成热时，倒入甘蓝块炸至断生，捞出控油。

4. 另取锅放油，烧热后，用蒜片、葱丁、姜末炝锅，随后放辣椒末翻炒几下，再倒入甘蓝块、调好的汁；汁熟时，点花椒油，炒拌均匀即可。

【功效】舒肝理气，调节肝肾功能。

海米甘蓝

【配方】甘蓝 300 克，海米 25 克，葱花、姜丝、料酒、鲜汤、湿淀粉、香油、植物油、盐、味精、白糖、酱油各适量。

【制作】1. 把甘蓝洗净，切片，放入沸水锅里稍焯，捞出沥水。

2. 炒锅上火，放油烧至七成热，下葱、姜稍煸，放入海米、甘蓝稍炒，添加料酒、酱油、鲜汤、盐、白糖，烧至汤汁将干时，添加味精，用湿淀粉勾芡，淋上香油即可。

【功效】健脾和胃，补充钙质。

## 理气健脾，治疗胃及十二指肠溃疡

甘蓝是世界卫生组织曾推荐的最佳蔬菜之一，也被誉为天然"胃菜"。它性平养胃，行气宽中，有助于养胃、理气，可以保持胃部细胞活跃旺盛，抗胃部溃疡，保护并修复胃黏膜组织，并可降低胃部发生病变的概率。患胃溃疡及十二指肠溃疡的人，每天食用，能促进溃疡愈合。

## 治病食方

### 香蕉甘蓝陈皮汤

【配方】甘蓝 250 克，香蕉 300 克，陈皮 6 克，冰糖适量。

【制作】1. 香蕉剥皮取瓤切段，甘蓝洗净撕成小片，陈皮浸软去白洗净。

2. 将香蕉肉、甘蓝片、陈皮共同入锅，加清水适量，用旺火煮开后再用文火煮沸 15 分钟，加入冰糖煮至冰糖溶化即可。

【功效】润肺滑肠，止咳，治便秘。

### 肉片鸽蛋烧甘蓝

【配方】甘蓝 200 克，猪肉片 100 克，鸽子蛋 6 个，雪菜、香菇、葱、姜、植物油各适量，盐、鸡精、蚝油、白糖、酱油、水淀粉各少许。

【制作】1. 将甘蓝洗净，切十字花刀，过水焯熟；雪菜、葱、姜洗净切末；香菇洗净切条。

2. 坐锅点火倒油，下肉片、葱、姜、香菇煸炒，放入雪菜，加入盐、酱油、白糖、鸡精、蚝油调味，再放入甘蓝、鸽子蛋，用大火翻炒片刻，水淀粉勾芡即可。

【功效】养胃，理气。

# 陈皮——百年沉香

陈皮，为橘子成熟果实的果皮，秋季果实成熟时采收、干燥、生用，又名橘皮。陈皮以陈久者为佳，正所谓"千年人参，百年陈皮"。作为一种寻常的果皮入药，陈皮是我国民间常备的消食导滞药品之一，作为理想的特色保健药，人们也送给它"绿色保健植物""中国一绝"的美誉。

**中医属性**

《本草纲目》有曰，陈皮"疗吐哕反胃嘈杂，时吐清水，痰痞，痰疟，大肠闭塞，妇人乳痈。入食疗，解鱼腥毒"且"陈皮，苦能泄能燥，辛能散，温能和……同补药则补，同泻药则泻，同升药则升，同降药则降"。

传统医学认为，陈皮性味辛、苦、温，入脾、肺经，有行气健脾、降逆止呕、调中开胃、燥湿化痰之功。适用于脾胃气滞所致的脘腹胀满、恶心、呕吐及纳呆倦怠、大便溏薄及咳嗽痰多等症。

**现代研究**

陈皮所含挥发油对胃肠道有温和的刺激作用，可促进消化液的分泌，排除肠管内积气，改善消化系统功能；同时具有刺激性被动祛痰的作用，能使痰液易咯出，净化呼吸系统。陈皮煎剂、醇提物等能兴奋心肌，陈皮煎剂对支气管有微弱的扩张作用，其醇提物平喘效果较好，但剂量过大时反而出现抑制。另外，它还可使血管产生轻度的收缩，迅速升高血压。

陈皮含有丰富的维生素C，可祛风散寒，帮助人体排泄顺畅，有润喉、通便、促进肠蠕动等功效。陈皮煎剂与维生素C、维生素K并用，能增强抗炎作用。陈皮中的果胶对高脂血症引起的动脉硬化也有一定的预防作用。

**营养宜忌**

1. 陈皮既可入药，也是肉类及味道较特殊的食物的辅助调料，可以用来消除腥臭味。

2. 有发热、口干、便秘、尿黄等症状者，不宜用陈皮泡水饮用。

3. 陈皮须经年后，药用价值才能体现出来，鲜橘皮不具陈皮的功效。

## 理气宽胸，治疗呼吸道疾病

陈皮具有理气调中、祛湿化痰的功效，对脾肺有益，有助于消除呼吸道炎症，而且可以帮助消化、排除胃部胀气、减少腹部脂肪的堆积，对脾胃气滞证及湿痰、寒痰、咳嗽等有一定疗效，并可治疗肺心病。

### 治病食方

### 陈皮炒鸡蛋

【配方】陈皮15克，鸡蛋2个，葱、姜、盐、植物油各适量。

【制作】1. 将陈皮用冷水浸软，洗净切细丝。

2. 姜去皮洗净，磨浆榨汁；葱去须、根，洗净切粒，待用。

3. 鸡蛋打散搅拌成匀浆。

4. 再加入姜汁、陈皮丝、葱粒、盐调匀，入油锅翻炒至鸡蛋熟即可。

【功效】理气健脾，消除呼吸道炎症。

### 银耳陈皮炖乳鸽

【配方】水发陈皮10克，乳鸽800克，水发白木耳100克，盐10克，味精5克，鸡精2克，高汤750毫升。

【制作】1. 乳鸽宰杀洗净，剁成块，放入沸水锅中汆水2分钟，用水冲凉，装入汤碗中。

2. 水发白木耳洗净剖块，放入沸水锅汆一下，也放入汤碗中，再放入水发陈皮。

3. 锅置中火上，下高汤烧沸，加入盐、味精、鸡精搅匀，冲入汤碗中，上笼屉用旺火蒸30分钟，至熟即可。

【功效】滋阴补肺。

## 理气燥湿，防治乳腺疾病

陈皮有理气、健脾、燥湿、化痰的功效，能化痰治咳、顺气理中，有一定程度的抗癌作用，可以有效预防乳癌，并有助于缓解乳痛，还能治疗急性乳腺炎、乳腺增生等症。

## 治病食方

### 陈皮瘦肉粥

【配方】陈皮 10 克，粳米 150 克，猪瘦肉 100 克，葱末 3 克，姜末、盐各 2 克，沙拉油、酱油各 5 毫升，料酒 10 毫升。

【制作】1. 粳米淘洗干净，用冷水浸泡半小时，捞出，沥干水分。

2. 猪瘦肉洗净，切成末，加葱末、姜末及沙拉油、料酒、酱油煸炒至熟，备用。

3. 把陈皮润透切片。

4. 锅中加入约 1500 毫升冷水，将粳米和陈皮片放入，用旺火烧沸后加入猪瘦肉末，改用小火熬煮，粥至浓稠时，下盐调味，再稍焖片刻，即可盛起食用。

【功效】理气，温中，燥湿。

### 陈皮红豆鸡腿煲

【配方】陈皮 30 克，红豆 100 克，鸡腿 2 只，红枣、盐各适量。

【制作】1. 陈皮、红豆分别用清水浸透，红枣去核。

2. 鸡腿去皮，放入沸水中飞水，捞起。

3. 把以上材料一同放入煲内，注入适量清水，隔水炖 3 小时后，以少许盐调味，即可食用。

【功效】理气，健脾，燥湿，化痰。

## 行气健脾，改善肠胃功能

胃肠功能紊乱，可以从精神、饮食、药物三方面来进行调整。除了按时服用处方药外，患者还要保持良好的情绪，精神开朗，睡眠充足，在饮食方面可适当配用陈皮等气香性温，能行气、降气的食物来调节。

## 治病食方

### 陈皮贡菜

【配方】九制陈皮 10 克，贡菜 50 克，话梅 2 粒，糖 20 克，盐 0.5 克，葱油 7 毫升，美极鲜 3 克。

【制作】1. 贡菜取茎切成 1.5 厘米长的段，放凉水中泡软，不断换水至全部涨发后取出，放在热水中烫一下后用净水漂净，沥干水分。

2. 陈皮切成末，与贡菜、话梅一起放碗里，加糖、盐、美极鲜、葱油，拌匀即可。

【功效】促进消化，改善食欲。

### 陈皮焖鸭心

【配方】陈皮丝 25 克，鸭心 500 克，植物油 750 毫升，香油 25 克，干辣椒、味精各 5 克，醪糟汁 100 毫升，酱油 15 毫升，醋、料酒各 10 毫升，葱段、姜片各 10 克，盐适量，白糖 15 克，花椒 20 粒。

【制作】1. 将鸭心洗净，去掉心管，滚刀片成大薄片，用少许盐、料酒拌腌入味。

2. 将鸭心放入七成热的油锅中，炸硬后捞出。

3. 炒勺上火，放底油，投入花椒，炸出香味，捞出，放入葱、姜、干辣椒、陈皮丝，煸出香味，烹入料酒，放炸好的鸭心，随即加入味精、醪糟汁、酱油、醋、白糖，旺火烧开，小火焖 10 分钟左右，旺火收汁。

4. 淋入香油，出锅晾凉即可。

【功效】行气、降气，改善胃肠功能。

**疏肝解郁，预防酒精肝**

陈皮不但有健脾胃、止咳化痰、平喘理中的作用，而且具有解酒醒神、疏肝利胆、解结化痛等功效。以陈皮为主要成分配制的中成药，如川贝陈皮、蛇胆陈皮、甘草陈皮、陈皮膏、陈皮末等，是化痰下气、消滞健胃、保护肝肾的良药。

### 治病食方

### 陈皮河虾

【配方】九制陈皮 15 克，河虾 250 克，白糖 35 克，盐、味精各 5 克，料酒 5 毫升，葱末 3 克，姜末 2 克，香油 2 毫升，植物油 500 毫升（实耗 15 毫升），高汤 50 毫升。

【制作】1. 剪去河虾的须，洗净后沥干水分；陈皮切成末。

2. 油锅烧热，放入河虾，用旺火热油爆熟后立即捞出。

3. 锅留底油，放入葱、姜煸香，加入料酒、高汤、盐、白糖、味精、陈皮和虾，用中火慢慢地收汁，最后滴上香油即可。

【功效】化痰下气，消滞健胃，保护肝肾。

### 陈皮炒猪肝

【配方】陈皮 6 克，猪肝 100 克，黑木耳 30 克，鸡蛋 1 个，酱油、料酒各 5 毫升，淀粉 20 克，盐、姜各 5 克，葱 10 克，植物油 50 毫升。

【制作】1. 把陈皮洗净，润透，切细丝；猪肝洗净切薄片；木耳发透，去蒂根，用手撕成瓣状；姜切丝，葱切段。

2. 把猪肝、淀粉、盐、料酒、酱油同放碗内，打入鸡蛋，拌匀，挂浆。

3. 把炒锅置武火上烧热，加入植物油，六成热时，加入姜、葱爆香，随即下入猪肝，炒至变色，加入黑木耳，断生即可。

【功效】理气，补肝，养血，明目。

# 第五章
# 最能滋阴的五种营养食物

## 苹果——治病第一药

苹果，又名奈、苹婆、平波等，是老幼皆宜的水果之一。苹果不仅外观可爱，味道甘美，营养全面且容易被吸收，还具有很高的医学价值。欧洲民谚有"一日一苹果，医生远离我"，说明其良好的保健作用，并有越来越多的人称苹果为"治病第一药"。

**中医属性**

《食疗本草》认为，苹果可"主补中焦诸不足，和脾；卒患食后气不通，生捣汁服之"。《医林纂要》称其"止渴，除烦，解暑，去瘀"。

传统医学认为，苹果性平，味甘酸；入脾、肺经，具有生津止渴、补脾止泻、补脑润肺、解暑除烦、醒酒等功效，主治津伤口渴、脾虚、中气不足、精神疲倦、记忆力减退、不思饮食、脘闷纳呆、暑热心烦、咳嗽、盗汗等病症。

**现代研究**

苹果中的果胶能使大便松软，排泄便利，果胶进入人体后，还能与胆汁酸结合，吸收多余的胆固醇和甘油三酯。苹果中的胶质纤维能减慢消化过程，令饱腹的感觉更持久，并阻止身体吸收脂肪。

苹果所含铁质、维生素 C 较多，可以辅助治疗贫血。维生素 C 还能加强胆固醇的转化，降低血液中胆固醇和甘油三酯的含量，有防治高血压、动脉硬化及冠心病的作用，可能避免胆结石生成。苹果含有丰富的磷、锌，对大脑发育及增强记忆力、提高智能非常有益。

苹果里含有高水平的抗氧化剂黄酮类，称为槲黄素，可润肺止咳，是保护肺部不受污染和抵御吸烟侵害、抵抗癌症的重要因素。苹果中丰富的有机酸可补充肠道内的益生菌，对防治肠道癌症有一定的效果。

**营养宜忌**

1. 要提高有效成分的利用率，最好的方法是将洗净的苹果带皮生吃。

2. 吃苹果时要细嚼慢咽，不仅有利于消化，还可以保持口腔卫生。

3. 苹果含有大量的糖类和钾盐，患有心肌梗死、肾病、糖尿病的病人不宜多吃。

## 滋阴利尿，治疗高血压

苹果有助于顺气、消食、生津、利水，能将机体内多余的钠质排出体外，因此对摄入盐分过多的人群，多吃苹果有利于清除多余的钠，以软化血管壁，抑制血压升高，有效地降低胆固醇，预防和治疗心血管疾病。

### 治病食方

#### 杏仁苹果

【配方】苹果 600 克，杏仁、糖粉各 30 克，黄油 15 克，肉桂粉 2 克，丁香粉、奶油各适量。

【制作】1. 将苹果削去皮，去核；杏仁切成小棍状。

2. 锅内放入糖粉，加入清水，置微火上化开，待糖粉完全溶化，转旺火烧开，滚沸 5 分钟，放入苹果，煮至发软，取出，放烤盘内。

3. 将丁香粉、肉桂粉和黄油掺入锅内糖汁中，迅速煮沸，使之浓稠。

4. 将糖汁倒入苹果的空膛中，再填入杏仁，入炉温 180° C 的烤炉内烤 15 分钟，至杏仁焦黄时，取出晾凉，放冰箱内，冻至极凉，浇上奶油即可。

【功效】润肠通便，抑制血压。

## 润肠通便，治疗大肠癌

粪便中含有一种致癌物，长期积存在肠内，与肠黏膜接触，增加刺激，会促进大肠癌的发生。苹果即能止泻，又能通便，还能缓解痔疮肿痛、大便秘结不通等病症，从而有助于减少体内毒素，维护机体健康。

### 治病食方

#### 蜜汁苹果

【配方】苹果 300 克，山楂汁 100 毫升，白糖 100 克。

【制作】1. 苹果去皮，去子，切成滚刀块。

2. 炒锅内放少许清水，加白糖和山楂汁熬煮，待白糖溶化后放入苹果块，用小火慢慢煨，待苹果块变软，糖浆渗入，即可出锅装盘。

【功效】治疗慢性便秘，缓解呕吐症状。

#### 甘笋苹果汁

【配方】苹果 300 克，甘笋 150 克，香菜碎末少量。

【制作】1. 洗净甘笋、苹果，连皮放入榨汁机中。

2. 榨取其汁，倒入杯中，再撒入少量香菜末即可饮用。

【功效】增智益脑，通利大便。

## 健胃消食，改善消化功能

苹果能健脾胃，补中焦之气，民间早有用苹果治疗食欲不振、神经性结肠炎等疾病的方法。现代医学也证明，苹果能中和过剩的胃酸，促进胆汁分泌，增强胆汁酸功能，对于脾胃虚弱、消化不良等症有良好的治疗作用。

### 治病食方

### 苹果麦片粥

【配方】苹果 50 克，燕麦片 100 克，牛奶 250 毫升，胡萝卜 30 克。

【制作】1. 将苹果和胡萝卜洗净分别制成细末。

2. 将燕麦片及胡萝卜末放入锅中，倒入牛奶及水用文火煮。

3. 煮开后再放入苹果末直至煮烂。

【功效】润肠通便，改善肠胃功能。

### 草莓苹果汁

【配方】苹果 100 克，蜂蜜适量，草莓 50 克，鸭梨 30 克。

【制作】1. 苹果、鸭梨去皮、核，洗净，切成小块，榨成汁，到入杯中。

2. 草莓去蒂、洗净，切成两半榨汁。

3. 将三汁加蜂蜜调匀，即可饮用。

【功效】促进胆汁分泌，增强胆汁酸功能。

## 滋阴养血，治疗贫血

苹果有补血作用，能养血滋阴，对春季里因肝阴不足而引起的高血压、头痛目眩、糖尿病和贫血等都有较好的治疗作用。贫血患者应多吃苹果，增加血色素，使皮肤变得细嫩红润。

### 治病食方

### 苹果煎牛肝

【配方】苹果 150 克，小牛肝 100 克，洋葱、黄油、西红柿各 50 克，盐 2 克，面粉 10 克，胡椒粉 1 克，生菜叶 2 片，植物油 500 毫升。

【制作】1. 将苹果洗净后削掉果皮，切成四瓣后挖去果核，再切成片；将小牛肝用斜刀切成 4 毫米厚的片，撒上盐和胡椒粉，然后均匀地蘸上面粉；洋葱切去两头，用刀横着切成洋葱圈；西红柿切成三角形的块。

2. 取一个煎锅，上火，倒入植物油，烧热，将牛肝放入，煎至两面上色后，滗去油，另取煎锅一个，倒入植物油，烧热，将洋葱圈刨上面粉，放入油内，炸呈焦黄色时捞出，沥净油；再取小煎锅一个，倒入黄油，烧热，放入苹果片，炒 4 分钟捞出，和洋葱圈混合入味。

3. 将煎牛肝放在长形盘中，盘边再按顺序摆上洋葱圈、苹果片和西红柿三角块，用鲜绿生菜叶装饰即可。

【功效】对防治缺铁性贫血有一定作用。

四喜苹果

【配方】红富士苹果 600 克，蒸熟的糯米 100 克，山楂糕 120 克，桂圆肉 40 克，白糖 150 克，玫瑰酱 10 克，水淀粉 6 克。

【制作】1. 苹果洗净，削去皮，从上部用圆口刻刀刻下 1 厘米厚的顶盖，挖出果核；山楂糕切成 0.6 厘米的方丁，与桂圆肉、糯米、白糖、玫瑰酱一起拌匀，填入苹果中，盖上盖，放入蒸笼蒸熟取出。

2.勺中放清水、白糖烧沸，撇去浮沫，用水淀粉勾芡，浇在苹果上即可。

【功效】开胃、助消化、健脾胃，对妊娠呕吐、贫血、高血压等病有辅助治疗作用。

# 乌鸡——禽中黑宝

乌鸡又称乌骨鸡，其不仅喙、眼、脚是乌黑的，而且皮肤、肌肉、骨头甚至大部分内脏也都是乌黑的。从营养价值上看，乌鸡的营养远远高于普通鸡，口感更加细嫩，至于药用和食疗作用，更是普通鸡所不能相比的，因此作为"禽中黑宝""名贵食疗珍禽"，为人们滋补保健所用。

**中医属性**

《本草纲目》有曰，乌鸡可"补虚劳羸弱、治消渴、中恶，益产妇，治女人崩中带下虚损诸病，大人小儿下痢噤口"。

传统医学认为，乌鸡性平、味甘，入肝、肾经，具有养阴退热的功效，主治虚劳骨蒸、羸瘦、消渴、脾虚滑泄、下痢口噤、崩中、带下等症。

**现代研究**

乌鸡含有丰富的多元不饱和脂肪酸——DHA（二十二碳六烯酸）和EPA（二十碳五烯酸），可以防止血液凝固，预防脑溢血、脑血栓和老年痴呆症的发生。乌鸡体内含有大量的铁，补血效果非常好。乌鸡的血清总蛋白明显高于普通鸡，对提高机体抵抗力、防治贫血、促进身体健康具有重要作用。

乌鸡含有大量的黑色素和维生素A、维生素E及微量元素硒，它们具有清除体内自由基、抑制过氧化脂质形成、抗衰老和抑制肿瘤细胞生长的效果。其中含量相当可观的维生素E，对月经异常、痛经和性腺功能减退等症状有显著的治疗作用。

乌鸡肉中含有大量的氨基酸，其中亮氨酸可以加速细胞的新陈代谢，促进伤口愈合，因此对术后病人的调养十分有益。乌鸡含有丰富的蛋白质，有利于乳汁的分泌和产后恢复，还能有效调节、提高人体的免疫功能。乌鸡肉中的胶原蛋白、丝氨酸、苏氨酸含量非常高，可以预防皮肤老化，增加弹性。

**营养宜忌**

1.乌鸡连骨（砸碎）熬汤滋补效果最佳；炖煮时最好使用砂锅文火慢炖。

2.患慢性皮肤疾病者宜少食或忌食。

3.患严重外感疾患时不宜食用乌鸡。

## 润肠通便，防治癌症

实践证明，癌症患者常吃乌鸡，有滋补强身、润燥排毒的功效，可提高免疫功能，抑制肿瘤生长、发展、转移，从而延长生存期。

### 治病食方

### 黄芪乌鸡

【配方】乌鸡1只，黄芪100克，料酒50毫升，盐、姜各15克。

【制作】1.活乌鸡用常法宰杀，去毛及内脏，洗净。

2.黄芪切成段，填入鸡腹内，将鸡放入砂锅，加水至淹没鸡体，文火煨至鸡肉熟，加入盐、料酒、姜，文火烧半小时即可。

【功效】补肝肾、益气血，预防癌症。

### 核桃地黄鸡

【配方】乌鸡1只，核桃仁30克，生地黄、饴糖各250克。

【制作】1.将乌鸡宰杀后，去毛桩，除去内脏，洗净；生地黄洗净，切成宽0.5厘米、长2

厘米的条，与饴糖拌匀，同核桃仁一起装入鸡腹内，将鸡放入盆中，加水适量。

2.将盛鸡的盆置入蒸笼中，蒸熟即可。食用时不放盐、醋，吃肉，喝汤。

【功效】补髓养血，健脑益智，润肠通便，抗癌。

## 滋阴补虚，防治老年痴呆症

乌鸡自古享有"药鸡"之称，具有相当高的滋补、药用价值，起到滋阴、补肾、养血、添精、益肝、退热、补虚等作用，能调节人体免疫功能，是防治老年痴呆症、延缓衰老、祛病延年的保健良品。

### 治病食方

### 酒制乌鸡

【配方】乌鸡1只，党参30克，黄芪100克，红枣20颗，黄酒500毫升，盐、味精各适量。

【制作】1.乌鸡宰杀，去毛及脏，洗净，置瓷盘中，加黄酒浸没。

2.红枣掰开与党参、黄芪同放乌鸡四周。

3.入笼屉中隔水蒸熟，取乌鸡，调以盐、味精，分次食用。

【功效】益气补血，延缓衰老。

### 海马蒸雏鸡

【配方】雏乌鸡1只，海马10克，葱、姜、盐、味精、料酒、清汤各适量。

【制作】1.雏乌鸡宰杀，去毛、内脏，洗净，装入瓷盆中。

2.海马用水浸泡10分钟，放在雏鸡腹内，加姜片、葱段、清汤、料酒、盐。

3.上屉蒸至雏乌鸡肉烂熟，加味精少许即可。

【功效】益气填精，健脑益智，是防治老年痴呆症、延缓衰老、祛病延年的保健补品。

## 补血益阴，预防贫血

乌鸡能大补气血，健脾开胃，久病、大病之后的体弱者可常服。乌鸡的补血、养血效果非常好，对提高机体抵抗力、促进身体健康具有重要作用，可有效治疗女性缺铁性贫血。

### 治病食方

### 猴头菇乌鸡汤

【配方】乌鸡1只，水发海参150克，猴头菇、海藻各50克，绿豆100克，蜜枣4颗，盐4克，香油5毫升。

【制作】1.乌鸡宰杀干净后取其肉，斩成大块；海参洗净切成中块，连同乌鸡肉一同用开水烫煮一下，漂洗干净；其余用料分别用温水淘洗干净。

2.将清水倒进洗净的煲内，将煲置于炉上。

3.先把煲内水烧开，再将以上用料倒进煲内煲之。

4.煲内水再开后，用小火煲3小时，加入盐和香油即可。

【功效】大补气血，健脾开胃。

### 红枣排骨炖乌鸡

【配方】乌鸡半只，排骨200克，红枣12颗，姜2片，料酒少许，盐适量。

【制作】1.将排骨、乌鸡均切成块，分别用沸水汆烫；将红枣泡水20分钟。

2.把所有材料放入炖盅内，加入水及料酒，放进蒸锅中炖2小时，起锅前加盐调味即可。

【功效】补血益气，活血健体，养颜润肤。

# 鸡蛋——蛋白质的营养库

鸡蛋，又名鸡卵、鸡子，是一种全球性普及的食物。鲜鸡蛋的用途广泛，且含有人体需要的几乎所有的营养物质，被人们誉为"蛋白质的营养库"，营养学家称之为"完全蛋白质模式"。

**中医属性**

《随息居饮食谱》认为，鸡蛋可"养血安胎，濡燥除烦，解毒息风，润下止逆"。

传统医学认为，蛋黄与蛋白虽同在一壳之中，但药用价值却不尽相同：鸡蛋黄味甘、性平，入心、肾经，具有滋阴养血，润燥息风之功；鸡蛋白味甘，性凉，具有润肺利咽、清热解毒之效。就补血益阴而言，鸡蛋黄远胜于鸡蛋白，鸡蛋黄滋阴养血，适用于阴血亏虚所致的心烦不得眠、虚劳吐血、胎漏下血、心悸怔忡及盗汗等症。

**现代研究**

鸡蛋中含有较多的维生素 $B_2$，可以分解和氧化人体内的致癌物质。鸡蛋中的维生素 A、硒、锌等元素也都具有明显的防癌抗癌作用。鸡蛋中的卵磷脂可以防止胆固醇过高和脂肪在血管壁的沉积，从而具有预防动脉粥样硬化的功效。

鸡蛋黄中富含的卵磷脂、甘油三酯、胆固醇和卵黄素等营养物质有助于增强神经系统的功能，对神经系统和身体发育有很大的作用。经常食用鸡蛋黄，可改善各年龄组的记忆力，防止老年人记忆力衰退。

鸡蛋中的蛋白质对人体的肝脏组织损伤有修复作用。蛋黄中的卵磷脂可促进肝细胞的再生，还可提高人体血浆蛋白量，增强肝脏的代谢功能和免疫功能。

鸡蛋几乎含有人体所需要的所有营养物质，可以及时补充人体内流失的养分。每天食用一个鸡蛋，是不少长寿者的保健秘诀之一。

**营养宜忌**

1. 奶类与鸡蛋共同食用可达到营养互补。

2. 冠心病、肾脏疾病患者应禁食鸡蛋。

3. 鸡蛋忌与甲鱼一同食用。

## 滋阴补肾，预防动脉硬化

动脉硬化即动脉血管的弹性减弱，无法对心脏射出的血液进行正常的扩张和收缩，以缓解对血流的冲击力和回弹。因此，降低血脂和滋阴补肾等都可以减慢血管硬化的演变过程。经常适量食用鸡蛋，能够活血化瘀、滋阴补肾、降低血脂，对心血管病人有益，但胆固醇、血脂比较高的患者，吃鸡蛋最好遵从医嘱。

### 治病食方

#### 三彩菠菜

【配方】鸡蛋2个，菠菜300克，水发粉丝50克，水发海米20克，蒜末、味精各2克，盐4克，香油、醋各15毫升。

【制作】1.将鸡蛋打入碗中，加少许盐搅匀，在炒锅内摊成蛋皮取出，切成5厘米长的丝；粉丝切成3厘米长的段。

2.将菠菜洗净，切成5厘米长的段，在沸水中略烫，捞出用凉开水过凉，挤干水分。

3.将菠菜、粉丝、海米放入碗中，加入醋、盐、味精、香油、蒜末、蛋皮丝，拌匀即可。

【功效】滋阴补肾，降低血脂。

#### 芹菜炒鸡蛋虾仁

【配方】鸡蛋2个，虾仁、芹菜茎各100克，盐、植物油各适量，小葱10克。

【制作】1. 芹菜茎切小段；鸡蛋磕入碗中加盐打散。

2. 锅内放水加盐少量烧开，将芹菜段放入水中焯一下，捞出投冷，沥干。

3. 炒锅置火上，放油烧热，下鸡蛋液翻炒，下葱末，炒出香味，下虾仁、芹菜大火炒数下，加盐即可。

【功效】降低血压，保护血管。

### 滋阴养气，防治癌症

癌症病人晚期或手术后，放疗、化疗期间，可适当食用鸡蛋，既能增加营养、补益气血、强壮体质，又能抑制癌细胞生长、发展、转移和复发。适宜多种癌症患者服食，诸如鼻咽癌、肺癌、胃癌、乳腺癌、恶性淋巴瘤、脑肿瘤、肝癌等。

治病食方

#### 茄子蛋糊

【配方】鸡蛋 2 个，茄子 250 克，酱油 15 毫升，盐 3 克，植物油适量。

【制作】1. 茄子洗净，切成丁。

2. 鸡蛋磕入碗中打匀。

3. 锅中放植物油，油热后倒入茄子丁翻炒，放入酱油、盐，继续翻炒，炒至茄子八成熟时淋上鸡蛋液，再翻炒几下即可。

【功效】抗氧化，抑制肿瘤。

#### 蛋黄菠菜泥

【配方】鸡蛋 6 个，菠菜 200 克，牛奶 50 毫升，黄油 15 毫升，面粉 15 克，辣酱油、盐、胡椒粉、味精各少许。

【制作】1. 先将菠菜烫熟，切成泥，再将炒锅放入黄油，加入面粉，稍炒后兑入牛奶，再放入菠菜泥，兑入辣酱油、盐、胡椒粉和味精，搅匀开锅后放在一边晾凉。

2. 将鸡蛋煮 10 分钟，然后去壳，切成两半，将蛋黄挖出，填入菠菜泥。

3. 最后将蛋黄搓碎抹在做好的鸡蛋上即可。

【功效】增强免疫力，抵御癌细胞。

### 清热解毒，保护肝脏

对于常常需要外出应酬、交际的人群特别是男性来说，保护肝脏健康十分必要。鸡蛋能够清热解毒、滋阴养血、润燥熄风、健脾和胃，不但对肝脏组织损伤有修复作用，能促进肝细胞再生，还可提高机体的代谢功能及免疫功能。

治病食方

#### 蛋黄菜花汤

【配方】鸡蛋 2 个，菜花 100 克，青豌豆 50 克，植物油、盐、味精、香菜末、骨头汤各适量。

【制作】1. 把菜花修整干净，掰成小花朵，放入开水锅中略煮一下捞出，在凉水中浸凉，再捞出沥干水分，放入盘中。

2. 把鸡蛋煮熟剥皮，使蛋白与蛋黄分开，蛋白切丝，蛋黄捣成蓉。

3. 锅上火放油，油烧热后放入蛋黄蓉略炒几下，加入骨头汤，随后放入菜花、豌豆、蛋白丝、盐，烧开，撇去浮沫，加入味精，撒上香菜末即可。

【功效】清热解毒，滋阴养血。

## 滑蛋青瓜

【配方】鸡蛋 4 个，嫩黄瓜 100 克，花生油 50 毫升，盐 10 克，味精少许。

【制作】1.将鸡蛋打入碗尽力搅散；黄瓜洗净，切成丁。

2.将黄瓜丁、盐、味精加入鸡蛋液后调匀。

3.锅置旺火上，放油烧热，倒入鸡蛋液，将锅转动着炒，当一面凝结时，往锅内周围淋些油，颠一颠锅，再煎另一面，待两面呈金黄色、圆饼形即可。

【功效】提高机体的代谢功能，保护肝脏。

### 滋阴润燥，缓解感冒症状

不论何种类型感冒，都是由咳嗽、咳痰使肺津损伤，肺失滋润，肺气上逆所致，因此治愈感冒应以养阴、润肺、止咳为主。鸡蛋性味甘平，有滋阴润燥功效，可有效改善感冒症状。

### 治病食方

## 西红柿煎蛋汤

【配方】鸡蛋 2 个，西红柿 200 克，盐 3 克，鸡精 2 克，香油、香菜各适量。

【制作】1.西红柿洗净切；香菜洗净切碎。

2.在铁锅中倒适量的植物油，烧热磕入鸡蛋，小火煎至两面金黄，取出。

3.在锅中加入水，烧开后放入西红柿，再度烧开的时候放入煎好的鸡蛋，放盐、鸡精，香菜洗净，用手揪碎放到锅里，关火，撒香菜末，滴入少量香油即可。

【功效】增强抵抗力，缓解感冒症状。

## 鸡蛋米汤粥

【配方】鸡蛋 1 个，粳米 150 克，盐 1 克。

【制作】1.粳米淘洗干净，浸泡半小时后放入沸水锅内，用旺火烧沸。

2.待米粒煮至开花、米汤渐浓时，将米粒用漏勺捞出，继续用快火煎汤。

3.将鸡蛋磕入碗内，加盐打散，待米汤液煎浓时，取其上面浓稠部分冲入鸡蛋内，即可盛起食用。

【功效】滋阴润燥，增强抵抗力。

### 滋阴清肝，治疗痤疮

一般情况下，痤疮多发生于炎热的夏天，而进入秋冬季节，天气变得干燥而寒冷，皮脂腺分泌功能降低，也容易形成囊肿痤疮。经常食用具有滋阴、平燥、清热、排毒作用的食物，如鸡蛋，有助于平肝去火，调节面部油脂分泌，可起到细肤美颜的作用。

### 治病食方

## 芦笋煎鸡蛋

【配方】鸡蛋 4 个，猪肉末、大油各 50 克，罐头芦笋、盐、料酒、葱花、味精各适量，香油少许。

【制作】1.鸡蛋打入碗中，加猪肉末和盐、料酒、葱花、味精搅匀。

2.锅烧热，放入大油，烧至八成热，倒入鸡蛋液，再把罐头芦笋整齐地摆在鸡蛋液中间，待鸡蛋液全部凝固后，沿蛋饼周围淋油少许，小火将蛋饼煎黄，翻身后再煎一会儿，淋上香油。

3.起锅改刀切成小块即可。

【功效】促进排便、排毒，缓解面部痤疮。

## 拌小萝卜鸡蛋

【配方】鸡蛋 2 个，小水萝卜 300 克，盐、白糖、白醋各适量，香油少许。

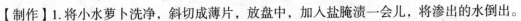

【制作】1. 将小水萝卜洗净，斜切成薄片，放盘中，加入盐腌渍一会儿，将渗出的水倒出。

2. 将鸡蛋煮熟，剥去蛋壳，将蛋白切成小片；将蛋黄捣碎，加入白醋调匀。

3. 在小水萝卜上撒上白糖，将调匀的蛋黄倒入，放入蛋白片拌匀，淋上香油即可。

【功效】滋阴，平燥，清热，排毒。

### 滋阴养血，延缓衰老

鸡蛋具有滋阴、润燥、养血等功效，每天必吃一个鸡蛋是不少长寿老人延年益寿的经验之一。在我国，民间流传的许多养生药膳也都包含鸡蛋，如何首乌煮鸡蛋、鸡蛋煮猪脑、鸡蛋粥等。

## 治病食方

### 西红柿炒鸡蛋

【配方】鸡蛋 2 个，西红柿 200 克，盐 3 克，植物油、香菜末各适量。

【制作】1. 将西红柿洗净，切成块。

2. 鸡蛋磕入碗中搅匀，撒少许盐。

3. 锅上火放入油烧热，倒入鸡蛋液炒至嫩黄色，倒入西红柿炒熟放盐，上面撒香菜末即可。

【功效】滋阴养血，美容养颜。

### 豌豆炒鸡蛋

【配方】鸡蛋 4 个，鲜豌豆粒 100 克，牛奶 25 毫升，大油 25 克，盐 1 克。

【制作】1. 鸡蛋打入碗内，加入牛奶、盐调匀。

2. 往煎盘内注入大油烧热，下入豌豆炒几下，放入鸡蛋，摊成饼状，煎至深黄色，外焦里嫩时即可。

【功效】抗氧化，滋阴美容。

# 牡蛎——海洋牛奶

牡蛎，也被称为蚝或海蛎子。牡蛎壳自古就被作为药用。鲜牡蛎肉青白色，质地柔软细嫩，是唯一能够生吃的贝类，也可加工成蚝豉、蚝油和罐头等，是一种上好的保健食品。欧洲人还称牡蛎是"海洋牛奶""上帝赐予的珍贵之物"。

### 中医属性

《本草纲目》认为，牡蛎可"治虚损，解酒后烦热，……滑皮肤，牡蛎壳化痰软坚，清热除湿，止心脾气痛，痢下赤白浊，消疝积块"。

传统医学认为，牡蛎性平，味甘咸，有滋阴养血的功效，主治烦热失眠、心神不安、丹毒等症。

### 现代研究

牡蛎中富含多种维生素与矿物质。牡蛎所含的矿物质不但种类多，而且含量高，具有改善肤质、细肤美颜的功效；牡蛎中钙含量接近牛奶，铁含量为牛奶的 21 倍，食后有助于骨骼、牙齿生长；牡蛎所含的硒可以调节神经、稳定情绪。牡蛎是含锌最多的天然食品之一，2~3 个牡蛎就可以提供人体全天所需的锌。

牡蛎含 18 种氨基酸、肝糖原、B 族维生素、牛磺酸和钙、磷、铁、锌等营养成分，常吃可以提高机体免疫力，对抗癌和防止癌细胞扩散也有一定效果。牡蛎所含牛磺酸可促进胆固醇分解，有助于降低血脂、血压，缓解大脑疲劳。

### 营养宜忌

1. 生食牡蛎最鲜美，但配以适当调料清蒸，既可保持原汁原味，食用起来也更安全、卫生。

2. 有癫疮者不可食用牡蛎。

3. 脾虚精滑者忌食牡蛎。

## 益胃生津，治疗胃溃疡

牡蛎具有利五脏、通血脉、止渴润肠、滋阴平肝等功效，对肝气不舒并发胃病的辅助治疗有良效，有助于治疗胃酸过多或胃溃疡等疾病。

### 治病食方

#### 牡蛎米粥

【配方】牡蛎200克，小米100克，姜丝、大油、酱油、盐、味精各适量。

【制作】1. 把小米淘净，煮粥。

2. 把牡蛎在盐水中泡20分钟，洗净，倒入粥锅，加调料调匀，用小火将牡蛎煮熟即可。

【功效】滋阴补肾，防治胃炎、消化性溃疡。

#### 丝瓜牡蛎汤

【配方】牡蛎肉200克，丝瓜100克，味精、五香粉、湿淀粉、植物油、料酒、清汤、葱花、姜末、盐、香油各适量。

【制作】1. 丝瓜刮皮，洗净，切片。

2. 把牡蛎肉入沸水锅中焯5分钟，剖成薄片。

3. 锅上火，油烧到六成热，下牡蛎片煸炒，烹入料酒、清汤，中火煮开，下丝瓜片、葱花、姜末，煮沸，加盐、味精、五香粉，用湿淀粉勾芡，浇香油，拌匀。

【功效】清热解毒，凉血和血，缓解胃痛。

## 宁心安神，治疗失眠

《食经》中说："牡蛎肉治夜不眠，治意不定。"经常食用牡蛎可以减少阴虚阳亢所致的烦躁不安、心悸失眠、头晕目眩及耳鸣等症状，有助于调节神经、稳定情绪。

### 治病食方

#### 干炸牡蛎

【配方】牡蛎肉750克，植物油1000毫升，胡椒粉15克，盐25克，味精20克，香油5毫升，姜汁10毫升，料酒25毫升，面粉50克，发酵粉5克。

【制作】1. 面粉放在盆内，加植物油、水、盐、发酵粉，拌匀调成脆浆；牡蛎肉用胡椒粉、盐、味精、香油、姜汁、料酒腌好。

2. 炒锅置旺火上，下植物油，烧至七成热时，端离火口，将牡蛎肉过一下油，捞出，逐个上浆，然后将炒锅重置火上，用中火将牡蛎浸炸至浅黄色，转旺火炸至牡蛎身硬即可。依个人喜好蘸调味料食用。

【功效】缓解大脑疲劳，益智健脑。

*海味泡菜*

【配方】牡蛎250克，鱿鱼、牛蒡、芹菜各100克，白萝卜片50克，葱段、盐各5克，蒜末、姜末、糖各10克，辣椒粉25克，料酒15毫升。

【制作】1. 将牡蛎用盐水洗净后沥干；鱿鱼洗净后切小片，并撒盐腌片刻后洗净沥干；牛蒡洗净剥皮后切斜片，浸泡于水中；芹菜择洗干净，切段。

2. 将所有材料放入盆中，拌匀后置于干净无水分的容器中并冷藏，待其入味即可食用，约可保存3天。

【功效】调节神经，稳定情绪，改善失眠。

## 强筋健骨，治疗骨质疏松

中老年人尤其是已绝经或即将步入更年期的妇女，平时应该常吃些可预防骨质疏松症的食物。《神农本草经》中记载："（牡蛎）久服，强骨节，杀邪气，延年。"经常食用牡蛎十分有助于骨骼、牙齿的健康。

### 治病食方

### 牡蛎蒸饭

【配方】牡蛎500克，粳米150克，酱油20毫升，辣椒粉10克，葱末、蒜泥各5克，盐适量，香油、芝麻、胡椒粉各少许。

【制作】1. 牡蛎去壳，用盐水洗净，加酱油、辣椒粉、葱末、蒜泥腌渍半小时。

2. 粳米饭焖熟；牡蛎蒸熟。

3. 把饭盛在碗里，放入牡蛎、香油、芝麻、胡椒粉、酱油，拌匀即可。

【功效】强化骨骼和牙齿。

### 西红柿牡蛎汤

【配方】带壳牡蛎1000克，西红柿丁120克，蒜末、蒜片共10克，料酒30毫升，番茄酱50克，植物油适量，香油、香菜末各少许。

【制作】1. 植物油加热后，炒香蒜末，倒入番茄酱，慢火煮约10分钟。

2. 将蒜片放植物油中煎至金黄色，转旺火加入带壳牡蛎略炒，放入西红柿丁、料酒和适量清水，加盖煮至所有牡蛎壳打开。

3. 倒入番茄酱，以慢火煮至汤浓，洒香油、撒香菜末即可。

【功效】抗氧化，预防癌症及骨质疏松症。

## 益智健脑，治疗记忆力减退

牡蛎具有健脑、护脑的作用，有助于滋阴补肾、益肝明目、健脑安神，提高记忆力，增强视力，防治中老年人的脑萎缩、头晕、脑供血不足、弱视、远视等多种病症。

### 治病食方

### 牡蛎蘸酱

【配方】牡蛎500克，萝卜、茼蒿各100克，酱油20毫升，醋10毫升，白糖、辣椒酱、蒜各5克，葱10克。

【制作】1. 牡蛎用热水烫一下，捞出来冷却；茼蒿切成段；萝卜切成丝。

2. 在酱油碗里放入醋、白糖、辣椒酱、葱、蒜做成糖醋酱。

3. 在盘里铺上萝卜丝，放上牡蛎，旁边放上茼蒿，蘸糖醋酱食用。

【功效】健脑、护脑，细肤美颜。

### 牡蛎年糕汤

【配方】牡蛎、白年糕各200克，酱油30毫升，高汤1000毫升，豆腐100克，鸡蛋1个，紫菜2张，香油10毫升，葱花、蒜泥各10克，芝麻20克。

【制作】1. 牡蛎去壳洗净后，沥干；鸡蛋煎成皮，并切成丝；紫菜烤后揉碎；豆腐切成块。

2. 高汤加酱油，煮沸，放入切好的白年糕，年糕漂上来时放入豆腐和生牡蛎，煮至牡蛎熟透，盛在碗里，将鸡蛋丝、紫菜末、葱花、蒜泥、香油、芝麻放在上面即可。

【功效】提高体力和脑细胞活动效率，缓解大脑疲劳。

### 润肺补肾，保护男性生殖系统

在古希腊神话里，牡蛎是代表爱的食物。从医学角度看，牡蛎可通水气，滋润肺部，利于肾水，长期食用可防止男性精子数量下降，维持男性生殖系统健康，更有利于补脑，增强记忆力。

## 治病食方

### 牡蛎豆腐

【配方】鲜牡蛎 200 克，豆腐 150 克，香菜、红辣椒各 20 克，蒜末、葱花、白糖各 10 克，豆豉 15 克，酱油 20 毫升，香油 5 毫升，植物油适量。

【制作】1. 鲜牡蛎洗净，用沸水氽一下；红辣椒切片；葱切末；豆腐切小块；蒜头拍扁；香菜切段。

2. 炒锅下植物油烧热，先爆香蒜末、少许葱花，加入烫好的鲜牡蛎翻炒，再加入豆腐、红辣椒、豆豉、白糖和酱油稍煮，最后撒上葱花及香菜，并淋上香油即可。

【功效】强筋健骨，滋补肝肾，益胃生津。

### 牡蛎黑豆粥

【配方】牡蛎 300 克，葱 10 克，黑豆、粳米各 50 克，盐 5 克，香油 5 毫升。

【制作】1. 牡蛎洗净；葱洗净，切段；黑豆洗净，泡水 1 夜；粳米洗净，泡水 30 分钟。

2. 黑豆与粳米放入锅中，加入适量水煮成粥，再加入牡蛎及盐煮熟，最后撒上葱末、淋上香油即可。

【功效】滋润皮肤，抗衰老，有助性激素分泌。

## 牛奶——白色的血液

牛奶又称牛乳，是从母牛乳腺中分泌出的乳汁。除膳食纤维外，牛奶几乎包含了人体所需的各种营养素，是世界通行的最佳营养保健品之一，被营养专家称为"最完善的食品""白色的血液"。

**中医属性**

《本草经疏》认为："牛乳乃牛之血液所化……甘寒能养血脉，滋润五脏，故主补虚羸，止渴。"

传统医学认为，牛奶味甘、性微寒，归肝、心、肾经，具有润肤明目、固齿美发、生津止渴、补虚开胃、润肠通便、降血脂、抗癌等功效。适宜体质羸弱，气血不足，营养不良，以及病后体虚者食用；适宜食道癌、老年便秘、糖尿病以及干燥综合征患者食用。

**现代研究**

牛奶及其制品中含有一种 CLA 物质，能有效破坏人体内有致癌危险的自由基，并能迅速和细胞膜结合，使细胞处于防御致癌物质侵入的状态，从而起到防癌作用。而且牛奶中所含的钙能在人体肠道内有效破坏致癌物质，将其分解变成非致癌物质，并排出体外。牛奶中所含的维生素 A、维生素 $B_2$、维生素 D 等对胃癌和结肠癌都有一定的预防作用。

牛奶中含有的磷，对促进幼儿大脑发育有着重要的作用。维生素 $B_2$ 有助于提高视力；钙可增强骨骼、牙齿强度，促进青少年智力发展；乳糖可促进人体对钙和铁的吸收，增强肠胃蠕动，促进排泄。牛奶中的镁能缓解心脏和神经系统疲劳，锌有助于促进伤口更快地愈合。

牛奶含有较多 B 族维生素，能滋润肌肤，保护表皮、防裂、防皱，使皮肤光滑柔软白嫩，令头发乌黑，减少脱落，从而起到护肤美容的作用，可使皮肤保持光滑滋润，乳清还有消除面部皱纹的作用。牛奶能为皮肤提供封闭性油脂，形成薄膜以防皮肤水分蒸发，另外，还能暂时提供水分，所以牛奶还是天然的护肤品。

**营养宜忌**

1. 直接加热或使牛奶煮沸太久，其营养容易流失，最好采用间接加热法。

2. 牛奶不宜与果汁等酸性饮料同时饮用。

3.脾胃虚寒、腹胀便溏者不宜饮用。

## 滋阴清热，抑制癌症

牛奶是最理想的滋补品，不但具有滋阴生津、化痰清热的功效，对鼻咽癌、口腔癌、扁桃体癌、肺癌、食道癌等放疗导致阴津亏损而发热的症状有缓解作用，还能增强人体免疫力，增强体质，扶正固本，缓解化疗带给患者的痛苦。

### 治病食方

#### 养颜菜心汤

【配方】牛奶 100 毫升，大白菜心 250 克，红枣 8 颗，鸡蛋 1 个。

【制作】1.将大白菜心洗净切成约 5 厘米长的段，用沸水汆过捞出。

2.将红枣放入锅内，放入清水熬半小时，至余一半水时，将牛奶放入，待滚沸时放进大白菜心，再滚沸时打入鸡蛋，用筷子迅速将蛋搅散成蛋花即可。

【功效】增强人体免疫力。

牛奶炖蛋

【配方】牛奶 600 毫升，鸡蛋 6 个，冰糖 200 克。

【制作】1.将牛奶、冰糖一起放入锅里，用文火把冰糖充分溶解后即离火，冷却。

2.把鸡蛋去壳、打入炖盅，搅匀。

3.已冷却的牛奶糖水倒入炖盅，搅拌均匀，隔水炖 10 分钟即可。

【功效】化痰清热，缓解化疗带来的痛苦。

## 养液熄风，防治心血管疾病

随着年龄的增长，老年人的血管系统也随着不断发生病理生理变化，心血管病是老年人最常见的疾病。营养专家建议，经常饮用牛奶，能够润肺、平燥、养心、安神，可减少老年性心血管病的发生，有效提高健康水平。

### 治病食方

#### 牛奶菠菜汤

【配方】牛奶 250 毫升，嫩菠菜 200 克，吉士粉 25 克，土豆 100 克，净大葱白、鸡汤、盐、白胡椒粉、香叶、黄油各适量。

【制作】1.将葱白切成小方丁；土豆削皮洗净，切成小方丁；菠菜放开水锅内烫透捞出，控去水，剁成泥。

2.坐锅点火倒入鸡汤，用旺火煮开，再放入牛奶，煮沸后离火。

3.在鸡汤锅内放入黄油烧热，加入葱白丁和香叶，转微火焖 2 分钟，再加入盐、胡椒粉调匀，倒入菠菜泥，汤沸离火，盛入汤盘内，撒上吉士粉即可。

【功效】降压降脂。

#### 牛奶窝蛋莲子汤

【配方】鲜牛奶 500 毫升，鸡蛋 2 个，莲子 100 克，西米 50 克，姜 2 克，冰糖适量。

【制作】1.西米用清水浸 15 分钟，略洗，沥干水分；莲子去心，洗净。

2.将适量清水注入煲中，放入莲子和姜片，用慢火将莲子煮软。

3.捞出姜片弃掉，加入冰糖煮溶。

4.注入牛奶，煮开后将鸡蛋逐个打入，再次开锅即可。

【功效】降低胆固醇，预防动脉硬化。

## 生津润肠，治疗老年性便秘

空腹饮用牛奶容易引起腹泻，因为牛奶性微寒，能润五脏、滑利肠道，空腹饮用肠胃无法负担。其实只要饮用方法得当，喝牛奶前吃点东西，不但有利于营养的吸收，还能够在一定程度上缓解便秘。

### 治病食方

#### 奶酪

【配方】鲜牛奶 500 毫升，瓜子仁、葡萄干各适量，白糖 30 克，江米酒 200 毫升。

【制作】1. 鲜牛奶加热至 80℃左右。

2. 把牛奶从火上取下冷却至 20℃以下，再加入白糖，并使白糖溶解。

3. 加入适量江米酒后分装入碗里，放在烤箱里 80℃进行烤制，待牛奶全部凝结，取出入冰箱保存。

4. 撒上瓜子仁、葡萄干即可食用。

【功效】润肠通便。

#### 鲜奶水晶香蕉

【配方】牛奶、香蕉各 150 克，山楂糕 50 克，琼脂 15 克，冰糖 250 克，白糖少许。

【制作】1. 香蕉去皮切片，加少许糖腌一下；山楂糕切丁或条。

2. 琼脂加水泡软，加水煮沸，加入冰糖，用大火熬 20 分钟。

3. 加牛奶、香蕉片，离火冷却后放入冰箱内冷冻 2 小时至凝结，食时切成小块，放上切好的山楂糕即可。

【功效】润肠通便，缓解便秘。

## 滋阴养血，改善贫血症

研究发现，采用简单的牛奶加蜂蜜疗法，能使女性及老年人的贫血症状加以改善，明显缓解头晕、疲劳等现象，红润面色。

### 治病食方

#### 炒鲜奶

【配方】鲜牛奶 500 毫升，鸡蛋清 4 个，鸡肉蓉、炸榄仁、虾仁各 25 克，熟瘦火腿 15 克，味精 3 克，盐 4 克，干淀粉 2 克，大油 75 克。

【制作】1. 火腿切成末；虾仁剁成蓉。

2. 将牛奶中加入干淀粉、鸡蛋清、鸡肉蓉、虾蓉、火腿，用中火烧热炒锅，下牛奶，烧至微沸，倒入拌好的牛奶料。

3. 边炒边翻动，边加大油 2 次（每次 20 克），炒成糊状，再放入榄仁、盐、味精，炒匀即可。

【功效】改善贫血症状。

#### 奶香西蓝花

【配方】牛奶 150 毫升，西蓝花 300 克，盐 3 克，白糖 10 克，葱末、姜末、湿淀粉、高汤、香油各适量。

【制作】1. 西蓝花洗净，掰成小朵，用开水焯一下捞出。

2. 锅热油，用葱、姜炝锅，放高汤、盐、糖和西蓝花煮 3 分钟，加入牛奶，烧开后用湿淀粉勾芡，淋入少许香油即可。

【功效】益气活血。

### 清心安神，治疗失眠

在针对失眠的食疗中，常推荐睡前喝一杯热牛奶。因为牛奶有较好的安神、养心、镇静、平燥之功效，长期饮用，助眠作用将会逐步增强。

**治病食方**

### 脆炸牛奶

【配方】鲜牛奶500毫升，淀粉100克，味精5克，盐10克，白糖50克，面粉500克，发酵粉20克，植物油200毫升。

【制作】1.把牛奶、白糖、淀粉混合搅拌均匀，倒入锅内，煮沸后转为文火，慢慢翻动，使其凝固，呈糊状时铲起放在盘内摊平，冷却后置于冰箱内，使其冷却变硬，需要时取出切块或排骨状。

2.将面粉、植物油、水、盐、发酵粉、味精放在盆内拌匀，调成糊状。

3.把植物油倒入锅内，烧至六成热，再将排骨状的奶糕蘸上脆浆，逐渐放入油锅，炸至金黄色即可。

【功效】养心安神，治疗失眠。

### 南瓜蛋奶羹

【配方】牛奶250毫升，南瓜泥250克，鸡蛋1个，红糖、白糖各30克，盐2克，糖桂花3克。

【制作】1.将蛋黄、蛋清分开，打散蛋黄，加入盐、红糖、南瓜泥搅拌均匀。

2.用开水把糖桂花浸5分钟，然后加入蛋黄内，搅拌均匀后，上火蒸熟，离火，晾凉。

3.用搅拌器把蛋清打至膨松涨发，边打边加白糖。

4.再分数次加入牛奶打至起泡。

5.将蛋清、牛奶加入晾凉的蛋黄内，充分搅拌均匀，倒入盘中，放入冰箱冷冻即可。

【功效】改善睡眠质量。

### 养阴润燥，治疗骨质疏松

牛奶有滋阴补血、益肾强筋之功效，有助于增强骨密度，适用于中老年骨质疏松症、更年期综合征，还可促进儿童的生长发育。

**治病食方**

### 奶汤鲫鱼

【配方】牛奶250毫升，小鲫鱼2条，火腿、熟笋、豆苗各15克，高汤、香菇、葱、姜各适量，料酒15毫升，白糖少许。

【制作】1.鲫鱼、豆苗分别洗干净；香菇、笋切片；火腿切成细末；葱切段；姜部分磨汁，其余切粗末；牛奶倒杯中。

2.鲫鱼放入滚水中烫煮4~5分钟。

3.除牛奶、火腿末外，全部材料、调味料下锅煮开，倒入牛奶、火腿末略煮，去葱段即可。

【功效】活血开胃，强化骨骼。

### 姜汁奶（姜撞奶）

【配方】鲜牛奶500毫升，老姜、白糖各50克。

【制作】1.将姜洗净去皮，磨碎榨汁，放在干净的碗中。

2.将牛奶加白糖搅拌煮沸，使糖全溶，待奶温降至60~70℃时，就把牛奶倒入盛有姜汁的碗里，静置3~5分钟凝固后即可供食用。

【功效】滋阴补血，益肾强筋。

## 滋阴润肺，防治气管炎

慢性支气管炎是临床常见病症之一，经积极治疗，预后一般良好。在治疗时患者应注意锻炼身体，增强体质，常吃一些具有养阴、平燥、润肺功效的食物，如牛奶等，有明显的食疗效果。

### 治病食方

### 奶汁冬瓜条

【配方】鲜牛奶、高汤各100毫升，冬瓜300克，湿淀粉10克，花生油50毫升，盐、味精、湿淀粉各适量。

【制作】1.把冬瓜去皮，洗净，切成块，用刀在冬瓜肉面上切划成斜格子形，然后直切为长条。

2.将锅烧热，放入花生油，烧至七成热时，放入冬瓜条，见冬瓜肉略微收缩和发软，即捞出沥去油。

3.炒锅留底油放在旺火上烧热，放入高汤，把炸过的冬瓜条放入，加盖焖烧2分钟，揭开盖见冬瓜条浮起如棉花絮，即放盐、味精，并倒入牛奶，把湿淀粉徐徐淋入锅内，边淋边搅，至冬瓜条抱紧卤汁，即可起锅。

【功效】养阴，平燥，润肺。

### 木瓜蛋奶饮

【配方】鲜牛奶230毫升，木瓜酒110毫升，菊花酒30毫升，鲜鸡蛋1个，白糖15克，冰块50克。

【制作】1.将少量的碎冰块放入调酒壶内，注入木瓜酒、菊花酒和去壳的鸡蛋，用力摇匀到起泡沫为止。

2.将碎块冰、鲜牛奶、白糖放入酒杯内，然后将酒壶内的酒和鸡蛋倒入酒杯，搅拌均匀即可。

【功效】止咳，平喘。

### 牛奶蛋花粥

【配方】鲜牛奶100毫升，鸡蛋1个，大米50克，白糖适量。

【制作】1.大米淘洗干净，鸡蛋打成蛋液。

2.锅中加清水适量，放入大米，旺火煮沸后，改小火炖。

3.炖至粥将成时（约需20分钟），加牛奶、白糖，继续炖至粥成。

4.开大火，将蛋液徐徐倒入粥中，稍稍搅动，继续煮1分钟即可。

【功效】润肺平燥，改善支气管炎。

# 第六章

# 最能祛湿的五种营养食物

## 玉米——黄金谷物

玉米，又名苞谷、棒子、玉蜀黍。新鲜、成熟的玉米味道鲜美、香气独特，易于咀嚼和消化，是老幼咸宜的食品。在当今被证实的最有效的50多种营养保健物质中，玉米含有7种，具有很高的营养价值以及多种医疗保健功效，因此，又有营养学家把玉米称为"黄金谷物"。

**中医属性**

《本草推新》认为，玉米"为健胃剂。煎服亦有利尿之功"。《本草纲目》称其"调中开胃"。

《医林纂要》亦称其可"益肺宁心"。

传统医学认为，玉米味甘淡，性平，具有健脾利湿、开胃益智、宁心活血的作用，适宜脾胃气虚、气血不足、营养不良之人食用；对动脉硬化、高血压、高脂血症、冠心病等心血管疾病以及肥胖、脂肪肝、便秘、癌症等有治疗作用。

**现代研究**

玉米中含有大量赖胺酸、谷胱甘肽、酚类、胡萝卜素，能抑制抗癌药物对人体产生的副作用，还能抑制肿瘤细胞的生长。鲜玉米中的膳食纤维具有刺激胃肠蠕动的特性，不但能够防治便秘和痔疮，还能预防直肠癌。

玉米脂肪中含有 50% 以上的亚油酸、卵磷脂和维生素 E 等营养素，具有降低胆固醇、防止高血压、冠心病和抗血管硬化的作用。玉米中含有丰富的卵磷脂，长期补充卵磷脂可以保持人体内乙酰胆碱的含量，从而减缓记忆力衰退，预防或推迟老年痴呆的发生。

新鲜玉米中含有大量的谷氨酸，不但可健脑益智，还能抗氧化，防止早衰。玉米中所含的黄体素和玉米黄质，还有助于预防老年人眼睛黄斑病变的发生。

**营养宜忌**

1. 玉米面和豆类、大米或面粉等混合食用，可大大提高营养价值。

2. 玉米笋六七分成熟时，营养成分最高、最充分，此时食用最佳。

3. 玉米面不宜一次食用过多，以免胃闷气胀。

## 健脾利湿，治疗慢性肾炎

慢性肾炎是一种自身免疫反应性疾病，病程长，病机复杂，缠绵难愈，最终往往发展为慢性肾衰竭。慢性肾炎的治疗应以扶正为主，重点在补脾益肾，要配合食用能够益气健脾、固表透邪、祛除湿邪的食物，如玉米等，来辅助治疗，效果更好。

### 治病食方

### 焗玉米

【配方】嫩玉米粒 400 克，熟猪肉 250 克，葱头 30 克，鸡蛋 1 个，橄榄 6 个，葡萄干、大油、糖粉各 50 克，盐、胡椒粉各少许。

【制作】1. 将葱头洗净；熟猪肉切小丁；鸡蛋煮老剥皮切片；玉米粒洗净控干。

2. 把锅烧热后放入大油，待熔化后放入玉米粒炸至黄色，加入盐、糖粉炒透盛盘。

3. 将熟猪肉丁、葡萄干、葱头丁、橄榄、鸡蛋片、盐、胡椒粉、少许清汤放在一起拌匀后，放入盅内，倒入玉米粒铺平，撒上糖粉加盖，上炉用文火端至焦黄色（约半小时）即可。

【功效】益气健脾，防治肾脏疾病。

### 玉米粉燕麦粥

【配方】玉米粉 100 克，燕麦 50 克。

【制作】1. 将燕麦淘洗干净，放入冷水中浸泡 2 小时，捞起沥干水分，放入锅内，加水适量，煮至米粒开花。

2. 玉米粉用冷水调匀，将稀玉米糊缓缓倒入燕麦粥内，用勺不停搅匀。

3. 待玉米糊烧沸后，改用小火熬煮 15 分钟，即可盛起食用。

【功效】利湿通便，保护肾脏。

## 健脑提神，预防老年痴呆症

玉米有缓泻作用，代谢毒物的能力较强，尤其使毒物在脑部的停留时间缩短，减轻了毒物对脑细胞的损害。经常食用鲜玉米有利于大脑能量的产生，可健脑提神，增强记忆力，预防老年痴呆症的发生。

## 治病食方

### 松仁玉米

【配方】嫩玉米棒 300 克，剥壳松仁 100 克，绿柿子椒、葱各 20 克，白糖、淀粉、明油、盐、味精、植物油各适量。

【制作】1. 把玉米棒上的玉米粒剥落，绿柿子椒切丁，葱切葱花。

2. 锅中放清水，将玉米粒煮熟捞出，炒锅上火，放油烧至六成热，放葱花煸出香味，将玉米粒、辣椒丁、松仁分别下锅，放入盐，加少许煮过玉米的水稍烹，加白糖再翻炒几下，勾芡，淋明油，放味精即可。

【功效】健脑提神，增强记忆力。

### 三鲜玉米羹

【配方】嫩玉米粒 100 克，鲜贝、火腿肉、熟鸡肉各 25 克，淀粉、鸡汤各适量。

【制作】1. 鲜贝、火腿、熟鸡肉均切小丁。

2. 将嫩玉米粒蒸至烂熟，再放入鸡汤中与鲜贝丁、火腿肉丁和鸡丁共煮 5 分钟，勾芡，调味即可。

【功效】预防老年痴呆症。

## 利水渗湿，治疗高血压

科学家最近研究发现，中美洲印第安人不易患高血压与他们主要食用玉米有关。玉米有助于利尿、降压、降脂，对冠心病、细胞老化及血管硬化、肥胖等有一定预防和治疗意义。

## 治病食方

### 木瓜胡萝卜玉米粥

【配方】熟玉米粒 100 克，粳米、木瓜、胡萝卜各 50 克，盐 2 克。

【制作】1. 粳米淘洗干净，浸泡半小时后，加水用小火慢慢熬煮。

2. 木瓜去皮、子，胡萝卜洗净去皮，放入锅内蒸熟，两者一同放入搅拌器内，搅成蓉。

3. 将木瓜、胡萝卜蓉加入粳米粥内，并放入熟玉米粒，煮沸后加入盐搅匀，即可盛起食用。

【功效】预防血管老化，稳定血压。

### 枸杞玉米羹

【配方】嫩玉米粒 200 克，枸杞子 10 克，青豆 20 克，白糖 100 克，湿淀粉 25 克。

【制作】1. 嫩玉米粒淘洗干净，用冷水浸泡 2 小时，捞出沥干水分。

2. 枸杞子洗净，用温水泡软；青豆清洗干净。

3. 坐锅点火，加入适量冷水，将嫩玉米粒、青豆放入，烧至玉米粒烂熟后，下入白糖、枸杞子拌匀，煮约 5 分钟，用湿淀粉勾稀芡即可。

【功效】降低血压。

## 清肝益心，防止眼睛老化

玉米具有利湿、排毒、宁心、明目的作用，有助于清除肝火，改善肝肾功能，预防老年性黄斑变性和白内障的发生。出租车司机、中小学生、编辑、作家等经常用眼人群，应多吃一些黄色的玉米，以保护视力。

## 治病食方

### 干贝玉米羹

【配方】玉米粒 100 克，干贝 30 克，盐、味精各 2 克，料酒 5 毫升，湿淀粉 40 克。

【制作】1. 干贝先用冷水洗净，然后用温水泡软，上笼蒸2小时，用手捏碎，成自然丝状。

2. 玉米粒淘洗干净，用冷水浸泡2小时，捞出，沥干水分。

3. 锅内加入冷水，加入干贝丝、玉米粒烧沸后，加盐、味精、料酒调味，然后用湿淀粉勾芡即可。

【功效】保护视力，预防老年人眼睛黄斑性病变。

玉米煲鸡

【配方】玉米400克，鸡肉300克，胡萝卜150克，盐10克，味精8克，料酒15毫升，生抽10毫升。

【制作】1. 鸡肉剁成块。

2. 玉米、胡萝卜均切成段。

3. 砂锅上火，加适量水烧热，放入鸡块，水沸后撇去浮沫，下玉米、胡萝卜、料酒和生抽，大火烧沸后转小火煲1小时，撒入盐和味精，再烧10分钟左右即可。

【功效】清除肝火，保护眼睛。

# 薏米——生命健康之禾

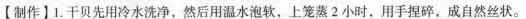

薏米，又名薏仁米、苡米、六谷米等。薏米在我国的栽培历史悠久，是我国古老的药食皆佳的粮种之一。薏米的营养价值很高，被称为"世界禾本科植物之王"；在欧洲，它更被称为"生命健康之禾"；在日本最近又被列为防癌食品，因此身价倍增。不论用于滋补还是用于医疗，薏米的功效均十分显著。

### 中医属性

《本草纲目》有载："薏米阳明药也，能健脾益胃，虚则补其母，故肺痿肺痈用之。"《名医别录》又言其"无毒。主除筋骨邪气不仁，利肠胃，消水肿，令人能食"。

传统医学认为，薏米味甘淡，性微寒，有健脾利湿、清热排脓的功效；适于治疗脾胃虚弱、肺结核、水肿脚气、风湿痹痛、泄泻、肠痈及小便不利等症。

### 现代研究

薏米中含有薏米酯，能有效抑制癌细胞的增殖，可用于胃癌、子宫颈癌的辅助治疗。薏米多糖A能降低人体血糖活性，糖尿病患者经常适量食用，能够安全平稳降血糖，改善糖尿病并发症。薏米中的重要成分薏米素，还具有健脾益气、消肿止痛的作用。

薏米含维生素A，可防治夜盲症和视力减退，有助于对多种眼疾的治疗。薏米中维生素 $B_1$ 含量较高，非常适合脚病浮肿者食用，同时可改善粉刺，淡化黑斑、雀斑、皮肤粗糙等现象。薏米含有较多的维生素 $B_2$，可用于治疗口角溃疡、唇炎、舌炎、眼结膜炎、舌炎和阴囊炎等。薏米含有植物性食物中少见的维生素 $B_{12}$，可防治贫血。

薏米富含维生素E，是一种美容食品，有助于保持人体皮肤的光泽细腻，消除色斑，改善肤色，并且对由病毒感染引起的赘疣等有一定的治疗作用。

### 营养宜忌

1. 煮薏米之前最好先用水浸泡3小时以上，这样不但容易熟，还可以最大限度保留营养。

2. 薏米宜与粳米同煮为粥，营养功效更佳。

3. 大便燥结、小便多者不宜食用薏米粥。

## 清热祛湿，抑制癌症

在日本，薏米被看成典型的"抗癌食品"。一切癌症见有气虚发热症状皆可配用薏米，不但有助于退热，还能增强体质，扶正固本，缓解化疗反应，提高化疗效果，利于化疗全程的顺利进行，在一定程度上有效地制止癌症的复发、扩散及转移。临床上建议肿瘤患者食用薏米，一般连食数月就能起到比较明显的治疗效果。

## 治病食方

### 薏米杏仁粥

【配方】薏米 30 克, 杏仁 10 克, 冰糖少许。

【制作】1. 将薏米淘洗干净; 杏仁去皮, 洗净; 冰糖打成碎屑。

2. 将薏米放入锅内, 加水适量, 置武火上烧沸, 再用文火熬煮至半熟, 放入杏仁, 继续用文火熬熟, 加入冰糖即可。

【功效】健脾祛湿, 除痰止咳。

### 薏米莲子粥

【配方】薏米 50 克, 莲子肉 10 克, 冰糖、桂花各少许。

【制作】1. 将薏米淘洗干净; 莲子去皮去心, 洗净; 冰糖捶成碎屑。

2. 将薏米放入锅内, 加水适量, 置武火上烧沸, 再用文火熬至半熟, 加入莲子肉、冰糖、桂花, 继续煮熟即可。

【功效】清热益心, 预防癌症。

## 健脾除湿, 调节血糖

薏米能够健脾、补肺、清热、利湿, 可平衡机体代谢, 增强人体免疫力, 还有助于降低血糖、血压、血脂, 并对糖尿病并发的肾病、浮肿等症有防治作用。

## 治病食方

### 冬瓜薏米鸭煲

【配方】薏米 25 克, 鸭肉 300 克, 连皮冬瓜 500 克, 姜末 10 克, 米酒 5 毫升, 盐 4 克, 味精 3 克, 陈皮 1 克, 植物油 25 毫升。

【制作】

1. 姜末浸泡在米酒中成姜汁酒。

2. 中火烧热炒锅, 放入鸭肉略煎, 烹入姜汁酒后把鸭盛起。

3. 取瓦煲, 放入冬瓜、薏米、陈皮, 加清水先用旺火烧沸再放鸭肉, 改用慢火煲至汤浓缩便成。

4. 上菜时, 把冬瓜盛在碟底, 将鸭肉切块排在瓜面上, 汤中调入盐、味精即可。

【功效】降低血糖、血压、血脂, 并对糖尿病并发的肾病以及腿脚浮肿等症有防治作用。

### 薏米南瓜煲

【配方】薏米汤 400 毫升, 老南瓜 500 克, 金华火腿 200 克, 盐、香葱各适量。

【制作】1. 将火腿洗净, 一部分切成长方形薄片, 另一部分切成宽薄片, 放入煲底垫匀。

2. 南瓜去皮、去子、洗净, 切成 2 厘米见方的块, 放在火腿片上。

3. 将事先煮好的薏米汤灌入煲中, 撒上盐。

4. 锅置火上倒水, 水开后, 将煲入屉, 旺火蒸 25~30 分钟, 香葱、火腿蓉点缀其上即可。

【功效】健脾, 补肺, 清热利湿。

## 除湿消肿, 镇静止痛

因虚致痛是癌痛的主要因素之一, 而薏米可健脾益气, 利湿消肿, 使气行而湿除、肿消而瘀散, 有效减轻或消除肿瘤对周围组织的侵蚀或压迫, 达到止痛的目的。另外, 薏米对其他疾病或外伤引起的疼痛也有一定的缓解作用。

### 治病食方

### 薏米白鸭汤

【配方】薏米 20 克，白鸭 1 只，料酒 10 毫升，盐 4 克，味精 3 克，姜 5 克，葱 10 克，胡椒粉 3 克。

【制作】1. 将白鸭宰杀后，去毛桩、内脏及爪；薏米淘洗干净；姜拍松，葱切段。

2. 将白鸭、薏米、姜、葱、料酒同放炖锅内，加清水 3000 毫升，置武火上烧沸，再用文火炖 45 分钟，加入盐、味精、胡椒粉即可。

【功效】利水，消肿，减肥。

### 薏米银耳杏仁羹

【配方】薏米 150 克，银耳 100 克，甜杏仁 50 克，白糖、糖桂花、湿淀粉各适量。

【制作】1. 薏米去杂用温水浸泡；银耳先放入凉水中浸软，去杂质，改用开水浸泡，直至发透为止；甜杏仁洗净、去皮。

2. 锅中加入冷水、银耳、白糖烧滚，放入泡好的薏米和甜杏仁，以小火煮 20 分钟左右，入湿淀粉勾成稀芡，加糖桂花即可。

【功效】健脾益气，利湿消肿。

### 开胃健脾，改善肠胃功能

脾胃不好的人夏天常常感到食欲不振、消化能力减退。一般认为，薏米具有健脾、补肺、清热、利湿的作用，而且特别容易消化吸收，是很好的食疗食物，适合脾胃虚弱者食用。

### 治病食方

### 核桃薏米粥

【配方】薏米 50 克，核桃仁 30 克，白糖 25 克。

【制作】1. 将薏米、核桃仁洗净，置于锅内，加水适量。

2. 将锅置武火上烧沸，再用文火煮熬，待薏米烂熟后，加入白糖搅匀即可。

【功效】健脾除湿，健脑益智，润肠通便。适用于脾胃虚弱，风湿性关节炎，脑力衰退，便秘等症。

### 薏米扁豆煮冬瓜

【配方】薏米 30 克，白扁豆 20 克，冬瓜 300 克，姜 5 克，葱 10 克，盐 4 克，味精 3 克。

【制作】1. 将薏米淘洗干净；白扁豆洗净；冬瓜洗净，切 2 厘米厚、4 厘米长的片；姜切片，葱切段。

2. 将薏米、白扁豆、冬瓜、姜、葱同放炖锅内，加水，置武火上烧沸，再用文火煮 35 分钟，加入盐、味精即可。

【功效】开胃健脾，清热利湿。

## 赤豆——心之谷

赤豆，又名小豆、红小豆或赤小豆，因其富含淀粉，因此也被人们称为"饭豆"。赤豆是人们生活中不可缺少的一种高蛋白、低脂肪、高营养、多功能的杂粮，用赤豆制成的饭、粥、汤、豆面条、糕点馅，美味可口、老幼咸宜。同时，作为食疗佳品，赤豆还被李时珍称为"心之谷"。

**中医属性**

《本草纲目》有曰："赤小豆，其性下行，通乎小肠，能入阴分，治有形之病，故行津液，利小便，消胀除肿，止呕而治下痢肠僻，解酒病。除寒热痈肿，排脓散血而通乳汁，下胞衣产难，皆病之有形者。"

传统医学认为，赤豆性平，味甘酸；入心、小肠经，具有利水除湿、和血排脓、消肿解毒、调经通乳、退黄的功效，主治水肿脚气、疮肿恶血不尽、产后恶露不净、乳汁不通、湿热黄疸、痢疾、痈肿、肠风脏毒下血等病症。

**现代研究**

赤豆中富含的钾可以促进体内多余的盐分和代谢废物的排泄；所含皂素有助于调节体内的水分储量，清除血液中的胆固醇和中性脂肪，预防高血压、动脉硬化和早衰。所含皂角甙物质能够刺激肠道、预防结石，可起到利尿、消肿的作用，用赤豆来治疗心脏性和肾性水肿、肝硬化腹水、脚气病浮肿等症具有显著疗效。

赤豆中含膳食纤维，易于大便排出，并且有助于糖尿病患者控制血糖；还能阻止过氧化脂质的产生、抑制脂肪吸收并促进其分解，达到降脂、瘦身、健美的效果。

赤豆中的维生素 $B_1$ 可以促进糖类代谢，使人远离肥胖；丰富的叶酸还能够预防贫血，对月经不调、脊柱裂、易怒等有一定治疗作用。

**营养宜忌**

1. 煮赤豆的汁液中溶解了大量的营养成分，可将表面的浮沫除去，将汁液留作饮用。

2. 赤豆宜与其他谷类食品混合食用。

3. 赤豆利尿，故尿频的人应注意少吃。

## 健脾益胃，治疗糖尿病

赤豆具有预防糖尿病、增强饱腹感、预防便秘、消除水肿的作用。经常食用赤豆，不但能降低胆固醇的吸收，减少脂肪，还可以抑制食物中糖分的吸收，是一种天然的"糖类阻滞剂"，十分有助于糖尿病患者控制血糖。

### 治病食方

### 赤豆花生红枣粥

【配方】赤豆 80 克，大米、花生米各 50 克，红枣 5 颗，冰糖适量。

【制作】1. 赤豆、花生米洗净，冷水浸泡回软；红枣洗净，剔去枣核。

2. 大米洗净，用冷水浸泡半小时，捞出沥干。

3. 锅中加入冷水，放入赤豆、花生米、大米，旺火煮沸后，放入红枣、冰糖，再改用小火慢熬至粥成即可。

【功效】降低胆固醇，抑制血糖。

### 赤豆煮苦瓜

【配方】赤豆 50 克，苦瓜、猪棒骨各 500 克，料酒、姜、葱、盐、鸡精各适量。

【制作】1. 赤豆洗净；苦瓜去瓤，切 4 厘米长的块；姜拍松，葱切段；猪棒骨捶破，洗净。

2. 将赤豆、苦瓜、姜、葱、猪棒骨、料酒同放炖锅内，加水 1500 毫升，置武火上烧沸，再用文火煮 35 分钟，加入盐、鸡精即可。

【功效】去燥清心，明目解毒。适用于水肿，糖尿病，骨质疏松等症。

## 健脾利水，治疗各种水肿

经常食用赤豆，对各种类型的水肿者都有益，包括肾脏性水肿、心脏性水肿、肝硬化腹水性水肿、营养不良性水肿等，如能配合鲤鱼或母鸡同食，消肿功效更佳。

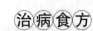

### 治病食方

## 赤豆炖鲜藕

【配方】赤豆 50 克，藕 300 克，料酒 10 毫升，姜 5 克，葱 10 克，盐、鸡精各 3 克，鸡油 25 毫升。

【制作】1. 将赤豆淘洗干净；藕洗净，切 3 厘米厚的块；姜拍松，葱切段。

2. 将赤豆、藕、姜、葱、料酒同放炖锅内，加水 800 毫升，置武火上烧沸，再用文火炖 35 分钟，加入盐、鸡精、鸡油即可。

【功效】养血生肌，健脾和胃。

## 赤豆冬瓜粥

【配方】赤豆 30 克，冬瓜 50 克，大米 100 克。

【制作】1. 赤豆浸泡一夜，淘洗干净；大米淘洗干净；冬瓜去皮，切成 3 厘米见方的薄片。

2. 将大米、冬瓜、赤豆同放锅内，加水，置武火上烧沸，再用文火煮 35 分钟即可。

【功效】消肿，利尿，减肥。

## 利尿消肿，防治高血压

赤豆可利五脏，通血脉，利水、消肿，从而有效促进体内多余的盐分和代谢废物的排泄，调节体内的水分储量，清除血液中的胆固醇和中性脂肪，预防高血压、动脉硬化和早衰。对于治疗小便不利、尿血、乳汁不通、动脉硬化等症同样适用。

### 治病食方

## 赤豆山药羹

【配方】赤豆、山药各 50 克，白糖适量。

【制作】1. 先将赤豆洗净，山药去皮洗净切小块，把赤豆放入锅内先用武火煮沸，然后放进山药块。

2. 文火慢煮至赤豆和山药烂熟，加白糖调味即可。

【功效】清热祛湿，健脾止泻。对大便溏泄、小便短少、倦怠腹胀、胸闷不饥、水肿等症有疗效。

## 赤豆炖仔鸭

【配方】赤豆 50 克，仔鸭 500 克，料酒 10 毫升，盐、姜各 4 克，葱 8 克，胡椒粉、味精各 3 克。

【制作】1. 将赤豆淘洗干净；鸭宰杀后，去毛、内脏及爪，洗净；姜拍松，葱切段。

2. 将仔鸭、赤豆、姜、葱、料酒同放炖锅内，加水 3000 毫升，置武火上烧沸，再用文火炖 35 分钟，加入盐、味精、胡椒粉即可。

【功效】利尿消肿，减肥美容。

## 清热解毒，治疗痔疮

痔疮是由于大便秘结使肛周血液受阻并长期阻滞与淤积而引起的。赤豆具有良好的通便作用，可促进肠蠕动，使大便易于排出，降低肛门周围的压力，使血流通畅，从而起到防治痔疮的作用。

### 治病食方

## 赤豆煮荸荠

【配方】赤豆、荸荠各 100 克，料酒 10 毫升，姜 5 克，葱 10 克，盐、鸡精各 3 克，鸡油 30 毫升。

【制作】1. 将赤豆淘洗干净；荸荠去皮，洗净，切成两块；姜切片，葱切段。

2. 将赤豆、荸荠、姜、葱、料酒同放锅内，加水 800 毫升，置武火上烧沸，转文火煮 35 分钟，加入盐、鸡精、鸡油即可。

【功效】消除痹热，温中益气。适用于便秘，痔疮，大便下血，高血压，全身浮肿，小便不利，骨质疏松等症。

### 赤豆煮莴苣

【配方】赤豆50克，莴苣300克，姜5克，葱10克，盐、鸡精各3克，鸡油25毫升。

【制作】1. 将赤豆淘洗干净；莴苣去皮，切3厘米见方的块；姜切片，葱切段。

2. 将赤豆放入锅内，加水800毫升，置武火上烧沸，再用文火煮30分钟，加入莴苣，再煮至熟透，加入盐、鸡精、鸡油即可。

【功效】利水消肿，利五脏，通血脉。适用于小便不利，尿血，乳汁不通，动脉硬化等症。

# 南瓜——特效保健"金瓜"

南瓜为葫芦科植物南瓜的果实，又名倭瓜、番瓜、麦瓜、饭瓜等。在我国，南瓜为夏秋季节的优良蔬菜之一。近两年，随着国内外专家对蔬菜的进一步研究，发现南瓜不仅营养丰富，而且长期食用还具有保健和防病治病的功能，在国际上已被视为"特效保健蔬菜"。

**中医属性**

《本草纲目》认为，南瓜"甘温，无毒，补中益气"。《本草再新》认为其"平肝和胃，通经络，利血脉，滋阴水，治肝风，和血养血，调经理气，兼去诸风"。

传统医学认为，南瓜性温，味甘；入脾、胃经，具有补中益气、解毒杀虫、降糖止渴等多种功效，主治久病气虚、脾胃虚弱、气短倦怠、便溏、糖尿病、蛔虫等病症。

**现代研究**

南瓜是高钾、低钠食品，特别适合中老年人和高血压、动脉硬化患者食用。南瓜还含有丰富的钴，对治疗糖尿病有特殊的效果。南瓜所含的果胶还能和体内过剩的胆固醇黏结在一起，从而降低血液胆固醇的含量，预防动脉硬化。

南瓜所含果胶可以保护胃肠道黏膜免受粗糙食品刺激，促进溃疡面愈合；果胶还有很好的吸附性，能吸附消除铅、汞等有毒金属，降低亚硝酸盐致癌性，并帮助肝、肾功能的恢复，增强肝、肾细胞的再生能力，起到抵御环境中毒的作用；果胶能大大延缓肠道对糖和脂质的吸收，所以能帮助减肥。

南瓜含有丰富的 β-胡萝卜素和维生素A，前者对上皮组织的生长分化、维持正常视觉具有重要生理功能，后者则具有明目护肤的作用。南瓜中富含南瓜多糖，还能提高机体的免疫力，防癌抗癌。

**营养宜忌**

1. 南瓜和橄榄油等油脂一起烹制，可以更好地吸收利用营养。

2. 南瓜不可与羊肉同食，否则易发生黄疸。

## 消肿利尿，防治高血压

南瓜不但营养丰富，长期食用还有利于降低血压，预防动脉硬化。因为南瓜具有很强的利尿作用，能促进体内钠盐的排出，从而抑制血压的升高，保护血管，降低中风、冠心病的发生概率。

### 治病食方

### 山楂赤豆南瓜粥

【配方】南瓜100克，赤豆30克，山楂10克，大米50克。

【制作】1. 赤豆浸泡一夜，淘洗干净；山楂洗净；大米淘洗干净；南瓜去皮，切成3厘米见方的薄片。

2. 将大米、南瓜、山楂、赤豆同放锅内，加水800毫升，置武火上烧沸，再用文火煮35分钟即可。

【功效】消肿，利尿，减肥，降压，祛瘀。适合高血压、冠心病患者食用。

## 枸杞黄精炖南瓜

【配方】老南瓜 300 克，枸杞子、黄精各 25 克，料酒 10 毫升，姜 5 克，葱 10 克，盐 3 克，鸡精 2 克，鸡油 25 毫升。

【制作】1.将枸杞子去杂质、果柄，洗净；黄精洗净，切薄片；南瓜去皮、瓤，切 4 厘米见方的块；姜拍松，葱切段。

2.将枸杞子、黄精、老南瓜、料酒、姜、葱同放锅内，加水，置武火上烧沸，再用文火炖 45 分钟，加入盐、鸡精、鸡油即可。

【功效】消肿，利尿，减肥。

## 益气平燥，治疗糖尿病

南瓜是治疗糖尿病的首选瓜类食品，它不但具有补中益气、平燥等功效，且水分较多，糖分较少，可有效地控制糖尿病的发展，同时也是心脏病、高血压、肾炎患者的保健食品。

### 治病食方

## 天冬南瓜汤

【配方】南瓜 100 克，天冬 15 克。

【制作】1.把南瓜洗净，切成 3 厘米宽、5 厘米长的块，可不去皮；天冬洗净，顺切成 3 片。

2.把南瓜、天冬放入炖锅内，加入清水 600 毫升（可放少许盐，或不放盐），置武火上烧沸，再用文火炖 45 分钟即可。

【功效】滋阴补血，清热润燥。适用于下消型糖尿病患者。

## 赤豆南瓜粥

【配方】南瓜 100 克，赤豆 30 克，大米 50 克。

【制作】1.赤豆浸泡 1 夜，淘洗干净；大米淘洗干净；南瓜去皮，切成 3 厘米见方的薄片。

2.将大米、南瓜、赤豆同放锅内，加水 800 毫升，置武火上烧沸，再用文火煮 35 分钟即可。

【功效】益气平燥，防治糖尿病。

## 开胃健脾，治疗胃溃疡

胃溃疡是消化系统的常见疾病，表现为饥饿不适、饱胀嗳气、泛酸或餐后定时的慢性中上腹疼痛等。经常食用南瓜有助于保护胃肠道黏膜免受刺激，促进溃疡面愈合。另外，南瓜还能帮助食物消化，有利慢性胃病的恢复。

### 治病食方

## 家常南瓜丝

【配方】嫩南瓜 500 克，植物油 100 毫升，酱油 15 毫升，豆瓣 15 克，泡辣椒、盐各 5 克，葱白、水淀粉各 10 克。

【制作】1.将嫩南瓜洗净，切成约 5 厘米长的丝，放入盐 2 克，拌匀码味；泡辣椒和葱白切成同样长的丝，豆瓣剁细。

2.植物油下锅，烧至七成热，放入豆瓣炒香，再放入南瓜丝和泡辣椒、葱白丝妙匀，放入盐、酱油、水淀粉，收浓即可。

【功效】开胃健脾，帮助消化。

### 乌蛇粉南瓜汤

【配方】南瓜500克，乌梢蛇粉30克，料酒10毫升，姜5克，葱10克，鸡油35毫升，盐、鸡精、胡椒粉各3克。

【制作】1.将南瓜去皮、瓤，切4厘米见方的块；姜切片，葱切段。

2.将南瓜、蛇粉、姜、葱、料酒同入炖锅内，加入清水，置武火上烧沸，再用文火炖35分钟，加入盐、鸡精、鸡油、胡椒粉即可。

【功效】保护肠胃，防治胃溃疡。

## 除湿退热，防治夜盲症

夜盲症主要表现为黄昏后即看不清外界事物，它的发生与缺乏维生素A、肝脏解毒排泄功能失调有关。南瓜能够除湿退热、滋补肝肾、明目润燥，适用于血糖增高所致视物不清及夜盲症患者食用。民间常用南瓜炖猪肝来健脾、养肝、明目，对夜盲症也有一定辅助治疗作用。

### 治病食方

### 咸蛋黄炒南瓜

【配方】南瓜300克，咸蛋黄3个，盐2克，白糖4克，植物油适量。

【制作】1.南瓜去皮，切块；咸蛋黄切碎。

2.锅置火上，放油烧热，放入南瓜略炒，加少许水后加盖以中小火焖15分钟左右，待南瓜表面开始酥软时，加入咸蛋黄同炒，再加盐、白糖炒匀即可。

【功效】健脾，养肝，明目。

### 南瓜海带汤

【配方】南瓜250克，猪瘦肉50克，海带100克，盐适量。

【制作】1.老南瓜去皮、去瓤及子，洗净切块（嫩南瓜可不用去皮）。

2.海带用清水浸软，然后切段。

3.猪瘦肉洗净，切小块。

4.将适量清水注入煲，放入食材，煲3小时，加盐调味即可。

【功效】除湿退热，滋补肝肾，明目润燥。

## 鲫鱼——"美"妇之河鲜

鲫鱼俗称喜头鱼、鲫瓜子，是我国内陆水域中常见的经济鱼类。鲫鱼肉味鲜美，肉质细嫩，营养素全面，含糖分多，脂肪少，保健功效很高。鲫鱼自古就是至美至善的滋补佳品，《随息居饮食谱》认为其功效"最益妇人"，于是鲫鱼成为民间常用的专"美"妇人的河中鲜。

**中医属性**

《日华子本草》认为，鲫鱼可"温中下气，补不足；鲙疗肠癖水谷不调；烧灰以敷恶疮；又酿白矾烧灰，治肠风血痢"。《随息居饮食谱》言其"愈崩淋、利胎产、调经带、疗疳瘕，最益妇人"。

传统医学认为，鲫鱼性平味甘，入脾、胃、大肠经，具有健脾利湿等功效，可治疗脾胃虚弱、纳少无力、痢疾、便血、水肿、淋病、痈肿、溃疡等症。

**现代研究**

鲫鱼肉中含有较多的脂肪酸，可增强人体对糖的分解、利用能力，维持糖代谢的正常状态，还有助于健脑。脂肪酸还能阻止血小板聚集成块粘在动脉壁上，它们还能赶走甘油三酯和坏的胆固醇。

鲫鱼含有丰富的卵磷脂，有助于加强神经细胞的活动，从而提高学习和记忆能力。同时有利于预防老年痴呆症。

鲫鱼中的蛋白质和钙对通乳效果有很大影响，其他营养成分联合发生作用，具有补中益气、利湿通乳的功效。鲫鱼肉中的维生素D以及钙、磷等各自或彼此发挥作用，能有效地预防骨质疏松症。

**营养宜忌**

1. 冬令时节食用鲫鱼最佳。

2. 鲫鱼与豆腐搭配炖汤，营养功效最好。

3. 鲫鱼忌与芥菜、猪肝同食；与山药、甘草、麦冬等中药同服易上火。

### 醒脾化湿，治疗糖尿病

俗话说："药补不如食补"，食物疗法作为一种辅助手段，在糖尿病的治疗中起着重要的作用。茶叶鲫鱼汤为健脾利水、清热滋阴的汤品，带有一定药膳疗效，经常饮用有助于缓解糖尿病引起的胃炽热盛、消渴不止、消谷善饥、胃部胀闷等。

### 治病食方

#### 牡蛎鲫鱼汤

【配方】鲫鱼、豆腐各200克，牡蛎粉12克，料酒、酱油各10毫升，姜、葱各5克，鸡汤500毫升，青菜叶100克，盐适量。

【制作】1. 把鲫鱼去鳞、腮、内脏，洗净；豆腐切4厘米长、3厘米宽的块；姜切片，葱切花；青菜叶洗净。

2. 把酱油、盐、料酒抹在鲫鱼身上，放入炖锅内，加入鸡汤，放入姜、葱和牡蛎粉，烧沸，加入豆腐，用文火煮30分钟后，下入青菜叶即可。

【功效】平肝潜阳，调节血糖。

#### 枸杞鲫鱼羹

【配方】大鲫鱼500克，枸杞子25克，荜拨、砂仁、陈皮、葱各10克，蒜、盐各3克，胡椒粉、姜各5克，鸡精2克，鸡油35毫升。

【制作】1. 将枸杞子洗净，去果柄杂质；荜拨洗净，切2厘米长的段；砂仁去杂质洗净；陈皮洗净，切成丝；大鲫鱼宰杀后去鳞、鳃、肠杂，洗净；姜切片，葱切段。

2. 将大鲫鱼、枸杞子、荜拨、砂仁、陈皮、蒜、胡椒粉、姜、葱同放炖锅内，加水1800毫升，置武火上烧沸，再用文火炖35分钟，加入盐、鸡精、鸡油即可。

【功效】醒脾暖胃，调节血糖。

### 平肝利湿，治疗心血管疾病

鲫鱼营养丰富，容易消化吸收，是肝肾疾病、心脑血管疾病患者的良好食疗食物。经常食用鲫鱼，可增强抗病能力，对肝阳上亢型高血压病极为有利。

### 治病食方

#### 鲫鱼菠菜羹

【配方】鲫鱼1条（约250克），菠菜50克，植物油15毫升，花椒粉、姜、盐各适量。

【制作】1. 将鲫鱼宰杀，去头、鳞、鳃、内脏，放入清水中洗净，沥干水。

2. 菠菜去杂质，放入清水中洗净，切成小段；姜去外皮，洗净切成丝。

3. 炒锅上火，放油烧至七成热，放入鲫鱼略煸，随即加入清水、花椒粉、姜丝、盐，烧开，放入菠菜，烧至鱼肉烂熟即可。

【功效】健脾益气，稳定血压。

### 核桃鲫鱼羹

【配方】大鲫鱼1000克，核桃仁20克，荜拨、缩砂仁、陈皮、胡椒、泡辣椒、葱各10克，蒜适量，盐5克，酱油10毫升。

【制作】1.将鲫鱼宰杀，去鳞、鳃和内脏，洗净；在鲫鱼肚内装入陈皮、核桃仁、缩砂仁、荜拨、蒜、胡椒、泡辣椒、葱、盐、酱油。

2.在锅内放入植物油烧热，将鲫鱼放入锅内煎熟，再加水适量，炖成羹即可。

【功效】醒脾暖胃，润肠通便。

## 健脑益智，预防记忆力减退

长期的焦虑不安，精神紧张或伏案劳心过度，容易导致头目眩晕、失眠、思维迟钝、记忆力下降等，应该多进食鱼肉，特别是鲫鱼肉，有助于醒神补脑，活化大脑功能，增强记忆力，并降低老年痴呆症的发病率。

### 治病食方

#### 豆蔻陈皮鲫鱼羹

【配方】鲫鱼4条，陈皮5克，草豆蔻10克，姜4片，胡椒粉3克。

【制作】1.鲫鱼宰杀后刮鳞去鳃，去除内脏，用冷水冲洗干净。

2.草豆蔻研成粉末，放入鲫鱼肚内，涂抹均匀；陈皮浸软，刮洗干净。

3.锅中加入适量冷水，将鲫鱼、陈皮、姜一齐放入，先用旺火煮沸，然后改小火煲约2小时，撒上胡椒粉，即可盛起食用。

【功效】温中，益智。

#### 核桃砂仁鲫鱼汤

【配方】鲫鱼1条（150）克，核桃仁20克，姜5克，葱10克，盐、砂仁各3克。

【制作】1.将鲫鱼宰杀后，去鳞、鳃，剖腹去内脏，洗净；将砂仁放入鱼腹中。

2.将装有砂仁的鲫鱼放入砂锅内，加水适量，用武火烧开。

3.锅内汤烧开后，放入核桃仁、姜、葱、盐，煮熟后即可食用。

【功效】醒脾开胃，利湿止呕，健脑益智，润肠通便。

## 开胃消食，防治骨质疏松症

骨质疏松症是一种复杂的骨质代谢紊乱，致病原因复杂。老年性骨质疏松症治疗比较困难，重在预防，要发挥饮食疗法的积极作用。应该经常食用鲫鱼汤，有利于开胃消食，补充营养，且味道鲜美，利于吸收，还有滋补强壮的功效。

### 治病食方

#### 豆蔻煎鲫鱼

【配方】鲫鱼500克，白豆蔻、葱各10克，姜、盐各5克，味精3克，植物油60毫升，酱油、清汤、淀粉各适量。

【制作】1.将白豆蔻打成细粉；鲫鱼宰杀后，去鳞、鳃及肠杂，洗干净，沥干水分；姜切片，葱切段。

2.将炒锅置中火上烧热，下入植物油烧至六成热，将鲫鱼一尾一尾地放入锅内煎黄，翻转，把另一面煎黄，将煎成金黄色的鲫鱼铲起，放入长条盘内，码整齐。

3.炒锅内留油少许，加入清汤，放上姜、葱、盐、味精、酱油，勾薄芡，浇在鲫鱼上，撒上豆蔻粉即可。

【功效】燥湿健脾，温胃止痛，祛瘀血。

## 鲫鱼菜花羹

【配方】鲫鱼1条（重约150克），菜花120克，姜10克，植物油、胡椒粉、盐、味精、香油各适量。

【制作】1.将鲫鱼宰杀，用盐水浸泡5分钟，去鳞、鳃、内脏，用清水洗净。

2.将菜花去杂质，用清水洗净，切成段；将姜去外皮，洗净后切成片。

3.炒锅上火，放油烧热，下姜片炝锅，再将鲫鱼煎到微黄，加开水适量，煮半小时，再下香油、菜花煮熟，下胡椒粉、盐、味精调味即可。

【功效】益气健脾，开胃消食。适用于骨质疏松等症。

## 姜橘椒鱼羹

【配方】鲫鱼2条（300克），姜30克，橘皮、葱各10克，胡椒5克，料酒10毫升，盐、鸡精各3克，鸡油25毫升。

【制作】1.将姜洗净，切成丝；橘皮洗净，切丝；鲫鱼宰杀后，去鳞、鳃、肠杂，洗净；胡椒打碎，葱切段。

2.将鲫鱼、姜、葱、橘皮、料酒同放锅内，加水800毫升，置武火上烧沸，再用文火炖25分钟，加入盐、鸡精、鸡油即可。

【功效】温胃散寒，预防骨质疏松症。